# 微创拔牙技术

王景涛 /主编

# Minimally Invasive Tooth Extraction

化学工业出版社
·北京·

## 内容简介

拔牙是口腔科的常用操作技术，也是容易出现不良后果的临床治疗措施。随着技术的发展，患者对拔牙的要求不断提高，新器械的研发与应用也使微创操作逐渐成为拔牙治疗的重点发展方向。本书对拔牙操作的全流程展开论述，并在操作过程中时刻提醒牙科医师注意无菌观念和爱伤观念。本书可作为牙科医师的案头工具书。

**图书在版编目（CIP）数据**

微创拔牙技术 / 王景涛主编. -- 北京：化学工业出版社，2025. 11. -- ISBN 978-7-122-48962-3

Ⅰ. R782. 11

中国国家版本馆CIP数据核字第2025WN4527号

责任编辑：张　蕾　　　　文字编辑：何　芳
责任校对：王　静　　　　装帧设计：史利平

出版发行：化学工业出版社
（北京市东城区青年湖南街13号　邮政编码100011）
印　　装：北京宝隆世纪印刷有限公司
787mm×1092mm　1/16　印张15　字数374千字
2026年1月北京第1版第1次印刷

购书咨询：010-64518888
售后服务：010-64518899
网　　址：http://www.cip.com.cn
凡购买本书，如有缺损质量问题，本社销售中心负责调换。

定　　价：128.00元

# 前言

谈及拔牙，口腔科医生均不陌生，拔牙是口腔科较常见的手术之一。手术虽小，但并不简单，也有可能产生严重后果，甚至某些同行和医生谈拔牙色变。

随着现代经济和技术的发展，患者对于舒适、无痛、微创的拔牙要求也越来越高。拔牙技术的提升得益于新器械的研发与应用，但更为关键的是口腔科医生持续积累实践经验与总结失误教训。同时，必须认识到麻醉技术的革新是实现舒适无痛治疗的基础。我们应遵循麻醉无痛化、器械标准化、操作规范化、技术微创化及服务人性化的原则。无痛且舒适的麻醉手段是拔牙及其他有创治疗的前提；便捷高效的器械能显著提升治疗效率；严格规范的操作是预防并发症与损伤的重要保障。

微创技术的核心理念在于采用最小创伤手段，使患者获得最大益处。因此，微创不应局限于器械的更新换代或缩小手术切口，甚至无切口，更应侧重于如何快速、有效、简便地拔除患牙，同时将对患者的创伤降至最低。此外，应着重考虑如何减少术后并发症，并以促进最终修复为微创技术的根本目标。故而，微创理念应贯穿拔牙治疗的全过程。

医生的服务对象是人，特别是缺乏医学知识的普通民众，因此，缓解其紧张情绪与确保充分沟通是拔牙术前、术中及术后不可或缺的部分。人性化服务不仅体现在环境、技术、设备方面，更应深入精神层面。同时，良好的沟通与必要的解释也是预防医疗纠纷的关键措施之一。

因作者水平有限，书中难免存在疏漏之处，敬请各位同行批评指正。

编者

2025 年 3 月

# 目录

Chapter 1

# 第一章 拔牙前准备

在执行拔牙手术之前，必须严格遵循基本的手术准则，确保医生与患者之间进行充分的交流，并且取得患者的知情同意。医生应依据患者的具体情况，做好周密的术前准备，并采取适当的预防措施，避免并发症。这一过程对医生和患者来说都极为关键。

## 第一节 医患双方的有效沟通和知情同意

医患之间的充分沟通是预防医疗纠纷的关键措施之一。在临床实践中，医生经常遇到因拔牙后出现神经损伤、面部肿胀和淤血等并发症而引发的投诉或纠纷。因此，了解如何降低纠纷风险是每位临床医生必须掌握的技能。

### 一、有效沟通

有效的沟通有助于避免冲突和误解，有利于建立良好的医患关系并提升工作效率。然而，实现有效沟通并非易事，因为每个人的感知和知识水平都是有限的，尤其是在医疗知识严重不对等的医生和患者之间。

#### （一）关于是否拔牙的沟通

拔牙有其适应证和禁忌证，医生应遵循“拔牙保守”的原则，并与患者进行充分沟通。随着现代牙科技术的发展，特别是显微镜在根管治疗中的应用，许多过去需要拔除的牙齿现在都可以通过适当的治疗得到保留。

例如，在图1-1-1中展示的某患者全景片中，患者为14岁男性，双侧下颌第二磨牙前倾阻生，并伴有下颌第三磨牙埋伏阻生。一些医生认为应拔除双侧下颌第三磨牙，并通过正畸矫正将双侧下颌第二磨牙向后移动以排齐牙列；另一些医生则认为，如果拔除双侧下颌第二磨牙，将为第三磨牙在萌出过程中提供足够的空间，理论上也是可行的，但需根据患者生长情况后续采取正畸治疗方案；还有医生建议，无论拔除双侧下颌第三磨牙还是第二磨牙，都应通过正畸矫正来排齐牙齿，尽管这可能意味着更高的经济成本和更长的治疗时间。在这种情况下，考虑是否同时拔除双侧下颌第三磨牙和第二磨牙，患者成年后采用种植治疗。

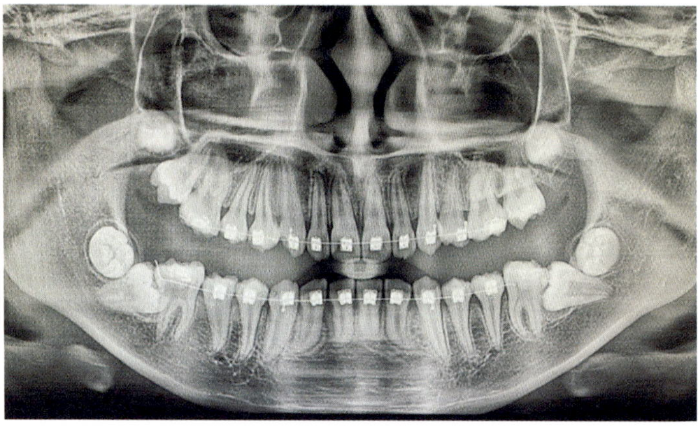

图1-1-1　某患者，男，14岁，全景片

那么，应如何进行沟通呢？通常采取的是让患者主导的参与性沟通治疗方案。如表1-1-1所示。

表1-1-1　制定的治疗方案及优缺点

| 治疗方案 | 所需时间 | 难易程度 | 医师的正畸技术水平 | 医师的拔牙技术水平 | 医师的种植技术水平 | 经济费用 |
|---|---|---|---|---|---|---|
| 拔除38、48+37、47远中推移正畸治疗 | 即刻拔除38、48，正畸时间6~24个月 | 38、48牙根未发育完成，拔除容易。37、47推移难度大 | 难度大，技术要求高 | 拔牙较容易，难度低 | — | 拔牙+正畸 |
| 拔除37、47+38、48远中推移正畸治疗 | 即刻拔除37、47，正畸时间6~24个月 | 37、47近中倾斜，近中邻牙阻力较大，且需保护。拔除难度大。正畸视后期38、48生长情况进行 | 视后期38、48生长情况进行 | 难度大，技术要求高 | — | 拔牙+正畸 |
| 同时拔除37、38、47、48+成年后种植37、47治疗 | 即刻拔除37、38、47、48 | 因37、38、47、48同时拔除，难度中等 | — | — | 单颗种植相对简单 | 种植2颗 |

向患者详细描述并列出所有可能的治疗方案，并评估每种方案的难易程度。同时，向患者说明各种治疗方案的优缺点以及大致的费用，让患者根据自身条件和经济状况选择具体的治疗方案（图1-1-2）。

下颌第三磨牙通常会被预防性拔除，以避免与牙齿相关的潜在并发症。然而，自英国国家临床卓越研究所（NICE）发布最新建议以来，英国减少了早期预防性拔除下颌第三磨牙。NICE指南明确反对预防性拔除下颌第三磨牙，并列出了具体的临床手术指征。最初，美国也遵循了这一指南，采用保守的方法处理第三磨牙，但现在预防性拔除已成为一种标准程序。

在我国口腔外科临床实践中，大多数医生会根据自身和患者的条件，采取预防性拔除或保守治疗方法，并向患者详细说明及进行沟通和知情同意告知。

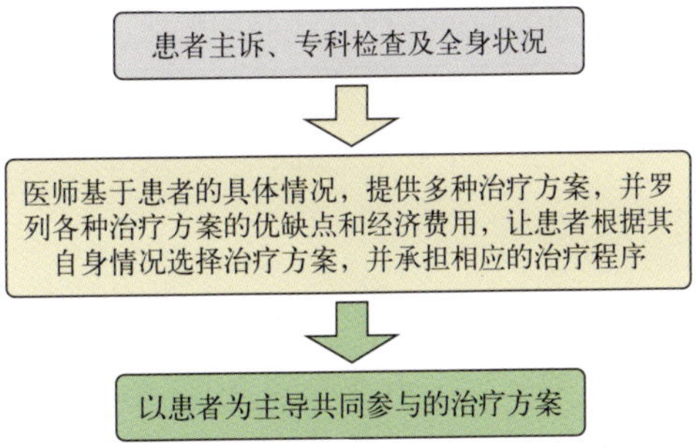


图1-1-2 以患者为主导共同参与的治疗方案示意

### （二）拔牙后是否需要修复的沟通

除了阻生智齿外，大多数天然牙拔除后都需要进行修复治疗。因此，应根据拔牙后是否需要修复的最终方案，决定具体的拔牙方法和采取的治疗措施。例如，智齿拔除，如果拔牙后不需要修复，则重点应放在减少拔牙创伤、预防术中或术后并发症上。如果牙齿拔除后需要修复，则应以保存牙槽窝软硬组织为目的，采用有利于后期修复的拔牙技术和方法，如拔除后进行位点保存或牙槽窝增量，为后期种植或固定修复提供必要的条件。即以最终目的为导向指导天然牙的拔除。

患者就诊的目的通常很明确，但由于缺乏医疗知识，他们可能不理解某些治疗方式的优点。因此，在这个阶段，应积极向患者解释位点保存或牙槽窝增量对于后期修复的优势，以期患者同意并承担相应的治疗风险和费用。

现代种植理念认为，牙齿拔除后实施位点保存和牙槽窝增量的技术和方法，有利于维持牙槽窝软硬组织的完整性和三维轮廓。但在手术实施过程中不可避免地需要使用生物移植材料和生物屏障膜，这可能会增加患者的经济负担。因此，应积极与患者沟通，尊重患者的意愿，采取不同的治疗方案，以避免因沟通不畅而产生纠纷（图1-1-3）。

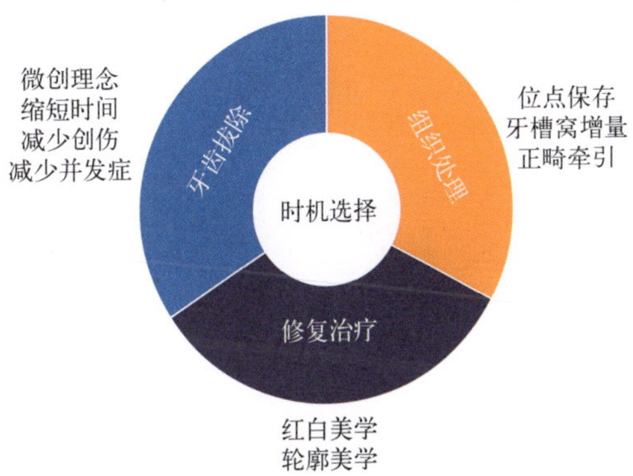


图1-1-3 牙齿拔除、组织处理、修复治疗及时间选择的四联因素

牙齿拔除后牙槽窝改建引起的三维轮廓变化是不可避免的，因此如何维持其牙槽嵴轮廓和外形对于微创理念来说尤其重要。当然，也有采用正畸牵引的方式将位于牙龈缘以下且牙根完整的牙齿进行冠向牵引而逐渐拔除的病例报道，但其对于牙槽窝改建的影响最小，且能保持牙槽窝外形轮廓的可能性。

### （三）拔牙术前检查的沟通

拔牙是一项常见的口腔手术，同样需要严格遵守手术规范。在手术前，对患者进行全面的病史调查和实验室检查是至关重要的。为了确保手术的安全进行，通常需要进行血常规、凝血功能、传染性疾病（包括乙型肝炎、丙型肝炎、梅毒、艾滋病等）以及血糖水平等基础检查。根据患者的具体病史，可能还需要进行其他相关的化验检查。例如，对于有心脏病病史的老年人，心电图检查是必不可少的。术前还应评估患者的血压状况，并详细记录其用药史，包括药物名称、剂量、服用频率，并评估这些药物对拔牙手术的潜在影响。必要时，可能需要暂停某些药物的使用，或请相关专科医生进行会诊。

在进行实验室和放射检查时，患者有时可能会感到困惑或不理解其必要性。因此，医生应当积极向患者解释这些检查的重要性，强调这些措施都是为了确保手术过程及术后安全。

### （四）术中操作流程和术后可能并发症的沟通

拔牙手术可能伴随术中或术后并发症的风险，包括术中出血、术中断根移位、术后感染、术后干槽症、术区血肿淤血等。为了避免患者术后出现并发症而产生焦虑，术前、术中及术后应积极与患者沟通。在沟通时，应使用患者能够理解的语言。

此外，术中可能会出现各种紧急情况，因此在遇到紧急情况，如患者疼痛、牙根折断需要较长时间处理时，应立即关注患者的情绪变化和全身状况，并及时给予安慰。同时，用患者能听懂的语言简明描述操作过程及可能出现的问题。

最后，应向患者明确说明术后可能发生的并发症或症状，以减少患者紧张和焦虑的情绪。常规术后医嘱应包括发热的可能性，例如，如果术后患者回到住处出现发热症状，患者应知道这是正常现象。

## 二、知情同意

医患沟通的核心难题在于患者通常缺乏必要的医疗知识。这种知识上的不对等是妨碍有效沟通的关键因素。患者往往期望，一旦支付了费用，医生就必须挽救濒危患者的生命，这与医疗服务的本质存在差异。医生的职责是救治病患，采取一切必要措施挽救生命，然而，患者才是自己命运的主宰。医患双方本应是并肩作战的伙伴，合作则能共渡难关，对立则可能彼此伤害。法律的威严在于其保护的范围是明确的。因此，在这种情况下，双方各自维护自己的权益是合情合理的。

笔者曾处理过多起因拔牙手术导致下牙槽神经或舌神经损伤等并发症的案例，这些案例中无一例外地缺少了手术同意书的签署。询问原因时，患者通常会提到与操作者有亲戚、熟人、同事或朋友等关系。然而，一旦出现问题，没有任何操作者会以与患者关系亲近为由，不追究其责任。因此，知情同意书的签署是医生与患者共同承担手术风险的重要环节，权利与义务并存。

因此，医患双方应签署拔牙手术的同意书。这不仅有助于患者充分了解拔牙手术可能带来的各种风险，同时也是对医生自身的一种保护，并且作为病历资料的一部分，具有重要的法律意义。

# 第二节
# 以终为始的微创拔牙理念

拔牙作为口腔医生的基础临床技能之一，也是日常诊疗活动中常见的操作。尽管拔牙属于小型手术，依然遵循着外科手术的基本原则，包括无菌操作、切开、翻瓣、止血和缝合等步骤。然而，拔牙也有其独特之处，例如通过分根或去除阻力来拔除牙齿。现代微创拔牙技术强调减少手术创伤和缩短手术时间。微创拔牙不仅涉及使用的器械，还包括医生的技术水平、牙齿的复杂程度以及患者的配合程度。拔牙可能引发的并发症，如神经麻木、颌骨骨折和术后感染等，屡见不鲜。因此，确保拔牙过程的安全性至关重要。但是仍有口腔专科医生对患者的全身状况了解不足，从而导致无法预测的后果。

## 一、普通的拔牙理念

口腔科医生在面对Ⅱ°～Ⅲ°松动的牙齿或需要拔除的牙齿时，往往在患者同意的情况下直接进行拔除，而不必过多考虑后续的修复问题以及选择哪种修复方式。在这种情况下，医生的判断和患者的牙齿状况足以做出决定。

然而，在拔牙之前，医生应当自问以下问题：

① 这颗牙齿是否真的需要拔除（What）。

② 目前是否是拔除的最佳时机（Time）。

③ 如果现在是拔除的最佳时机，哪种拔除方式最为安全、迅速，并且能最大化患者的益处（How）。

④ 拔除之后是否需要进行修复（Prosthodontics）。

⑤ 哪种修复方式对患者最为有利（Why）。

⑥ 拔牙的操作方式如何才能对最终的修复方式最为有益。

临床上，由于牙齿松动或锐利残根引起的恶性肿瘤病例也并不罕见（图1-2-1、图1-2-2）。

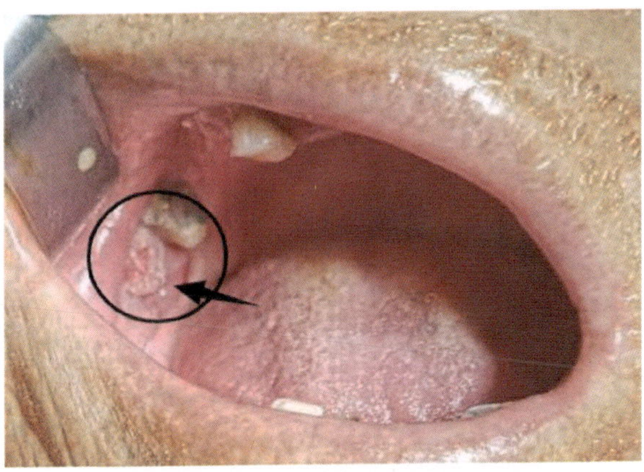

图1-2-1　右侧上颌残根所致颊部鳞癌

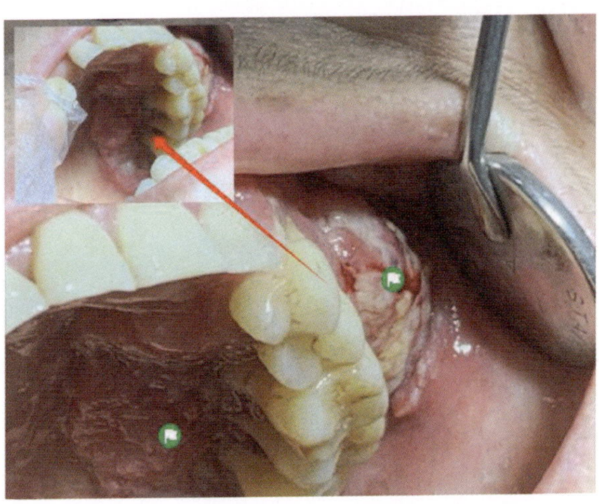

图1-2-2　牙龈癌所致的左侧后牙三度松动

## 二、拔牙的目的与策略

若拔牙的终极目标是为了后续的修复过程，那么在拔牙过程中或拔牙后采取哪些措施将对最终的修复体产生积极影响？反之，如果拔牙后不打算进行修复，那么在拔牙时或拔牙后应采取哪些措施以减轻患者的痛苦？正如图1-2-3所示，关于牙齿是应该拔除还是保留，若需拔除，现在是否适宜进行；若不适宜，应先前往相关科室进行必要的诊治，待评估后方可拔除；拔除后是否需要进行修复，如果不需要修复，则应采取减少术后创伤的措施；若需考虑最终的修复体形式，则应选择适当的拔牙方式。

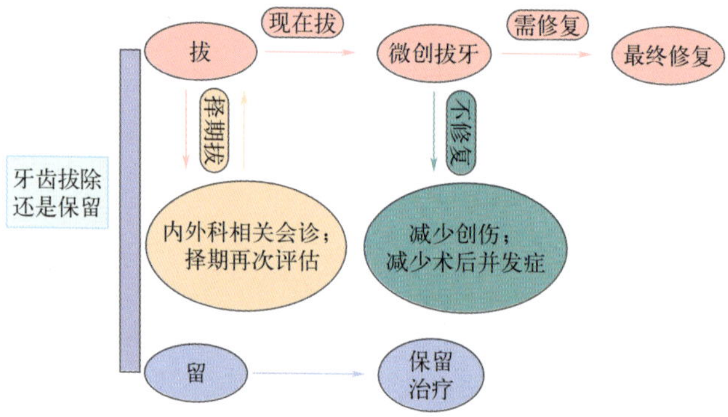


图1-2-3　牙齿拔除还是保留的治疗策略

## 三、牙槽窝的天然愈合方式

牙齿丧失后，牙槽骨会经历三维形态的改变，这主要是由于牙齿缺失导致唇侧较薄的束状骨发生改建和吸收，进而引起唇颊侧软硬组织的改变，最终导致牙槽骨轮廓的改变。这一过程与时间紧密相关，改建最为迅速的时期是在牙齿缺失后的前3个月内，3个月后牙槽骨形态的变化则变得微不足道。为了获得理想的全冠修复效果，通常建议在3个月后进行全冠或烤瓷冠桥修复，原因是需要等待牙槽骨改建完成并达到一种稳定状态。然而，牙槽骨轮廓的改变可对全冠桥修复产生显著影响：临床牙冠过长，长宽比例失衡；唇侧牙槽骨出现凹陷，美学轮廓丧失；在冠桥修复中，需要使用牙龈瓷进行调整。见图1-2-4。

牙槽骨轮廓的改变是天然牙齿缺失后牙槽窝自然愈合的不可避免的结果（图1-2-5）。寻求缺牙修复的患者前往牙科诊所的主要目的，并非仅仅是为了获得种植体，也是为了得到最佳的缺牙替代修复方案。牙冠是患者最终可见的主要部分，它们需要尽可能地与周围的天然牙齿和谐相融。即便是那些特别倾向于种植治疗的患者，也期望得到一个几乎无法被他人察觉的修复体。口腔科医生的任务是根据每个病例的具体情况，为患者挑选最合适的治疗方案。当前的临床条件以及患者在功能、结构（舒适度）、美观、经济和时间等方面的期望，共同决定了哪种治疗方式最适合特定患者。如果想要制作一个与邻牙完全相同的修复体，那么是否有可能采取措施或方法来阻止牙槽骨轮廓的改变呢？

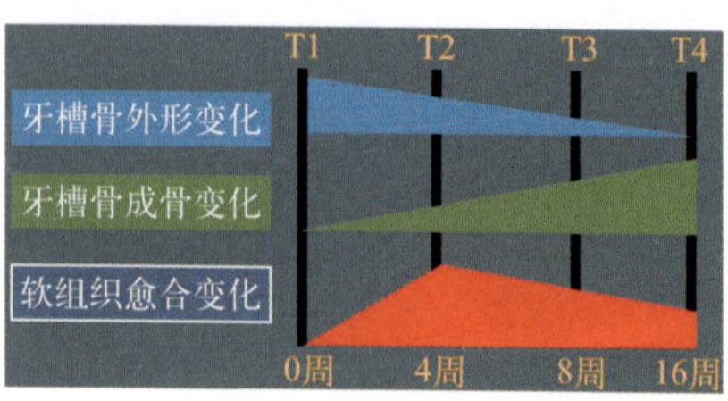


图1-2-4　牙齿缺失后牙槽骨外形、成骨、软组织愈合随时间发生变化

即使进行种植体的即刻植入，也无法阻止牙槽骨的改建过程，因此在即刻种植中，通常需要使用额外的生物材料。

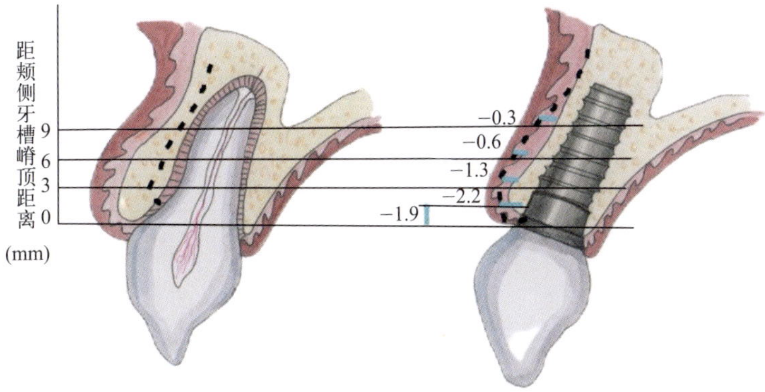


图1-2-5 牙齿缺失3个月后唇颊侧牙槽骨吸收程度

## 四、位点保存或牙槽窝增量

拔牙窝愈合后牙槽嵴和牙龈乳头的生理学位置的变化对美学修复提出了新的挑战。因为牙龈乳头和龈缘位置是依靠牙槽嵴支撑和维持的，拔牙后牙槽嵴吸收、高度降低，牙龈乳头和龈缘将随之退缩，引起相邻修复体之间或修复体与相邻天然牙之间的“黑三角”以及修复体的临床冠过长，并影响龈缘与天然牙列的协调性，出现美学修复并发症。尽管有多种技术可以进行牙槽嵴骨增量，但问题在于目前的骨增量技术大都难以完美重建吸收的邻面牙槽嵴高度。由此提出一个新的目标，即保存尚未吸收的牙槽嵴，维持原有牙槽骨的高度、宽度和软组织，包括龈缘位置和牙龈乳头高度，为治疗的功能修复和美学修复创造基础条件，同时还可能避免额外组织增量的治疗程序。

因此，诞生了一种新的临床概念：在出现骨吸收前，即拔牙同期对拔牙窝进行保护或修复性干预，在牙槽窝愈合过程中阻断和减少牙槽嵴的生理性和病理性骨吸收，保存邻面牙槽嵴和牙龈乳头的高度和形态，防止拔牙后龈乳头和龈缘萎缩，并改善新生骨和黏膜的质量，为美学修复创造条件。由于治疗目标不仅是保存牙槽嵴，同时也要改善软组织的形态和质量，因此将其称为拔牙位点保存更为贴切。

位点保存或牙槽嵴增量改变了传统拔牙后牙槽窝天然愈合的状况，通过此种方式可以改善软硬组织的形态和质量，因此在临床中应用普遍。其所使用的生物材料包括屏障膜、人工骨粉，也就是尽量在拔牙时保存牙槽骨，在牙槽窝无急性感染情况下，窝内出血与移植物混合对于最终的成功非常重要，多种骨移植材料都能得到预期的结果，对于创口关闭方法也可以很灵活，包括创口敷料、冠向瓣推进甚至屏障膜。

也有研究者提出唇颊侧骨壁的完整性及其厚度对于牙槽窝的天然愈合过程具有重要的意义，并用于指导是否需要ARP（位点保存）的选择。唇颊侧骨厚且完整（≥1mm）有益于牙槽窝愈合的自发再生潜力，并且可以不进行额外的辅助治疗（如在ST1A的情况中所建议的），而薄的或受损的唇颊侧骨（ST1B）造成牙槽嵴萎缩塌陷缺损的风险较高，需要干预。

影响ARP后结果的唇颊骨质厚度、骨壁的完整性、骨开裂或骨开窗，被用作所提出的分类和决策树的判别因素。

根据主要类别将牙槽窝形态（socket type，ST）分为表1-2-1中的3类。

表1-2-1　牙槽窝形态分类

| ST1 | ST2 | ST3骨开裂 |
|---|---|---|
| 唇颊侧骨壁完整 | 骨开窗 | A ≤ 1/3唇颊侧骨壁长度 |
| A厚度≥1mm | | B 1/3 ～ 2/3唇颊侧骨壁长度 |
| B厚度<1mm | | C ≥ 2/3唇颊侧骨壁长度 |

在拔牙前，治疗计划应包括确定唇颊骨壁轮廓及其垂直和水平长度，以及是否存在骨开窗或骨开裂。术前锥形束计算机断层扫描（CBCT）用于评估颌骨解剖结构是有益的，并且经常被推荐。然而，为便于实践提供临床指导并减少辐射剂量，可以通过使用牙周探针探测确定骨壁的完整性。CBCT可用于在有挑战性的病例中更准确地研究解剖位点，或在需要即刻植入种植体时。拔牙后必须评估牙槽窝。通过探针和触诊对颊骨的完整性进行仔细评估，以根据建议的分类确定拔牙窝类型。

建议处理的决策树和简化图如图1-2-6所示。

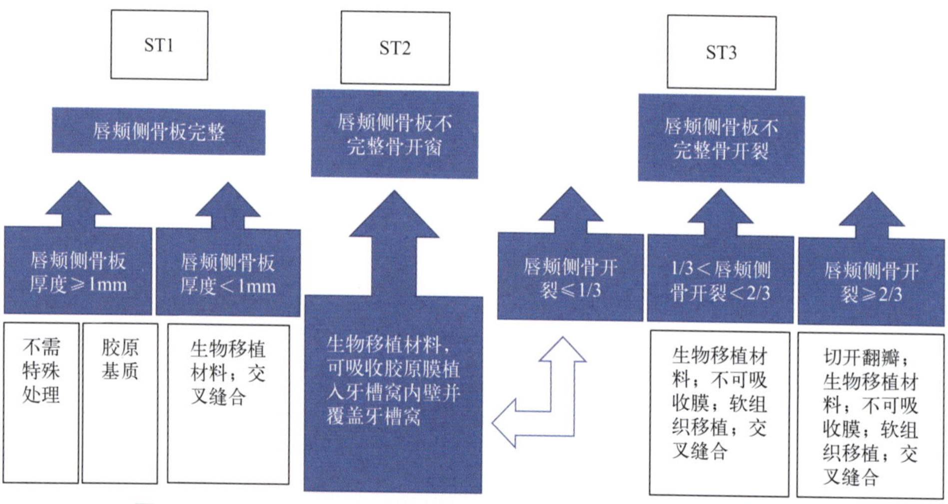


图1-2-6　基于颊侧骨板完整性和厚度的牙槽窝处理决策树和简化图

骨移植材料的选择取决于种植手术的时机、医生的偏好和材料的可用性。根据其来源，骨移植材料具有不同的性质，决定了其在骨形成中的生存能力不同。异种骨移植是维持牙槽骨高度和轮廓的首选材料，而同种异体骨移植提供了生物活性因子、更高的骨代谢率，如果脱钙，则具有潜在的骨诱导作用。胶原基质以机械方式保护移植材料，促进血凝块形成、稳定和创口愈合。基于颊侧骨板完整性和厚度的牙槽窝处理见图1-2-7。

在ST1B的情况下，可以用胶原基质或自体软组织封闭移植的拔牙窝。该决定主要取决于拔牙窝的解剖结构。文献中描述的软组织移植为封闭牙槽窝技术，主要适用于上颌前牙美学区域。自体软组织通过增加角化结缔组织，防止牙槽嵴塌陷，并简化可能的额外软组织或硬组织增量，从而提供美学优势。然而，应考虑与自体软组织脱落和瘢痕形成相关的挑战。

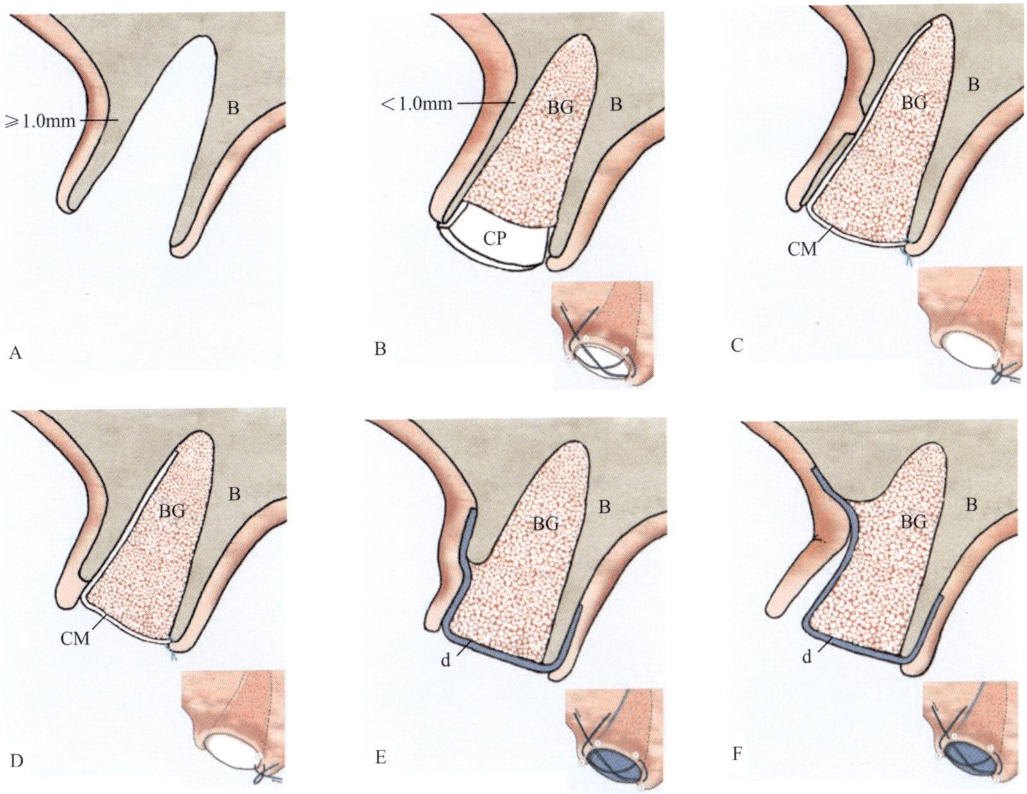


图1-2-7 基于颊侧骨板完整性和厚度的牙槽窝处理

唇颊侧骨不连续，称为骨开窗或开裂，会增加牙槽嵴塌陷并发症的风险，尤其是在延期种植的情况下，最好使用屏障膜进行治疗。屏障膜旨在防止软组织内陷，维持牙槽窝体积稳定并具有生物相容特性。

在放置屏障膜后，允许迁移性间充质干细胞（MSC）募集到手术部位和膜表面，促进局部血管生长。这些细胞随后增殖并分化为骨基质形成的成熟成骨细胞，这在骨再生过程中至关重要。在ST2和ST3A的情况下，建议使用交联可吸收膜，因为其与非交联胶原膜相比，交联可吸收膜显示出较慢的吸收速率。ST3B中骨缺损的严重程度和维持牙槽窝外形轮廓需要更坚硬的膜作为支撑骨移植材料的骨壁。此外，d-PTFE膜允许体积稳定性并避免塌陷，同时促进细胞黏附到膜表面，防止细菌入侵并形成密闭空间，促进软组织愈合，同时有益于牙槽窝愈合。

值得注意的是，当在ST3B和ST3C中使用d-PFTE膜时，不需要严密封闭。严密封闭会使腭部黏膜、牙龈发生唇颊侧移位。不严密封闭可更好地保留角化组织的宽度和厚度。这些持续的软组织生长将防止软组织退缩，并提高美学效果。在罕见的同时出现骨开窗和开裂的情况下，骨开裂的严重程度将决定适当的治疗方法。

如果解剖结构不利于ARP技术，建议尽早植入种植体并同时进行牙槽嵴骨增量。根据该方案，拔牙窝在4～8周内未经治疗而愈合。软组织愈合之后、骨组织发生显著变化之前，进行冠向复位，放置种植体，并通过同期进行引导骨再生程序可增加牙槽窝外形轮廓。种植体唇颊侧较厚的骨可减少种植体周围炎的发生。牙槽窝增量方法对种植体的存活和唇颊骨轮廓的稳定性显示出长期有利的结果。

当然，该决策树也存在局限性。牙槽窝的大小和（或）尺寸可能会影响拔牙后牙槽窝的愈合潜力，包括其天然愈合以及ARP程序。然而，在这个决策树中，重点关注了唇颊侧骨的厚度及其对ARP的适应证。此外，不同的解剖区域（上颌骨与下颌骨/前部与后部）可能的愈合模式也不同。然而，无论解剖区域如何，所提出的ARP决策树都应该是相同的，因为它基于颊板的完整性和厚度。另外，该决策树中不包括即刻种植的策略。关于即刻种植的决定应遵循不同的标准，例如维持种植体稳定性的牙槽窝基底骨的质量、与牙槽骨宽度和厚度相比的牙槽窝的颊舌向位置、软组织的高度、笑线和患者的需求。

总之，拔牙窝位点保存的必要性和效果已经得到公认，但是关于技术标准和材料并未得到统一，相关的材料和方法探究仍需要深入进行。

## 五、拔牙对牙槽窝软硬组织的影响

牙槽窝骨壁的损伤和缺损会导致骨皮质的缺失，甚至骨松质的直接暴露，进而引发牙槽嵴快速且不可逆的骨吸收过程。与正常的增龄性萎缩不同，这种病理性过程会引起显著的形态变化和大量牙槽骨的丧失。这类病理性因素众多，包括：牙周或根尖周疾病已经破坏了骨壁，形成不同类型的骨缺损；牙固连（特别是在上颌前牙发生时），无法分离固连的骨板，连同牙根一起拔出，形成骨缺损；使用不当的器械或操作，导致过度创伤、牙槽窝骨壁折裂甚至缺损。因此，在拔牙时应严格遵循微创原则，一旦发现骨折应立即使用屏障膜进行保护；在翻瓣拔牙时，将牙槽黏膜从牙槽嵴顶剥离，暂时阻断牙槽嵴顶的血供，使牙槽嵴外表面的骨改建更为活跃，从而促进水平向和垂直向的骨吸收。

因此，不正确的拔牙方法会导致牙槽骨的损伤，加剧牙槽骨吸收和改建的过程，所以在拔牙时应尽可能采取微创的方式，尽量避免损伤牙槽窝，尤其是在最终修复体选择种植修复时或者需要即刻种植的情况下。

## 六、以终为始的拔牙理念

核心目标是实现最终的修复效果或最小化创伤，依据这一终极目标来规划拔牙策略和采取相应的治疗措施。

以患者最终选择种植修复为例，需考虑患者牙齿的存留情况。若患者适合即刻种植，应立即进行种植手术。在拔牙过程中，应尽量减少对牙槽骨的损伤，采用微创器械或其他减少软硬组织损伤的方法来拔除牙齿，并尽量避免对即刻种植定位造成影响的牙槽窝扩大。即刻种植同时需要进行软硬组织处理，例如在跳跃间隙内植骨或进行软组织减张封闭牙槽窝。若条件不满足即刻种植，则考虑延期种植，此时应尽可能地保存软硬组织的量。如果患者牙齿条件允许，通过正畸牵引拔牙也是一个不错的选择，尽管所需时间较长，但能尽量保持软硬组织的高度和体积。或者，可以进行位点保存和软硬组织增量；在延期种植时，应根据牙槽骨的轮廓、外形或体积评估是否需要再次进行软硬组织处理。有时一次位点保存或牙槽嵴增量并不能达到理想效果，因此可能需要二次软硬组织增量，这可以在种植体植入同期进行，也可以先进行软硬组织增量，分期植入种植体。当然，也可以在种植体植入后的二期手术前进行软硬组织增量。此外，还需考虑时间因素的影响（图1-2-8）。

## 七、关于微创的理解

微创手术的概念最早源自普外科。它的历史可以追溯到1987年，当时法国医生Mouret偶然完成了第一例腹腔镜胆囊切除手术。该手术的切口仅有约1cm，不切断肌肉，使得腹式呼吸能够迅速恢复，外观美观，术后腹部运动和感觉几乎不受影响，肺部并发症的发生率远低于传统的经腹胆囊切除术。此外，手术时间短，平均30～60分钟，肠蠕动恢复快，患者可以早期进食，几乎不需要使用止痛药。平均住院时间为1～3天，有些患者甚至可以在手术当晚回家。患者能够更快地恢复工作和社会活动，这对整个社会和家庭都有益处。因此，微创手术因其创伤小、疼痛轻、恢复快的优势而受到青睐。尽管在大外科手术中，微创技术的确能给患者带来显著的好处，但在口腔颌面外科手术中，其应用有一定的局限性。

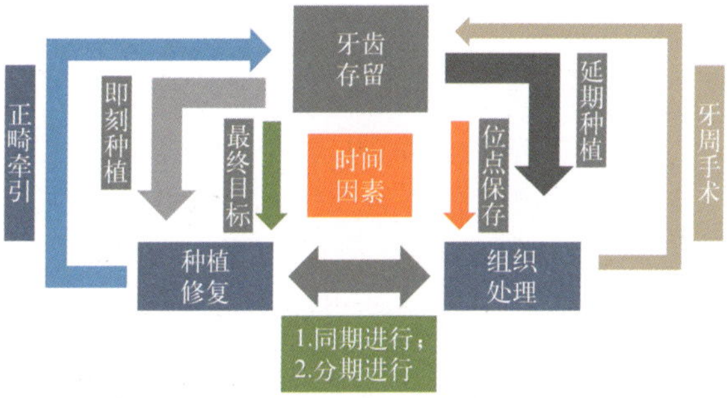


图1-2-8　牙齿存留、组织处理、种植修复与时间因素的影响

因此，对于拔除智齿或种植手术而言，微创技术同样受到医师和患者的青睐。然而，一个不容忽视的问题是创伤大小。人们普遍认为创伤小即为微创，但切口小是否等同于创伤小呢？这是医生和患者都需要深思的问题。例如，对于某些前倾阻生的智齿，医生可能会认为无须切开翻瓣，直接使用钳子或挺子挺松智齿，尽管费尽九牛二虎之力，可能仍然需要30分钟才能完成手术。而如果外科医生遇到这种智齿，他们可能会选择切开翻瓣，直接在直视下操作，仅需15分钟就能完成手术。哪一个更微创呢？尽管切开翻瓣增加了创伤，但整体手术时间的缩短也是微创的一个重要指标。

从整体来看，微创手术不仅是器械的使用、创伤控制技术、规范化的操作，更重要的是提供人性化的服务。器械的优劣、创伤的大小、操作的规范性、技术的高低，这些都是微创手术需要考虑的因素，但最关键的是医生面对的是有情感需求的患者，精神安慰也是不可或缺的。疾病不仅仅是器质性病变，还涉及患者的精神需求。

在美国的萨拉纳湖畔，特鲁多博士的墓地静静地躺在那里，多年来吸引着世界各地的游客前来拜谒，重温那则广为流传的墓志铭："有时去治愈，常常去帮助，总是去安慰。"这种阶梯式的态度，逐步升华出医生行医的三种境界：医生有时能够治愈某些器质性病变，有时虽不能治愈但可以帮助患者减轻痛苦，更多地则是提供精神上的慰藉。

微创概念的形成是医学模式进步的产物，在"整体"治疗观的推动下应运而生。微创手术更加注重患者的心理、社会、生理（疼痛）、精神状态和生活质量的改善与康复，最大限度地体贴患者，减轻患者的痛苦。

## 第三节
## 医师操作规范和患者的体位安排

一直以来，我在进行口腔诊疗时位于患者的右侧。而有的医师会根据牙齿的位置不同而采取不同的体位，其原则是确保能够清晰地看到牙齿的具体位置，并据此选择合适的拔牙方法。

坐在患者的右侧，这样医师可以处于一个较高的位置，从而更好地观察到患者的全身状况。身体的每一个微小变化都可能预示着患者的不适，例如，感到疼痛或不适时，患者可能会双腿蜷曲或紧握拳头。当观察到这些全身反应时，医师应考虑自己的操作是否引起了患者的不适，并相应地调整操作方法和技术。如果操作者位置较低，或者仅能看到患者的局部，就可能忽略患者全身状况的重要性（图1-3-1）。

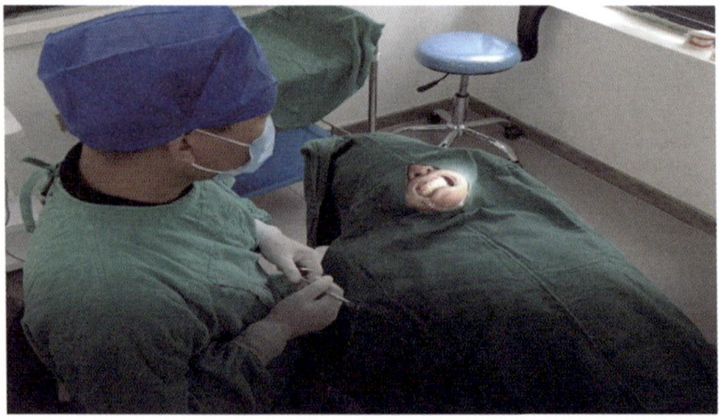

图1-3-1　医患体位，医师处于较高位置，可观察到患者的全身反应

## 第四节 拔牙器械

### 一、专业的拔牙器械

工欲善其事，必先利其器。拔牙时需要专门的拔牙器械，诸如与牙冠形态大小相适应的拔牙钳、牙挺、刀柄、刀片、骨膜剥离子、外科手机、车针、缝合针线、持针器、颊侧拉钩等（图1-4-1）。

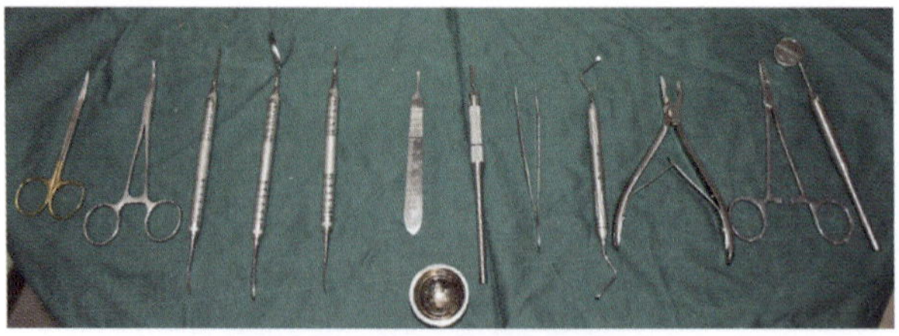

图1-4-1　常用的拔牙器械

电动吸引器应单独配备。一些医师可能认为，既然口腔综合治疗椅已配备强吸设备，便无须额外配置。然而，口腔综合治疗椅上的强吸设备与外科手机的输出终端共用同一系统，当两者同时使用时，会导致外科手机无法有效磨削牙齿硬组织或者吸力不足，从而影响视野清晰度，降低拔牙效率。此外，强吸器械的头通常较粗大，难以深入牙槽窝内部彻底清除血

液或血水混合物，这会干扰术者获得清晰的手术视野，导致盲目操作，增加损伤风险，进而影响拔牙效率。这种情况在口腔门诊中屡见不鲜。

器械的便利性能够显著提升手术效率。合适的拔牙器械能使手术事半功倍。

医师们常常害怕拔牙时断根，因此犹豫不决，不敢进行拔牙操作。由于缺乏便利和完备的拔牙器械，拔牙变得异常困难，容易导致断根，从而陷入一个恶性循环。必备的手术器械是手术成功的基本条件之一。

手术器械的完备是基础，了解如何正确使用这些器械同样重要。针对不同区域，应选择相应的手术器械。这些器械都是为了方便操作而专门设计和制造的。对于不熟练的操作，更应使用专用器械，否则就会陷入“切开翻瓣拔牙少—手术器械少—用其他器械代替—拔除、操作困难—心里没底气—拔牙技术无法提高”的恶性循环。牙挺的使用方法和技巧众所周知，在此不再赘述。需要注意的是，牙挺必须放置在正常的牙体组织上，以避免断根或滑挺的情况发生。对于牙冠残冠或龋坏的牙齿，需要分根或去除残留的牙冠，此时应将牙挺放置在正常的牙根组织之上。例如，在使用三角挺时，对于多根牙，若已拔除一根而其他牙根残留，可以将三角挺放置在已拔除的牙根的牙槽窝底部，将牙槽间隔和残留的牙根一起挖除。另外，在拔除智齿时，若牙挺角度不当，阻力过大，可调整三角挺的方向和力度，以轻松拔除。三角形牙挺分为顺手式（沿顺时针方向旋转）和反手式（沿逆时针方向旋转）见图1-4-2。

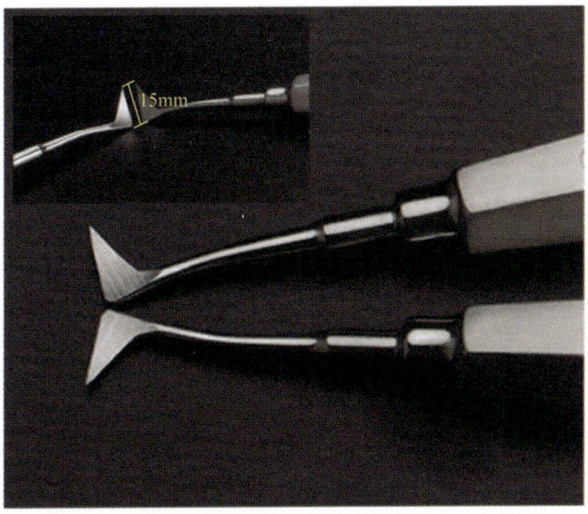

图1-4-2　三角挺

## 二、用外科的思维方式指导拔牙

外科的思维方式是医师在直视下使用器械切除病变组织，重视开刀技能。拔牙术有时也离不开切开、翻瓣、去骨、分牙、拔除、缝合等基本步骤，尤其是由于软硬组织阻挡而使视野不清晰的时候。正如前节所述，最小的切口和翻瓣、少量的去骨和分牙可以达到事半功倍的效果。

但是多数口腔科门诊医师可能对于手术刀切开、翻瓣、止血、缝合比较陌生或者不熟练，往往遇到部分牙龈覆盖的智齿或者位于牙龈以下的残根，寄希望于不切开、不翻瓣就将牙齿挺出或拔除，但往往事与愿违出现断根的现象。因此手术刀柄、刀片、骨膜剥离子、持针器、牙挺、刮匙、牙龈分离器、拔牙钳、外科手机、长的外科裂钻、缝合针线、单独的电动吸引器仍是必备器械（表1-4-1、图1-4-3）。

表1-4-1　常用的拔牙器械

| 切开器械 | 牙龈分离器械 | 去骨、分牙器械 | 牙齿拔除、搔刮器械 | 缝合器械 |
|---|---|---|---|---|
| 刀柄、15号刀片 | 牙龈分离器、中号或小号骨膜剥离子 | 外科手机、长的外科裂钻 | 牙挺、牙钳、刮匙 | 持针器、剪刀、小的血管钳 |

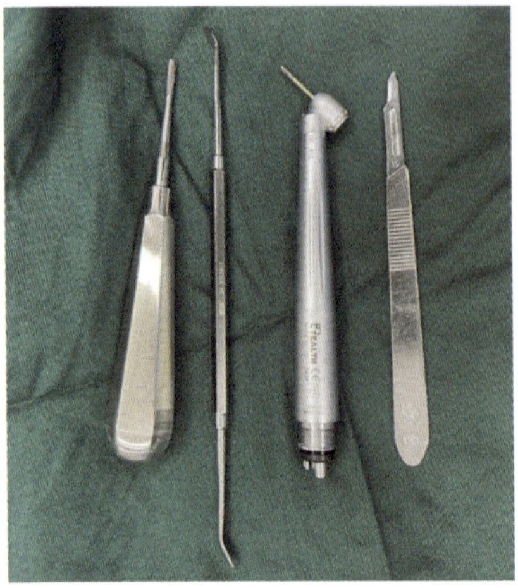

图1-4-3 拔牙必备器械

另外建议医师配备中号和大号血管钳各1～2把，中号或大号血管钳用于钳夹松动的牙齿、断根或部分牙体组织，避免移位或移除。尤其是在下颌智齿拔除时，有舌侧骨板断裂致部分牙体组织或断根移位至舌侧骨膜下或舌侧间隙内，此时处理是比较困难的，医师可用一手食指或助手用食指放在移位的断根下方，避免其向下移位，而用大的血管钳分离软组织并将其钳夹（图1-4-4）。其次，偶尔在切开翻瓣或大量肉芽组织刮除时有软组织出血，此时也可用血管钳钳夹止血。再次，偶尔也有部分肉芽组织残留，而刮匙刮不干净，此时也可使用血管钳钳夹后用刮匙刮除（图1-4-5）。

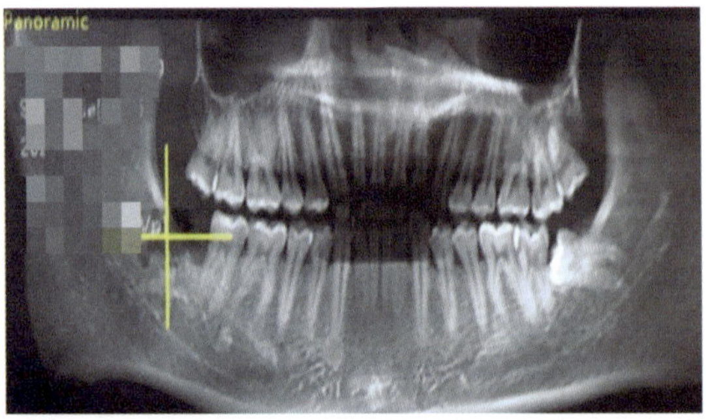


A 全景片示断根

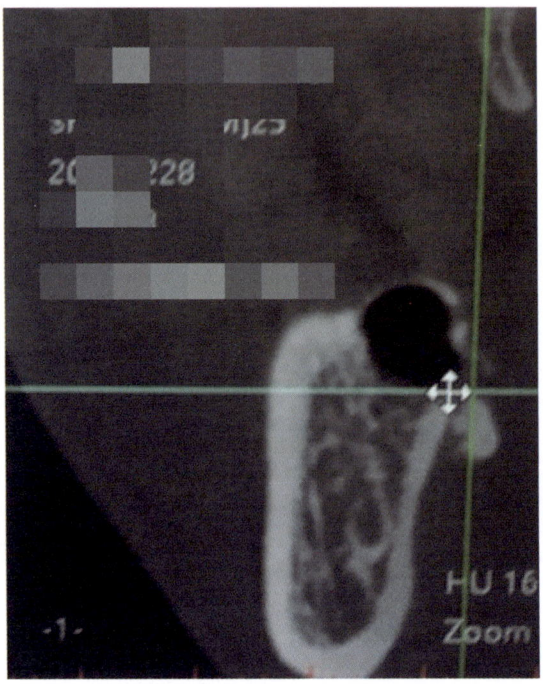


B CBCT示断根向舌侧移位

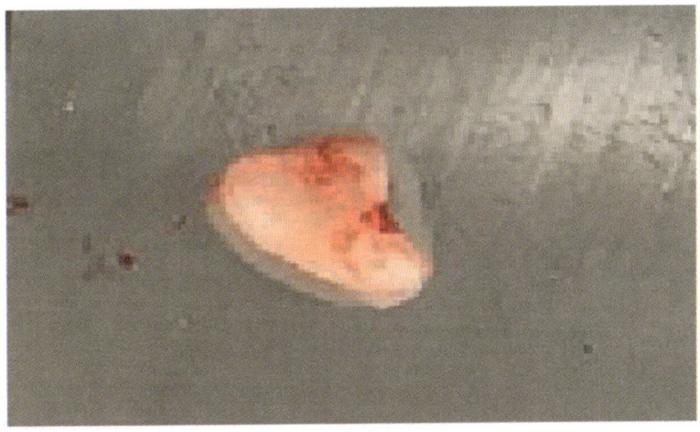

C　取出后的断根

图1-4-4　右侧下颌智齿断根

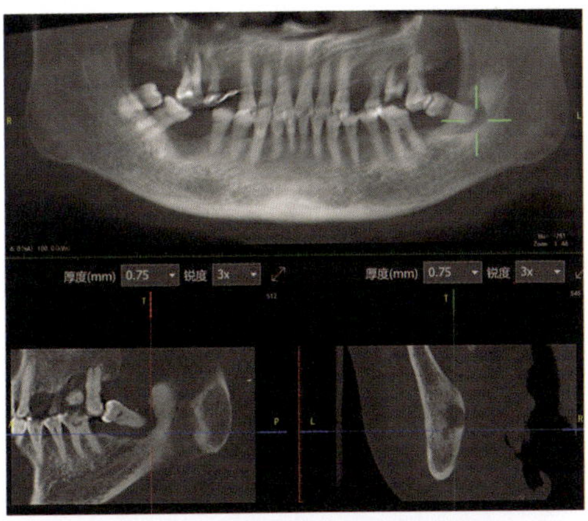

A　CBCT示根尖阴影有大量肉芽组织

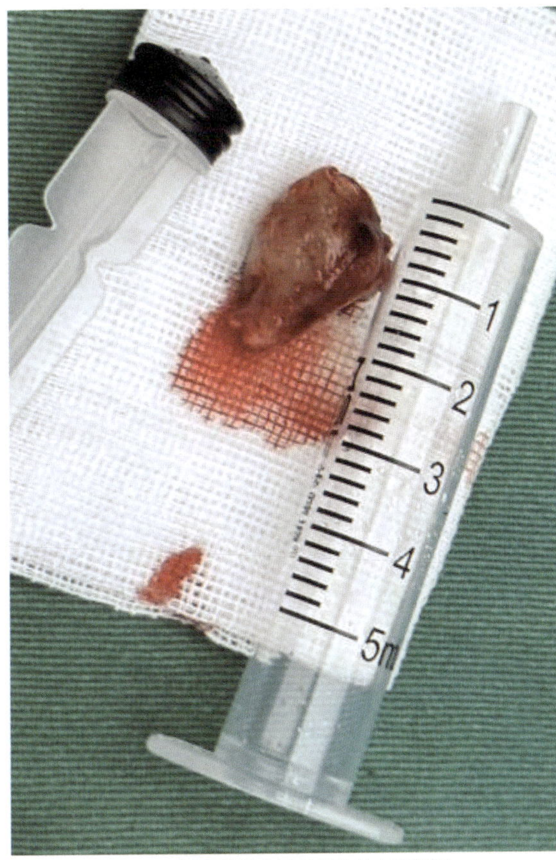

B　用血管钳夹持后刮除的肉芽组织

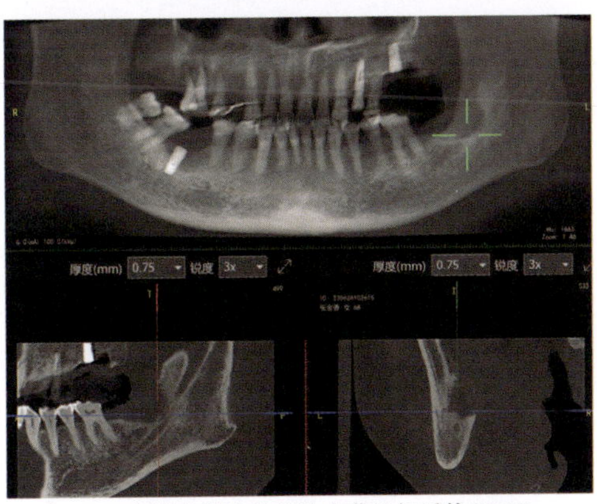

C　拔除左侧智齿刮除肉芽组织后的CBCT

图1-4-5　左侧下颌智齿大量肉芽组织

## 三、微创拔牙器械的选择

拔牙时，使用牙钳与牙挺哪种方法造成的创伤更大？许多医生可能会认为牙挺造成的牙龈创伤更为严重。牙钳能够夹持牙冠，并通过唇（颊）舌（腭）向或旋转的力量使牙槽窝扩大，从而便于拔除患牙。然而，在施加唇（颊）舌（腭）向或旋转力量时，前牙的唇侧骨板较薄，存在骨开裂（开窗）的风险，极易导致折断。后牙由于是多根牙，需要反复摇动或旋转才能拔除，且牙根容易折断。牙槽窝的扩大和唇侧骨板的移位或折断都可能导致唇侧束状骨吸收改建。特别是在计划进行即刻种植的情况下，唇腭侧骨板的折裂往往导致放弃即刻种植。

鉴于此，笔者根据个人的拔牙经验，提出了一种新的拔牙策略：使用车针从颈部上方5mm处先行分割冠根，然后将牙根分割成颊舌向或近远中向，使用牙挺分别分离近远中或颊舌向牙根后，再逐一取出。对于后牙，根据牙根数量先行分离，使用钉子彻底离断后，再分别取出。这种方法将多根牙变为单根牙，再进一步分割，无须反复颊舌向扩大牙槽窝，特别适合即刻种植的患牙拔除，且不易断根。由于几乎没有对唇颊侧骨板施加力量，因此有助于保护唇颊侧骨板。

无论是使用牙钳拔除法还是外科手机截冠分根法，其核心原理都是去除阻力，避免对唇颊侧骨板施加外力导致移位或折裂，从而减少唇颊侧骨板的吸收。本研究团队将进一步研究这些方法的具体机制及其生物学原理。

Chapter 2

# 第二章

# 舒适无痛麻醉技术

优质的麻醉是口腔科门诊手术成功的关键之一。患者对拔牙的恐惧往往源于对麻醉效果的担忧。如果医生能够提供一种舒适且无痛的局部麻醉体验，这不仅能提升患者的满意度，还能缓解他们对拔牙的恐惧心理，并增强对医生的信任。反之，若患者在拔牙过程中感到疼痛，他们的配合度会降低，这将妨碍手术的顺利进行。特别是在当前追求舒适无痛治疗的趋势下，确保患者在整个过程中完全无痛依然是医师不懈追求的目标。

## 第一节 局部麻醉术前安全评估

### 一、全面的患者评估是局麻药物安全使用的基础

在中国，医务工作者，比如麻醉医生对患者手术前的访视，对患者的病情和体格情况的评估，多采用美国麻醉医师协会（ASA）的标准将患者分为六级，即ASA分级（表2-1-1）。根据美国麻醉医师协会（ASA）指南，在麻醉过程中最重要的是患者的安全。

表2-1-1　ASA分级

| 分级 | 类别 |
|---|---|
| ASA Ⅰ | 正常的健康患者 |
| ASA Ⅱ | 轻微系统性疾病，无功能受限 |
| ASA Ⅲ | 严重系统性疾病，限制活动但无功能不全 |
| ASA Ⅳ | 严重系统性疾病，终身需要不间断治疗 |
| ASA Ⅴ | 濒死患者，无论手术与否，都不太可能存活 |
| ASA Ⅵ | 诊断为脑死亡患者，为捐赠目的维持器官功能 |

从上述分级可以看到，对于Ⅰ级和Ⅱ级的患者局麻是相对安全的，而对于Ⅲ级和Ⅳ级的

患者则需要谨慎评估，对于Ⅴ级和Ⅵ级的患者则实施局麻或手术无太大的实际意义。那么在口腔诊疗中，如何做好安全评估呢？

对于ASA Ⅰ级的健康患者，适用所有的局部麻醉和常规的口腔处理，包括拔牙、种植和手术等治疗（表2-1-2）。

表2-1-2 ASA Ⅰ级

<table>
<tr><th>ASA分级</th><th colspan="2">健康状况</th></tr>
<tr><td rowspan="5">ASA Ⅰ级</td><td>正常的健康患者</td><td></td></tr>
<tr><td>健康</td><td>整体状况良好，心理系统损害，主要器官健康</td></tr>
<tr><td>生活习惯</td><td>不吸烟、不喝或少量饮酒</td></tr>
<tr><td colspan="2">治疗指南</td></tr>
<tr><td colspan="2">常规口腔处理；6个月内复查血压</td></tr>
</table>

对于ASA Ⅱ级的患者（表2-1-3），虽然合并有轻微系统性疾病，但平素控制良好，也是能够耐受常规的口腔诊疗处理，但是在诊疗过程中，应严密观察患者，如血压、心率、呼吸等。对于那些有焦虑或恐惧的患者则需按照一些方式来缓解患者的紧张和焦虑的情绪。

表2-1-3 ASA Ⅱ级

<table>
<tr><th>ASA分级</th><th colspan="2">健康状态</th></tr>
<tr><td rowspan="9">ASA Ⅱ级</td><td colspan="2">轻微系统性疾病（控制良好）</td></tr>
<tr><td>健康合并</td><td>过敏、妊娠、年龄>60岁</td></tr>
<tr><td>心理</td><td>牙科焦虑</td></tr>
<tr><td>心血管</td><td>高血压（收缩压140 ~ 159mmHg，舒张压90 ~ 94mmHg）</td></tr>
<tr><td>呼吸系统</td><td>哮喘；近期出现上呼吸道感染（感冒）</td></tr>
<tr><td>神经系统</td><td>癫痫（发作）</td></tr>
<tr><td>代谢系统</td><td>2型糖尿病（无胰岛素依赖）；甲状腺功能亢进或减弱</td></tr>
<tr><td>生活习惯</td><td>吸烟、喝酒稍多</td></tr>
<tr><td colspan="2">连续3次复查血压；建议患者检测血压；连续3次血压水平都在上述范围，建议医疗会诊；牙科治疗过程中严密观察患者，实施局麻后检测血压</td></tr>
</table>

而处于ASA Ⅲ级的患者（表2-1-4），因患者有未控制的严重系统性疾病，因此麻醉和手术风险均增加，均需相应专科医生进行调节和评估。如未控制的高血压等。此时未进行专科医生评估，应仅处理口腔急症，非急症手术均暂缓。

表2-1-4　ASA Ⅲ级

<table>
<tr><th>ASA分级</th><th colspan="2">健康状态</th></tr>
<tr><td rowspan="8">ASA Ⅲ级</td><td colspan="2">严重系统性疾病（未控制）</td></tr>
<tr><td>非健康</td><td>严重限制活动但无功能不全</td></tr>
<tr><td>心血管</td><td>已经超过6个月的心肌梗死，脑血管意外、暂时性缺血发作病史，没有后遗症状和体征；充血性心力衰竭——端坐呼吸及脚踝水肿；心绞痛（稳定型）；高血压（收缩压160 ~ 199mmHg，舒张压95 ~ 114mmHg）</td></tr>
<tr><td>呼吸系统</td><td>肺气肿、慢性支气管炎、慢性阻塞性肺病、哮喘——运动所致</td></tr>
<tr><td>神经系统</td><td>癫痫（缺乏控制）</td></tr>
<tr><td>代谢系统</td><td>1型糖尿病（胰岛素依赖，控制良好）；甲状腺功能亢进或减弱（患者有症状）</td></tr>
<tr><td>生活习惯</td><td>吸烟（每周一包或者更多）、喝酒稍多</td></tr>
<tr><td colspan="2">复查血压每5min一次；血压控制不佳，口腔治疗前应该医疗会诊</td></tr>
</table>

而处于ASA Ⅳ级的患者（表2-1-5），因患有严重系统性疾病，需要终身治疗，因此麻醉和手术风险剧增，应严格在相应专科医生陪同或共同协作下进行急症处理。

表2-1-5　ASA Ⅳ级

<table>
<tr><th>ASA分级</th><th colspan="2">健康状态</th></tr>
<tr><td rowspan="7">ASA Ⅳ级</td><td colspan="2">严重系统性疾病，需要终身治疗</td></tr>
<tr><td>非健康</td><td>严重限制活动但无功能不全</td></tr>
<tr><td>心血管</td><td>6个月内的心脏意外（心肌梗死），6个月内的脑血管意外（脑卒中）、严重心力衰竭或慢性阻塞性肺病（需要吸氧或使用轮椅）；心绞痛（不稳定型）；高血压（收缩压>200mmHg，舒张压>115mmHg）</td></tr>
<tr><td>呼吸系统</td><td>严重慢性阻塞性肺病（需要吸氧或使用轮椅）</td></tr>
<tr><td>神经系统</td><td>癫痫（未控制）</td></tr>
<tr><td>代谢系统</td><td>1型糖尿病（未控制，需住院治疗）</td></tr>
<tr><td colspan="2">复查血压每5min一次；血压控制不佳，口腔治疗前应该医疗会诊</td></tr>
</table>

对于ASA Ⅴ级和Ⅵ级的患者，已无实际临床意义，因此不做讨论。

## 二、禁忌证

① 绝对禁忌证是不能安全使用局麻药物或血管收缩药物的情况，而口腔科局麻中的绝对禁忌证较少（类似于ASA Ⅳ级及以上级别），而相对禁忌证则需谨慎使用局麻药物（类似于ASA Ⅱ级和Ⅲ级）。

② 如患者6个月内发作过心脑血管意外、未控制的异常高血压等被称为绝对禁忌证，但经过治疗控制后可转换为相对禁忌证。

③ 特殊情况的局麻药物选择，如妊娠期、肝或肾脏损害、过敏等。

## 三、特殊情况的局麻药物选择

### （一）妊娠

① 健康孕妇归为ASA Ⅰ级。

② 应遵循FDA妊娠分类的药物要求，迄今为止还没有一种对妊娠毫无影响的理想局麻药物。关于麻药影响胎儿必须满足三个条件：①大量进入血液；②通过“胎盘屏障”；③不能被分解。

③ 注射时麻药不能注射入血管内。

④ 应用药效代谢快的药物和酰胺类药物，首选利多卡因（表2-1-6）。

表2-1-6　各种局麻药的半衰期

| 口腔局麻药物 | 阿替卡因 | 布比卡因 | 利多卡因 | 甲哌卡因 | 丙胺卡因 |
|---|---|---|---|---|---|
| FDA妊娠分类 | C | C | B | C | B |
| 半衰期 | 43min（1 ： 10万） | 2. 7h（162min） | 1. 6h（96min） | 1. 9h（114min） | 1. 6h（96min） |

### （二）肝肾功能不全患者

① 严重肝肾功能损害归为ASA Ⅲ级。

② 局麻药物（利多卡因）部分经过肝脏代谢、肾脏排泄。

③ 酯类局麻药经血浆酯酶代谢酰胺类局麻药需经肝肾代谢，肝肾功能不全者应谨慎使用。

④ 应用药效代谢快的药物或者不经肝脏代谢的药物，首选阿替卡因（表2-1-7）。

表2-1-7　各类局麻药的代谢途径

| 口腔局麻药物 | 阿替卡因 | 丁哌卡因 | 利多卡因 | 甲哌卡因 | 丙胺卡因 |
|---|---|---|---|---|---|
| 代谢途径 | 血浆中的胆碱酯酶 | 肝脏酰胺酶转化较慢 | 肝脏酶（氧化和酰胺酶） | 肝脏 | 简单的肝脏代谢 |
| 排泄 | 肾脏 | 肾脏 | 肾脏 | 肾脏 | 肾脏 |
| 半衰期 | 43min（1：10万） | 2. 7h（162min） | 1. 6h（96min） | 1. 9h（114min） | 1. 6h（96min） |

患者的生命安全永远都是第一位的，无论是麻醉还是手术。临床医生把麻醉老师称为“保命人”，因为他是保证手术安全的第一道屏障。在口腔诊疗中也是一样的，局麻是口腔诊疗的基础，做好局麻前安全评估极为重要（图2-1-1）。

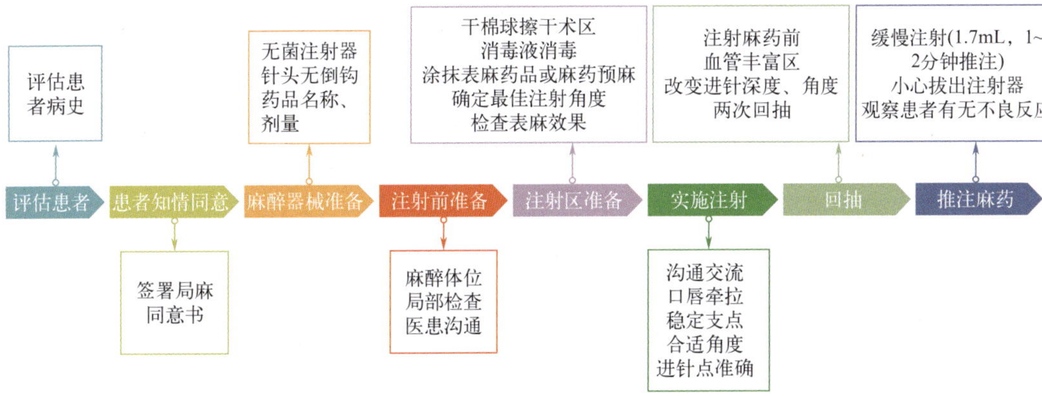


图2-1-1　局麻安全操作流程

# 第二节 拔牙局部麻醉方式

拔牙局部麻醉大多数选择局部浸润麻醉和神经阻滞麻醉。对于下颌智齿和磨牙拔除来说大多数选择神经阻滞麻醉，而对于上颌牙齿和下颌前牙来说，有时也选择局部浸润麻醉。

## 一、麻醉效果不佳的药物选择因素

具体局部浸润麻醉的方式和方法在此不一一赘述。临床上经常碰到医师使用2%利多卡因进行局部浸润麻醉，但是大多数患者会有疼痛不适感觉。原因在于利多卡因本身具有一定的血管扩张作用，因此局部注射到黏骨膜附近后，由于此处血管丰富，代谢时间较快，镇痛效果和麻醉时间可能稍差，将2%利多卡因加入少量肾上腺素即可解决此问题，最佳比例是1∶5万～1∶20万，而恰恰在临床上这个数据是比较难以掌握的，因此笔者经常运用以下两种方法添加适量肾上腺素。

① 先用5号注射器抽取肾上腺素，而不是利多卡因。其次让助手将打开的肾上腺素药瓶口朝下倒置，用注射器抽取药液，而抽取药液时，药瓶内会有气泡产生。因此医师看到一个气泡或半个气泡产生即可。将注射器内的药液推空，仅使用附着在注射器针尖或针筒内壁上的药液即可，此时药量较小，基本不会引起患者肾上腺素反应和血压升高。

② 局部浸润麻醉有时也可使用盐酸阿替卡因肾上腺素注射液，但可能对于老年患者或高血压患者是不安全的。所以笔者有时对于老年人或高血压患者，拔除多颗牙需要注射药量大时，经常采用先使用5号注射器抽取0.2～0.4mL含有肾上腺素的盐酸阿替卡因，然后再抽取2%利多卡因5mL，两种药液混合使用，其麻醉效果和镇痛效果俱佳。

## 二、上颌局部浸润麻醉效果欠佳的注射方法因素

### （一）上颌骨解剖特点

上颌骨骨质较疏松，局麻药容易渗透作用于牙神经丛，因此大多数上颌麻醉基本采用局部浸润麻醉，且都能达到较好的麻醉效果。

### （二）常规局部浸润麻醉方式

骨膜上浸润麻醉。

### （三）麻醉失败原因分析

① 注药位点与牙根距离过远以及麻醉剂量不足：如图2-2-1针头注射位置距离根尖较远，麻药渗透至根尖的药物浓度较低，因此麻醉效果欠佳。

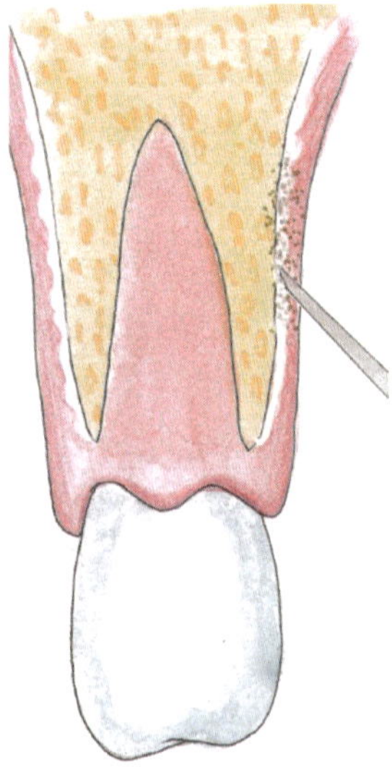

图2-2-1　注射针头位置距离天然牙根尖较远

② 炎症或感染：注射区域的组织炎症或者感染，或者骨密度过高导致的磨牙腭侧根的麻药剂量不足。

③ 麻醉区域有其他神经交叉支配：如上颌第一前磨牙腭侧，由鼻腭神经和腭前神经交叉支配。

### （四）麻醉失败的解决方案

① 重新对进针角度或深度以及麻醉药剂量等进行评估。

② 解剖结构会阻碍麻醉药物有效地扩散。

③ 可采用神经阻滞麻醉或者补充麻醉技术，如牙周韧带注射法。

④ 上颌麻醉技术改良和替代技术。

## 三、改良上颌神经阻滞麻醉注射技术

### （一）上牙槽前神经阻滞麻醉要点

（1）注射点　在尖牙上方的黏膜转折处。

（2）进针方向　尖牙长轴方向平行，沿上颌骨的表面推进。

（3）注药位点　尖牙根部相当于尖牙窝高度的区域。

（4）回抽阴性。

### （二）上牙槽中神经

（1）注射点　在上颌第二前磨牙根方的黏膜转折处。

（2）进针方向　与上颌第二前磨牙的长轴方向平行，沿上颌骨的表面推进。

（3）注药位点　第二前磨牙根尖以上区域。

### （三）眶下神经

（1）注射点　在上颌第一前磨牙根部的黏膜转折处。

（2）进针方向　针尖指向眶下孔方向；注射器与一侧瞳孔线平行进针。

（3）注意事项　左手食指置于眶下缘位置保护，防止进针过深。

注意，患者偶有上牙槽中神经缺如情况，前牙区和第一磨牙近中颊根则由上牙槽前神经和上牙槽后神经支配。

### （四）上牙槽后神经阻滞麻醉

#### 1. 解剖特点

上颌结节区域后方靠近翼静脉丛，易引起血肿，且针进入翼腭窝太深，发生血肿的概率就更高。为了安全，大部分采取局部浸润麻醉即可，以免引起血肿。

2. 进针点

上颌第二磨牙远中颊侧根上方的黏膜转折处进针。

3. 进针方向和路径

注射器针头行进方向向上、向后、向内进针沿上颌结节弧面进行滑动，进针深度为15～16mm。

4. 注意事项

（1）解剖变异　最佳进针深度是16mm，考虑到解剖结构变异，进针深度应在10～16mm，超过16mm会增加术后血肿的可能性。查看注射器针头的有效长度，根据注射器针头的长度来估算进针深度。

（2）进针方向和路径　注射器与上颌牙长轴呈40°～45°。儿童需注意磨牙萌出状态，调整进针点。

（3）双回抽技术　如果针尖刺入血管，血液进入血管内称为回抽阳性，不能注射麻药；如果第一次回抽阴性，不要急于注射麻药，可轻柔旋转注射器改变针尖斜面（90°～180°）后再回抽一次，若仍为阴性则可注射，若为阳性则改变进针深度或角度重复二次回抽。

（4）左右两侧的不同（个人经验）　左侧上牙槽后神经麻醉，较少出血肿；右侧容易出现血肿，因医生位于右侧，角度原因难以观察进针深度和方向。可嘱患者半张口稍偏向对侧。

### （五）腭侧神经麻醉

1. 鼻腭神经阻滞麻醉注意要点

① 推注压力较大，易将注射器压爆或者针头和注射器连接处断开。

② 易引起患者不适，建议先表面麻醉再浸润麻醉。

③ 患者恐惧时也可先行唇侧中线局部浸润，从颊侧向腭侧进行牙龈乳头注射，待起效后再行鼻腭神经麻醉。

2. 腭前神经阻滞麻醉注意要点

① 注射位点解剖位置；平面观，在腭侧龈缘与腭中线连线的中外三分之一交界处，黏膜表面时有小的黏膜凹陷。

② 注射时最易靠后，偶可引起患者恶心。

## 第三节
## 下牙槽神经麻醉技术

局部麻醉在牙科手术中扮演着至关重要的角色，它确保了各种口腔治疗过程的无痛和患者的舒适体验。下牙槽神经阻滞（IANB）因其能为下颌牙齿及其相关结构提供深度麻醉而被广泛采用。为了加快麻醉起效速度并提升IANB的成功率，已经尝试了多种技术，包括传统的Halsted技术、Vazirani-Akinosi技术、Gow-gates技术、Fischer 1-2-3技术和Kurt-Thoma技术。麻醉持续时间是影响牙科手术效果的关键因素。

下牙槽神经阻滞麻醉是口腔科医生必须掌握的基本技能之一。然而，即便经验丰富的医生在实施此麻醉后，患者在拔牙或分牙时仍可能感到不适。初学者常遇到的问题包括无法触及骨面、回抽时出现血液等。即便是经验丰富的医生，有时也会遇到麻醉效果不佳的情况。那么，这些现象背后的解剖学原因是什么呢？此外，有些医生在拔除智齿时偏好使用局部浸润麻醉，但通常这种麻醉效果并不理想，这又是什么原因呢？

## 一、下牙槽神经麻醉的解剖学特点

### （一）下牙槽神经三个口内标志点

#### 1. 翼下颌韧带

翼下颌韧带中点及外侧的颊脂垫尖为下牙槽神经阻滞麻醉的进针点标志；颊脂垫尖因人而异，有部分老年人因后牙长期缺失，该解剖标志不甚明显，给阻滞麻醉带来难度（图2-3-1）。

#### 2. 冠状切迹

冠状切迹位于翼下颌韧带的后外侧，为下颌升支前缘的骨性解剖标志，其前缘中点附近内侧有下颌小舌或下颌隆凸，为下牙槽神经阻滞麻醉的注射点（图2-3-2）。

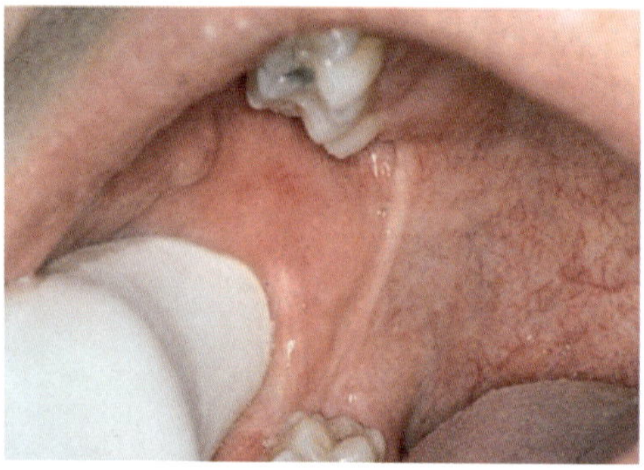

图2-3-1　拇指所触及内侧突起位置为翼下颌韧带

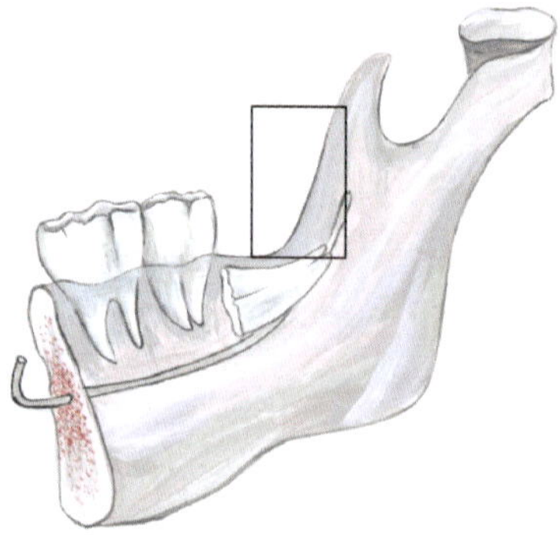

图2-3-2　黑色矩形标记区域为冠状切迹

#### 3. 下颌磨牙内侧面并向后延伸的内斜线

下颌升支内斜线为下颌升支内侧标志之一，也是确定下颌小舌的解剖标志之一。

### （二）下牙槽神经阻滞麻醉方法

#### 1. 患者要求

下牙槽神经阻滞麻醉要求患者大张口（图2-3-3A），因为注射麻药的位置在下颌骨内侧面的下颌小舌附近，下牙槽神经自此解剖结构之后进入下颌骨内。闭口状态下，下颌升支内侧受上颌骨阻挡而无法显露出来。而在大张口时，髁突向前运动，下颌小舌投影平面才暴露于口腔之中，在口腔内的高度约高于下颌合平面1cm，因此注射器针头的高度应与其平面相一致。

#### 2. 针头高于下颌𬌗平面

注射针头应高于下颌𬌗平面1cm，如图2-3-3B所示。那么如果注射器针头高于下颌𬌗平面远大于1cm甚至更多，会出现什么情况呢？下颌小舌位于髁突与喙突之间的乙状切迹下方，如果注射器针头位置太高，可从乙状切迹穿出，不能触及骨面，此时注射麻药，可能将麻药带入腮腺内而麻醉面神经，引起面瘫的发生。而如果注射器针头的距离低于下颌𬌗平面1cm，则将麻药注射到了低于下颌小舌平面的位置，此时下牙槽神经已进入下颌骨内，麻药渗透骨质达到麻醉的效果自然就很弱，且药物在下方，下颌小舌在上方，所以麻醉效果不佳，具体临床表现可能为去骨和车针分离牙根至牙髓时有感觉。

3. 进针位置、角度

下颌小舌的前方是下颌升支前缘，翼下颌韧带附着于其表面，大张口时翼下颌韧带呈条索隆起状。当注射器针头与中线呈45°，而针筒位置在对侧4、5之间，此时翼下颌韧带中点与颊脂垫尖的连线则为注射针头的进针位置，如图2-3-3C所示。此时注射器回抽无血，推注麻药1.5～2mL（图2-3-3D），如果注射器回抽有血，应将针尖退回到黏膜下方，调整方向，重新进针。

4. 操作不正确的解剖分析

假设注射器进针点的位置不变，针筒的位置靠近对侧5的位置甚至对侧5的远中，此时注射器的针头向下颌升支的前缘偏移，会触及下颌升支前缘的骨壁。临床表现为注射器针头刚进入口腔翼下颌韧带黏膜表面则触及了骨壁，此时应将注射器针头向下颌升支后缘移动少许或将针筒向5近中移动，更接近4的位置。

与此相反，如果注射器针头高于下颌𬌗平面1cm，进针点不变，针筒位置偏向4的牙位时，此时注射针很难抵到骨面，甚至注射针会从下颌升支后缘穿出皮肤而将麻药推注到口外的可能。临床常表现为注射针头已经全部进入软组织之内，仍未抵达骨面，此时应考虑将注射器撤至黏膜下，并将针头向下颌升支前缘偏移，或将针筒向对侧5的牙位移动。

从上述解剖和注射方法来看，下颌小舌的解剖位置是三维的，而且是“三点一线”的，即进针点、注射点和注射器针头的角度是三位一体的。在讨论上述注射角度和距离时，假定了一个不变的因素就是注射的进针点是不变的，当三个点都是移动可变化的个体因素时，就增加了注射精准的难度。那么临床上有没有什么办法来进行量化或可视化呢？这就需要临床医师操作前仔细观察，注意一些细节的处理。

5. 患者牙弓形态的影响

如果患者是标准型颌骨（图2-3-4），按照上述方法注射即可。

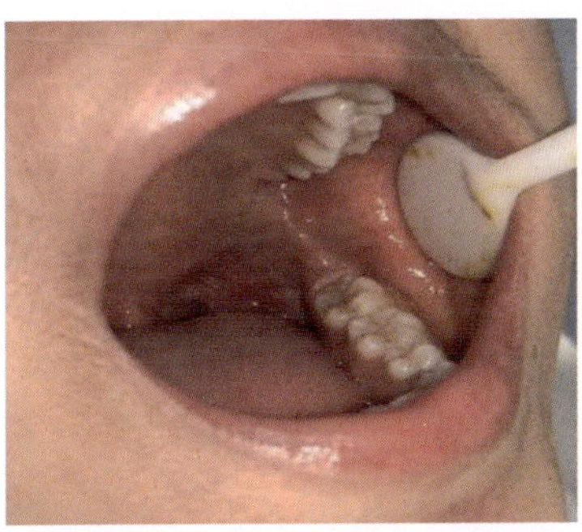

A　患者大张口，显露翼下颌韧带和颊脂垫尖

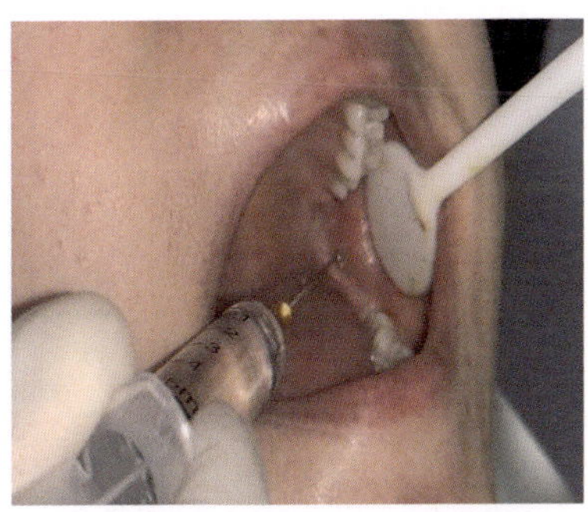

B　注射针尖位置高于下颌𬌗平面1cm

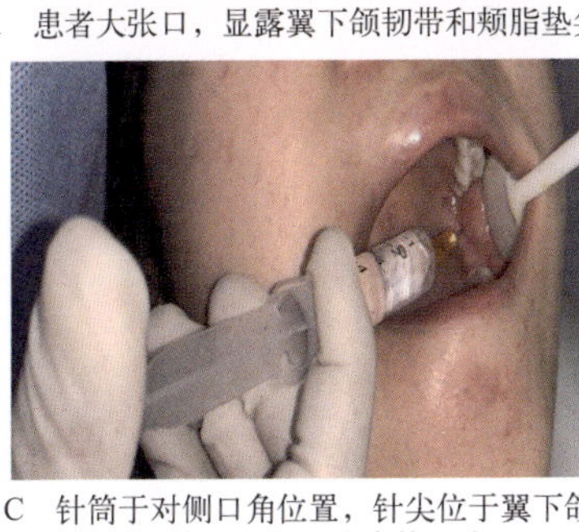

C　针筒于对侧口角位置，针尖位于翼下颌韧带中点与颊脂垫尖的连线

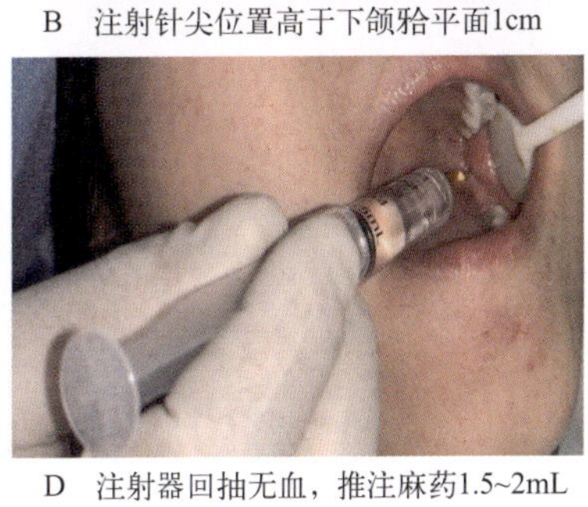

D　注射器回抽无血，推注麻药1.5~2mL

图2-3-3　下牙槽神经阻滞麻醉方法

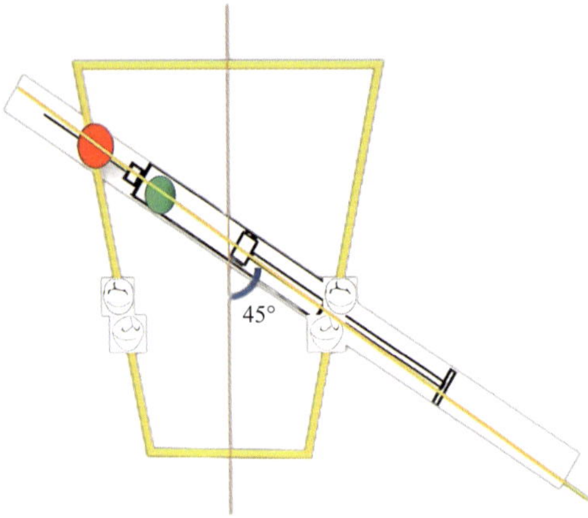


图 2-3-4　标准型颌骨

红色点表示注射点即下颌小舌，绿色点表示进针点即颊脂垫尖与翼下颌韧带中点连线的外侧，黄色线表示进针角度，注射器的实际进针方向，黄色矩形表示下颌骨牙弓形态

首先观察患者的面型是长脸型还是圆脸型，面型和颌骨发育是息息相关的，它和下颌小舌的位置有很大关系，如图2-3-5牙弓狭窄型和图2-3-6牙弓宽大型；其次注射前观察全景片大概判断下颌小舌的位置；再次操作前扪诊下颌升支前缘的冠状切迹走行；最后操作过程中根据不同的情况，适当调整进针方向和角度。

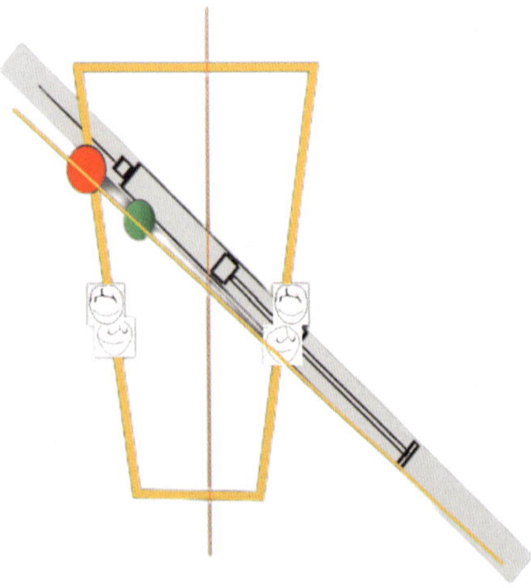

图 2-3-5　牙弓狭窄型

红色点表示注射点即下颌小舌，绿色表示进针点即颊脂垫尖与翼下颌韧带中点连线外侧，黄色线表示理想进针角度，注射器实际的进针方向，黄色矩形表示下颌骨牙弓形态。因牙弓相对狭窄，下颌小舌位置相对前移，因此针筒应稍向后移

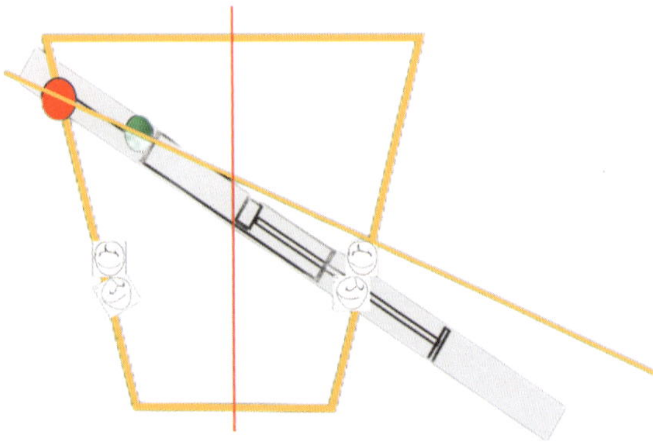

图 2-3-6　牙弓宽大型

红色点表示注射点即下颌小舌，绿色表示进针点即颊脂垫尖与翼下颌韧带中点连线外侧，黄色线表示理想进针角度，注射器实际的进针方向，黄色矩形表示下颌骨牙弓形态。因牙弓相对宽大，下颌小舌位置相对前移，因此针筒应稍向后移

除了上述的解剖因素外，还有一些因素也会影响注射麻药的精确度，如细针在距离较远的肌肉中穿行时容易发生偏移，另外也有一些患者下牙槽神经缺如，有下颌舌骨肌神经替代等。

6. 下牙槽神经阻滞麻醉的总结

（1）下颌骨升支内侧面下颌孔的位置是三维空间位置关系，受周边解剖因素的影响，导致下牙槽神经阻滞麻醉较上牙槽后神经阻滞麻醉复杂，且麻醉效果欠佳。

（2）下颌孔的位置可变性很大，可在磨牙咬合面处或者其上下，也受年龄的影响；操作前拍摄全景片初步评估下颌孔位置。

（3）下颌牙弓的宽窄、下颌角的大小均可影响下牙槽神经阻滞麻醉的难度；操作前要仔细观察患者的面型、下颌角的大小、牙弓的宽窄。

（4）牙槽神经阻滞麻醉时穿透深部的致密组织，针在组织穿行中会产生偏移，注射针头的口径越小，在组织中偏移越大。

（5）一小部分患者下牙槽神经缺如，则由下颌舌骨肌神经支配；需局部补充注射。

（6）当下牙槽神经阻滞麻醉效果欠佳时，可增加局部浸润麻醉，如牙周膜注射、局部浸润麻醉等技术来增强麻醉效果。

（7）术前仔细检查　若想取得较好的麻醉效果，首先选择合适的麻药，再者在麻醉前要观察患者面型、翼下颌韧带形状等，双手触摸两侧下颌骨宽度走向、下颌升支前缘冠状切迹的最低点、下颌升支内斜线、外斜线的走行及位置，以确定进针方向。

（8）弯曲注射针头　当患者张口度较小或者口唇等软组织较紧张时，可以采取注射器针头尖部弯曲，利用弯曲的针头角度来代替针筒后移的幅度。

（9）笔者经常使用的注射技巧是注射针进入黏膜后，向针筒稍加用力，则注射针头向前稍弯曲，此时绝大多数可抵达骨面，回抽无血，注射麻药。

### （三）下颌后牙区局部浸润麻醉

临床上也有很多医师使用盐酸阿替卡因肾上腺素进行下颌后牙区局部浸润麻醉，以拔除智齿或进行口腔治疗，但效果欠佳。

理论上说，下颌后牙区局部浸润麻醉时，注射的位置距离下牙槽神经管越近，麻醉效果就越好。那么想要了解这个问题的根本原因所在，就要从两个角度进行了解：第一，医生注射麻药的位置在哪里；第二，下牙槽神经管在哪里。

注射麻药大概的位置根据医生的经验应在根尖的区域，因为基底骨类似于梯形，越接近根尖的位置此处骨质越厚，且前牙区骨质比较疏松，因此前牙区的局部浸润麻醉效果就较好。而下颌后牙区呢，局部浸润的麻醉效果就差了很多（图2-3-7）。

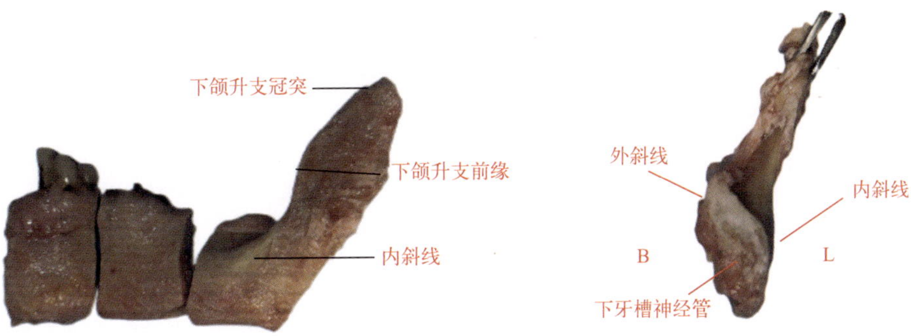


A　下颌骨实体标本剖面图　　B　下颌第三磨牙处截骨剖面图

图2-3-7

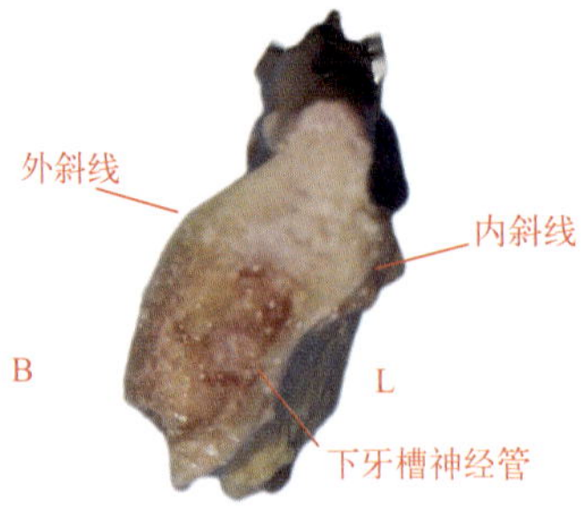


C　下颌第二磨牙处截骨剖面图

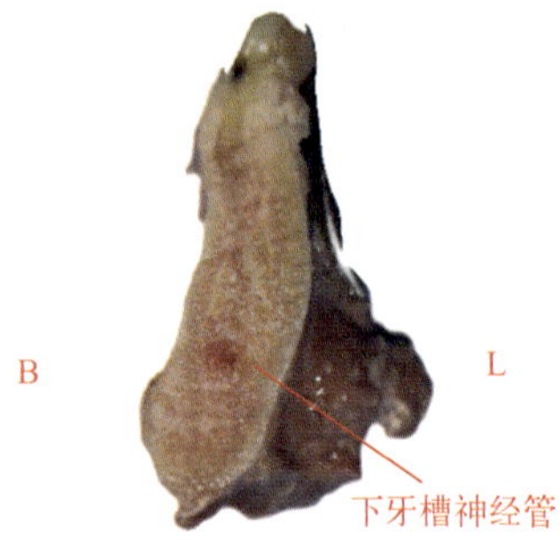


D　下颌第二前磨牙处截骨剖面图

图2-3-7　下颌骨
B表示颊侧，L表示舌侧

如图2-3-7，从解剖上来看，下颌骨后牙区尤其是智齿邻近区域，外侧有外斜线、内侧有内斜线骨质增强，虽然离根尖的距离较近，但较厚的外斜线和内斜线的皮质骨降低了麻醉药物从骨膜下渗透到下牙槽神经管的浓度，导致局部浸润麻醉效果不佳。

其次，下牙槽神经管在下颌后牙区的走行，离下颌骨下缘较近，而离下颌骨牙槽嵴顶较远；离舌侧骨板较近，而离颊侧骨板较远。

所以从解剖的角度上来说，下颌后牙区局部浸润麻醉的注射位置颊侧应在外斜线以下。而舌侧应在内斜线以下，更接近下颌骨下缘，因为此处注射点距离下牙槽神经管最近，渗透的距离也最短，所以麻醉效果也最好。

## 二、下颌神经阻滞麻醉Gow-Gates

操作步骤如下。

（1）穿刺位点　上颌第二磨牙正后方的颊黏膜上近中舌尖的高度。

（2）进针路径及方向　由耳屏切迹至口角的一条直线。

（3）患者尽量大张口。

（4）注射位点位于髁突颈部的前外侧面，深度25cm；触及髁突骨面后，针头后退1mm，注射麻药。见图2-3-8。

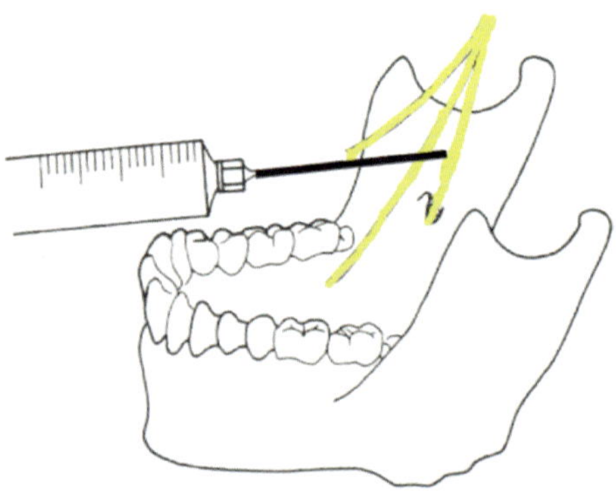

图2-3-8　下颌神经阻滞麻醉Gow-Gates麻醉示意

## 三、闭口式下牙槽神经阻滞麻醉

Vazirani-Akniosi神经阻滞麻醉（VANBS）是在张口受限的情况下处理下颌牙齿疼痛的理想方法，无论是生理、病理或者病态性恐惧造成的。又称为“闭口式下颌神经阻滞麻醉”（图2-3-9）。

操作步骤如下。

（1）穿刺位点　上颌第三磨牙根方的膜龈联合处。

（2）进针路径及方向　针尖平行于膜龈联合，针尖斜面向内，水平进针。

（3）注射位点位于翼下颌间隙里的下颌支内侧面的下颌孔的上方，进针深度不超过25mm，很少触及骨面，回抽阴性，注射麻药。

此法优点为注射时不受患者张口度影响，适用于急性冠周炎或其他原因引起张口困难的患者拔牙。但原Akinosi法的进针深度不易掌握，进针后针尖在下颌支内的位置深浅难以确定。此法之缺点为颊神经麻醉效果常较差，但拔下颌阻生智齿时，因需要同时做颊侧局部浸润麻醉，故不需要做颊长神经阻滞麻醉。

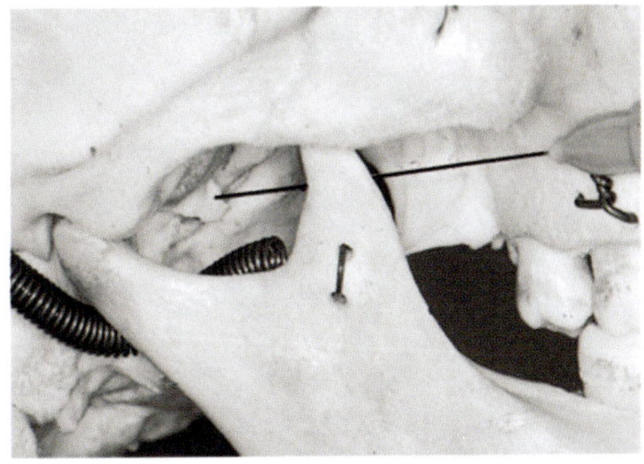
图2-3-9 闭口式下颌神经阻滞麻醉示意

近年也有文献显示，在IANB的不同技术中，传统的下牙槽神经阻滞麻醉技术是最好的，并且仍然是金标准。尽管Vazirani-Akinosi技术与常规下牙槽神经阻滞技术没有显著性差异，但也有研究显示Vazirani-Akinosi技术具有阳性抽吸率低、麻醉起效快、麻醉成功率高等优势。这三种技术均无重大并发症，但Gow-Gates技术需要外科专业知识。

Vazirani-Akinosi技术和Gow-Gates技术的麻醉起始时间和麻醉成功率有显著差异。

### 四、下牙槽神经阻滞麻醉失败原因

（1）麻醉针的进入点、深度和角度不足　重新注射或将针头推至黏膜下，调整进针点、针刺入的角度和深度重新注射。

（2）有副神经支配　局部在智齿周围或磨牙区增加浸润注射或牙周膜注射。

（3）下颌孔位置的变异　麻醉前先观察其面型，并用大拇指检查其下颌升支前缘的冠状切迹；若是儿童，下颌孔的位置一般低于下颌磨牙的咬合平面，应进行适当调整。

## 第四节
## 局部麻醉时疼痛因素分析

局部麻醉注射过程中的疼痛一直是让口腔科患者恐惧和焦虑的问题，尽量减少疼痛不适是提高患者满意度的关键。

### 一、注射器械穿刺黏膜时的疼痛

注射针在局部注射麻药时需穿刺黏膜到达黏膜下或骨膜下，可产生疼痛。另外，注射针穿刺部位损坏、变钝等，也可引起疼痛，因此注射前应检查注射器有无变钝、破损等现象。

此外，现代麻醉理念要求舒适无痛麻醉，为减少穿刺时引起的疼痛，建议术者在注射麻醉前可使用局麻药物，也可先用干棉球擦干注射区域，滴2～3滴麻醉药液进行预麻醉。

### 二、推注麻药时软组织内的压力增加引起疼痛

在使用注射器械推注麻药时，因软组织结构和性质不同，所需推注压力也不一致，所以组织致密区域所需推注压力较大，疼痛较剧烈，如上颌前庭沟和腭侧阻滞麻醉。因此首先将麻药注射至疏松组织内，使患者对疼痛的感觉降低。

注射器械针头的直径也是影响推注压力、推注时间的因素。理论上，注射器械针头的直径越粗，同一软组织内推注压力越小，推注时间越短，疼痛感越小，但针头越粗对组织的创伤越大。反之，注射器械针头的直径越小，软组织越致密时，所需推注压力越大，推注时间越长，患者麻醉时疼痛的感觉越强烈，但对组织的创伤越小。因此，使用细直径注射针头无或较小压力推注是舒适无痛麻醉的要求之一。

因此，应注意注射器械的针头直径及推注麻药的时间和所需麻醉区域的软组织特点。

### 三、麻醉区域是否存在炎症

当麻药注射到有炎症的组织时，局部组织 pH 值降低将抑制非离子化局部麻醉药分子的形成，此种抑制导致没有足够的非离子化局麻药分子进入神经细胞膜。从而难以达到满意的麻醉效果，且局部水肿和循环加快，局部麻醉药更容易被清除，从而难以维持较长时间的麻醉效果。且局部炎症存在时，组织内部水肿稀释了麻醉药物的浓度，也降低了麻醉效果。

因此，当局部组织区域内存在炎症且必须麻醉时，可选择神经阻滞麻醉。

### 四、患者的紧张焦虑情绪

患者本身对牙科治疗有莫名的恐惧和焦虑，因此每个口腔从业人员都应对焦虑和恐惧的患者予以帮助和支持。

（1）明确患者是否有恐惧感　因此仔细谨慎的口腔医生有助于创造一个可以积极改善恐惧的环境。

（2）对于恐惧感明显的患者要做到以下几点。

① 询问患者之前的口腔治疗经历并观察患者的反应。

② 确保以前的经历中所遇到的困难是可以解决的。

③ 在确定解决恐惧与焦虑的策略时，需要患者的参与，遵循以下“PREP”原则。

P：准备（使用放松方法来准备，如深呼吸、听音乐或想象来分散注意力和肌肉放松）。

R：排练（准备过程中允许患者练习控制和自我平静的方法）。

E：自主控制（给予患者自主权，在诊疗过程中能够自行控制，比如举手示意让医生暂停操作）。

P：表扬（表扬那些使用特定有效方法的患者）。

## 第五节
## 舒适无痛的麻醉技术

### 一、必要的解释和沟通

① 向患者解释所需麻醉的区域和方法，并说明麻醉时可能出现的症状，比如“拔牙前需要给你在牙龈上打一点麻药，可能稍微有一点点疼或不舒服，不用紧张，就像平常手上有个小伤口那样的感觉”等，一定具体到某个小的创伤引起的疼痛。

② 为减轻患者的恐惧和焦虑情绪，不要在患者面前抽取麻药。

## 二、细针无（小）压力缓慢注射

① 使用长5号5mL（25G）黄色注射器或30G细针。

② 使用较小的压力进行推注，或使用麻药助推仪进行辅助推注，因麻药推注仪可恒定推注速度，因此虽然延长了麻药推注时间，但疼痛感降低。

③ 因推注麻药应使用较小的推注压力且注射针较细，所以推注麻药的时间可能会延长，推注过程中应与患者沟通交流，避免长时间缓慢推注，消除患者因恐惧、疼痛不安、呕吐等而突然移动导致注射针折断等并发症。

## 三、局麻前应使用表面麻醉或麻药液预麻醉

在局部浸润麻醉或神经阻滞麻醉前，先用口镜拉开注射区域，用棉球擦干表面黏膜，涂擦局麻药物或滴2～4滴药液，停5秒后再行注射针穿刺麻醉。

## 四、先从口镜牵拉紧张处的牙槽黏膜开始注射

先从口镜牵拉紧张的牙槽黏膜处开始注射，因此处的黏膜较为疏松，且被口镜牵拉绷紧，所需推注压力较小，所以患者感觉疼痛程度最低（如图2-5-1所示）。

## 五、由牙槽黏膜至黏膜下肌层再到骨膜下的逐层深入注射

① 表面麻醉显效后将细针刺入口镜牵拉绷紧的黏膜处，缓慢推注麻药。

② 待黏膜下麻药显效后约1分钟，再进一步深入至骨膜上。

③ 如果所需注射面积大，应先注射呈皮丘状，扩大注射范围时，在前次注射皮丘的边缘进行注射，皮丘注射边缘之间要重叠。

## 六、唇颊侧局部浸润麻醉由上方的牙槽黏膜至牙龈乳头处逐步扩展注射

牙槽黏膜较疏松而冠方角化龈较致密，唇颊侧黏膜注射，先根方牙槽黏膜后逐步延伸至冠方角化龈（图2-5-2）。

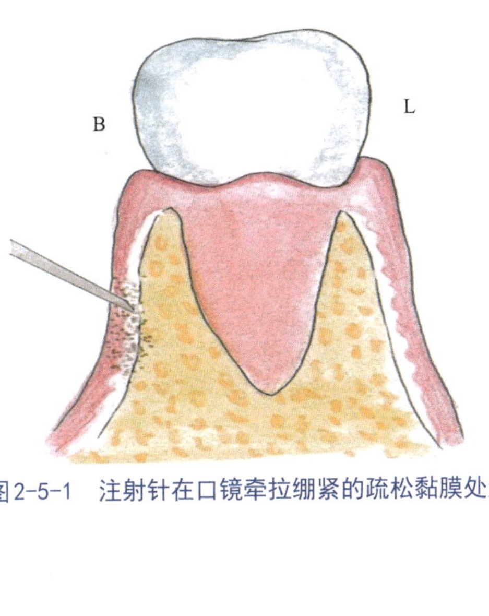


图2-5-1 注射针在口镜牵拉绷紧的疏松黏膜处注射

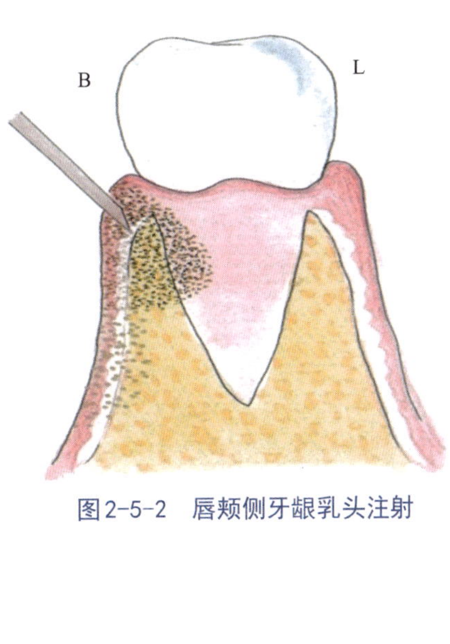


图2-5-2 唇颊侧牙龈乳头注射

## 七、唇（颊）腭（舌）侧牙龈乳头注射时由唇（颊）侧至腭（舌）侧牙龈乳头注射

注射针由唇（颊）侧牙龈乳头经相邻牙间隙至腭（舌）侧牙龈乳头注射（图2-5-3）。

## 八、腭舌侧牙龈麻醉时则由冠方牙龈乳头至根方牙龈进行延伸注射

见图2-5-4。

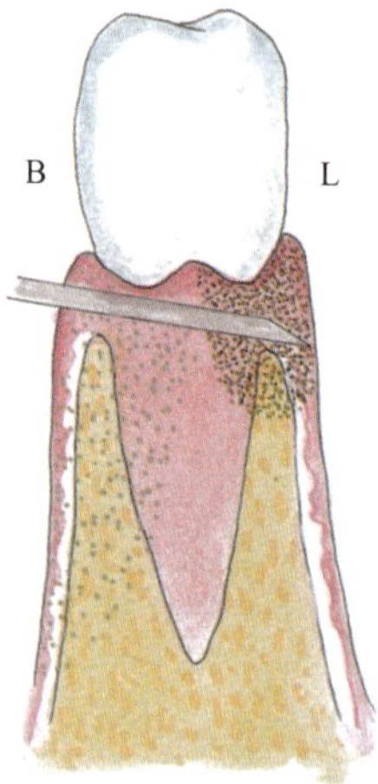


图2-5-3　注射针由已麻醉的颊侧牙龈乳头穿过邻牙间隙麻醉舌侧牙龈乳头

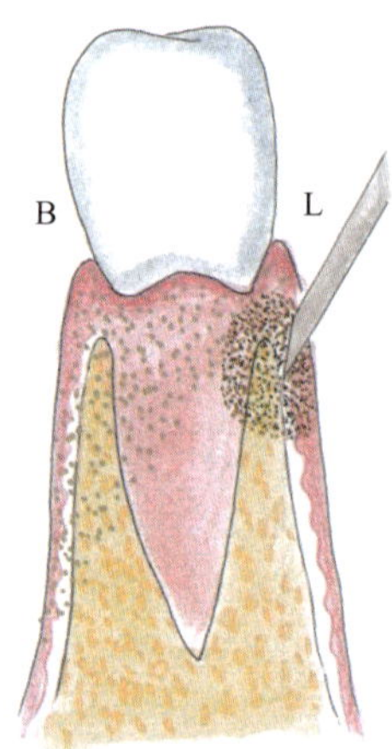


图2-5-4　舌侧麻醉则是由冠方向根方进行

## 九、给予足够的麻醉起效时间

麻药起效时间一般为3～5分钟，即给予5分钟麻药起效时间后再行口腔治疗操作。

## 十、若单一麻醉方式不佳可配合其他麻醉方式

当局部浸润麻醉效果不佳时可辅助增加如神经阻滞麻醉、牙周膜麻醉或牙髓腔内注射麻醉等，联合多种麻醉方式来进行，最终实现舒适无痛的麻醉效果。

## 十一、舒适无痛的麻醉流程标准

先用口镜牵拉上下唇黏膜后局部消毒，干棉球擦干后涂擦表麻药物或麻醉药液预麻醉，用棉卷隔湿2分钟后，用细针于口镜牵拉绷紧处的牙槽黏膜处缓慢注射麻药，停滞10秒待麻药深入下层组织后再逐步深入注射呈皮丘状，待麻药浸及骨膜后再行骨膜下注射。在皮丘的边缘逐步由根方向冠方延伸，均重叠前次注射皮丘的边缘，直至唇颊侧冠方的牙龈乳头；唇颊侧牙龈乳头起效后，将注射针头从相邻牙间隙穿通至舌侧牙龈乳头注射麻药，并逐步扩展延伸至根方舌侧黏膜（图2-5-5）。

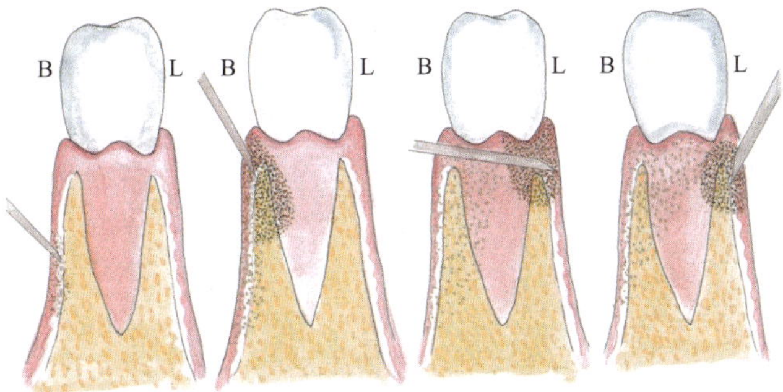


图2-5-5　舒适无痛局部麻醉的流程模式

# 第六节
# 麻醉并发症及其处理

## 一、局部并发症

### （一）血肿

（1）原因　刺入血管、回抽阳性、隐匿性血肿等。

（2）预防　减少穿刺次数，避免创伤；保持良好的进针路径，避免注射针弯曲，避免快速注射，采取合适的注射角度及适度的注入深度等。

（3）处理　早期识别和正确应对。

### （二）牙关紧闭

（1）原因　包括咀嚼肌，特别是翼内肌和翼腭窝的血管；针头污染等。

（2）预防　减少穿刺次数，经常更换注射针，避免注射针污染等。

（3）处理　热敷，锻炼，观察。

### （三）疼痛

（1）原因　针刺神经支配丰富的解剖结构、迅速注入药物使组织迅速扩张等。

（2）预防　充分的注射前麻醉；减慢注射速度。

（3）处理　舒适无痛注射。

### （四）感觉异常

（1）原因　注射针的直接损伤，局麻药物的神经毒性。

（2）预防　避免使用有倒刺的注射针，注射前应仔细检查注射针。

（3）处理　没有可靠的方法用于治疗感觉异常。

### （五）暂时的面神经麻痹

（1）原因　注射针过深，刺入腮腺内；面神经位置的解剖变异。

（2）预防　选择合适的注射技术；避免刺入过深；避免下牙槽神经阻滞麻醉时未遇到骨

阻力就注射麻药。

（3）处理　终止治疗；安抚患者；严密观察。

### （六）感染

（1）原因　医源性感染，将污染的注射器或者其他设备将细菌带入组织内。

（2）预防　只使用无菌的、无污染的注射针；存在感染时，每次更换新的注射针。

（3）处理　适当应用抗生素；定期复诊。

## 二、全身并发症

### （一）过量反应

（1）原因　机体吸收了过量的麻药；使用的药物超过了推荐注射剂量。

（2）症状和体征　早期症状和体征为中枢神经系统兴奋表现，有耳鸣、口内金属样味、焦虑、口周刺痛或麻木；当过量反应持续并发展时，兴奋转化为抑制，出现颤抖和抽搐、说话含糊不清、疲劳、意识丧失以及癫痫发作，重者可出现昏迷、呼吸和心跳停止。

（3）预防　注射前估算最大剂量；缓慢注射；可能发生血管内注射的地方回抽；注射过程再次回抽。

（4）早期的症状和体征　口内金属样味；焦虑加重；双侧口周刺痛感或麻木。

（5）处理　轻微反应监测生命体征；中度和重度需要紧急抢救治疗，如吸氧、心肺复苏等。

### （二）过敏反应

（1）原因　口腔内过敏反应多数因为酯类药物如普鲁卡因等。

（2）症状和体征　分速发型或迟发型。多表现为皮肤表面边界清楚的肿胀，常伴瘙痒、荨麻疹，即血管神经性水肿。

（3）预防　详细询问过敏史；必要时做过敏试验。

（4）处理　严密观察，必要时使用抗过敏药物如苯海拉明等。

### （三）晕厥

（1）原因　由一时性中枢缺血所致的突发性、暂时性意识丧失；多因恐惧、疼痛、注射药物过快、饥饿、疲劳等引起。

（2）症状和体征　头晕、胸闷、脸色苍白、全身湿冷、四肢无力、脉快而弱、呼吸困难、意识丧失。如未及时处理可出现心率减慢、血压下降。

（3）预防　消除紧张情绪，无痛、缓慢注射，避免空腹麻醉等。

（4）处理　立即停止注射，调整椅位为头低位，松解衣领，保持呼吸道通畅，可用氨水或芳香乙醇刺激或针刺人中，严重者立即吸氧、开通静脉通路补液等。

Chapter 3

# 第三章

# 拔牙难易程度的评估

放射影像学在口腔科诊疗中占据重要地位。尤其是在口腔外科拔牙术前或出现术中并发症时。甚至也有医师认为“无片子，不拔牙”，这足以说明影像学在拔牙治疗中的重要性（图3-0-1）。

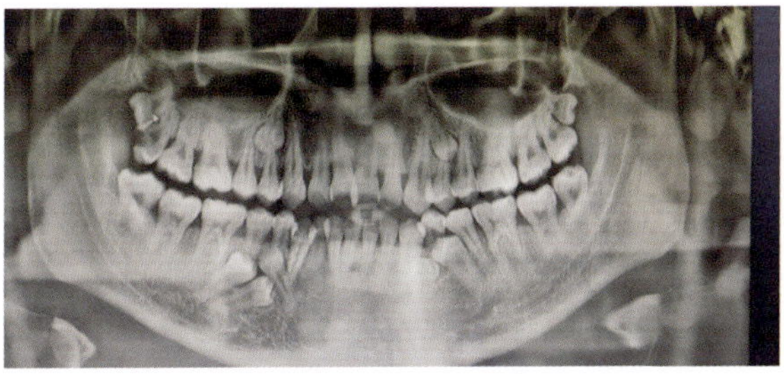

图3-0-1　全景片显示的多颗多生牙

## 第一节 根尖片

### 一、根尖片在拔牙术中的应用

根尖片作为口腔科中极为常见的放射检查手段之一，在评估牙齿阻力方面扮演着重要角色，尽管它也存在一定的局限性。根尖片主要用于观察拔牙区域的骨密度、骨小梁结构以及患牙与邻牙之间的位置关系，同时评估牙周组织的健康状况和牙根的近远中弯曲方向。然而，由于拍摄角度的限制，图像可能会出现一定程度的失真，因此根尖片仅能提供初步的患牙近远中向骨量评估。根尖片能够有效评估牙齿近远中方向的骨质情况，并且具有高分辨率的特点，但对颊舌方向的牙根弯曲或骨量的评估则无能为力。此外，由于胶片尺寸的限制，对于低位埋伏的智齿，根尖片的应用也受到限制。如图3-1-1所示，下颌第一磨牙残冠的根部较细且远中根弯曲，拔除时根部阻力较大，可能需要使用牛角钳或先行进行根分叉处分根，以避免远中根折断。而在评估下颌智齿时，根尖片的局限性更为明显。

如图3-1-2所示，仅能观察到阻生智齿的形态，其位置较低且与第二磨牙相邻，存在较大的骨阻力和邻牙阻力，但牙根似乎呈单根，阻力相对较小。

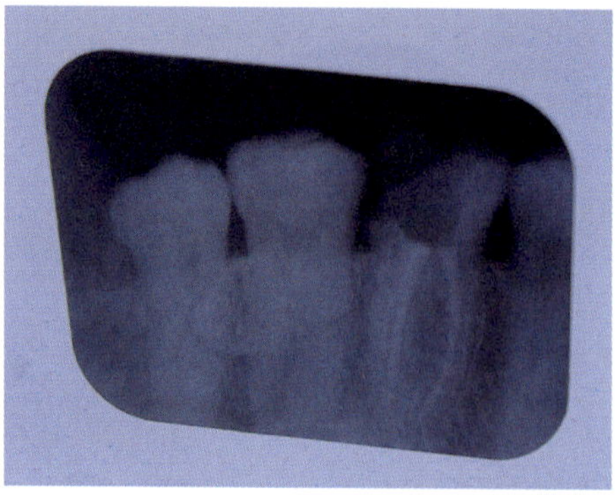
图3-1-1　根尖片示下颌第一磨牙残冠，近中根弯曲

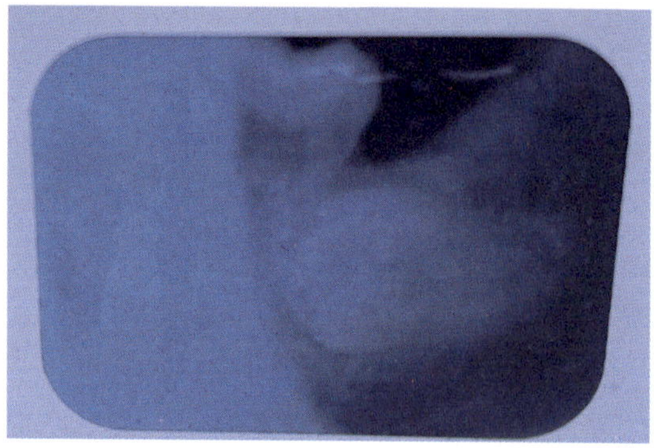
图3-1-2　根尖片示下颌智齿不清

### 二、根尖片的局限性

由于根尖片的拍摄视野有限，有时无法展现全部情况，这可能导致误诊或漏诊。

另外，当患者因张口困难而增加操作难度时，口腔敏感的患者在遇到异物时容易产生恶心感，这是在拍摄智齿时最常见的情况。因此，操作者在进行操作时应更加轻柔、细致，尽量避免触碰口腔内敏感区域。对于极少数对口腔内异物极为敏感的患者，即使轻微触及舌部也可能引起强烈的恶心反应，给患者带来极大的不适。在这种情况下，操作者除了要特别注意操作的轻柔与细致外，在放置胶片之前，应先调整好X线角度，并完成其他准备工作，以尽量缩短胶片在口内的停留时间。对于咽部特别敏感的患者，在放置胶片时，应指导患者进行深呼吸。如果仍然无法成功，可以使用2%丁卡因涂抹在磨牙的舌侧和咽峡前，以减少局部刺激。

根尖片在评估智齿拔除术中的应用现已逐渐被全景片或口腔CBCT所取代。

## 第二节
## 全口曲面断层片

### 一、全口曲面断层片

全口曲面断层片又名全景片，是口腔临床应用最广泛的检查之一。全景片能够显示众多的解剖结构，因此阅读全景片应是口腔科医师必备的基本技能之一（图3-2-1）。

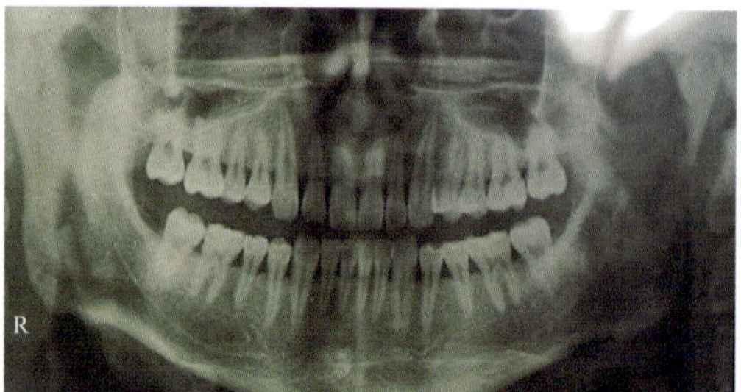

图3-2-1　全口曲面断层片显示的全牙列

#### （一）全景片的成像原理

颌骨曲面体层摄影是将被检查体置于X线机及胶片中间，X线机与胶片按被检查的弧度做相反方向转动，将检查体中弧面的体层影像摄于平面X线片上，称为曲面体层摄影（或全景摄影）。

### （二）全景片所显示的解剖结构

曲面体层片的优点是可以全面检查颌骨的各种病变，可一次拍摄全部牙齿影像，比根尖片经济、省事。

全面断层片显示的主要解剖结构（图3-2-2）如髁突、上颌窦、鼻腔、鼻嵴、上颌结节、乙状切迹、下颌角、脊柱、下颌神经管、颏孔、舌骨等。与智齿拔除有关的重要解剖结构就是下颌升支前缘与下颌第二磨牙远中的间隙、下颌智齿与下颌第二磨牙的关系、下颌牙根与下牙槽神经管的关系等。

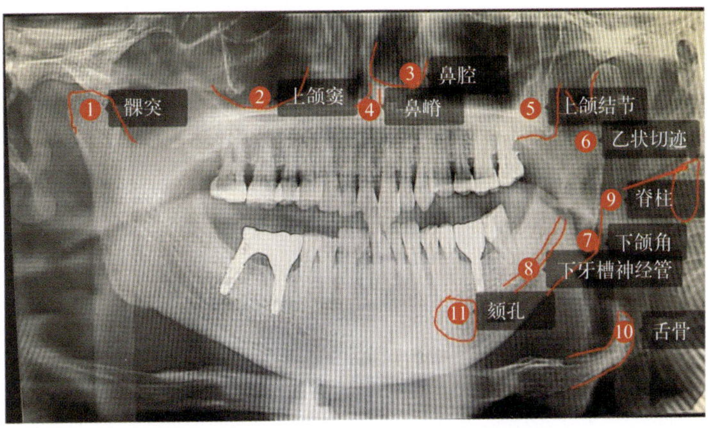


图3-2-2　全面断层片显示的解剖结构

曲面断层片具备以下优缺点。

（1）优点

① 容易识别解剖标志。

② 对垂直骨高度进行初步评估。

③ 方便、简单、快捷，可在多数牙科诊所进行拍摄。

④ 可评估颌骨的大体解剖及相关的病理改变。

（2）缺点

① 曲面断层机存在固有的变形。

② 患者定位误差。

③ 不能显示骨质。

④ 不是三维图像且存在放大率，测量结果具有误导性。

⑤ 不能显示结构之间的空间关系

曲面断层片的局限性可以分为两类：a.曲面断层系统本身固有的图像失真；b.患者定位的错误。曲面断层技术的特点是将上颌骨、下颌骨在一个片子中呈现，但存在垂直方向和水平方向的放大率，断层的截面厚度在不同的解剖位置会有所不同。X线源与颌骨成一个负角（8%～9%），因而将产生固有的放大率。水平方向的放大是不一致的而且不能准确判断，这是因为患者位置、焦点-被摄物之间距离和X线系统旋转中心的位置在不断变化。

在智齿拔除前拍摄全景片则是必要的。如图3-2-3所示，左侧下颌智齿牙根未发育完全，但已毗邻下颌神经管，因此拔除术中或术后有下牙槽神经损伤的风险。如图3-2-4、图3-2-5所示左侧下颌智齿则与神经管距离较远，故神经损伤的风险较小。

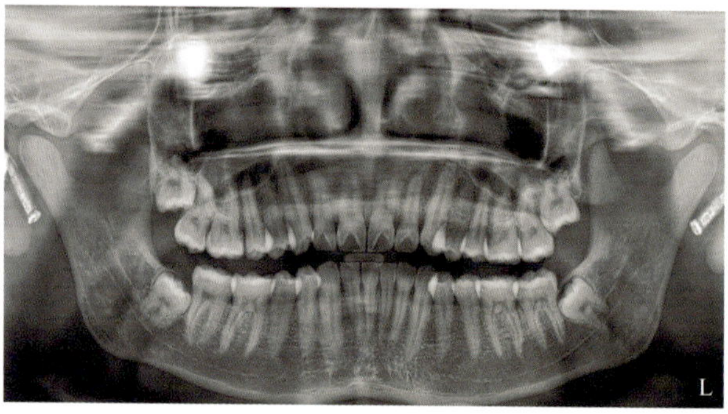


图3-2-3　左侧下颌智齿牙根未发育，且毗邻下颌神经管

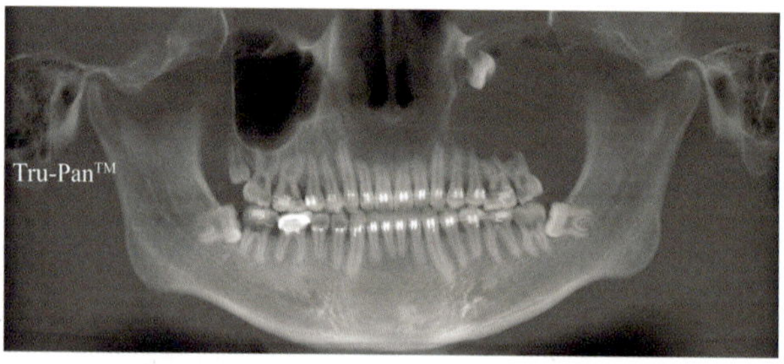


图3-2-4　左侧下颌智齿与神经管距离较远

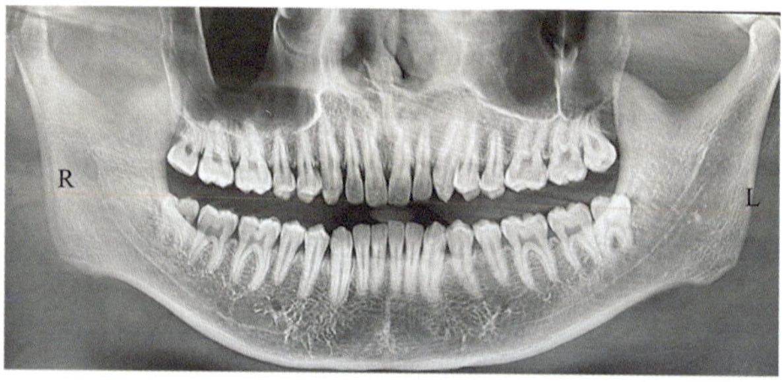


A　智齿与神经管距离较远

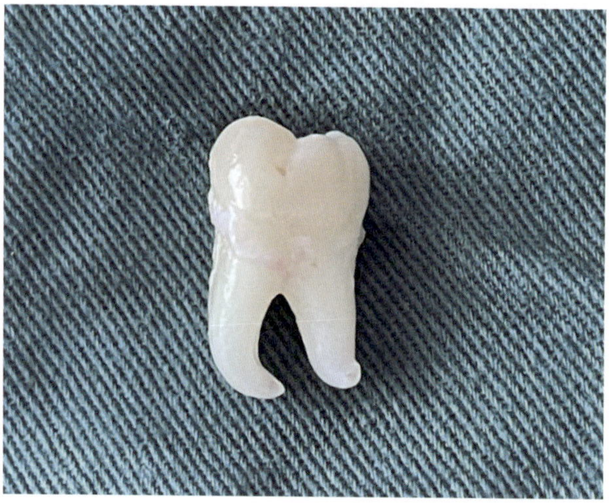

B　拔除的智齿

图3-2-5　左侧下颌智齿

### （三）全景片评估智齿拔除的难易程度

智齿（上颌、下颌第三磨牙，简称M3）拔除是口腔外科中极为常见的手术之一。术前对智齿拔除难度的评估有助于医生制订详尽的手术计划，缩短手术时间，并预测可能出现的并发症。此外，医生可以根据自己的手术技能决定是否将患者转诊给更合适的口腔外科专家。研究者强调了术前评估下颌智齿手术拔除与下牙槽神经损伤的相关性，特别是在影像学上智齿牙根与下牙槽神经管的关系，指出在术前训练中通常更多地考虑牙科或放射学因素，尽管专业外科医生通常还会评估其他临床或统计学变量。

智齿拔除术之所以复杂且具有一定的难度，原因如下：①智齿拔除术的适应证与一般拔牙术不同。②智齿拔除术常需去除硬组织或软组织等阻力，这需要在术前进行周密的计划。

因此，智齿拔除术几乎完全是外科拔牙术，而非简单的拔牙术。这是因为：①下颌智齿可能靠近下牙槽神经管及舌神经。②上颌智齿与上颌窦、上颌结节及相关血管结构关系密切。③智齿与颈部周围深间隙关系密切，其感染较其他牙齿拔除术后可能更为严重。

全景片评估智齿拔除的难易程度主要依据以下指标（表3-2-1）。

表3-2-1　全景片评估智齿拔除的难易程度

<table>
<tr><th colspan="2">评估要素</th><th>容易</th><th>中等</th><th>困难</th></tr>
<tr><td colspan="2" rowspan="3">智齿根部形态</td><td rowspan="3">融合根</td><td rowspan="3">多根>2mm</td><td>牙胚</td></tr>
<tr><td>圆形根</td></tr>
<tr><td>膨大根</td></tr>
<tr><td colspan="2">第二磨牙远中至下颌升支距离</td><td>足够容纳牙冠</td><td>部分在下颌升支内</td><td>完全在下颌升支内</td></tr>
<tr><td colspan="2">埋伏深度</td><td>高位</td><td>中位</td><td>低位</td></tr>
<tr><td colspan="2">倾斜方向和角度</td><td>近中、垂直向（高位）</td><td>水平、远中向、垂直向（低位）</td><td>倒置、移位阻生</td></tr>
<tr><td rowspan="5">邻近周边重要解剖结构</td><td>上颌窦</td><td>根尖远离上颌窦底皮质骨</td><td>根尖紧邻上颌窦底皮质骨</td><td>根尖紧邻或超过上颌窦底皮质骨</td></tr>
<tr><td rowspan="4">下牙槽神经管</td><td rowspan="4">根尖远离下牙槽神经管上壁</td><td>根尖与下牙槽神经管上壁重叠</td><td>根尖与下牙槽神经管上下壁均重叠</td></tr>
<tr><td rowspan="3">根尖与下牙槽神经管毗邻且有阴影</td><td>下牙槽神经管狭窄</td></tr>
<tr><td>下牙槽神经管偏斜</td></tr>
<tr><td>根尖弯曲</td></tr>
<tr><td colspan="2">与第二磨牙关系</td><td>紧邻</td><td>与第二磨牙牙冠相接触</td><td>与第二磨牙牙冠和（或）牙根相接触</td></tr>
<tr><td colspan="2">牙周膜间隙</td><td>清晰可见</td><td>毗邻</td><td>模糊不清</td></tr>
<tr><td colspan="2">骨白线</td><td>清晰可见</td><td>毗邻</td><td>模糊不清</td></tr>
<tr><td colspan="2">智齿周边的骨质</td><td>疏松</td><td>中等</td><td>致密</td></tr>
</table>

（1）根部形态　牙根粗大、膨隆、弯曲和多根均会增加牙齿拔除的难度，而圆形未发育牙胚一般位置较低需去骨分牙而难度增加。

（2）第二磨牙远中至下颌升支前缘的距离　Ⅰ类智齿位于下颌升支前缘拔除较容易，而Ⅱ类和Ⅲ类智齿牙冠位于下颌升支内，拔除难度增加。

（3）智齿埋伏的深度即阻生牙与第二磨牙殆平面的高低关系　阻生牙距离殆平面越低，则骨内埋伏越深，拔除时需多取骨、多分牙，难度随之增加。

（4）阻生牙的倾斜方向即智齿牙体长轴与第二磨牙长轴的关系　一般情况下垂直向高位和近中向阻生拔除较易，而远中向、水平向和低位垂直阻生难度增加，智齿倒置或移位至其他解剖区域拔除难度增加。

（5）智齿与周围邻近重要解剖结构的位置关系　主要是上颌窦、下牙槽神经管，越是接近或在上颌窦内或下牙槽神经管风险越高，或是由于牙根挤压下牙槽神经管狭窄或移位，拔除难度随之增加。

（6）与第二磨牙的位置关系　二者之间有正常间隙则拔除难度较小，如果智齿牙冠位于第二磨牙远中下方则拔除时存在邻牙阻力，拔除难度增加。

（7）牙周膜间隙、骨白线、下牙槽神经管上壁与智齿的关系　当三者结构均能在全景片中清晰显示时下牙槽神经管与智齿牙根可能仅是重叠，术后下牙槽神经损伤的风险较低，当不能完整区分时，则神经损伤风险较大（图3-2-6）。

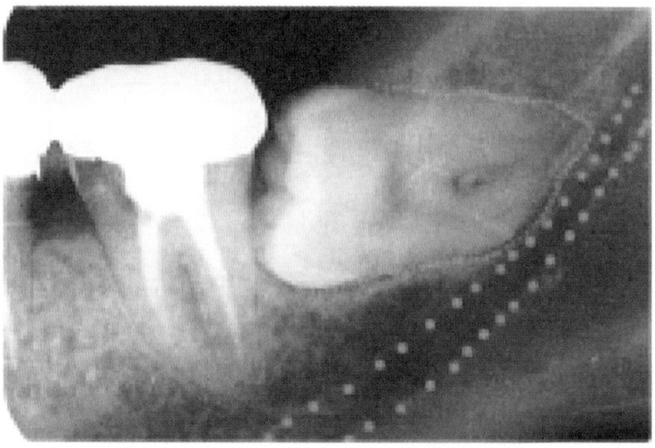

图3-2-6　智齿牙根与神经管毗邻

（8）智齿周边的骨质　智齿周边有时有高密度的致密性骨岛存在（图3-2-7），骨岛周围骨质硬化，血供较差，拔牙后愈合速度较慢，疼痛时间延长，甚至术后并发干槽症的可能。

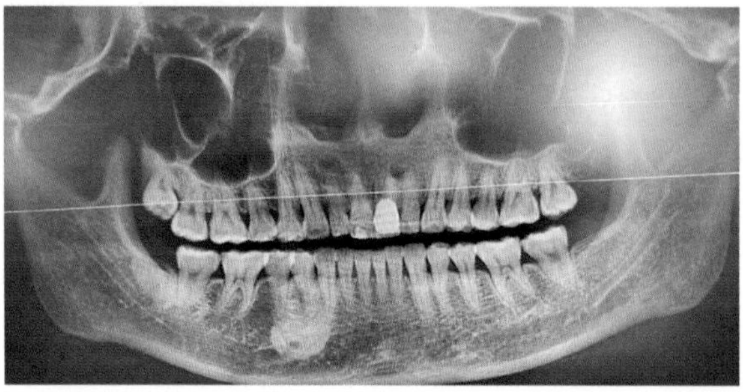

图3-2-7　右侧第一、第二前磨牙根尖下方的高密度影像，不排除骨岛可能

（四）下颌智齿拔除与下牙槽神经损伤的关系

### 1. 下牙槽神经损伤是智齿拔牙术后并发症

下颌阻生第三磨牙（M3）的拔除是牙科诊所中最常见的小手术。在围术期和术后可能会遇到一些并发症。其中罕见并发症之一是术后感觉障碍，但可能是不可逆转的。据报道，下颌M3拔除引起的IAN损伤的并发症发生率在0.5% ~ 5%，而永久性IAN损伤发生率<1%。为了避免这些术后并发症，提出了许多与M3拔除相关的风险因素，包括外科医生的经验、麻醉方法、患者的年龄、牙齿形态，以及牙根与IAN管的距离。

### 2. 全景片评估二者关系的意义

在过去的几十年里，M3根和IAN之间的密切解剖关系被认为是术后感觉障碍的主要风险因素之一。因此，已经开发了许多成像技术来评估M3的精确解剖位置，如根尖片、全景片、横断面断层扫描、计算机断层扫描（CT）和磁共振成像（MRI）。在这些成像技术中，只有MRI能显示下牙槽神经血管束的真实解剖位置。然而，这也是最昂贵和最耗时的成像技术。因此，在常规阻生M3切除手术中，MRI并不是一种实用的术前评估成像技术。

所有其他成像技术（根尖片、全景片、横截面平面断层扫描和CT）只能通过观察IAN管壁来间接识别IAN的解剖位置。尽管根尖片以最高分辨率产生M3根形态及其周围结构的最清晰图像，但实际的根尖胶片放置位置会引起呕吐反射和其他口腔结构（如舌根或口腔底部）的阻碍。尽管根尖片是每个牙科诊所中成本最低、最容易获得的，但它并不是常规用于评估M3根和IAN管之间解剖关系的工具。

在术前检查中，全口曲面断层扫描可能是一个很好的选择，因为它不仅提供了M3牙根和IAN管之间的接近度，而且还提供了颊舌向关系。然而，它并没有被大多数牙医和口腔颌面外科医生广泛接受，这可能是因为它的图像质量模糊，难以区分IAN管和营养管。

### 3. 智齿的牙根与下牙槽神经管在全景片上的影像

下颌第三磨牙与下牙槽神经管在全景片上的影像可显示有七种形态（图3-2-8、表3-2-2）。①牙根阴影，智齿根尖区的射线透射，其中牙根和下牙槽神经管重叠；②根的弯曲，智齿的分叉根形态，其中下牙槽神经管与其毗邻或叠加在其上；③根部变窄，其中神经管和根部接触或重叠；④智齿根尖分叉和变暗，其中与下牙槽神经管重叠；⑤下颌神经管连续性中断，这表明管壁缺乏连续性；⑥下牙槽神经管的偏移，这表明当下牙槽神经管在牙根附近行进时，其方向发生了变化；⑦下牙槽神经管狭窄，其中神经管和智齿牙根接触或重叠。上述⑤（牙根不透射线连续性中断）、⑥（神经管偏斜）和⑦（狭窄）对术后下牙槽神经损伤后感觉障碍的影响较大。

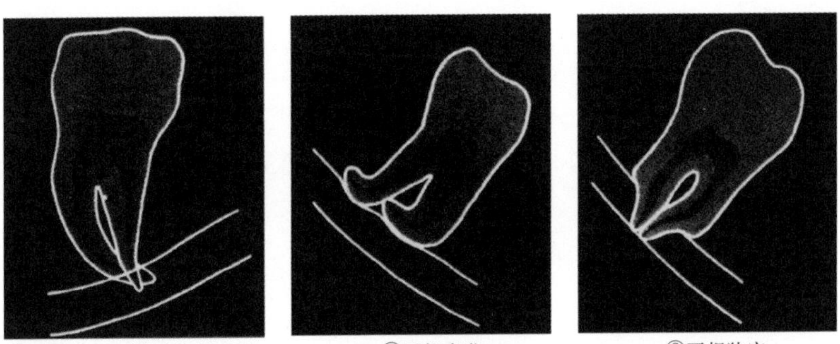

①牙根与下牙槽神经管重叠　　②牙根弯曲　　③牙根狭窄

图3-2-8

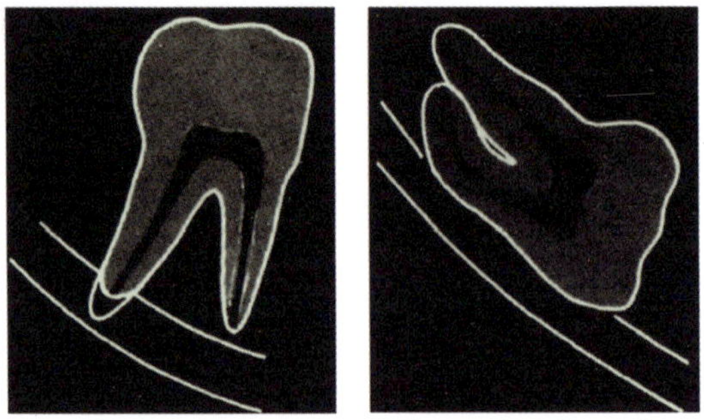

④牙根重叠影像　　⑤下牙槽神经管白线中断

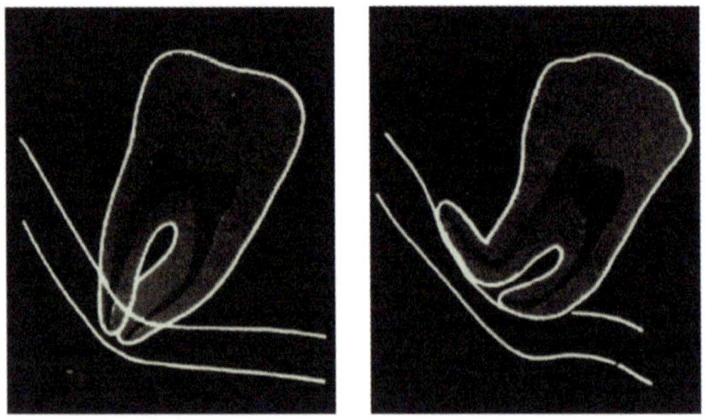

⑥下牙槽神经管移位　　⑦下牙槽神经管变窄

图3-2-8　下颌第三磨牙与下牙槽神经管在全景片上的影像七种形态

表3-2-2　下颌第三磨牙与下牙槽神经管在全景片上七种形态的解释

| 放射学标志 | 说明 |
|---|---|
| M3根尖变暗 | M3根区的阴影，其中M3根和下牙槽神经管重叠 |
| 下牙槽神经管连续性中断 | 下牙槽神经管连续性中断 |
| 下牙槽神经管偏斜 | M3根挤压下牙槽神经管的明显方向变化 |
| 根尖变暗或分歧 | M3根分叉和变暗，下牙槽神经管与之重叠 |
| 根膨大弯曲 | M3膨大根形态，下颌管与其接触或重叠 |
| 下牙槽神经管狭窄 | 下颌根管和M3根接触或重叠处的下牙槽神经管变窄 |
| 牙根变窄 | M3根变窄，下牙槽神经管和M3根接触或重叠 |
| 其他射线照相阳性结果 | M3区域的其他显著病理变化 |

如图3-2-9所示，患者双侧上下颌智齿要求拔除，拍摄的全景片显示，18、28牙根毗邻上颌窦底，38、48根尖紧邻下牙槽神经管。且骨白线、牙周膜、神经管上壁不清晰，遂建议患者拍摄CBCT。CBCT示38、48牙根紧邻下牙槽神经，术中应注意避免牙挺向下的推力而损伤下牙槽神经，术中牵拉下牙槽神经致暂时性感觉异常是可能的，且拔除后避免用刮匙反复搔刮牙槽窝，避免损伤神经。

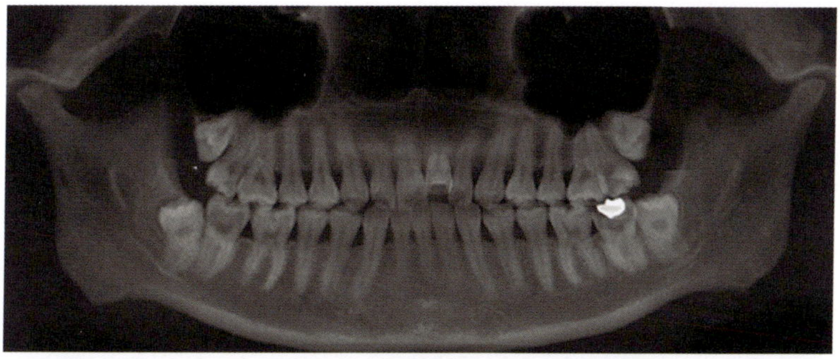

A　双侧上颌、下颌智齿毗邻上颌窦和下颌神经管

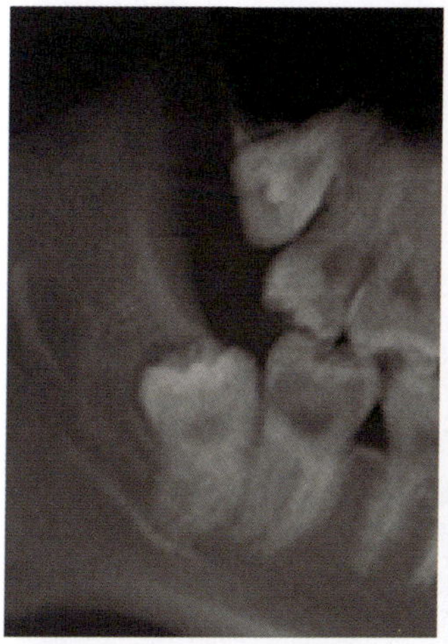

B　双侧上颌、下颌智齿

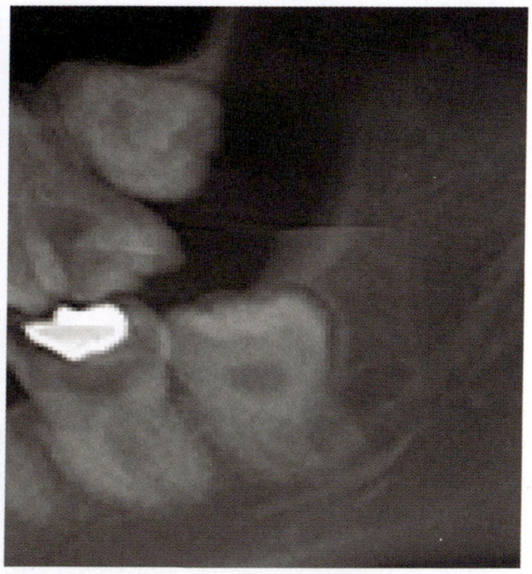

C　双侧上颌、下颌智齿

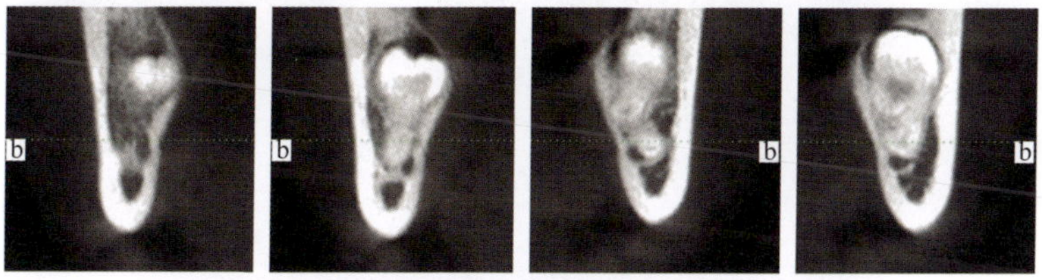


D　双侧下颌智齿与神经管的关系

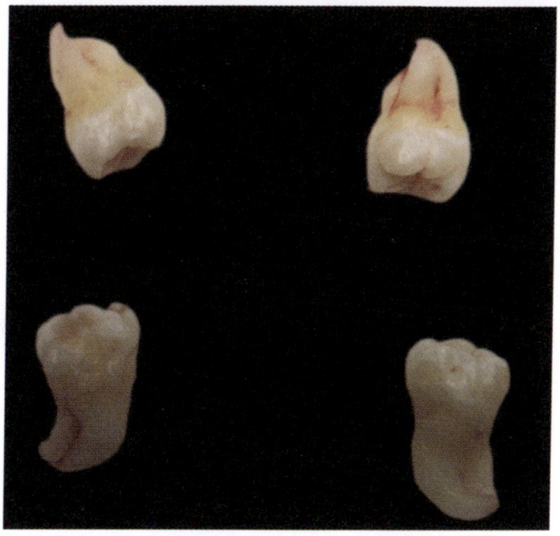

E　拔除后的双侧上颌、下颌智齿

图3-2-9　拔除双侧上颌、下颌智齿

全景片是对智齿拔除进行放射学评估的最低要求。首先，当确定智齿拔除术作为整体治疗计划的一部分时，需要拍摄全景片。其次，智齿与其周围组织结构的关系可以很好地在全景片上呈现，而口内根尖片很难获得口腔最后面区域的影像。通过全景片可以对患者口腔进行系统性评估和全面检查，以排查其他隐匿性病变。接下来可评估第三磨牙，例如大小、位置、阻生类型、牙根发育程度、相关病变情况（例如牙源性囊肿或肿瘤、牙周病变、龋齿）以及与周围组织结构的关系。

注意，即使没有以上这些征象，下牙槽神经损伤仍可能发生。因此，建议如果发现以上征象中的任何一个，都需要使用CBCT进一步检查，并转诊至口腔颌面外科医生治疗。

### 二、全景片的局限性

全景片是二维片子，评估牙根与神经管的位置关系存在较大误差。另外评估下颌智齿的深度时存在较大差异，从医师个人经验判断，有很多在全景片上显示是水平埋伏智齿，但是在切开翻瓣后发现常常是低位近中倾斜的。如图3-2-10A所示，全景片示左侧下颌低位水平埋伏智齿，而切开翻瓣去骨后则如图3-2-10B所示。

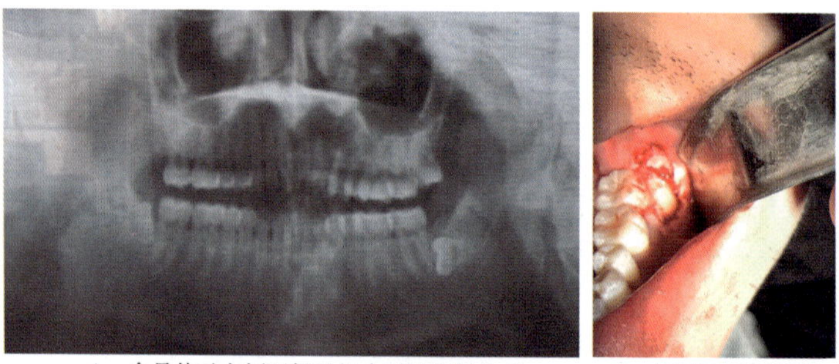

A 全景片示左侧下颌低位水平埋伏阻生齿　　B 切开翻瓣后发现左侧智齿低位前倾

图3-2-10 左侧下颌埋伏智齿

全景片之间缺乏评判标准，即使是同一台全景机器、同一个人拍摄，相同患者之间也缺乏标准性。在评估下牙槽神经管与智齿牙根的位置关系时不如CBCT精确。缺点是影像因放大较根尖片模糊，又因球管转动及应用增光屏，使牙周组织、骨小梁等不如根尖片清楚。

全景片预测M3根和IAN管之间关系的可靠性仍有一定争议。有文献研究表明，作为IAN损伤预测指标的放射学征象的估计灵敏度在66% ~ 79%之间，而特异性在39% ~ 86%。全景片上M3根和IAN管之间的视觉接近总是提示术后IAN损伤的风险更高。由于大多数牙医使用全景片作为受影响M3拔除手术的评估工具，因此需要仔细检查这种成像方式的准确性。

## 第三节 口腔锥形束CT

### 一、口腔锥形束CT（CBCT）

进入21世纪，计算机断层扫描（CT）技术被引入牙科领域，用于评估智齿的牙根与下牙槽神经管之间的解剖关系。近期，锥形束CT的应用可获得三维重建图像，清晰展示下颌第三磨牙（M3）的根部与下牙槽神经（IAN）管之间的关系（图3-3-1）。

与传统CT相比，锥形束CT显著降低了辐射暴露量。这种新型的锥形束CT提供了一种几乎理想的方法来评估M3根部与IAN管之间的接近程度。然而，不幸的是，由于高昂的成本，这项技术在发展中国家尚未得到广泛应用，这可能限制了执业牙医的发展。此外，对辐射暴露的担忧也可能让一些患者感到顾虑。考虑到成本效益比以及全景片所提供的信息，全景片仍然被大多数牙医和口腔外科医生广泛用于评估M3根部与IAN管之间的关系。

与传统的医用CT相比，口腔颌面锥形束CT技术具有更高的空间分辨率、更低的辐射剂量、更小的体积和更低的价格等优势。然而，其密度分辨率较低、对软组织的成像能力有限以及金属伪影等问题，限制了它在临床应用中的进一步推广。

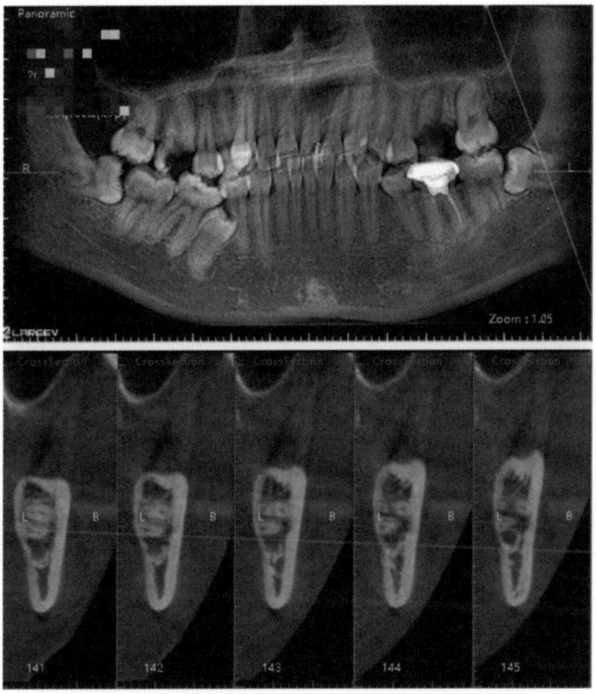


图3-3-1　冠状位示38与下牙槽神经管的关系

## 二、CBCT在评估智齿拔除难易程度的评估

### （一）三维评估智齿形态

与传统CT相似，口腔锥形束CT同样能够提供被检查部位的轴位、冠状位和矢状位图像。然而，与传统医用CT影像不同的是，口腔颌面锥形束CT仅能显示相应组织结构中硬组织的图像，对软组织及其间隙的成像效果则不尽如人意。口腔颌面锥形束CT的空间分辨率明显优于传统医用CT，这使得其在显示牙齿及其相应牙槽骨等硬组织结构上尤为清晰，特别适用于牙齿及牙周疾病的诊断和治疗。口腔颌面锥形束CT的另一个特点是能够进行曲面重组，重建出类似于曲面体层片的图像，还可以虚拟头颅正位、头颅侧位图像和三维重建立体图像。

锥形束计算机断层扫描（CBCT）的三维（3D）成像具有可视化牙齿和神经之间解剖关系的卓越能力。口腔医生对CBCT在3D中详细描述牙根神经管（IDN）与下颌第三磨牙牙根之间的解剖关系的能力越来越感兴趣，以期减少手术中的医源性损伤。如图3-3-2A、B所示，患者左侧下颌智齿的三维图像通过矢状位、冠状位和平扫位可以准确判断智齿牙冠的形态、与第二磨牙远中的关系、与下牙槽神经管的关系、牙根的数目和形态，以及拔除时去骨的量与拔除的难易程度等。

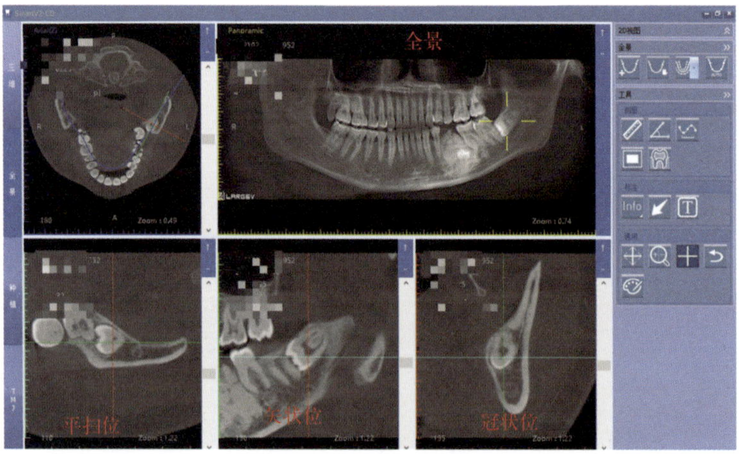


A　患者左侧下颌智齿的三维图像

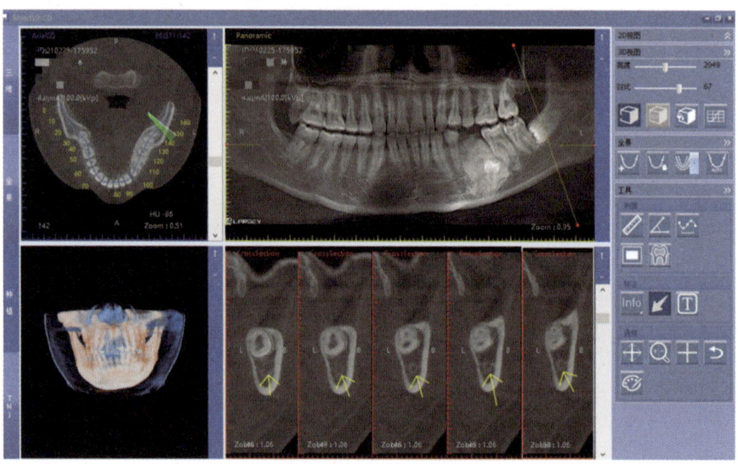

B　黄色箭头表示下牙槽神经管

图3-3-2　左侧下颌智齿的三维图像

### （二）CBCT评估智齿

（1）阻生牙的位置　低位或高位阻生；部分或完全阻生；软组织内阻生或骨内阻生。

（2）阻生牙的方向　如前倾、水平、垂直、侧向或颊舌向阻生。

（3）阻生牙本身的状况　如有无龋坏、龋坏程度及根尖有无炎症。

（4）阻生牙与邻牙的关系　邻牙是否与阻生牙位置紧密，是否有龋坏或根尖周感染，牙槽骨的吸收程度，牙根尖是否吸收。

（5）牙根数目及形态　牙根有无弯曲，根尖是否增生肥大，牙根与颌骨有无粘连，牙根分叉的大小，牙根长短粗细。

（6）牙根与下牙槽神经管的距离和磨牙后间隙的大小等，有利于阻生牙拔除的正确评估。

如图3-3-3、图3-3-4病例所示，全景片示右侧下颌智齿有近中、远中两个根，且远中根向远中弯曲，因此拔除时应向远中方向挺出，避免断根，但弯曲角度极大，断根的风险很高。因此术前计划拟行远中牙冠分开，从近中向远中挺出。远中根折断后取出断根。

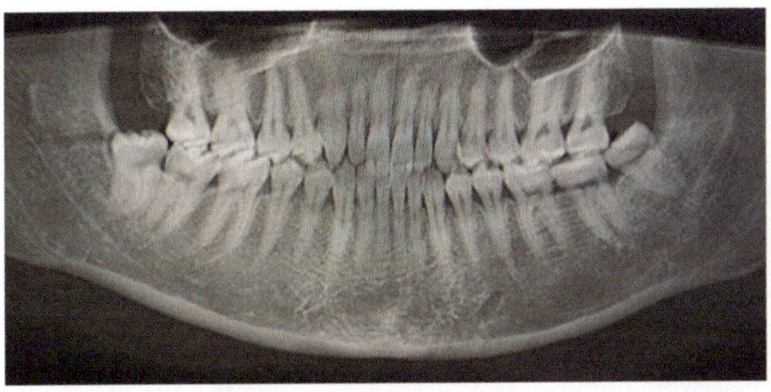

A　全景片示右侧下颌智齿48

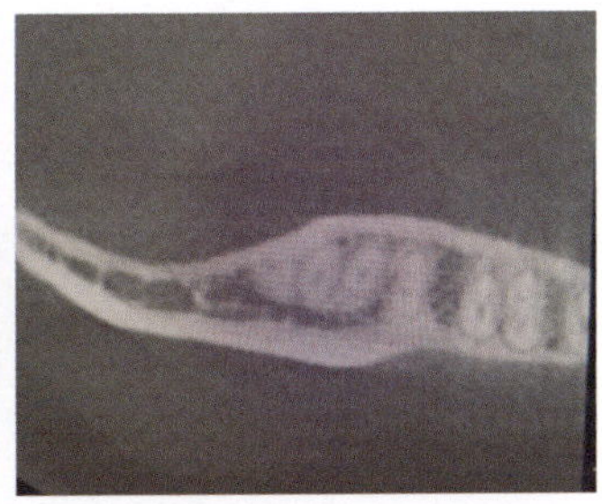

B　CBCT平扫位示右侧下颌智齿48

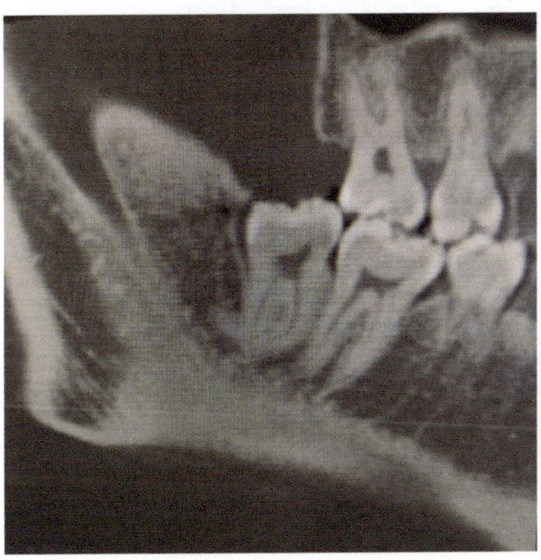

C　CBCT矢状位示右侧下颌智齿48

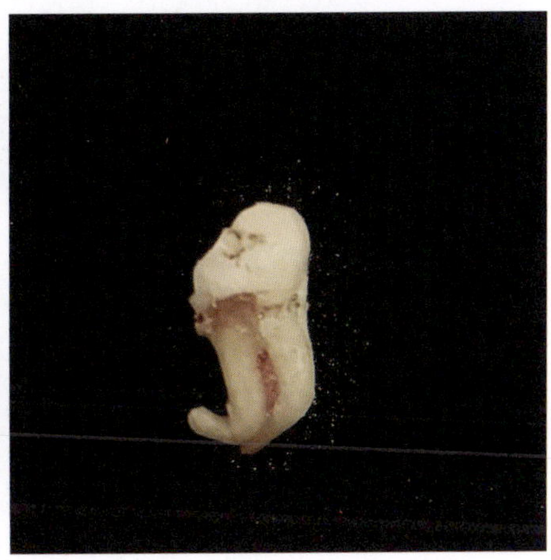

D　右侧下颌智齿48，拔除后的形态

图3-3-3　右侧下颌智齿48

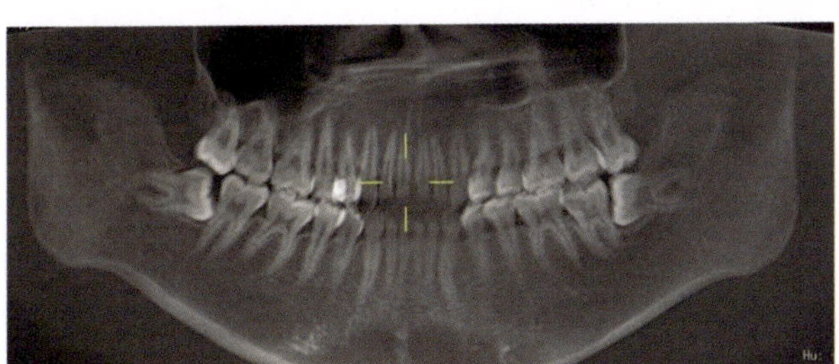

A　全景片示双侧下颌智齿毗邻下牙槽神经管

图3-3-4

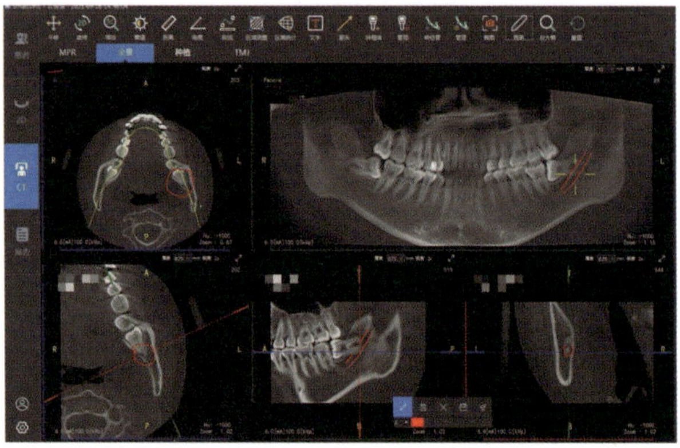

B　CBCT示左侧下颌智齿毗邻下牙槽神经管

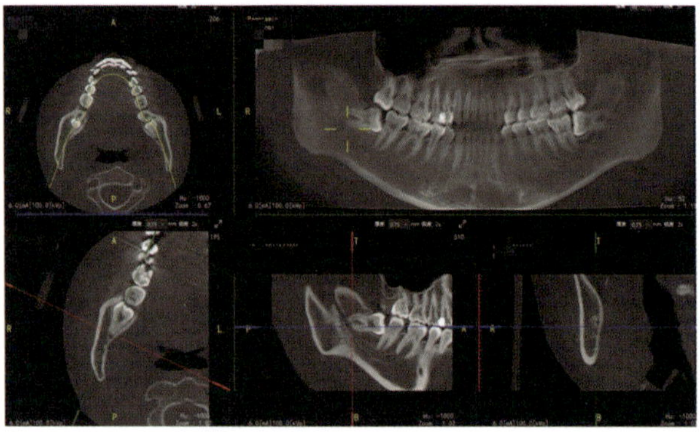

C　CBCT示右侧下颌智齿毗邻下牙槽神经管

图3-3-4　右侧下颌智齿毗邻下牙槽神经管

### （三）CBCT对降低智齿拔除后下牙槽神经损伤的风险的意义

口腔外科医生最担心的并发症之一是下牙槽神经损伤导致的感觉异常。早期前瞻性研究显示，CBCT在预测智齿拔除后神经血管束暴露方面优于全景片，其敏感度高达93%，特异度为77%。一些研究者认为，结合CBCT的诊断准确性和经验丰富的口腔外科医生的判断，可以完全避免永久性下牙槽神经损伤。然而，也有观点认为，全景片足以评估下牙槽神经损伤的风险。尽管CBCT扫描的可用性增加了6倍，但在5年内，报告的神经损伤发生率并未降低。

最近的研究发现，即便在高风险的智齿拔除手术中，CBCT的运用似乎并未有效减少神经损伤的发生率。有限的证据显示，手术时间并未因此而缩短。而一些研究则表明，在计划智齿拔除手术时，额外的CBCT影像检查可能会对手术方案产生影响。

在大多数情况下，CBCT似乎并不能降低智齿拔除后下牙槽神经损伤的发生率。与传统的全景片相比，CBCT的辐射量增加了约5倍，且与CBCT相关的术前费用也大约高出4倍。因此，一些研究者认为，在智齿拔除的常规影像学评估中，CBCT并无明显优势。

手术经验是另一个与神经损伤风险密切相关的因素，也是决定是否需要CBCT进行3D成像的因素。研究中的大多数病例都是由更有经验的外科医生进行的，这可能与观察到的神经损伤的总体发生率较低有关。

术前CBCT检查对智齿拔除治疗计划的影响：之前的一项前瞻性研究要求外科医生首先根据2D成像，然后根据CBCT扫描做出治疗决定，发现12%病例的治疗决定发生了改变。

另一项前瞻性研究发现，CBCT的使用导致相当大比例的下颌智齿拔除风险降低，从而改变手术方式。

有研究者认为CBCT应用于高风险病例。在这些病例中，手术医师认为3D成像有可能改变治疗计划或手术方案，从而避免神经损伤。

在这个建议中要更加客观是很困难的。在曲面断层扫描中表现出根尖阴影、神经管偏移或神经管上壁缺失的智齿更有可能与神经损伤有关。在这些情况下，CBCT可用于确定神经管周围是否有接触或压迫，这也与较高的损伤风险相关。其他曲面断层和3D影像也可能与神经损伤的高风险相关，目前仍存在争议。在合理可行的情况下，这些迹象可能有利于避免拔除智齿，而采取随访观察或智齿牙冠部分切除术，这可能会将IDN损伤减少84%。然而，治疗计划也必须考虑这些替代方法潜在的术中和术后并发症。

总之，CBCT不应常规用于评估下颌智齿牙根与神经管的位置关系，即使在大多数高风险病例中，它也不太可能降低神经损伤的风险。因此，在确定增加的辐射和成本影响是否可能导致临床上显著的治疗方案发生变化时，应仔细证明进行CBCT的决定是合理的，并结合个别患者的期望和意愿。

### （四）CBCT的局限性

口腔锥形束计算机断层扫描（CBCT）对于颌面部的骨骼和牙齿等硬组织具有较强的成像能力，但在描绘颌面部软组织及其间隙方面表现欠佳。此外，当患者口腔内存在金属冠桥或种植体时，可能会产生金属伪影，这可能会干扰对组织结构的清晰辨识。

## 第四节
## 拔牙难易度的综合评估

牙齿拔除的难易程度不仅受牙齿发育状况的影响，还与患者的全身健康状况以及手术医生的经验密切相关。因此，在评估手术的难易程度时，手术医师不应仅关注牙齿的位置、埋伏深度、牙根数量等因素，还必须考虑患者的全身状况和手术的耐受性，并且要充分考虑自身的手术经验（图3-4-1）。

### 一、患者因素

（1）全身状况　患者的整体健康状况与之前在局部麻醉风险评估中提到的相似。ASI Ⅰ级患者属于低风险，而ASI Ⅱ级患者则为中等风险，术前需要仔细评估。对于ASI Ⅲ级的高风险患者，术前应咨询相关科室的医生，共同决定是否进行拔牙手术。

（2）张口度　由于下颌智齿位于牙弓的最末端，拔牙过程中患者需要大张口。因此，张口度是评估风险的一个重要因素。张口度大于45mm通常被认为是低风险，而小于35mm则意味着难度增加，属于高风险。

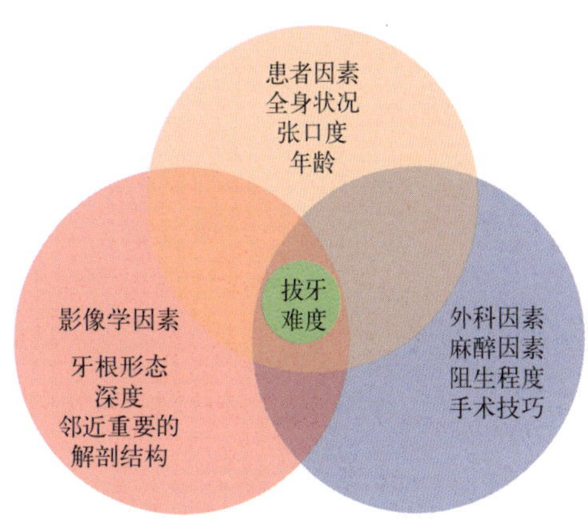


图3-4-1　拔牙难度的综合评估

（3）年龄　年龄小于25岁的患者，下颌骨骨质较为疏松，拔牙相对容易，且术后恢复较快。相比之下，50岁以上的患者智齿周围骨质硬化，拔牙的难度和风险相应增加。

（4）心理因素　如果患者对拔牙没有恐惧或焦虑情绪，那么可以视为低风险，医师的操作会更加顺利。相反，如果患者对拔牙感到恐惧，无法配合医师完成手术，则属于高风险，且难度较大。

（5）患者面型　面型较瘦、面部呈长方形的患者，牙齿拔除时操作空间较大，医师操作较为便利。而面型呈尖圆形的患者，拔牙难度会增加。临床上遇到方圆形或圆胖状面型的患者以及较为肥胖的患者，这些情况下拔牙难度同样会增加。

患者因素见表3-4-1。

表3-4-1　拔牙难易程度的患者因素

| 评估要素 | 容易（1分） | 中等（2分） | 困难（3分） |
|---|---|---|---|
| 全身状况 | ASI Ⅰ | ASI Ⅱ | ASI Ⅲ |
| 张口度 | >45mm | 35 ~ 45mm | <35mm |
| 患者年龄 | <25岁 | 25 ~ 50岁 | >50岁 |
| 患者恐惧焦虑程度 | 无 | 恐惧/焦虑但能配合 | 恐惧/焦虑不能配合 |
| 患者面型 | 长方形 | 方圆型 | 尖圆形 |

## 二、影像学因素

见表3-4-2。

表3-4-2　拔牙难易程度的影像学因素

<table>
<tr><th colspan="2">评估要素</th><th>容易（1分）</th><th>中等（2分）</th><th>困难（3分）</th></tr>
<tr><td colspan="2" rowspan="3">智齿根部形态</td><td rowspan="3">融合根</td><td rowspan="3">多根>2mm</td><td>牙胚</td></tr>
<tr><td>圆形根</td></tr>
<tr><td>膨大根</td></tr>
<tr><td colspan="2">第二磨牙远中至下颌升支距离</td><td>足够容纳智齿牙冠</td><td>智齿牙冠部分位于下颌升支内，部分位于下颌骨内</td><td>智齿牙冠全部位于下颌升支内</td></tr>
<tr><td colspan="2">埋伏深度</td><td>高位</td><td>中位</td><td>低位</td></tr>
<tr><td colspan="2">倾斜方向和角度</td><td>近中、垂直向（高位）</td><td>水平、远中向、垂直向（低位）</td><td>倒置、移位阻生</td></tr>
<tr><td rowspan="5">临近周边重要解剖结构</td><td>上颌窦</td><td>根尖远离上颌窦底皮质骨</td><td>根尖紧邻上颌窦底皮质骨</td><td>根尖紧邻或超过上颌窦底皮质骨</td></tr>
<tr><td rowspan="4">下牙槽神经管</td><td rowspan="4">根尖远离下牙槽神经管上壁</td><td>根尖与下牙槽神经管上壁重叠</td><td>根尖与下牙槽神经管上下壁均重叠</td></tr>
<tr><td rowspan="3">根尖与下牙槽神经管毗邻且有阴影</td><td>下牙槽神经管狭窄</td></tr>
<tr><td>下牙槽神经管偏斜</td></tr>
<tr><td>根尖弯曲</td></tr>
</table>

续表

| 评估要素 | 容易（1分） | 中等（2分） | 困难（3分） |
|---|---|---|---|
| 与第二磨牙关系 | 紧邻 | 与第二磨牙牙冠相接触 | 与第二磨牙牙冠和/或牙根相接触 |
| 牙周膜间隙 | 清晰可见 | 毗邻 | 模糊不清 |
| 骨白线 | 清晰可见 | 毗邻 | 模糊不清 |
| 智齿周边的骨质 | 疏松 | 中等 | 致密 |

## 三、外科因素

### 1. 麻醉因素

患者无系统病史，可使用血管收缩类药物，麻醉效果较好；患者如有高血压、心脏病等疾病，不能使用含有血管收缩类药物则麻醉效果欠佳；若患者既往有口腔局部麻醉失败史，则难度增加。

### 2. 阻生程度

智齿牙冠完全暴露于口腔之中，可使用牙钳或牙挺拔除的一般较容易；如存在部分软硬组织阻力，则难度增加；完全骨内埋伏智齿拔除是较为困难的。

### 3. 手术技巧

医师的拔牙技巧，使用牙钳或牙挺进行简单拔除的牙齿较为容易，需要去骨拔除的难度增加，既需要去骨又需要分牙的难度最大。

### 4. 智齿周围病变范围

智齿周围如有炎症或肉芽组织则可能增加手术难度。

### 5. 手术医师经验

手术医师的经验同样是一个关键因素。然而，如何衡量外科医生的经验却是一个颇具争议的问题。一些研究以智齿拔除次数作为衡量手术医生经验的标准，而其他研究则将经验与术后并发症的发生率联系起来。这些研究表明，在经验不足的医生中，术后并发症的发生率较高。

在口腔颌面外科领域，尚未有研究评估阻生智齿拔除的学习曲线。学习曲线指的是新手外科医生达到独立完成手术并取得良好结果所需的手术时间和（或）次数，从而成为一名合格的外科医生。因此，在外科医生获得必要技能的培训期间，术中和术后并发症的风险较高。

尽管经验丰富的外科医生术后并发症较少，但经验较少的外科医生也可能出现较少的并发症，前提是他们拥有良好的学习曲线。此外，值得注意的是，个人的学习进度将取决于外科医生自身的手术技巧和解剖学或技术知识。通常，随着临床医生技能的提升，处理的病例难度也会增加，这可能会暂时影响并发症的发生率和手术时间。

外科因素见表3-4-3。

表3-4-3　拔牙难易程度的外科因素

| 评估要素 | 容易（1分） | 中等（2分） | 困难（3分） |
|---|---|---|---|
| 麻醉因素 | 无系统病史 | 血管收缩药物不耐受 | 既往麻醉失败病史 |

续表

| 评估要素 | 容易（1分） | 中等（2分） | 困难（3分） |
|---|---|---|---|
| 阻生程度 | 完全萌出 | 软组织阻力 | 完全骨埋伏 |
| | | 部分骨阻力 | |
| 手术技巧 | 用钳子或牙挺常规拔除 | 需去骨 | 需去骨和分牙 |
| 是否存在周边病变 | 无病变 | 周边病变<10mm | 周边病变>10mm |
| 医生经验 | 口腔外科经验>10年 | 口腔外科硕士或规培>3年 | 普通牙医 |
| | | 口腔外科专科继续教育的普通牙医>5年 | 实习医生 |

## 四、拔牙难度系数的衡量

每项容易得1分，中等得2分，困难得3分。如果分数之和小于19，则该病例的难度较低，这表明该病例是一个简单的手术，是可以由实习生或口腔全科医师进行的简单拔牙。如果总分在19～38分，则该病例被归类为中等难度，应由主治医师或接受过口腔外科培训的牙医进行手术，或由接受过专业继续教育并有5年以上口腔手术经验的全科牙医进行手术。38分以上的病例被认为是非常困难的，手术应该交给有丰富经验的资深的口腔颌面外科医生。见表3-4-4。

表3-4-4　拔牙难易程度的系数

| 难度系数 | 容易 | 中等 | 困难 |
|---|---|---|---|
| 评分 | <19 | 19～38 | >38 |
| 医师 | 口腔全科医师或实习医师 | 主治医师或经口腔外科培训的全科医师 | 口腔外科专业高年资医师 |

附　综合评估表

| 患者因素 | | | |
|---|---|---|---|
| 评估要素 | 容易（1分） | 中等（2分） | 困难（3分） |
| 全身状况 | ASI Ⅰ | ASI Ⅱ | ASI Ⅲ |
| 张口度 | >45mm | 35～45mm | <35mm |
| 患者年龄 | <25岁 | 25～50岁 | >50岁 |
| 患者恐惧焦虑程度 | 无 | 恐惧/焦虑但能配合 | 恐惧/焦虑不能配合 |
| 患者面型 | 长方形 | 方圆形 | 尖圆形 |
| 影像学因素 | | | |
| 评估要素 | 容易（1分） | 中等（2分） | 困难（3分） |
| 智齿根部形态 | 融合根 | 多根>2mm | 牙胚 |
| | | | 圆形根 |
| | | | 膨大根 |

续表

<table>
<tr><th colspan="5">影像学因素</th></tr>
<tr><th colspan="2">评估要素</th><th>容易（1分）</th><th>中等（2分）</th><th>困难（3分）</th></tr>
<tr><td colspan="2">第二磨牙远中至下颌升支距离</td><td>智齿牙冠的近远中径位于升支前缘</td><td>智齿牙冠的近远中径，一半以内在下颌升支内</td><td>智齿牙冠的近远中径，一半以上在下颌升支内</td></tr>
<tr><td colspan="2">埋伏深度</td><td>高位</td><td>中位</td><td>低位</td></tr>
<tr><td colspan="2">倾斜方向和角度</td><td>近中、垂直向（高位）</td><td>水平、远中向、垂直向（低位）</td><td>倒置、移位阻生</td></tr>
<tr><td rowspan="5">临近周边重要解剖结构</td><td>上颌窦</td><td>根尖远离上颌窦底皮质骨</td><td>根尖紧邻上颌窦底皮质骨</td><td>根尖紧邻或超过上颌窦底皮质骨</td></tr>
<tr><td rowspan="4">下牙槽神经管</td><td rowspan="4">根尖远离下牙槽神经管上壁</td><td>根尖与下牙槽神经管上壁重叠</td><td>根尖与下牙槽神经管上下壁均重叠</td></tr>
<tr><td rowspan="3">根尖与下牙槽神经管毗邻且有阴影</td><td>下牙槽神经管狭窄</td></tr>
<tr><td>下牙槽神经管偏斜</td></tr>
<tr><td>根尖弯曲</td></tr>
<tr><td colspan="2">与第二磨牙关系</td><td>紧邻</td><td>与第二磨牙牙冠相接触</td><td>与第二磨牙牙冠和（或）牙根相接触</td></tr>
<tr><td colspan="2">牙周膜间隙</td><td>清晰可见</td><td>毗邻</td><td>模糊不清</td></tr>
<tr><td colspan="2">骨白线</td><td>清晰可见</td><td>毗邻</td><td>模糊不清</td></tr>
<tr><td colspan="2">智齿周边的骨质</td><td>疏松</td><td>中等</td><td>致密</td></tr>
<tr><th colspan="5">外科因素</th></tr>
<tr><th colspan="2">评估要素</th><th>容易（1分）</th><th>中等（2分）</th><th>困难（3分）</th></tr>
<tr><td colspan="2">麻醉因素</td><td>无系统病史</td><td>血管收缩药物不耐受</td><td>既往麻醉失败病史</td></tr>
<tr><td colspan="2" rowspan="2">阻生程度</td><td rowspan="2">完全萌出</td><td>软组织阻力</td><td rowspan="2">完全骨埋伏</td></tr>
<tr><td>部分骨阻力</td></tr>
<tr><td colspan="2">手术技巧</td><td>用钳子或钉子常规拔除</td><td>需去骨</td><td>需去骨和分牙</td></tr>
<tr><td colspan="2">是否存在周边病变</td><td>无病变</td><td>周边病变<10mm</td><td>周边病变>10mm</td></tr>
<tr><td colspan="2" rowspan="2">医生经验</td><td rowspan="2">口腔外科经验>10年</td><td>口腔外科硕士或规培>3年</td><td>普通牙医</td></tr>
<tr><td>口腔外科专科继续教育的普通牙医>5年</td><td>实习医生</td></tr>
<tr><td colspan="2">难度系数</td><td>容易</td><td>中等</td><td>困难</td></tr>
<tr><td colspan="2">评分</td><td><19</td><td>20 ~ 38</td><td>>38</td></tr>
<tr><td colspan="2">医师</td><td>口腔全科医师或实习医师</td><td>主治医师或经口腔外科培训的全科医师</td><td>口腔外科专业高年资医师</td></tr>
</table>

Chapter 4

# 第四章

# 拔牙手术相关的解剖知识与原则

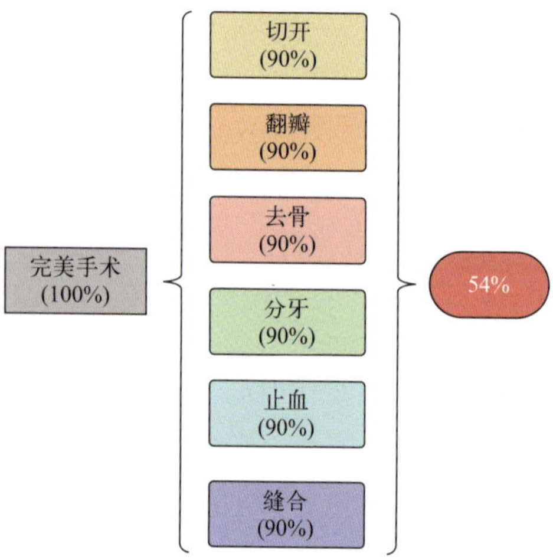


图4-0-1　拔牙的六个步骤

如果每个步骤只能达到90%的准确率，那么最终的结果可能只能达到54%

拔牙虽是一项小手术，也要严格遵循外科手术的基本原则，包括切开、翻瓣、止血、缝合等步骤。当然，它也有自己独特的操作流程。因此，根据外科手术原则，拔牙过程可以细分为六个关键步骤：切开、翻瓣、去骨、分牙、止血和缝合。每个步骤都需追求极致的精确性。在临床实践中，我们常常遇到未能成功拔除的牙齿或断根的情况，这通常是因为切开翻瓣不充分导致视野模糊；或者由于吸引器的吸力不足，无法清晰地看到牙根；又或者是去骨不彻底、牙冠与牙根未完全分离等问题。当每个操作步骤都存在微小的偏差时，最终的结果可能会大相径庭（图4-0-1）。

## 第一节
## 拔牙手术相关的解剖知识

解剖是手术的基础，更是外科医生的灯塔。每位口腔医师都应熟练掌握必要的解剖知识。

### 一、下颌骨

#### 1. 磨牙后管

下颌升支前缘向下延伸至第二磨牙颊侧的突出骨嵴，它是牙槽突与下颌升支前缘的分界线。外斜线骨质较厚，在拔除下颌低位埋伏智齿时，需去除部分外斜线上的骨质，因此创伤较大。后方为颞肌肌腱附着处，低位埋伏阻生时需向远中分离部分颞肌肌腱，术后患者可能会出现张口困难。

下颌第二或萌出的第三磨牙远中存在一扁平骨面，即磨牙后三角区。此区域与智齿拔除紧密相关，偶尔也存在一小孔样结构，有学者称之为磨牙后孔，即磨牙后管的开口处（图4-1-1）。磨牙后管起源于下颌管，向下在下颌骨内走行，终止于磨牙后孔或周围孔中，其内容物与牙齿内容物相同，主要包括神经纤维、小动脉和小静脉，这些血管和神经主要分布于颞肌肌腱、颊肌、磨牙后三角和下颌第三磨牙上，但与种族差异有关，个体差异很大。此解剖结构在CBCT检查中，部分患者可观察到。

也有学者报道，下颌神经的分支可以延伸至颞下窝中，并延伸到喙突的底部，通过磨牙后孔进入下颌骨后部。因此，下颌神经通过下颌孔绕过正常行走途径，使得常规下牙槽神经阻滞麻醉失败，建议采用更高位置麻醉（Gow-Gates法）或在磨牙后三角区给予额外局部浸润麻醉。此外，磨牙后管内神经血管束损伤或麻醉针头进入磨牙后孔可造成明显出血。

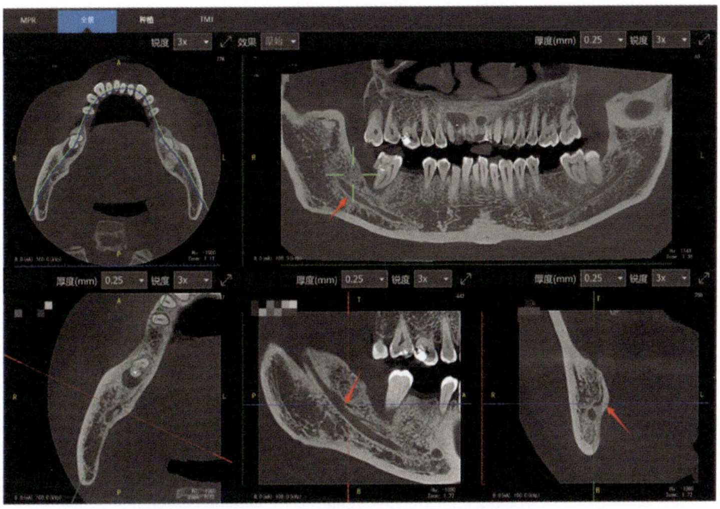

图4-1-1　下颌磨牙区的磨牙后管

2. 下牙槽神经和舌神经

下颌智齿拔除术是口腔颌面外科医生最常实施的手术之一，也是造成下牙槽神经血管束损伤和舌神经损伤的医源性损伤之一。

（1）下牙槽神经损伤　在经历术后下牙槽神经损伤的患者中，下颌智齿拔除是导致损伤的主要原因。其他原因可能包括种植手术、下颌神经阻滞麻醉、牙槽骨手术、根管治疗等。下牙槽神经损伤的风险介于0.26%～8.4%之间，年龄因素、牙齿未萌出、埋伏较深、特定的X线表现、术中下牙槽神经暴露以及使用舌侧劈开技术均为重要的风险因素。

下牙槽神经与下颌智齿之间的密切解剖关系在影像学上有所体现，如前文所述的七种关系：根尖变暗、根分叉、根尖缩窄、牙根尖弯曲、下颌管走行偏移、下颌管狭窄，以及下颌管上壁中断或消失。特别是根尖变暗、下颌管走行偏移和下颌管上壁中断或消失，这些迹象预示着下牙槽神经损伤的风险更高。当然，患者的年龄和阻生牙的埋伏深度也是重要的高危因素。

（2）双下颌管　下颌管大多数是单一的、双侧对称的，但也有变异。双下颌管指的是下颌骨体内两重管道或重叠管道。如图4-1-2，在某些患者的CBCT中仔细阅读，可能会发现双下颌管的存在。

在临床上，可能因为双下颌管给下颌神经阻滞麻醉带来不利影响；其次，对于后牙缺失、牙槽嵴萎缩患者，神经血管束位于黏膜下方，行义齿修复时，可能导致压痛；再次，外科手术中，接近牙齿根尖的下颌管更容易损伤，或者被根管器械损伤，特别是在术前未发现双侧下颌管的情况下。

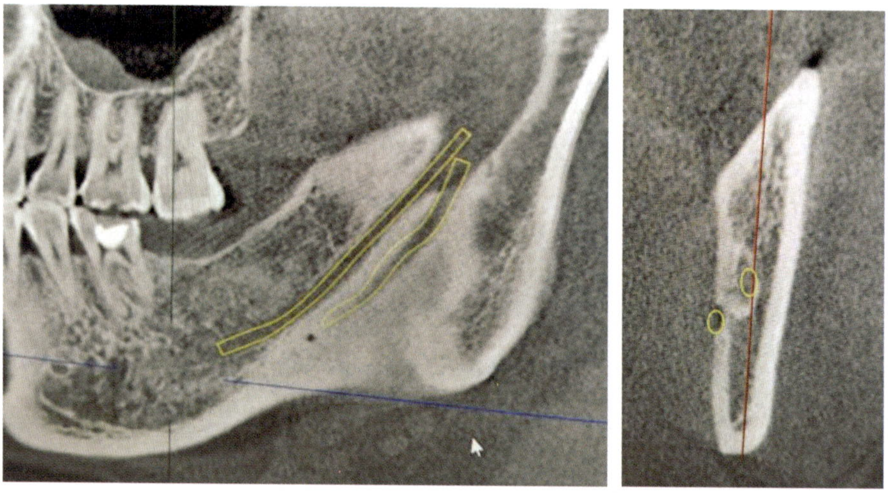

A　CBCT示下牙槽神经管成上下管道状，又称双下颌管　　B　CBCT冠状位示双下颌管

图4-1-2　双下颌管

（3）舌神经　在口腔内第三磨牙舌侧区域，舌神经仅位于黏膜下方，缺乏明确的解剖标志以供识别。因此，在拔除下颌智齿的过程中，舌神经损伤的风险较高。研究显示，部分舌神经可能位于牙槽骨上方的牙龈组织内（最高可达17.6%），或者与第三磨牙区域的牙槽骨接触（最高可达62%）。因此，在该区域进行第三磨牙拔除时，舌神经可能位于骨上方，无法依赖舌侧骨板作为保护屏障。

此外，在设计拔除第三磨牙手术的切口时，应避免在第二磨牙远中舌侧进行切口设计。从解剖学角度分析，神经损伤与手术部位的位置以及医师的操作技术水平密切相关。有学者提出，使用超声骨刀作为拔除第三磨牙的替代方法，可以在需要进行舌侧去骨时减少舌神经损伤的风险。

## 二、上颌骨

### 1. 上颌窦

上颌窦位于双侧上颌后牙区域，是一个显著的解剖结构。在拔牙治疗过程中，磨牙和前磨牙的牙根与上颌窦底的邻近关系对医生的技术水平构成了挑战。拔牙操作可能导致牙根、阻生牙或残片进入上颌窦。

在拔牙或断根过程中，对上颌窦膜的暴露和损伤尤为关键。虽然较为罕见，但拔牙后可能因窦膜穿孔引发上颌窦炎，这种情况最常发生在拔除上颌第一磨牙的腭侧根时。相比之下，拔除上颌第三磨牙时导致的上颌窦穿孔较少，且与智齿根部距离上颌窦底的距离成正比。

如果种植体或牙根被推入上颌窦内，通常需要通过上颌窦外侧壁开窗来取出。因此，在术前通过CBCT了解上颌窦外侧壁的骨质厚度是必要的。上颌窦外侧壁的血供主要来自上牙槽后动脉和眶下动脉的吻合，术中开窗时需特别注意这些血管。尽管这些血管出血可能导致手术视野不清晰，但通常不会构成严重危险。如图4-1-3。

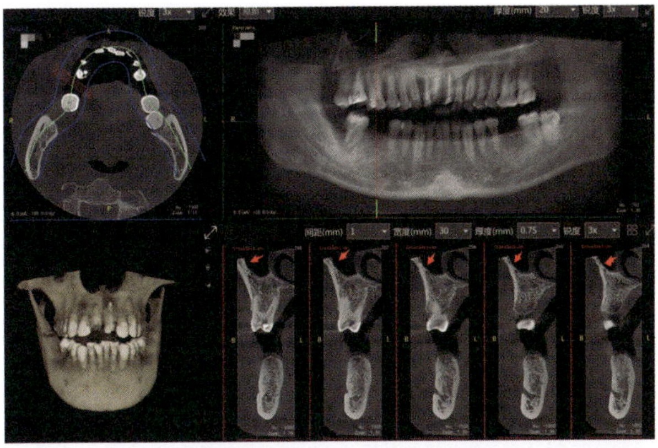

A　右侧上颌第一磨牙颊侧外侧骨壁血管

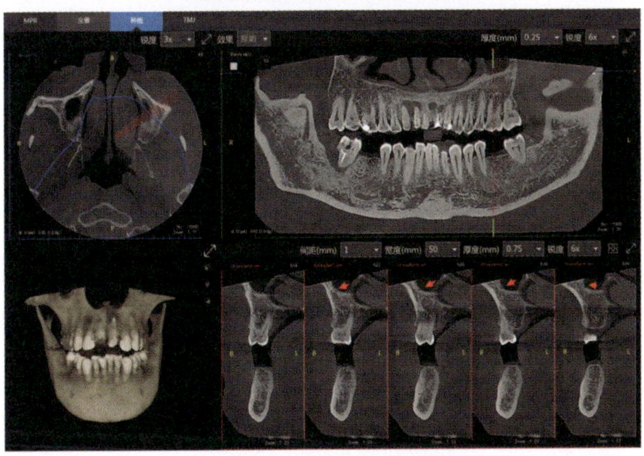

B　左侧上颌第一磨牙颊侧血管

图4-1-3　上颌颊侧血管

### 2. 上颌结节

上颌结节位于上颌牙槽突的后端，是上颌第三磨牙存在或阻生时可能占据的区域。

由于上颌结节的骨质较为疏松，当上颌第三磨牙完全或部分埋伏于骨内时，可以使用骨凿或尖锐的牙挺轻松去除部分骨质以暴露阻生的牙冠。在上颌牙齿拔除过程中，上颌结节骨折是一种相对罕见的并发症，其发生率为0.08% ~ 0.15%。然而，一旦发生上颌结节骨折，可能会伴随严重的并发症。

在上颌磨牙拔除过程中，上颌结节骨折的病因和易感因素与局部骨壁薄弱和上颌窦腔较大延伸至上颌结节的解剖特点有关。大多数上颌结节骨折的诱发因素与牙齿或牙根相关，例如融合牙、牙根固连、牙骨质增生、牙根进入上颌窦内，以及宽大、弯曲、分散的牙根（图4-1-4）。在种植手术中，上颌结节也可作为骨移植的供体区，能够制取包含部分骨膜、骨皮质和

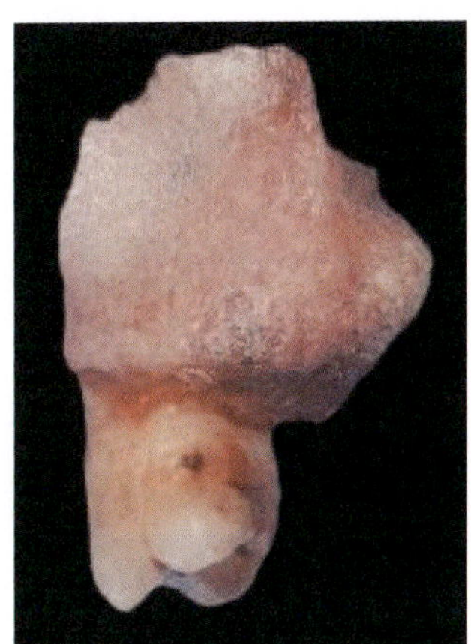

图4-1-4　拔牙后上颌结节骨折

部分骨松质的“三合一”独特移植组织。尽管所取的自体骨量有限，但与其他口内或口外取骨方式相比，其手术路径更直观，且并发症较少。

# 第二节
# 拔牙手术原则

## 一、无菌操作

无菌操作是预防手术感染的关键。即便是拔牙这样的小手术，也必须遵循无菌原则。

无论是外科医生还是口腔科医生，术前的消毒工作都是预防和降低术后感染风险的必要步骤。特别是在处理天然腔隙，如口腔、咽喉、眼部、肛门等容易污染的术区时，术后感染的风险会相应增加。外科手术的首要原则是无菌操作，那么消毒与灭菌有何不同？在外科手术中，应如何选择消毒剂？对于口腔内的黏膜消毒，是否仅使用氯已定就足够了呢？

### （一）消毒与灭菌的区别

#### 1. 灭菌

灭菌指的是通过物理或化学手段彻底消灭所有微生物，包括病原体和非病原体，以及孢子。经过灭菌处理的物品，若未受到污染，则被称为无菌物品。同样，经过灭菌处理的区域，若未受到污染，则被称为无菌区域。简而言之，无菌意味着物品中不存在任何微生物。然而，在理论上，一旦无菌物品被打开并暴露于充满微生物的空气中，就会受到污染。因此，手术室需要进行空气层流过滤，手术人员也必须更换洗手衣、手术衣等。灭菌的方法和种类繁多，这里不一一详述。

#### 2. 消毒

消毒是指使用物理或化学的方法杀灭除芽孢外的微生物。即只是将有害的微生物降低或减少到不致病的程度，而不能完全杀灭微生物，所有的消毒药物称为消毒液。消毒液根据用途分为器械消毒液和术区消毒液。而常用的术区消毒液包括碘伏、碘酊、苯扎氯铵、络合碘、乙醇、氯已定等。

### （二）外科手术中消毒剂的选择

消毒液主要分为八种类型，包括醇类消毒剂、含碘消毒剂、季铵盐类消毒剂、含氯消毒剂、二氧化氯消毒剂、过氧化物类消毒剂、含溴消毒剂和酚类消毒剂。

其中，最常用的消毒剂包括醇类消毒剂、含氯消毒剂、含碘消毒剂和季铵盐类消毒剂四种。

#### 1. 醇类消毒剂

常见的醇类消毒剂是体积比为75%的乙醇。它适用于卫生手消毒、外科手消毒、皮肤消毒等多种场合。然而，由于酒精对口腔黏膜或颌面部皮肤具有刺激性，因此除了口腔颌面部切取活组织检查消毒应用外，这种消毒剂的使用相对较少。

#### 2. 含碘消毒剂中最常用的是碘伏和碘酊

（1）碘酊是由2% ~ 7%的碘与碘化钾或碘化钠溶于乙醇和水的混合溶液中构成的。由于碘在酒精中具有一定的溶解度，因此有时也会将碘单质直接溶于酒精制成碘酒。碘酒是一种常见的药品，能够使菌体蛋白质变性，有效杀死细菌、真菌等微生物，因此常用于消毒伤口。它的穿透力强，甚至能够杀死细菌的芽孢，对人体却无害，可用于预防或治疗破伤风、真菌感染、细菌感染性毛囊炎等。

使用碘酊时需注意：不宜用于破损皮肤、眼睛及口腔黏膜的消毒。切勿口服。如果用药部位出现烧灼感、瘙痒、红肿等症状，应立即停药。若连续使用三日无效，应咨询医师。过敏体质者应慎用。由于碘酊的保质期较短，一旦产品性状发生改变，应停止使用。碘酊的含碘浓度较高，约为3%，适用于手术部位、注射和穿刺部位皮肤以及新生儿脐带部位皮肤的消毒。

如果将2%的碘酊与甘油以1∶1的比例混合稀释，就制成了1%的碘甘油。碘甘油在口腔黏膜病或牙周炎中具有消毒和抑菌作用。

（2）碘伏　碘伏的含碘浓度较低，为0.5%～1%，并且是以水为媒介（因为碘不溶于水，通过特殊工艺制成），因此其消毒强度低于碘酊。同时，对皮肤或黏膜的刺激性较小。碘伏适用于外科手术皮肤、手术切口部位、注射和穿刺部位皮肤以及新生儿脐带部位皮肤的消毒，黏膜冲洗消毒和卫生手消毒等。

目前临床上主要使用碘伏进行消毒，使用浓度为有效碘2～10g/L。与乙醇和碘酊（碘的乙醇溶液）相比，碘对皮肤、黏膜、伤口的刺激性很小，用途广泛，效果确切，着色浅，不易污染衣物。

#### 3. 季铵盐类消毒剂

常用的季铵盐类消毒剂是苯扎溴铵，它主要用于织物消毒、外科手消毒、卫生手消毒以及皮肤与黏膜的消毒。

苯扎溴铵（氯己定）是一种广谱抑菌、杀菌的新型消毒剂，毒性及刺激性极低。即使在血液、血清等存在的情况下，它仍然有效，因此已被广泛应用。常用浓度为：皮肤消毒使用0.5%溶液；口腔冲洗、含漱以及黏膜、创口消毒使用0.1%溶液。由于其无色，因此特别适用于整复手术区的消毒。

#### 4. 卤素类消毒防腐药

这类药物主要通过卤原子卤化或氧化微生物原浆蛋白活性基团，改变细胞膜通透性，并与蛋白质的氨基结合使之变性，从而对微生物产生杀灭作用。它们的杀菌作用强，对细菌、芽孢、真菌、病毒等微生物均有效。作为消毒防腐药，主要包含含氯或含碘的化合物，可分为无机和有机两类。无机化合物抗菌作用强，但性质不稳定，刺激性强；有机化合物的抗菌作用较弱，性质较稳定，刺激性也较小。口腔临床常用的药物包括次氯酸钠、氯胺-T、碘仿和聚维酮碘等。最普通的家庭洗涤中的“氯”漂白剂。

### （三）口腔含漱液或冲洗液——氯己定

本品为阳离子表面活性剂。葡萄糖酸氯己定药用规格为20%溶液，无色、淡黄色澄明或带轻微乳光的液体，能与5倍量水或5倍量乙醇相混合。盐酸氯己定为类白色结晶性粉末，难溶于水和乙醇，略溶于丙二醇，微溶于甲醇，几乎不溶于冰醋酸，不耐热。

#### 1. 药理作用

本品有广谱杀菌、抑菌作用。抗菌谱包括革兰氏阳性菌和阴性菌、真菌（如白念珠菌）以及某些病毒（如HIV、HBV等）。对革兰氏阳性菌作用比革兰氏阴性菌更强。对某些葡萄球菌、变形链球菌、唾液链球菌、白念珠菌、大肠埃希菌和厌氧丙酸菌呈高度敏感；对嗜血链球菌中度敏感；对变形杆菌属、假单胞菌属、克雷伯杆菌属和革兰氏阴性球菌（如韦永球菌属）低度敏感。室温下对细菌芽孢无效。本品在血清、血液等存在时仍有效。在中性及弱酸性溶液中抗菌活性最佳。氯己定吸附于细菌细胞壁后，改变其表面结构和渗透平衡，使胞质成分渗漏，高浓度时可使胞质凝固，抑制细胞壁修复，这种作用方式不易产生耐药性。本品不被皮肤和胃肠道黏膜吸收。

2. 临床应用

①预防和减少牙菌斑的形成：用于机械清除牙菌斑有困难者，如口腔内手术前和手术后、颌间结扎患者、正畸患者、龋易感者、全身疾病（如白血病）预防发生口腔感染、智障者和残障者、刷牙不彻底者等。0.2%溶液，1次10mL，含漱1分钟，每日2次，或0.12%溶液，1次15mL，每日2次。2%溶液，涂布牙面，每日1次。②作为辅助用药用于义齿性口炎，也可将义齿浸泡于氯己定溶液中。③复发性口腔溃疡发作期局部应用：0.05%溶液，1次10mL，含漱1分钟，每日2次。能降低溃疡的发生率、持续时间和严重程度。④超声波洁牙前含漱1分钟或冲洗龈缘，可减少气雾中的微生物，避免诊室空气污染和减少治疗过程中的菌血症。⑤用于牙周袋冲洗或将缓释制剂放入牙周袋内，加强刮治的效果。

3. 不良反应

①长期含漱可使牙齿和修复体着色。停药后，经洁治可清除牙面的色素，但树脂类充填体上的着色不易消除。舌苔也可呈黑褐色，停药后自行消失。饮茶、饮酒等可加重。②味苦，含漱后可使味觉有短时改变，停药后恢复。宜在饭后使用。③少数患者用0.2%溶液含漱后有牙龈表面上皮轻度剥脱、发红、轻度不适或疼痛，停药后自愈。用0.12%溶液可避免发生此现象。④长期使用可使牙石易于堆积。

4. 注意事项

含漱可一定程度地减轻牙龈炎症，但对牙周袋内的菌群无作用，故不能替代正规的牙周治疗。

5. 制剂规格

氯己定溶液：0.2%，0.12%，0.05%。

### （四）口腔颌面部及黏膜的消毒剂选择

消毒越彻底的消毒剂对颌面部皮肤或黏膜的刺激越大。

（1）选择氯己定消毒剂的一个主要原因是它在口腔执业医师技能考试中的应用。①碘酊：虽然杀菌力强，但因其刺激性较大，不同部位使用的浓度也有所不同。口腔黏膜消毒时，碘酊的浓度应为1%。碘过敏者应避免使用。②碘伏：含有效碘0.5%的碘伏水溶液适用于皮肤和手部消毒，同样适用于口腔黏膜消毒，其效果优于碘酊。碘伏具有消毒彻底、刺激性小、着色浅等优点。③氯己定溶液：作为一种广谱消毒剂，氯己定的刺激性较小，因此使用较为广泛。口腔黏膜消毒时，氯己定溶液的浓度为0.1%。为了应对考试，技能老师会建议在有颜色和无颜色的消毒液中选择无色的，以及在浓度选择上尽量选择较低的消毒液。因此，氯己定成了一个可能的选择，但这并不意味着它就是最佳的消毒剂。

（2）尽管口腔是一个充满微生物的环境，但外科手术要求尽可能减少微生物的存在。相比之下，氯己定具有一定的杀菌和抑菌作用，并且对口腔黏膜的刺激最小，因此它是口腔含漱液中最常用的。然而，在口腔颌面部或口腔黏膜手术消毒时，氯己定不能替代碘伏。

总之，在口腔颌面部或口腔内手术中，最常用的消毒剂是碘伏。氯己定含漱液不能替代消毒液。在术前，可以使用氯己定进行含漱，以减少术前口腔内的细菌种类和数量。碘伏对面部皮肤的刺激较小，但对口腔黏膜的刺激或气味可能会让患者感到不适。因此，在口腔内手术或种植手术中，使用碘伏棉球或纱布消毒后，最好用生理盐水进行冲洗或漱口，以减轻碘伏消毒液的刺激。

## 二、直视直达

### （一）良好的灯光照明

拔牙操作大多数都是在口腔门诊进行的，因此口腔综合治疗椅的灯光照明一定要充足。

**1. 智齿位于牙列最后方**

第三磨牙绝大多数是牙列的最后一颗牙齿，照明不好影响手术操作和进程；尤其是上颌埋伏智齿的时候（图4-2-1），灯光或视野不好是导致盲目操作出现手术意外的最大原因。

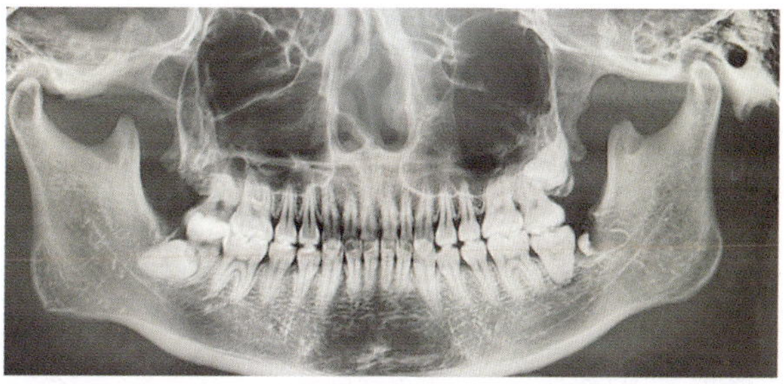

A　全景片示左侧上颌埋伏智齿

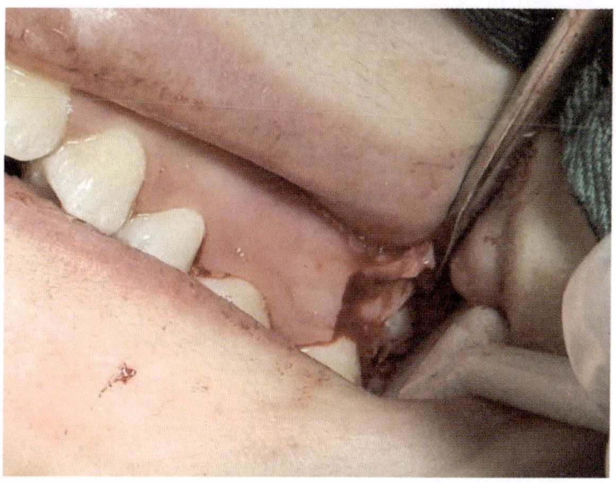

B　切开翻瓣后暴露埋伏智齿牙冠

图4-2-1　左侧上颌埋伏智齿

**2. 实时调整灯光和医患体位**

在由于灯光、医患体位原因所致视野不清时，应及时调整灯光和医患体位；必要时可增加光源，以便于在直视下观察牙齿情况；如在拔除左侧上颌埋伏智齿时，医师可让患者面部偏右侧以便于观察，或可移动至患者左侧进行拔除。

## （二）直视直达

### 1. 直视下看到牙齿或牙根

在临床实践中，常常遇到残根与牙龈平齐或略低于牙龈水平，或者智齿的远中部分被牙龈覆盖的情况。有时，智齿的断根由于未进行适当的牙龈切开、翻瓣或去骨操作，导致手术视野模糊，使得拔除工作无法继续进行，患者因此被转诊至其他医疗机构。

如图4-2-2所示，该病例是一位医生在去除近中牙冠后，将患者转诊至我院。该医生尝试拔除患者左侧下颌的水平埋伏智齿，但在使用外科车针将智齿纵向分割后，出现了出血，导致手术视野不清晰，难以辨认牙根的具体位置，医生因此感到不安。患者转诊至我院后，使用电动吸引器清除了唾液和血液，确保了手术视野的清晰。随后，进行了切开翻瓣和部分骨质的去除，以便清晰地看到断根部位，并使用牙挺将断根松动并成功取出。

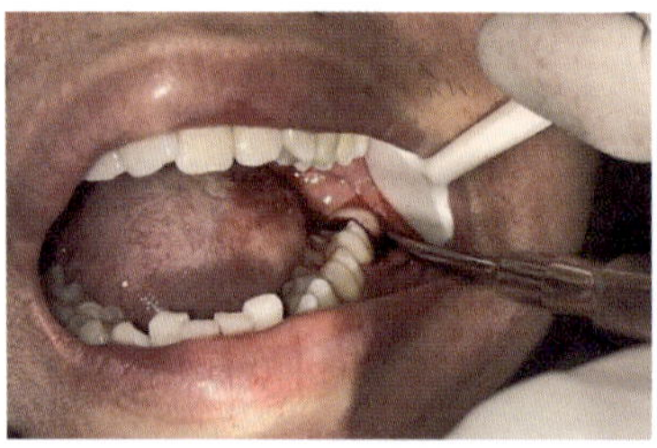
A　转诊到我科的情形

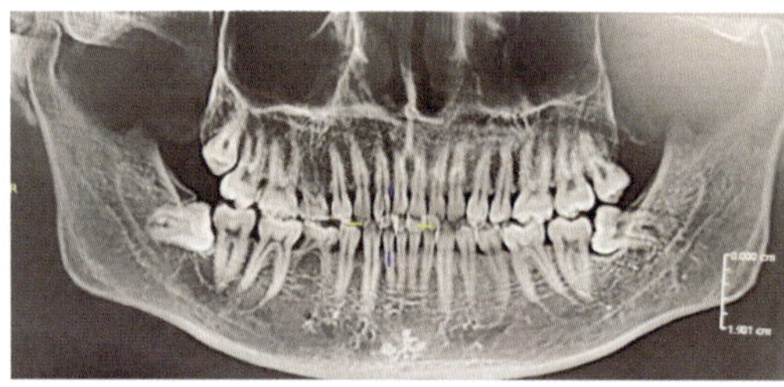
B　拔牙术前的全景片

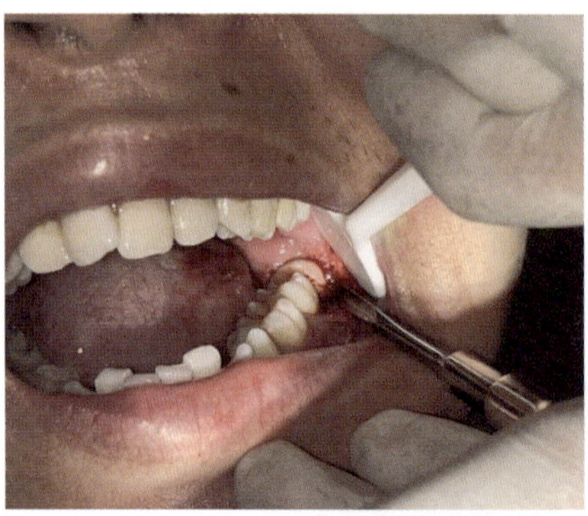
C　小翻瓣后看到牙槽骨与智齿牙冠的交界

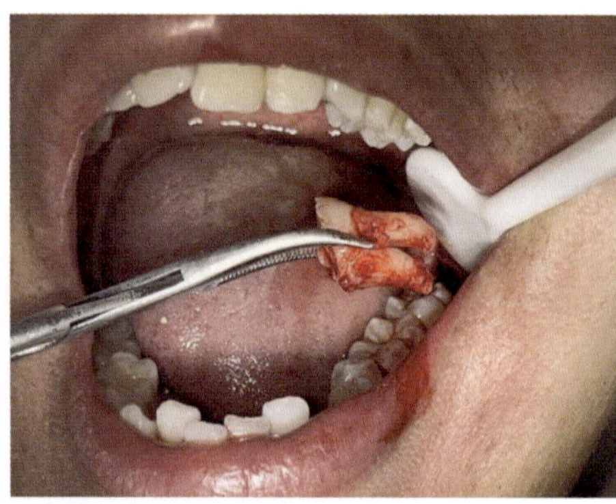
D　拔出后的左侧下颌埋伏智齿

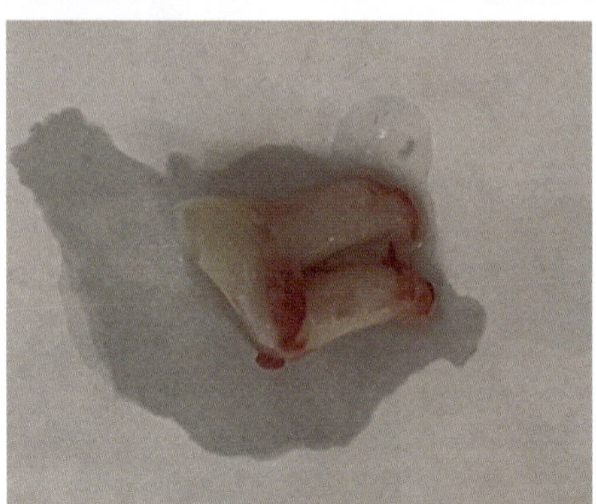
E　拔除的智齿

图4-2-2　直视下看到牙根

如图4-2-3所示，患者要求拔除右侧下颌智齿，医师准备传统劈冠进行去除近中牙冠阻力，而劈冠时未完全劈开，牙冠折断还残留部分牙根。因此，适当翻开牙龈后可直视下看到折断的牙根，使用牙挺近中挺出即可。拔除后可观察到牙冠位置，以及牙根的形状呈分叉状，折断区域位于牙颈部。

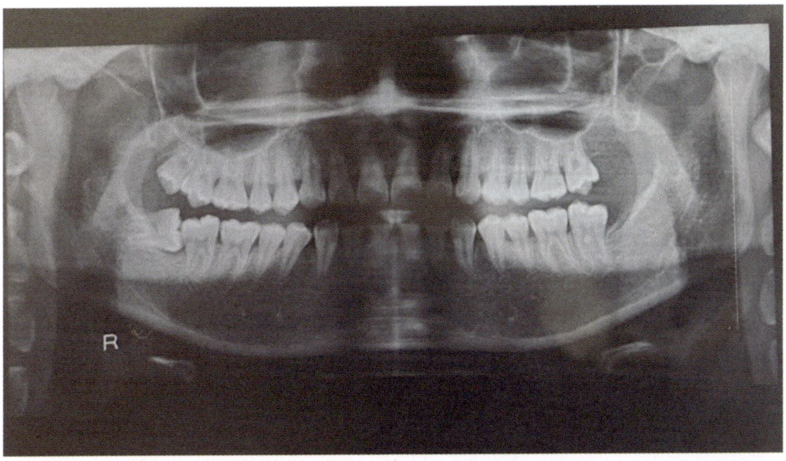


A　术前全景片示右侧下颌水平高位智齿

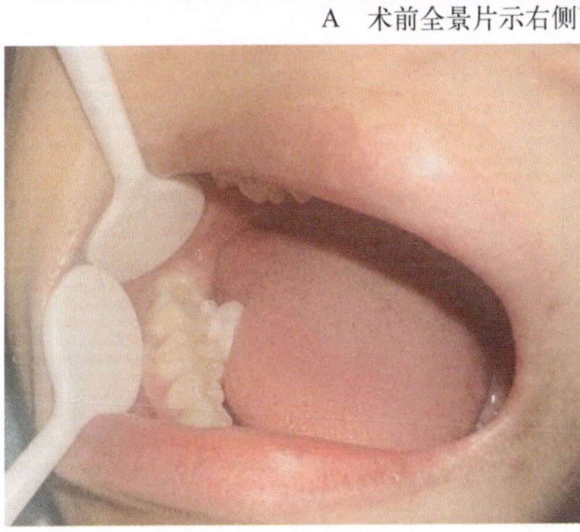

B　术前口内照

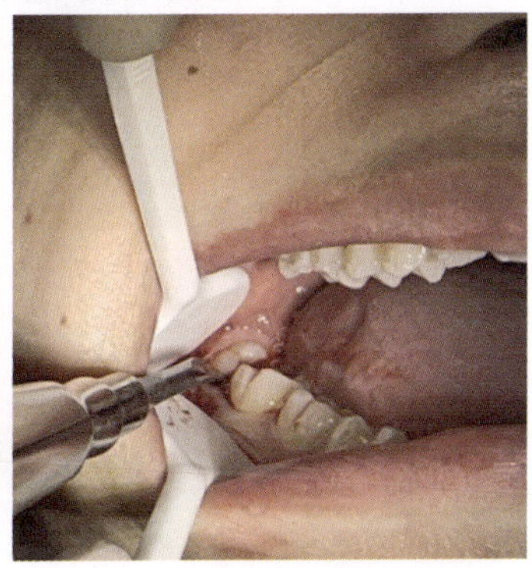

C　劈冠后未完全劈开牙冠

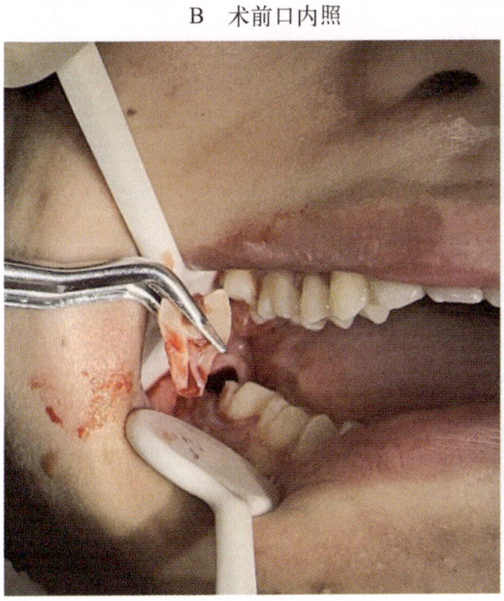

D　取出远中部分牙冠

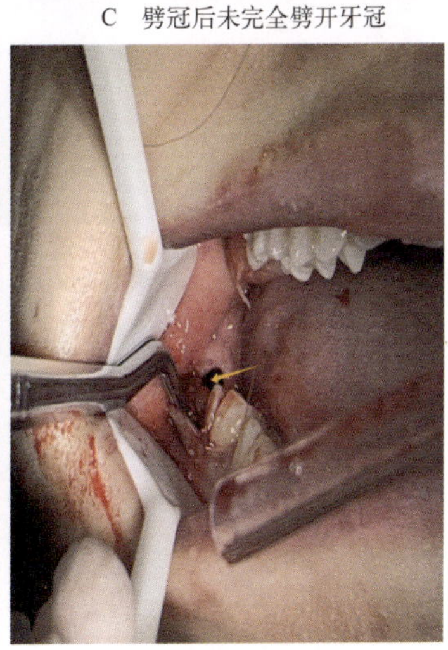

E　近中牙冠也在挺的时候折断

图4-2-3

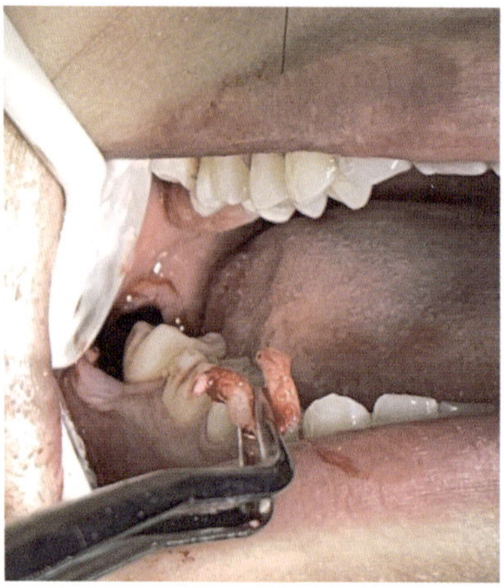

F　取出后的断根

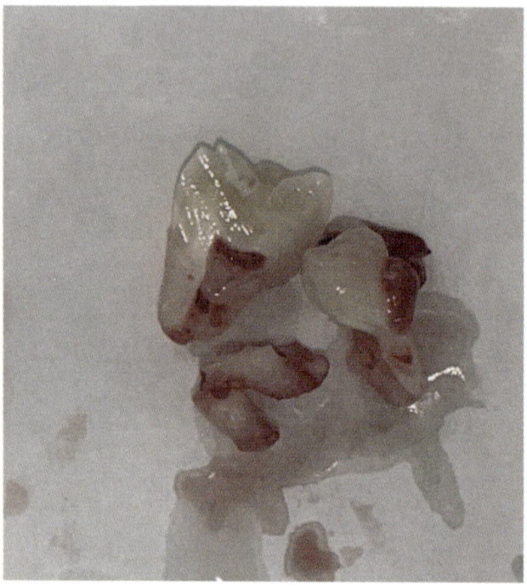

G　拔除后的智齿

图4-2-3　直视下看到牙冠

### 2. 直达手术部位

器械能够精确到达手术部位是外科手术的基本原则之一。无论是使用牙钳拔除病变的牙齿，还是利用牙挺，都应遵循一个核心准则：器械应夹持或支撑健康的牙体组织。例如，当牙冠大面积龋坏，剩余的健康牙体组织较少时，使用牙钳拔除容易导致牙齿折断。同样，当使用牙挺拔除位于牙龈处的牙根时，若没有健康的牙体组织作为支撑，临床上常会发生多根折断的情况。

如图4-2-4所示，患者右侧上颌尖牙残根，牙龈部分多为腐质。在这种情况下，使用牙钳时应尽量向根部夹持，以避免夹持到腐质部分导致断根。同时，使用牙钳时也应尽量向根部深入，以减少折断的可能性。

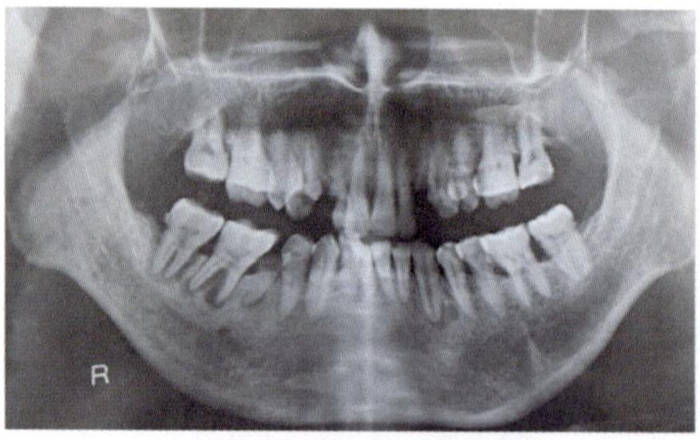


A　右侧上颌尖牙残根

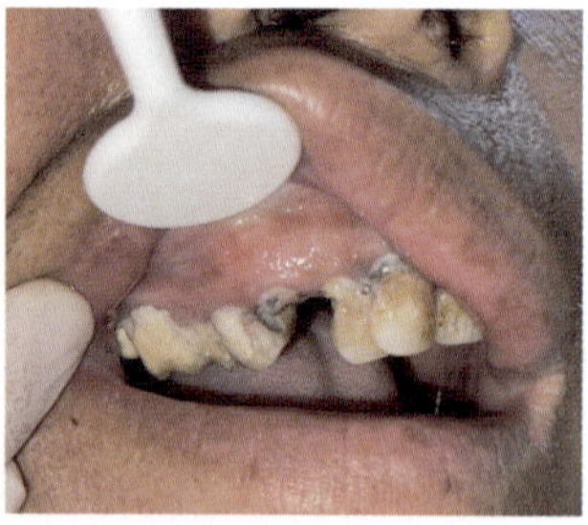

B　术前口内照

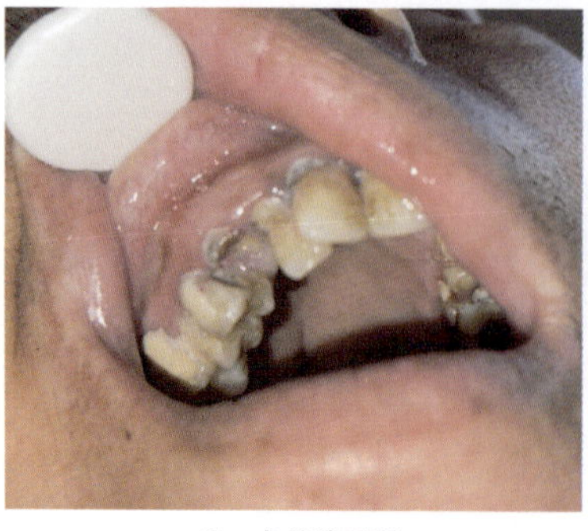

C　术前𬌗面照

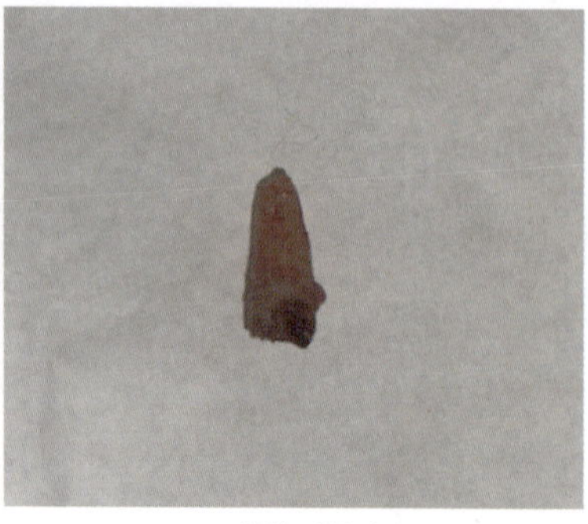

D　拔除后的残根

图4-2-4　拔除右侧上颌尖牙残根

鉴于牙龈覆盖牙根且存在部分腐质的情况，应使用手术刀或电刀去除部分牙龈，以实现直视下操作的原则，暴露健康的牙体组织后再进行根钳或牙挺拔除。此外，也可以使用外科长车针从根管内向根部进行颊舌向或近远中向分根，然后分别拔除。

在临床实践中，经常遇到智齿或需要拔除的牙根紧邻神经管或上颌窦的情况，这带来了器械无法直接到达断根或可能损伤重要解剖结构的风险。在盲视操作下，可能会导致牙根移位等问题。因此，必须严格遵守在直视下操作的原则，确保器械能够直接到达需要去除的牙体部位，并清除所有妨碍直视和直接操作的因素，例如覆盖的牙龈和阻碍器械进入的骨组织。

3. 直视直达

全景片或者CBCT都是影像学检查，与患者口内实际的状况有时是有差别的。尤其是全景片，因全景片的成片原理是通过X射线管和探测器围绕患者头部同步旋转一次完成二维成像，因此全景片中影像与实际的差别是存在的，有时还很大。如图4-2-5，全景片可清晰地看到38是水平埋伏阻生，而手术切开翻瓣去除颊侧部分骨质后，发现38是低位近中阻生智齿，这种手术的难度就降低了。

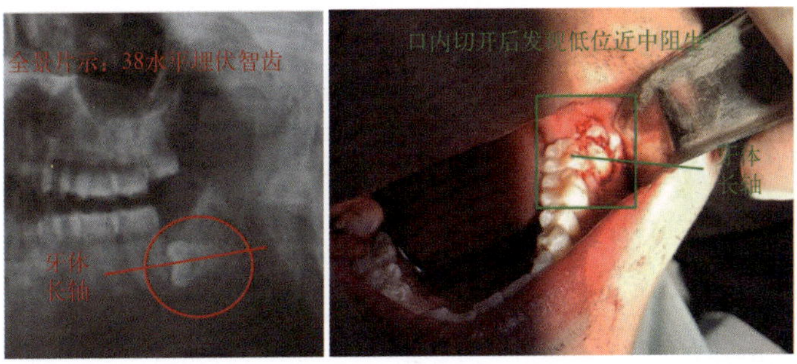


图4-2-5　术前全景片示低位水平智齿，切开翻瓣后没有那么低

“直视直达”是手术的基本原则之一，强调的是清晰地识别牙齿或牙根的确切位置。在临床实践中，一些经验不足的医生可能会在未直接观察到牙齿的情况下，就开始使用牙挺进行操作，这往往会导致牙根折断，或者将牙根推向更深处，甚至误入上颌窦。此外，术区内的出血或唾液若未能及时清除或被吸引器吸走，也会造成手术视野模糊。特别是在出现异常出血时，由于视野不清，操作者可能会感到紧张，从而不知如何正确处理。作者曾协助多位医生处理过类似情况，例如，有的医生因未进行切开翻瓣而仅能看到牙冠的一部分，盲目使用牙挺导致牙冠折断，无法看到牙根，不得不暂停手术；有的在切开翻瓣后遇到出血，无法看到牙冠；还有的在牙根折断后无法看到牙根，结果不慎将牙根推入上颌窦。

“直视直达”不仅是手术的最大原则，也是确保手术安全的关键。手术时应采取能够保证直视直达的体位和姿势。确保术野清晰可见至关重要。在视野不清晰的情况下盲目操作极易引发问题。对于血管和神经等重要结构，应先进行游离并加以保护，以确保手术的安全性。为了清晰地看到术野，有时需要进行翻瓣或去骨等操作。

此外，术野的彻底清洗和保持干燥也至关重要。使用纱布仔细擦拭术野，确保其可见度。对于剥离翻开的黏骨膜瓣，应使用骨膜剥离子或拉钩拉开并固定，这对于保持视野和术野的清晰度至关重要。如果翻瓣后出现牙龈或黏骨膜瓣出血，可以先进行压迫止血，待出血减少后再继续手术。或者使用强力吸引器，及时清除血液或唾液等污染物，以保证手术野的清晰度。

## 三、合适的拔牙器械及其正确使用

### （一）完备的拔牙器械

工欲善其事，必先利其器。要掌握基础的切开、翻瓣、去骨、分牙等操作，刀柄、骨膜剥离子、外科手机、吸引器等基本拔牙设备是必不可少的。器械的便利性能够显著提升手术效率。合适的拔牙器械也能让工作事半功倍。医师往往害怕拔牙时断根，因此不敢轻易操作。由于缺乏便利和完备的拔牙器械，没有合适的工具，拔牙变得异常困难，更容易导致断根，从而陷入一个恶性循环。因此，完备的手术器械是手术成功的基本条件之一。

因此，笔者习惯使用“拔牙”手术包（图4-2-6），它包含了一些常用的器械，如刀柄、15号刀片、外科仰角手机、骨膜剥离子、牙挺、持针器、线剪等，足以满足基本的拔牙需求。当然，合适的拔牙钳、根尖挺、三角挺等器械也是诊所拔牙不可或缺的。

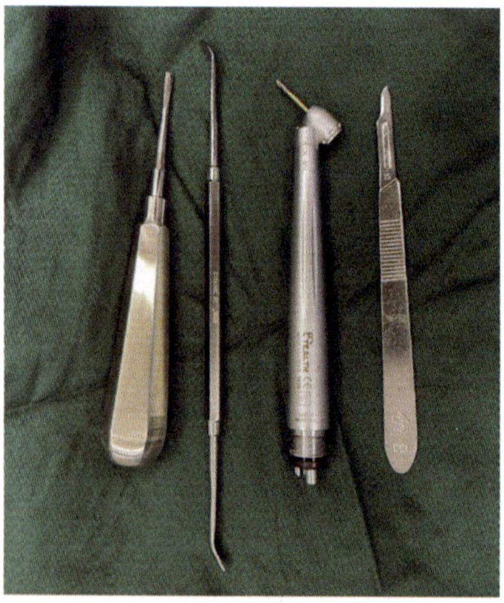
图4-2-6　外科拔牙的常规器械

### （二）正确使用合适的拔牙器械

完善的手术器械是手术成功的基础，但同样重要的是掌握这些器械的正确使用方法。针对不同口腔区域，应选择适当的手术器械。这些器械是为适应不同牙位而设计的专用工具，对于操作不熟练的医生来说，使用专用器械尤为重要。否则可能会陷入一个恶性循环：“外科处置不足—未准备足够的手术器械—使用不适当的器械代替—操作困难—对外科产生厌恶—技术无法提升”。

关于牙挺的使用技巧，这里不再赘述。但需强调一点，牙挺应始终放置在健康的牙体组织上，同时使用左手拇指或食指加以保护，以避免断根或滑挺的情况发生。对于牙冠残留或龋坏的牙齿，需要进行分根或去除残留牙冠时，应确保牙挺位于正常的牙体组织之上。以三角挺为例，它适用于多根牙拔除，当已拔出一个牙根而其他根部仍残留时，三角挺可以用来同时挖除牙槽间隔和残留的牙根。在拔除智齿时，如果牙槽的宽度或角度不适宜，挺松牙体时会遇到较大阻力或难以找到支点，这可能导致断根或断根移位。对于下颌近中高位阻生智齿，去除近中部分骨质后，如果发现冠下吸收明显，插挺支点困难，应考虑三角挺的方向和力度，改用三角挺可以更轻松地完成拔除。

## 四、准确的术前评估及阻力分析

凡事，预则立，不预则废。术前评估是确保手术安全的关键。

### （一）任何事如果没有充分的准备都不会有好的结果

手术前必须进行预习和模拟手术，做好最差的手术预案是必须的。最差的结果又是什么呢？这样即便术中有意外发生也能恰当处理。

### （二）评估患者的状态

**1. 全身状态**

有很多在全景片中可以拔除的牙齿，都因为张口度受限的问题而增加了处理的难度。尤其是在有咀嚼槟榔史、张口受限或患者肥胖的情况下，或患者存在口腔诊疗绝对禁忌证时，更应该把握尺度。全身状态的评估也是口腔基础诊疗的重要因素之一。安全有效地解除患者的痛苦才是最大的安全。

**2. 局部状况**

X线片可诊读牙根的形态、长度、粗细、数目，有无根尖病灶，牙周膜的状态（有无骨粘连），下颌管与颏孔的位置，周围骨的状态（密质骨拔牙后愈合不好，疼痛会持续，这些要提前跟患者说明），与上颌窦的关系。术前影像学的评估可能占据了很大比例，要考虑到影像学的误差。如图4-2-7病例所示。

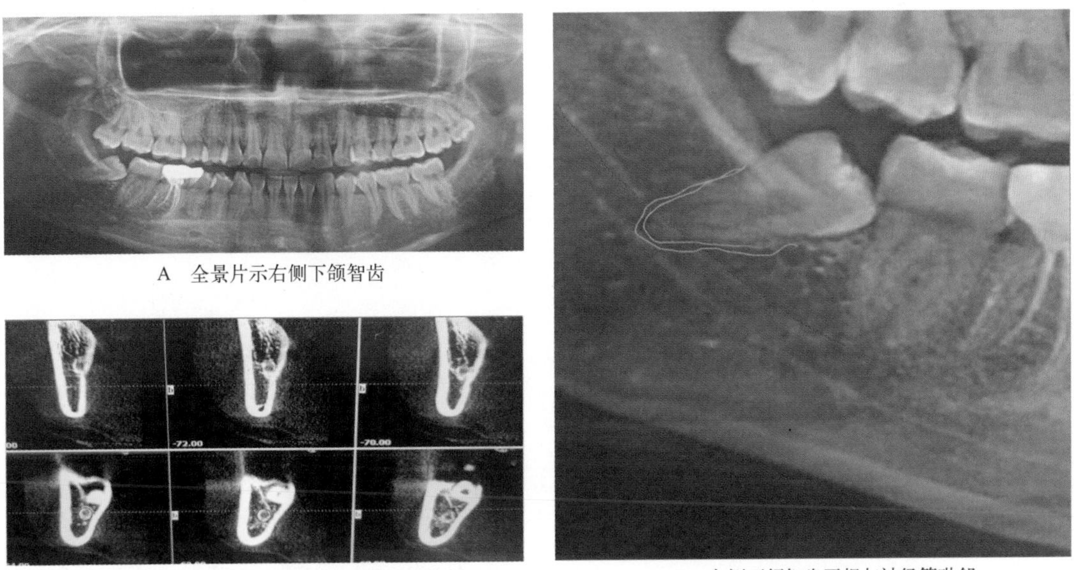


A　全景片示右侧下颌智齿

C　CBCT冠状位示右侧下颌智齿与下牙槽神经管的关系

B　右侧下颌智齿牙根与神经管毗邻

图4-2-7　右侧下颌智齿病例

全景片上可以看到48阻生齿近中阻生，这不是主要问题，下颌的牙根与下牙槽神经管紧密相邻，且从全景片可以看到其贯通下牙槽神经管。如何避免下牙槽神经损伤可能是主要问题。

仔细阅读全景片，可以得出上述图片的结论。

复查CBCT时发现，牙根仅与下牙槽神经管毗邻，而不是穿通。所以术前仔细评估影像学检查也是必要的步骤之一。避免神经损伤的必要性是需要和患者提前沟通的。手术同意书的签署也是必要的，不仅仅是为了避免医疗纠纷，更重要的是手术风险的把控。

### （三）阻力分析

**1. 患牙的位置**

全景片评估牙的位置是判断难易程度的第一要务，也是进行阻力分析的重要因素。阻力的来源主要是骨、软组织和邻牙。

（1）萌出异常（埋伏、倾斜、移位、扭转等） 低位埋伏智齿、舌向移位的多生牙或移位牙等，萌出的异常会使牙齿出现在医生想不到的地方，比如图4-2-8的病例，38埋伏牙的位置位于上颌窦顶，如果拍摄根尖片或普通的全景片有时也是难以被发现的；且给拔牙带来了不同的难度；此时的阻力在于视野难以达到，所以萌出位置异常是阻力分析的第一要素。

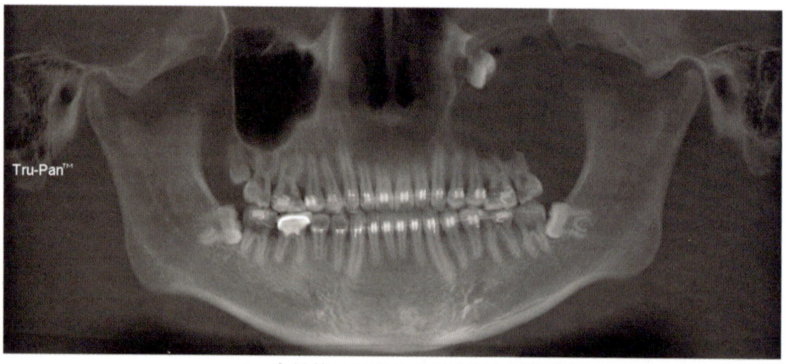


A 全景片示28埋伏智齿位于上颌窦顶部

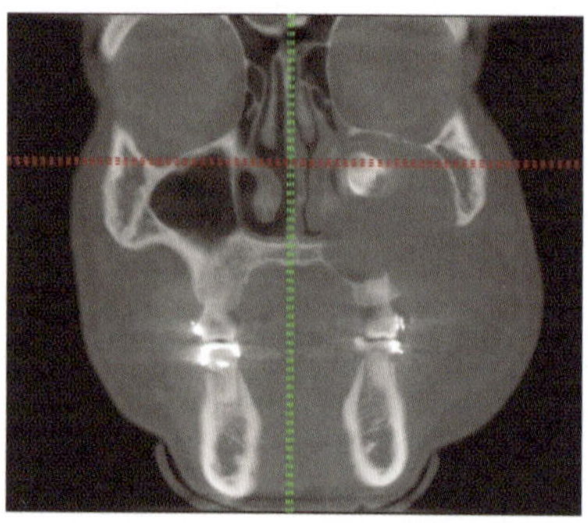

B CBCT冠状位上的影像

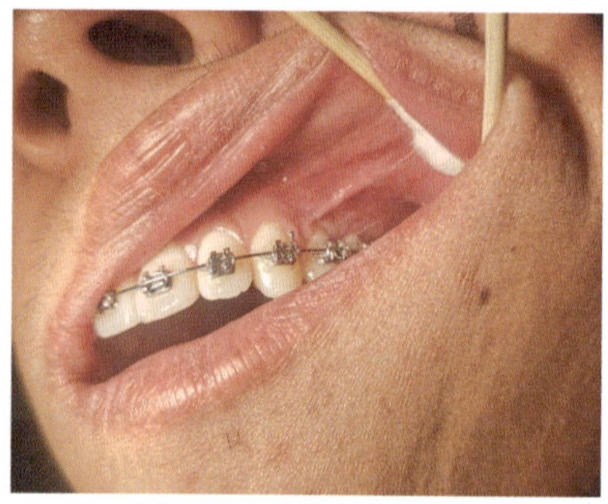

C 术前可见左侧上颌前庭沟处膨隆

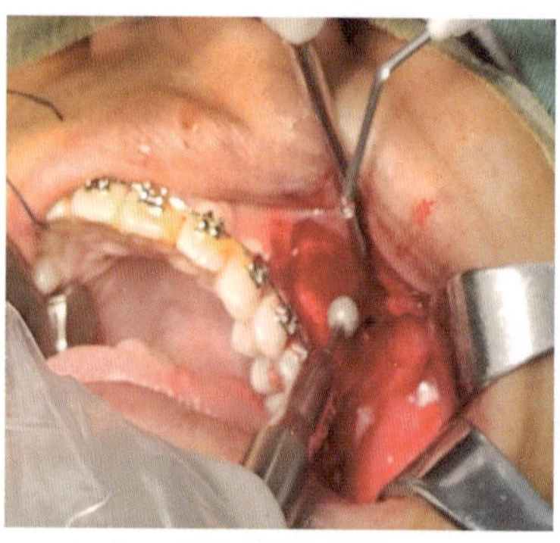

D 切开翻瓣后球钻去除部分骨质

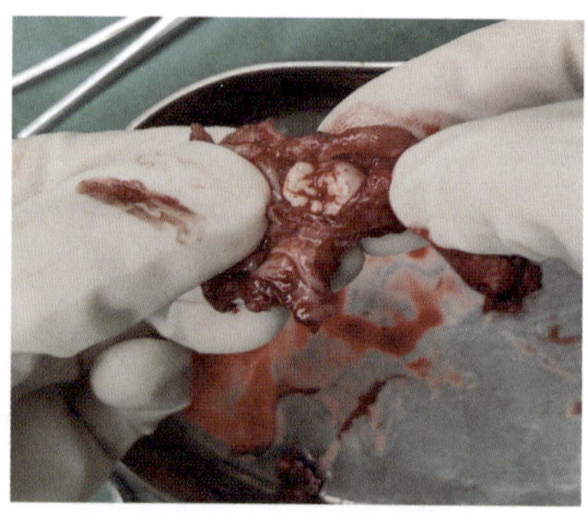

E 拔除后的智齿被囊壁所包绕

图4-2-8 上颌窦顶埋伏智齿

图4-2-9，左侧下颌尖牙埋伏阻生，并向舌侧移位，这使得正畸牵引变得相当困难。经过深思熟虑，最终决定采取外科拔除的方法。然而，究竟是选择舌侧切开还是唇侧翻瓣手术呢？舌侧切开虽然可能更接近牙冠，但受限的视野是一个问题；而唇侧切开虽然视野清晰，却可能对邻近牙齿的牙根造成影响。因此，在进行阻力分析时，应首先考虑舌侧移位带来的问题，包括视野受限、软组织和骨组织的阻力，以及与下颌前牙根尖区的邻近性，目的是尽量避免牙根损伤。

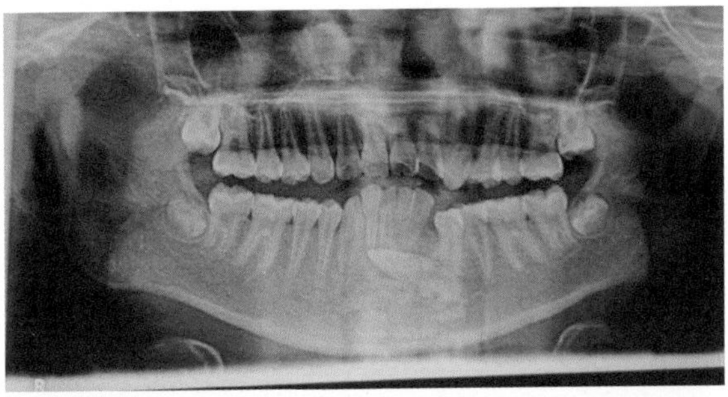

A　全景片33骨内埋伏

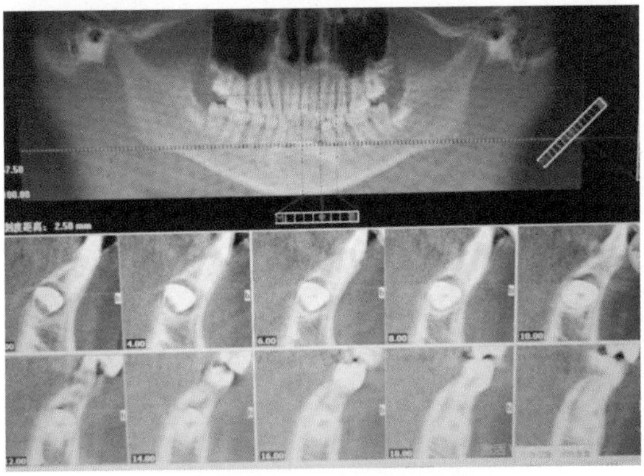

B　CBCT示33牙冠位于舌侧，牙根位于唇侧

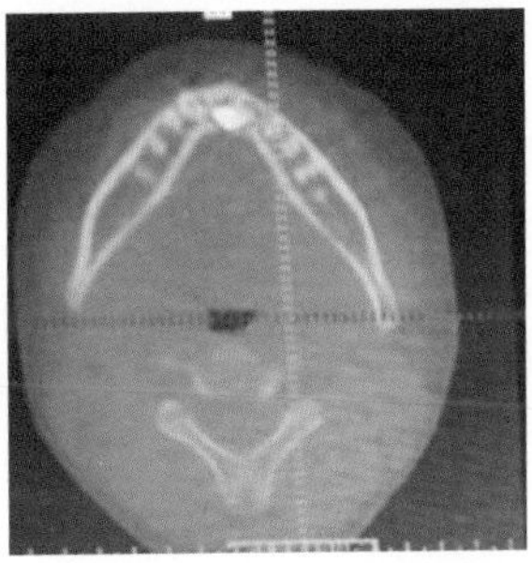

C　CBCT平扫示33埋伏位置

图4-2-9　33埋伏智齿

上颌两颗多生牙如图4-2-10，阻力主要来源于软组织，而骨阻力相对较少，因此倒置埋伏的唇侧切开翻瓣，拔除之。腭侧已暴露于口腔内，遂用牙挺挺松，拔除。

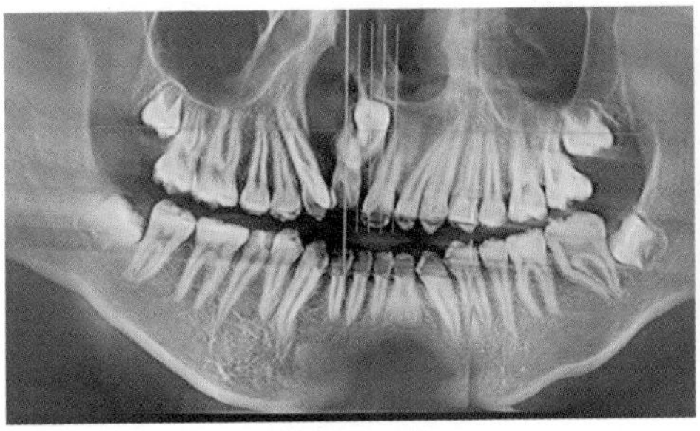

A　全景片示11倒置埋伏阻生

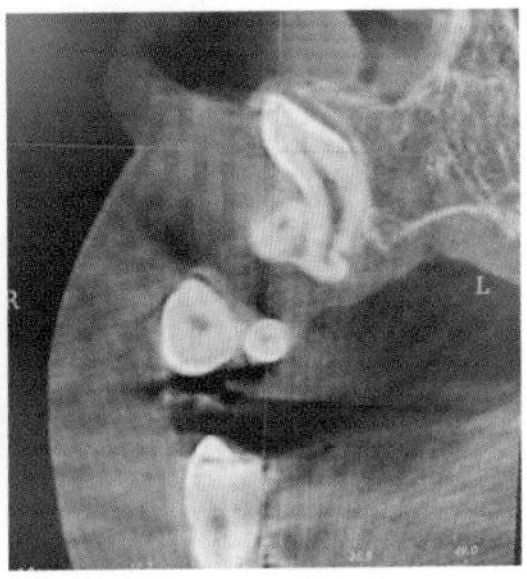

B　CBCT示11倒置埋伏阻生，牙根弯曲

图4-2-10

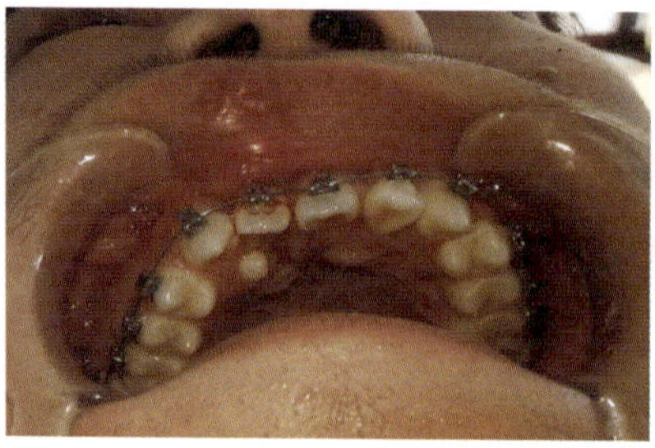

C　腭侧多生牙已萌出牙龈

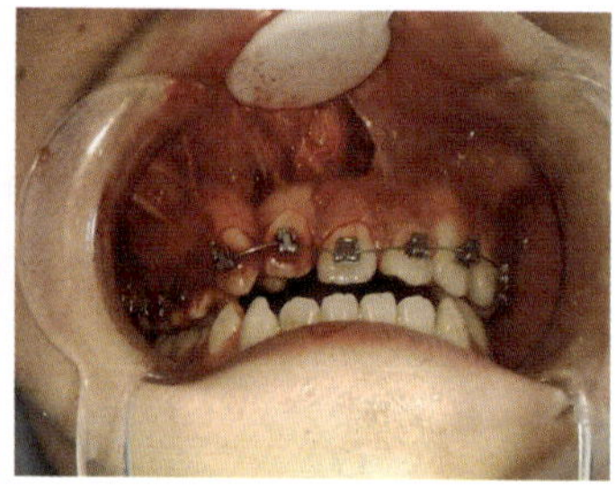

D　唇侧膜龈联合处切口

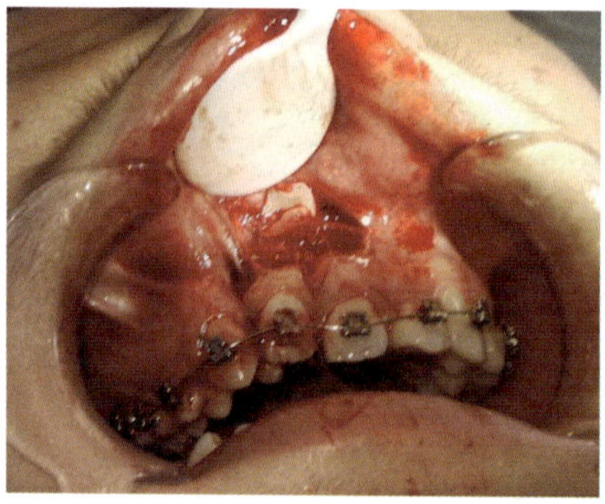

E　暴露多生牙牙冠

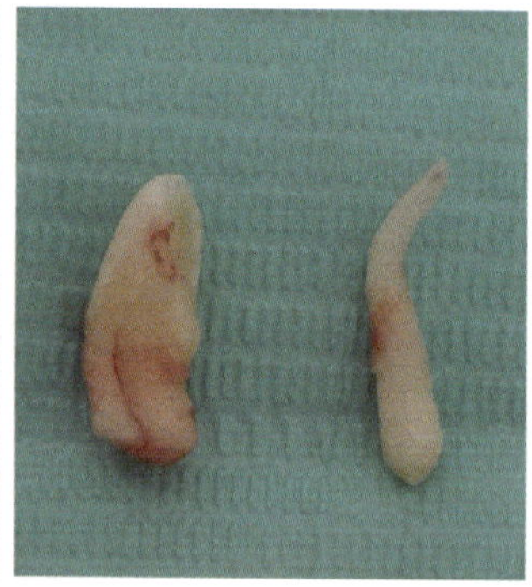

F　两颗多生牙

图4-2-10　11埋伏智齿

萌出位置的异常，造成不同的阻力来源，甚至骨、软组织和邻牙阻力兼而有之，给拔除患牙增加了难度。一般情况下，接近唇侧萌出且距离邻牙较远时，拔除难度较低，因为唇侧容易暴露术野，且拔除不受邻牙限制。如果舌腭侧移位或倾斜且牙齿脱位道受邻牙或其他解剖结构影响，操作难度加大。因此通过全景片或CBCT评估患牙的萌出位置是判断难易程度的重要因素。

如图4-2-11，38、48均倒置埋伏阻生，牙齿脱位道与牙体长轴不一致，所以应先将牙冠与牙根分隔，取出牙冠后，让牙根向牙冠方向运动，才方便取出。

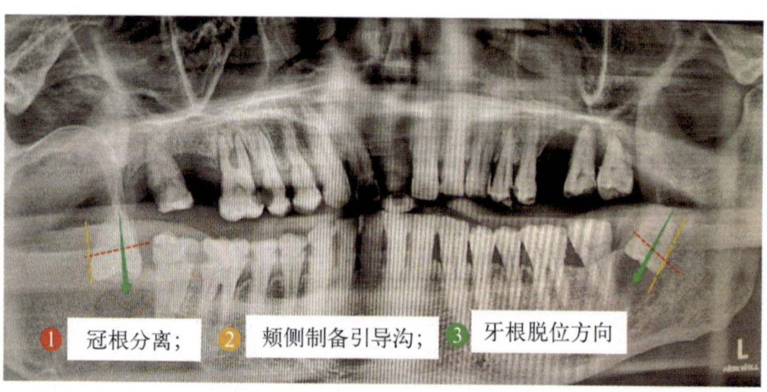


图4-2-11　38、48倒置埋伏再生齿

（2）与邻牙的关系　与邻牙的关系也是评估难易程度的一个重要因素。角度问题，牙体长轴与邻牙长轴所形成的角度诸如前倾、近中、远中、倒置等分类方法，如阻生牙殆面与第二磨牙殆平面的关系也可分为高位、中位、低位阻生。这些分类方式都为拔除患牙提供了一定的参考方式或技巧；但是牙齿与邻牙的角度及冠根向的高低等均可影响拔牙，因此应正确

评估患牙与邻牙的关系。

如图4-2-12所示，48与47相邻近，且47牙冠远中龋坏、远中牙根吸收。如果只拔除48，47远中邻面骨质丧失，有可能直接松动或脱落，且拔除48的难度很大，因为要避免47的损伤。经与患者沟通后，患者强烈要求将47一起拔除。

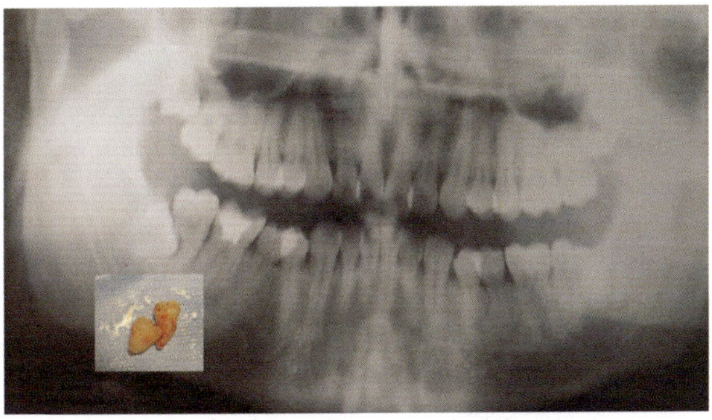

图4-2-12　48低位埋伏造成47远中根吸收

如图4-2-13所示，38水平埋伏阻生，拔牙设计是沿红色斜线劈开牙齿，分为1和2两部分，但是由于患牙远中黄色部分骨质的影响，并没有达到理想的目的。因此又将1沿黑色标志线分开，从而彻底取出。拔牙过程中断了三根车针，除了本身车针的质量因素外，还要注意车针在磨除牙齿或骨组织时也会产热，因此需要充分用水冷却，避免车针断裂。另外，车针越长，阻力越大，分隔方向偏移时车针极易折断。

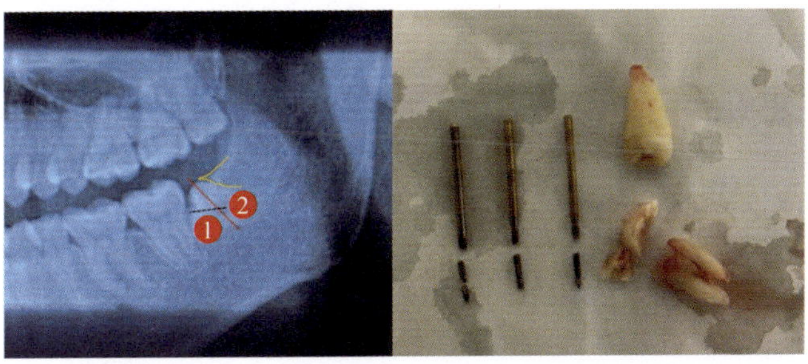


图4-2-13　左侧下颌埋伏智齿拔除前的全景片和拔除后的折断的车针及患牙

（3）埋伏的深度及倾斜角度　牙齿可能部分埋伏或完全埋伏于骨内，牙冠的最高点与牙槽嵴顶的距离、埋伏深度以及倾斜角度和方向都是关键因素。有时，当埋伏牙的位置较低时，即便移除牙槽嵴顶较厚的骨质，牙冠的形态仍未显现，这会让医生感到不安。笔者曾为一位患者拔除智齿，由于智齿埋伏位置很低，移除了近2mm的骨质后仍未见到牙冠，于是，再次拍摄了根尖片，确认下方有牙齿存在后，才继续进行手术。

值得注意的是，全景片无法显示牙齿的颊舌向位置关系（图4-2-14）。因此，如果在移除较厚的骨质后仍未见到牙齿，应考虑颊舌向的问题。特别是在上颌前牙区域存在多生埋伏牙时，应仔细分析CBCT或全景片。大多数偏向腭侧的牙齿，通常需要从腭侧开口拔除，但由于腭侧视野受限，拔牙的难度相应增加。倾斜角度越大，通常意味着难度越高，当然这并非绝对，因为难度还受到颊舌向、近远中向、邻牙等因素的影响。

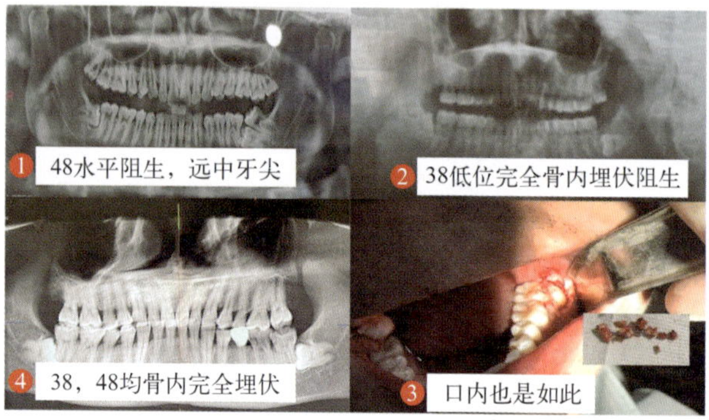


A 全景片不能显示颊舌向阻生位置关系

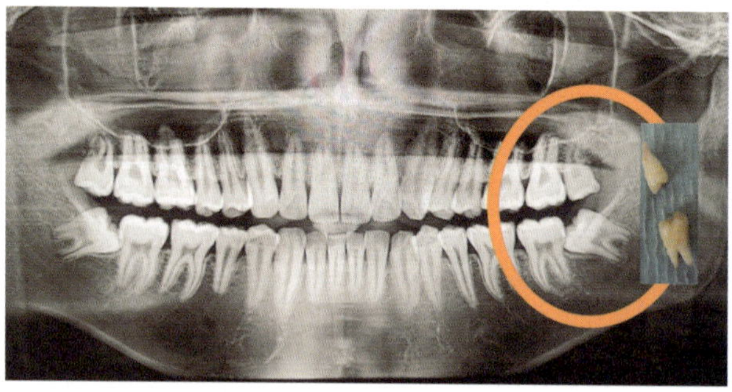

B 左侧上下颌智齿，全景片影像和拔除牙齿

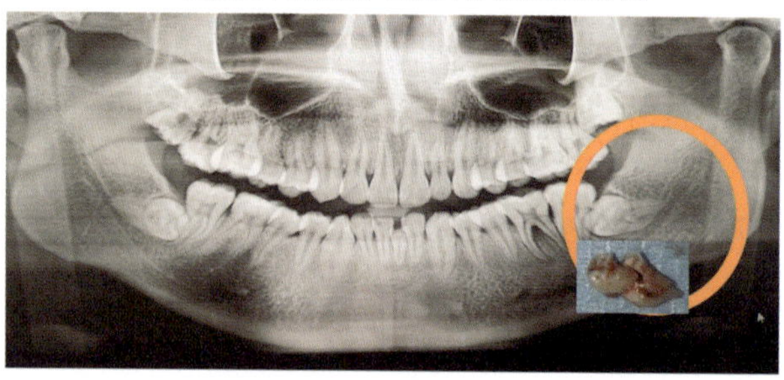

C 左侧下颌第二磨牙和左侧埋伏智齿的关系

图4-2-14 全景片无法显示牙齿的颊舌向位置关系

2. 牙根的异常

（1）牙根的形态 牙根的形态及其与骨的结合状态也是评估患牙难易程度以及进行阻力分析的重要因素之一。

牙根的形态，如牙根肥大、弯曲，牙根分叉大，牙根多，粗大、长度等。多根牙，上颌磨牙三个根，下颌磨牙两个根，均呈颈部较窄而根分叉的形态，且有时很难从根尖片或全景片详细地评估分叉的角度，此时无疑加重了拔牙的难度；牙根肥大或弯曲、根分叉较大，都说明根部阻力较大，因此设计手术方案时，要考虑牙根异常的影响。此种情况应首先考虑多根变单根、单根继续分的思路。

有时牙根与骨组织之间的牙周膜并不清晰，没有牙挺进入的空间，这也是可以从根尖片或全景片上观察到的，没有容纳牙挺进入的间隙，就要人为地扩大或制造牙挺进入的间隙。所以牙根的异常以及其与骨的状态，也是评判患牙拔除难易程度以及如何去除根部阻力的指标之一（图4-2-15）。

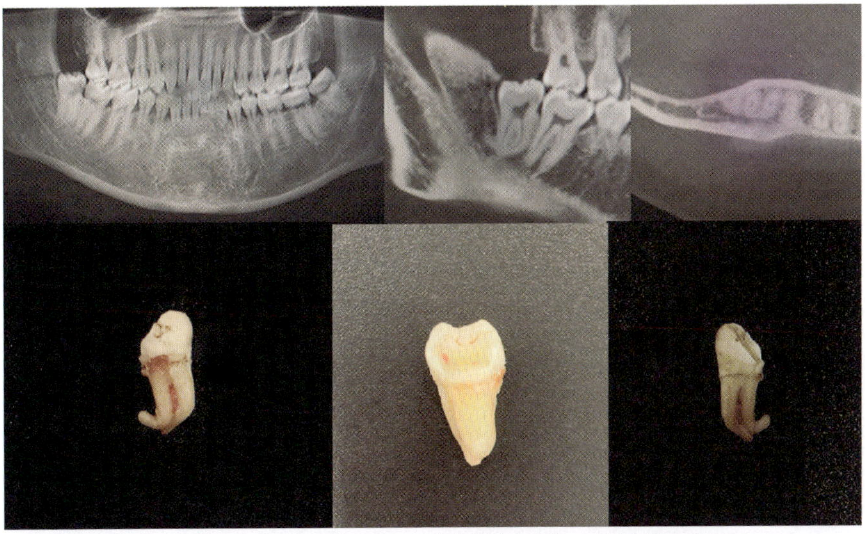

A　左侧下颌埋伏智齿、远中根向远中弯曲，且远中骨密度高

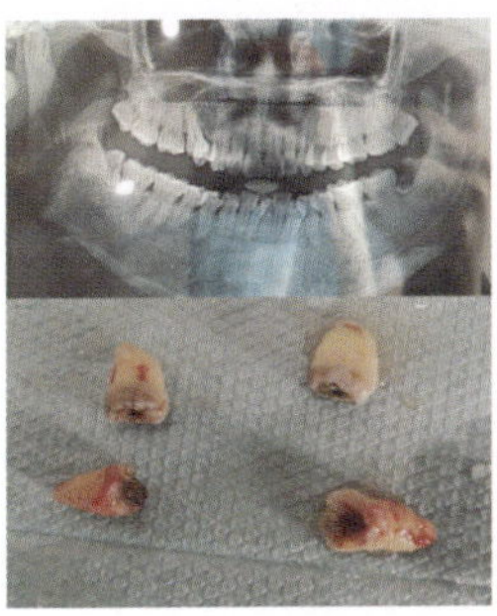

B　全景片示双侧上下颌智齿及拔除后的智齿

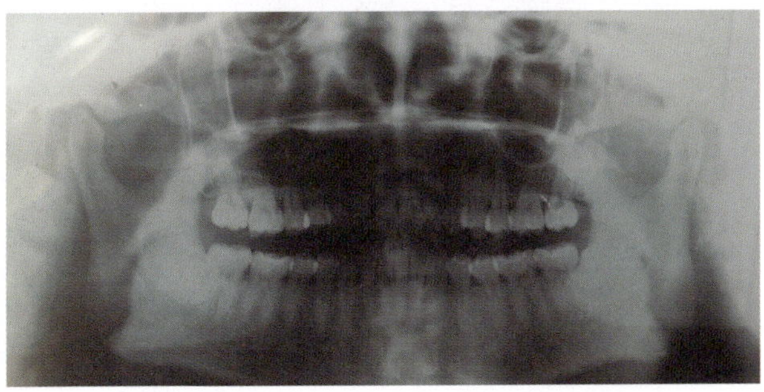

C　双侧下颌埋伏智齿，边缘骨质高密度影像，拔除难度大

图4-2-15　牙根异常

（2）牙与骨的状态　天然牙与骨组织中间是存在牙周膜的。而如果有硬化性骨炎或骨粘连，则可能在拔牙时将牙槽骨一起带下来，比如上颌结节的智齿；且拔牙创伤愈合较慢，疼痛时间可能会延长，出现干槽症的概率就大，所以要提前说明。

（3）牙根与上颌窦的位置关系　另外，上颌磨牙与上颌窦底的关系，也是必不可少评估的一环。将牙根推入上颌窦的情况并不少见。主要是术前仔细阅片，术中看清牙根的位置，看不清宁可不掏牙根，也要避免牙根进入上颌窦而造成更大的创伤。

（4）牙根与下牙槽神经管的位置关系　下颌埋伏智齿与下牙槽神经管的关系有时很难判断，主要是看牙周膜间隙、骨白线、下颌管壁三者是否清晰可见。如果认真注意了这3个解剖结构，不再向根尖方向推入，给下牙槽神经管压力，理论上说很难出现神经麻木的症状。

笔者以下颌埋伏低位牙为例（图4-2-16）描述上下颌埋伏智齿拔除的阻力分析及手术步骤。患者女，29岁，因牙列不齐，要求正畸治疗。正畸医师建议拔除左侧上颌埋伏智齿及右侧下颌埋伏智齿，拍CT示28高位完全埋伏智齿，48低位水平埋伏智齿。28阻力分析，软组织阻力、骨组织阻力，且28位于27远中根下方，邻牙阻力尚存，而48基本类似。因此术前制订治疗计划，切开、翻瓣去除软组织阻力，去骨暴露牙冠最大周径处解除骨组织阻力，种牙避免邻牙松动以解除邻牙阻力。

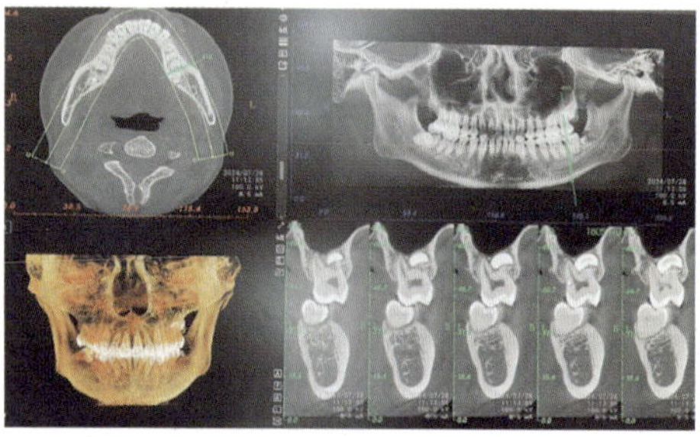

A 术前CBCT示左侧上颌埋伏智齿，位于27牙根上方

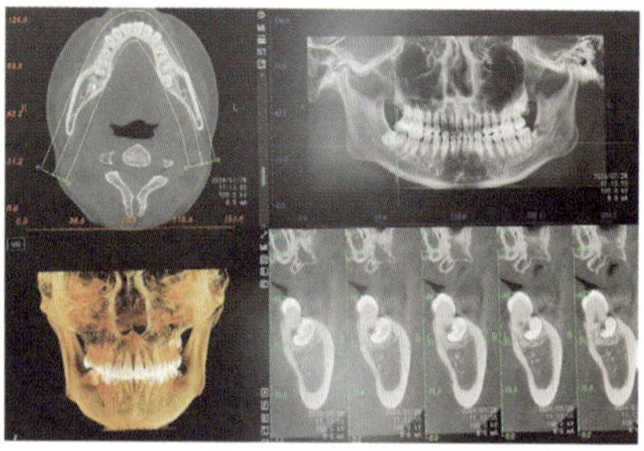

B 右侧下颌低位埋伏智齿，位于47远中下方，且密切接触

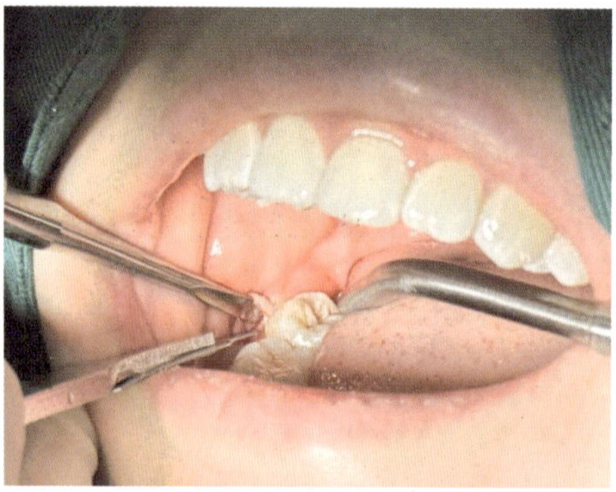

C 因48完全骨内埋伏，为完全暴露手术野，切口设计时最好从47的近中壁沿牙龈乳头处斜向根方45°切开，避免切开至前庭沟处，远中下颌升支颊侧延长切口

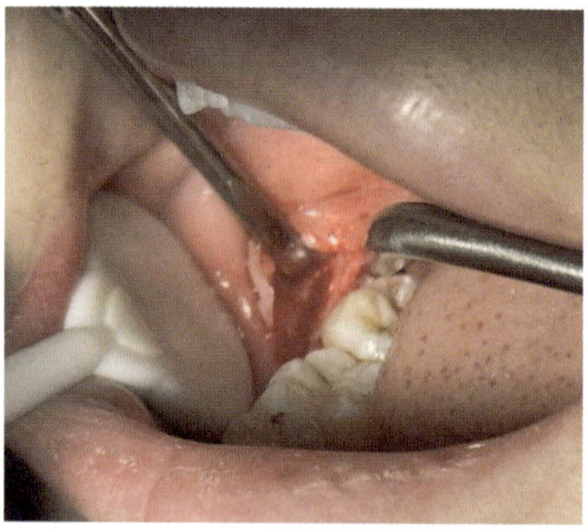

D 翻开全厚黏骨膜瓣，暴露颊侧及牙槽嵴顶骨板

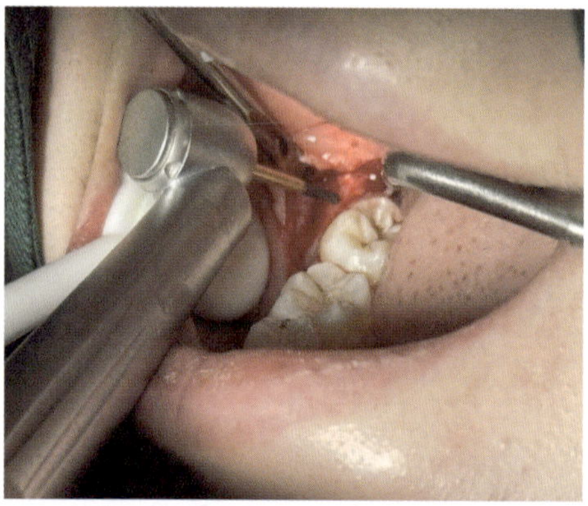

E 外科仰角手术，沿颊侧骨质去骨

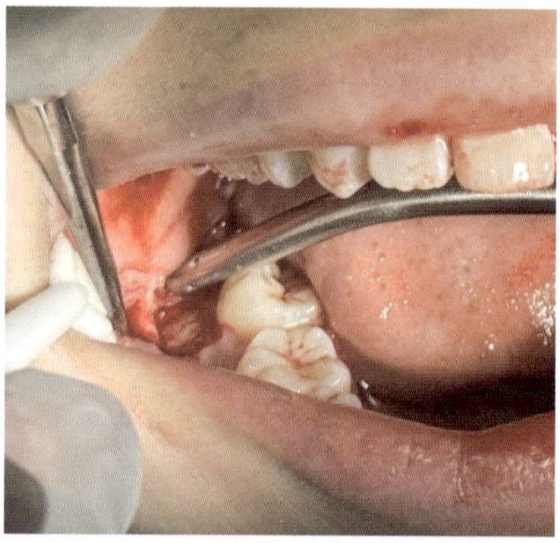

F 暴露48埋伏牙冠，可见48位于47远中根下有邻牙阻力，遂分牙冠

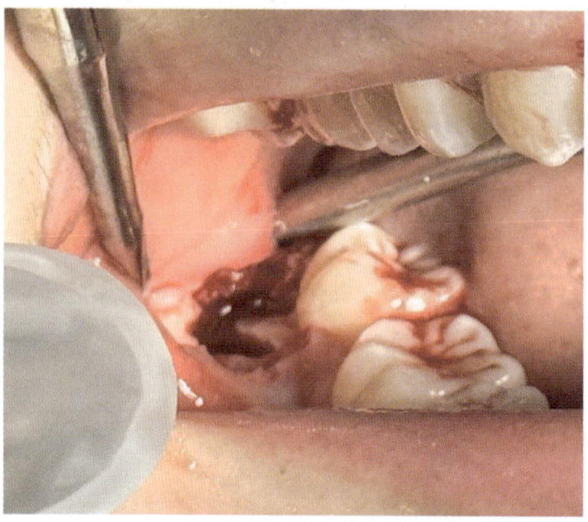

G 沿48牙体长轴分冠根

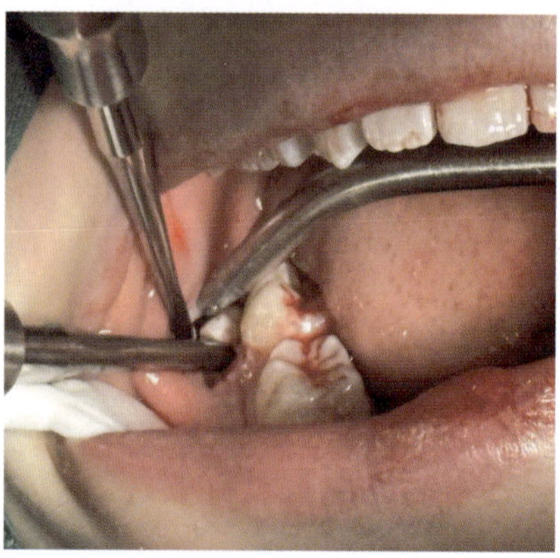

H 牙挺沿车针制备的间隙分开并挺松远中牙冠

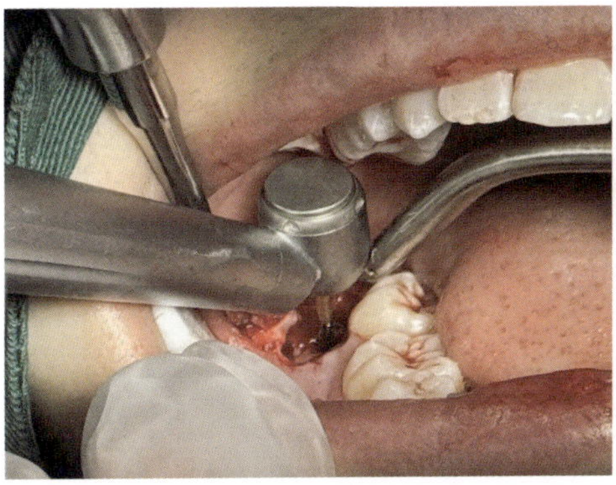

I　48近中冠部分位于47远中根下，所以再次用车针将48近中冠和牙根分离截除邻牙阻力

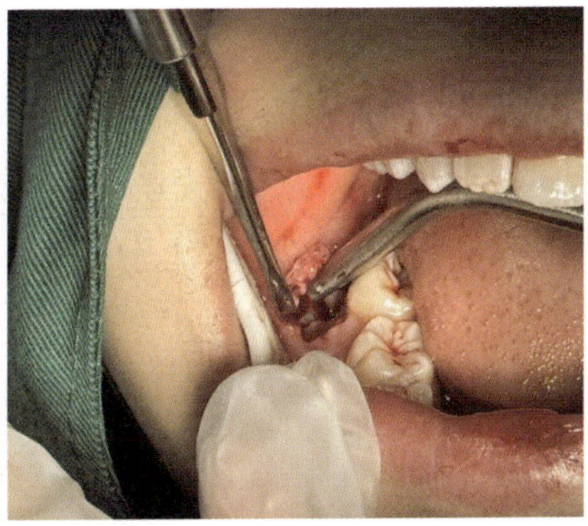

J　挺出48根部

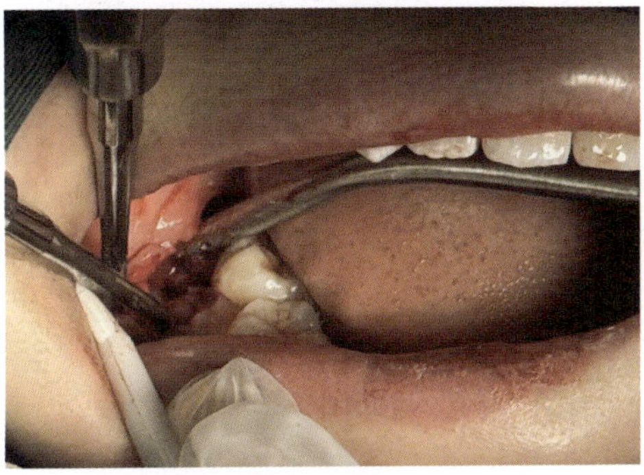

K　48近中牙冠向远中移动并挺出，此时应用左手的拇指放置47合面，感受47动度，避免将47挺松

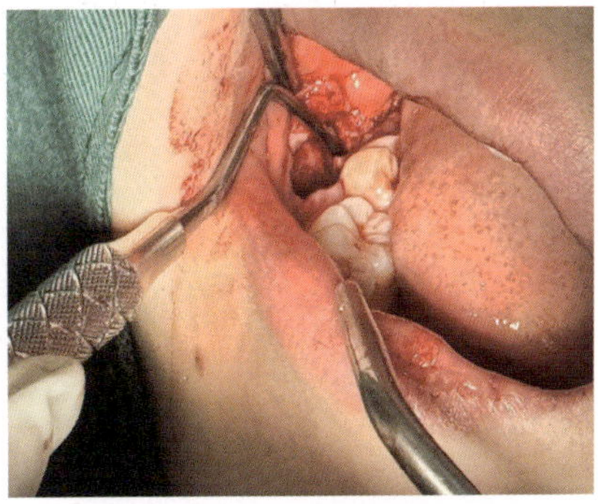

L　刮匙搔刮牙槽窝，用生理盐水冲洗，放置吸收性吸收性明胶海绵，缝合创面

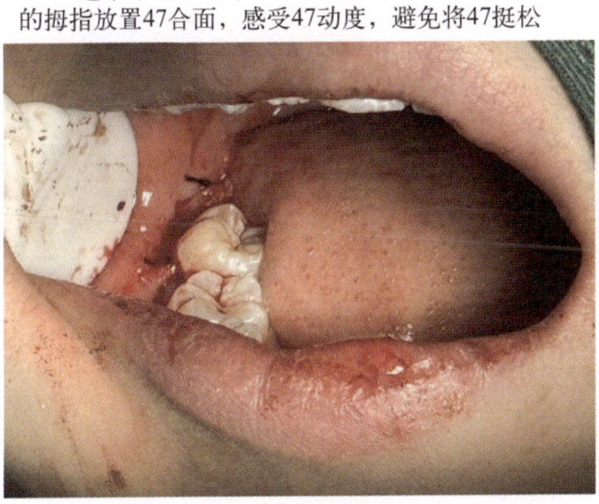

M　手术完成

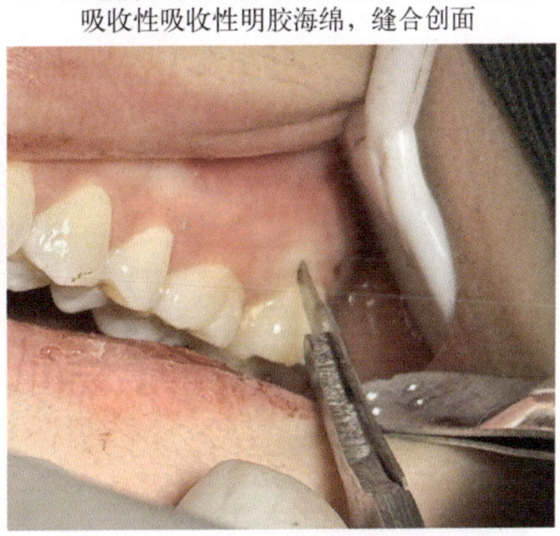

N　27近中壁开牙龈乳头向前庭沟处斜形切口，绕27颊侧龈沟内切口向远中至上颌结节

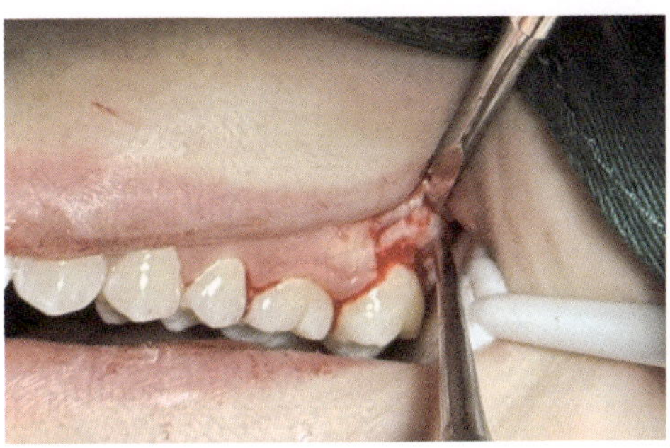

O　翻开全厚黏骨膜瓣

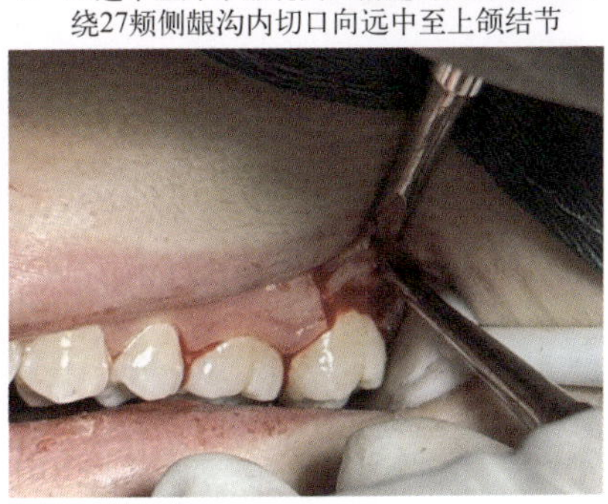

P　上颌后牙区骨质较疏松可使用圆形骨凿去除部分骨质，暴露28牙冠

图4-2-16

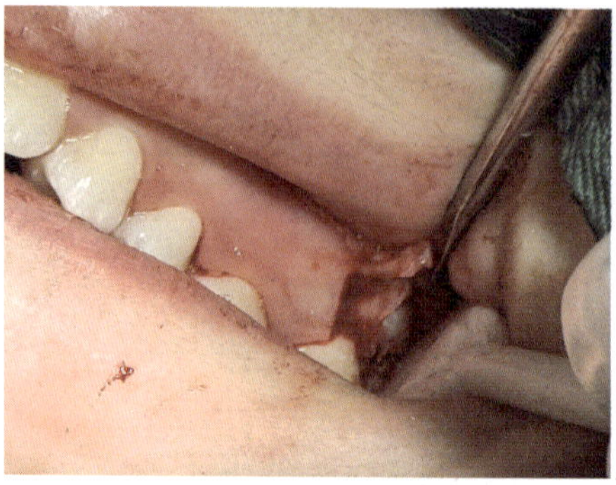

Q 上颌后牙区骨质较疏松可使用圆形骨凿去除部分骨质，暴露28牙冠

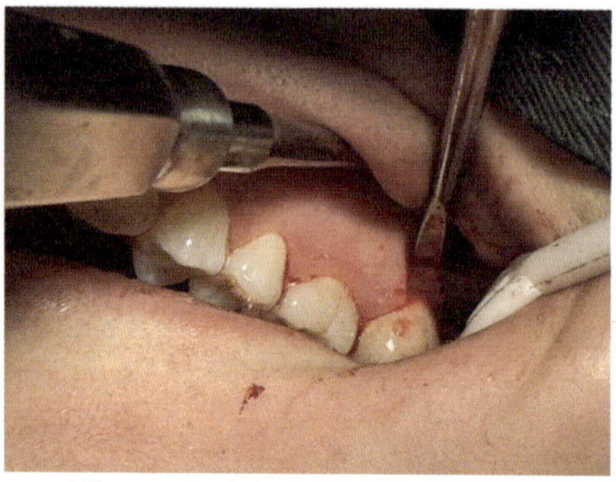

R 去除28牙冠近中的部分骨质暴露牙冠最大直径

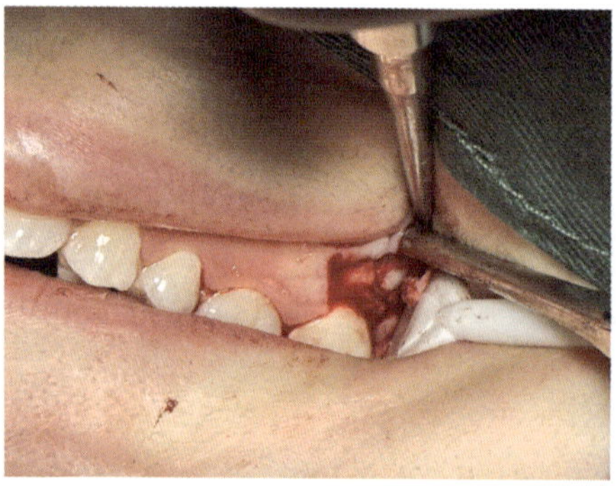

S 将合适的牙挺放置27远中根方，向远中颊侧用力挺松28

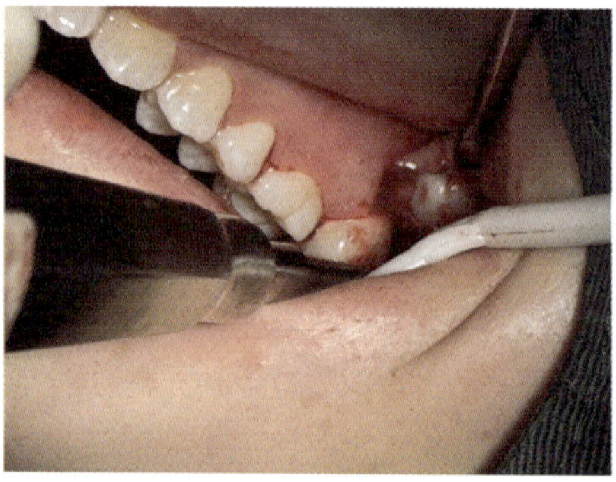

T 取出28

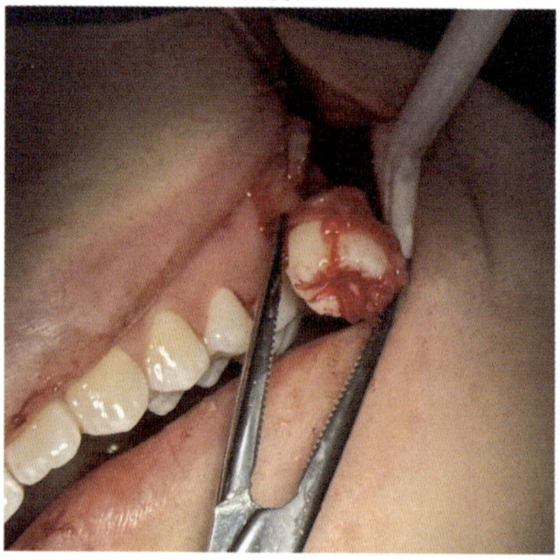

U 血管钳夹出28

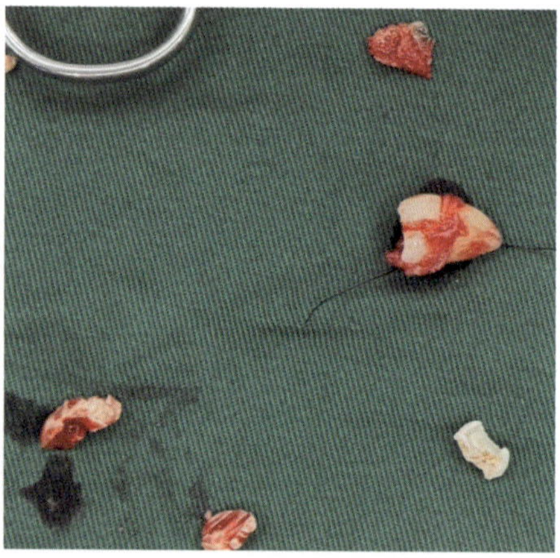

V 拔除右侧28和48牙体组织

图4-2-16 下颌埋伏低位牙

综上所述，牙齿拔除的难易程度与阻力的消除密切相关。除了患者全身系统因素的影响，患牙的具体状况以及医生的技术和经验也是关键因素。讨论任何单一因素都是不全面的。拔牙的复杂性在于没有固定不变的因素，而如何在众多不确定性中寻找确定性，这需要我们持续思考和总结经验教训。虽然“因牙制宜”这个表达不够精确，但其含义是相通的。每个人的全身和局部状况、每个需要拔除的患牙都是独特的，其复杂性因人而异、因牙而异。共性在于安全评估和局部状况，以及拔牙技巧；而个性则体现在选择哪种更有效的方式或方法，以期达到对患者最有利的效果。

Chapter 5

# 第五章

# 极简微创拔牙第一式：牙钳拔除术

## 第一节 牙钳拔牙术

### 一、牙钳拔除术的基本原理

牙根深植于牙槽骨内，主要通过牙周膜中的穿通纤维与牙槽骨相连，从而实现稳固。因此，在拔牙过程中，撕裂牙周膜是关键步骤（图 5-1-1）。传统拔牙技术主张通过颊舌向的摇晃动作逐步撕裂牙根与牙槽骨之间的牙周膜，以此来扩大牙槽窝，进而将牙齿拔除。然而，这种颊舌向的摇晃动作在牙齿拔除时会导致唇颊侧牙槽骨向唇侧移位，从而扩大牙槽窝。这种做法对唇侧束状骨不利，往往会导致唇颊侧束状骨过度吸收（图 5-1-2）。虽然这种方法在常规拔牙操作中可行，但它对保持唇颊侧骨板的完整性和稳定性极为不利。

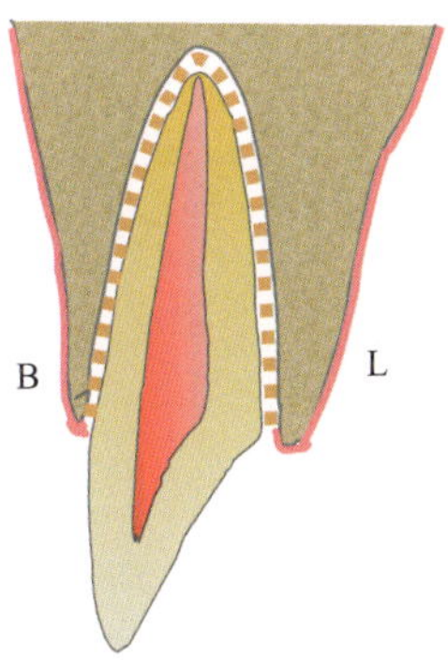


图 5-1-1　天然牙牙体组织的冠状面模式

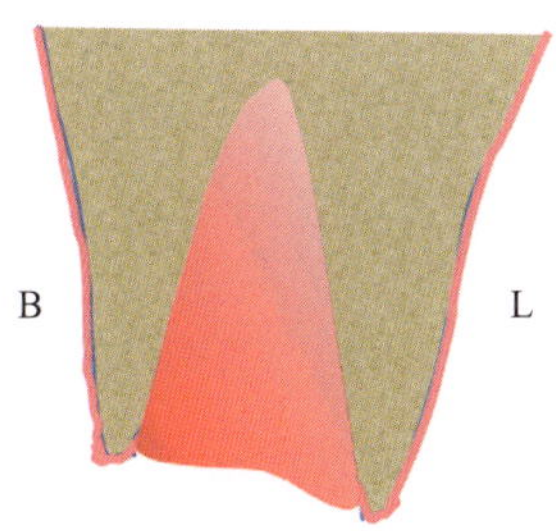


图 5-1-2　天然牙拔除后牙槽窝的形态模式

其次，牙周膜环绕着牙根周围，连接牙槽骨与牙根。在使用牙钳进行颊舌向晃动时，一侧的牙周膜会受到压迫，而对侧的牙周膜则被牵拉紧张，导致牙周膜断裂，进而实现牙齿的拔除（图 5-1-3）。

使用钳子拔牙仍是现代拔牙的基本方法之一，但是技术和方法应以减少牙槽骨损伤为主。因此笔者认为，使用拔牙钳运用扭转的力量才是保存牙槽嵴损伤的重要技术和方法。

如图 5-1-4 所示，在拔除侧切牙过程中运用颊舌向晃动的方法，拔除患牙后唇侧骨板随之受损，给牙槽嵴保存和即刻种植带来极大挑战，即使以后患者要求做固定修复，唇侧牙槽束状骨受损也是吸收改建较大的。因此，如何保存唇侧骨板或如何尽可能地减少对骨板的损伤才是微创的意义所在。

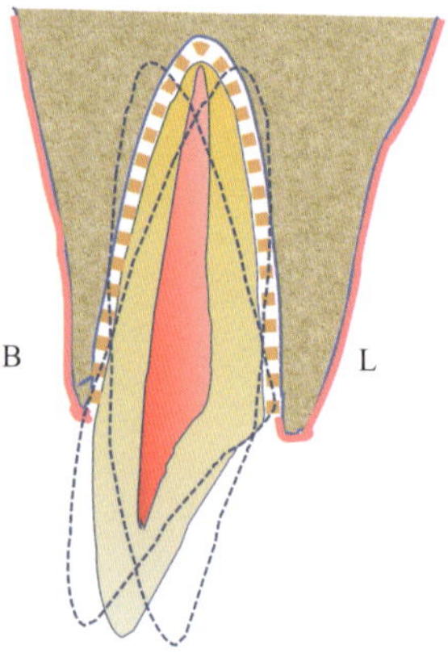


图5-1-3　使用牙钳颊舌向晃动天然牙时，牙体组织颊舌向移动撕裂牙周膜并逐渐扩大牙槽窝

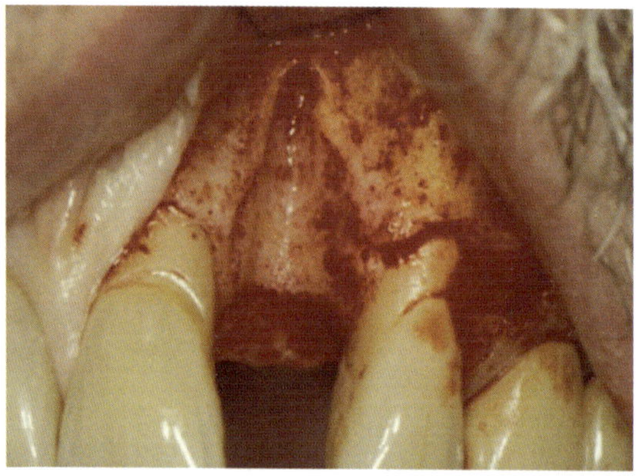

图5-1-4　颊舌向晃动，造成唇侧牙槽骨折裂

## 二、牙钳拔牙的适应证

### （一）患牙保存有可以使用钳子夹持足够长度、健康牙体组织并与牙钳的喙的形态相一致

**1. 患牙残冠或有较大龋坏，留存较少的牙冠或牙体组织不应是牙钳拔牙的适应证**

临床上见到很多此类病例，患者严重的龋坏、有较大的牙冠修复体或做过根管治疗的牙冠，用拔牙钳夹持时往往牙冠极易碎裂，因此而成了断根的病因。

如图5-1-5所示，患者左侧上颌第二前磨牙发生劈裂，需要拔除。首先，使用拔牙钳施加可控的扭转力以撕裂牙周膜，导致牙冠从颈部折断。这种情况在临床上十分常见，医师在看到牙冠折断后，通常会首先考虑使用牙挺。然而，在使用牙挺时，往往以近中或远中颊侧

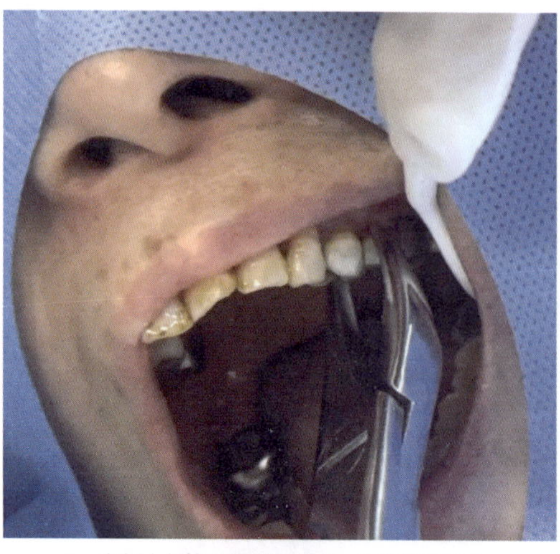

A　左侧上颌第二前磨牙劈裂，牙钳扭转用力

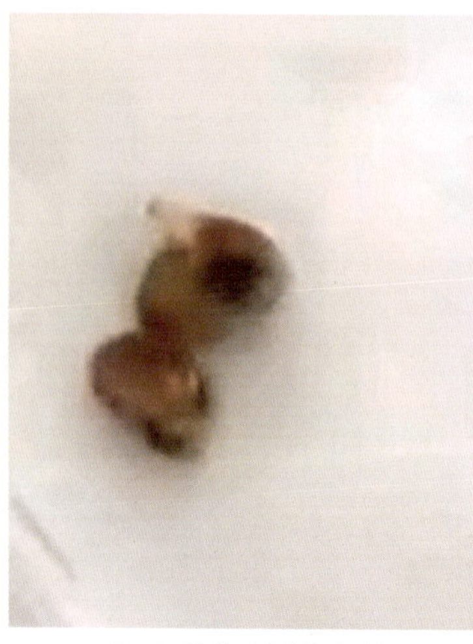

B　25劈裂牙自颈部折断

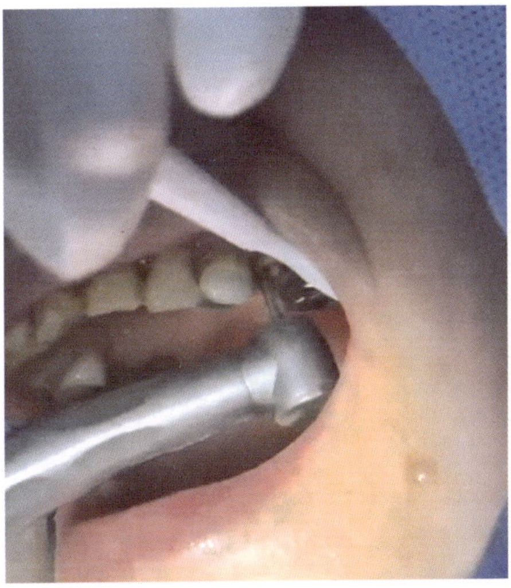

C　使用车针近远中向分割成颊、腭两部分至根1/2~2/3

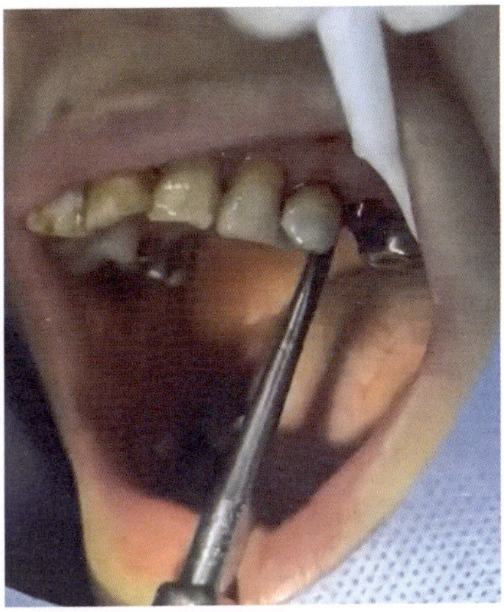

D　用牙挺进入车针分割间隙将颊、腭两部分分开

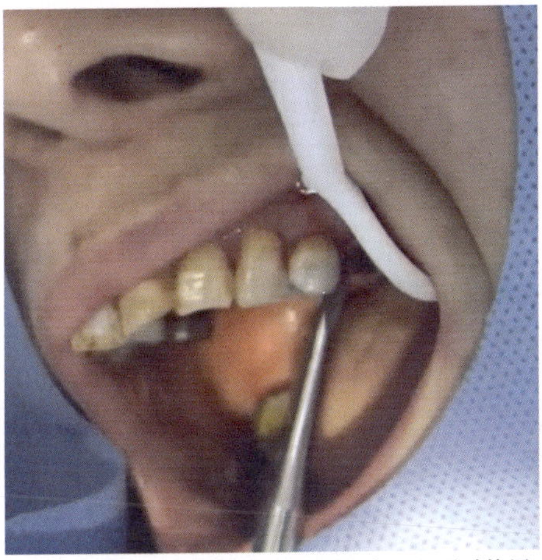

E　用牙钳将颊、腭两部分分别取出，必要时使用拔牙钳或血管钳(一)

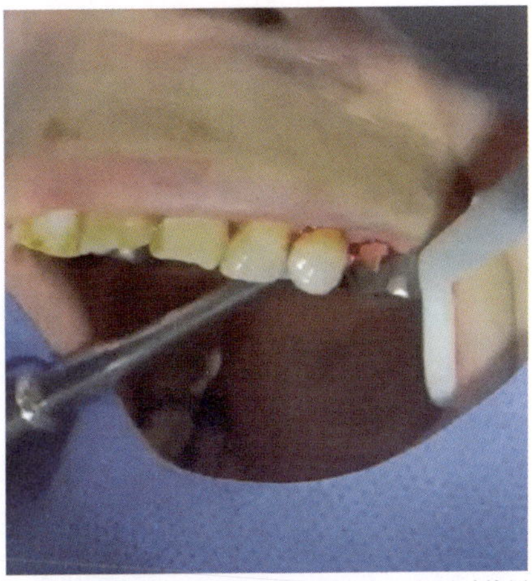

F　用牙钳将颊、腭两部分分别取出，必要时使用拔牙钳或血管钳(二)

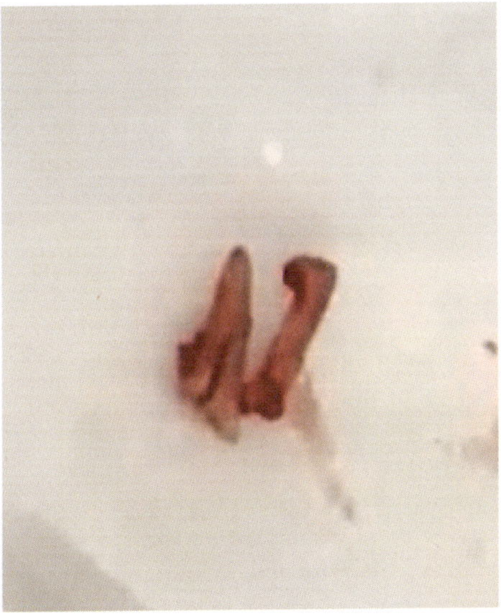

G　拔除的断根

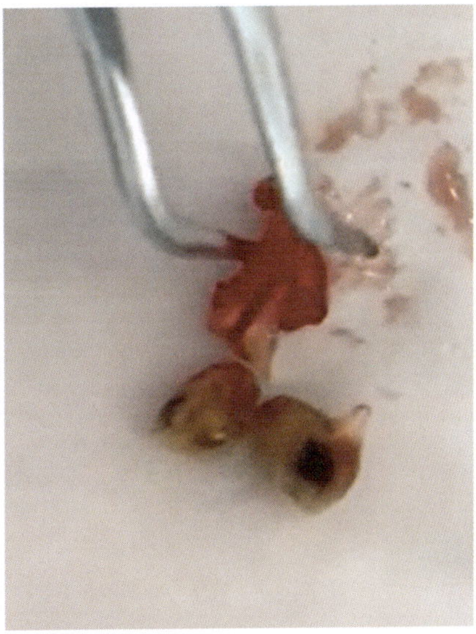

H　拼对拔出的牙冠和取出的断根

图5-1-5　左侧上颌第二前磨牙劈裂后拔除

轴角处牙槽骨板作为支点，这可能会导致牙槽嵴顶骨受损。从微创的角度来看，这种拔牙方式并非最佳选择。因此，笔者首先考虑使用外科手机进行从近远中方向的分根操作。上颌第一和第二前磨牙通常为单根或颊腭双根，因此，我们从根管口进入，将其分为颊、腭两部分。当分割至颈部1/2～2/3时，再使用牙钳插入直达分割根方的底部并扭转，直至颊、腭两部分松动，最后使用牙钳或血管钳扭转取出。

2. 所使用牙钳钳喙的弧度、宽度、大小与拔除患牙的颈部相匹配

牙钳能够夹持健康牙体组织的颈部，主要依赖于其与牙体组织的摩擦力。当牙钳喙的宽度与形态与健康牙体组织相匹配时（图5-1-6A），能够形成较大的摩擦环抱力。然而，当牙钳的喙宽度大于牙体颈部时，仅能实现线性接触（图5-1-6B），在顺时针或逆时针旋转时，线性接触可能导致滑动，从而无法达到撕裂牙周膜的效果。相反，如果钳喙的宽度小于牙体颈部（图5-1-6C），唇颊侧钳喙的尖端与牙体组织形成四边形点对面接触，虽然具备一定的夹持和旋转能力，但钳喙的四个尖端对于牙体组织光滑的釉质或牙骨质来说并不友好，也容易因接触面积过小而打滑。

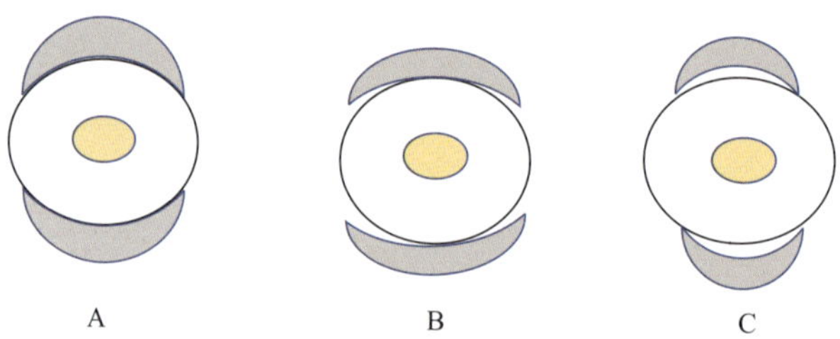


图5-1-6　钳喙宽窄与牙体形态的大小关系的模式

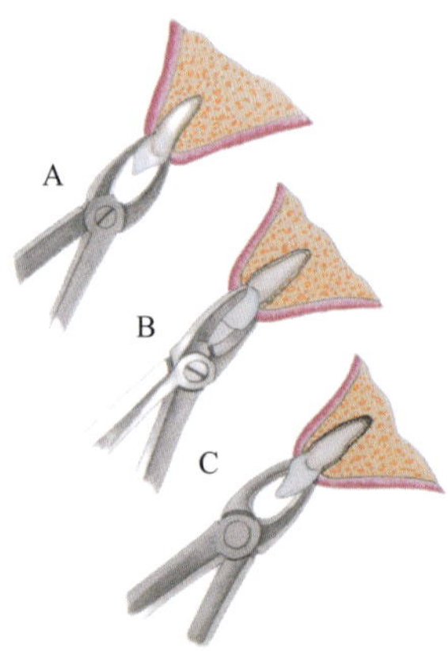


图5-1-7　牙钳钳喙尖端应向牙体颈部根方进行夹持

3. 与牙体组织颈部相适应的牙钳钳喙尖端应尽可能向根方进行夹持

正常的牙体解剖提示，绝大多数牙根的长度大于临床牙冠的长度，因此如果钳喙尖端仅夹持牙体组织冠方，因牙根较长或弯曲、粗大而阻力较大时，有可能发生冠折（图5-1-7）。且需要拔除的患牙有可能牙体组织龋坏受损或有修复充填体或经根管治疗硬组织变脆等，导致临床牙冠健康组织应力降低，因此牙钳喙端应尽可能向牙体组织的根方夹持。

4. 牙钳钳喙的轴向应与牙体长轴一致

牙钳钳喙的长轴应与患牙牙体长轴一致，才能保证施加晃动或旋转力时能有效作用于牙体组织上（图5-1-8）。如果钳喙的长轴与患牙牙体长轴不一致，则可能导致施加的旋转力或晃动力与牙体根方的长轴不一致，可能导致断根。尤其位于牙列末端的上下颌后牙，因患者张口度有限，钳喙的轴向与牙体长轴很难一致，所以应选择钳喙与关节弯曲的牙钳。

（二）旋转拔除

1. 合适的牙钳尽可能向根方夹持牢固后，沿牙体长轴施加顺时针旋转的力量约10秒，再逆时针旋转

牙钳夹持牙冠或牙体组织后，为避免唇侧骨板折断，最好不要向唇（颊）舌（腭）向反

复晃动，而应沿牙体长轴施加顺时针旋转的可控力量约10秒，可先用较小的力量逐渐加大力量，其次可以反复多次使用直至牙体组织松动，牙体组织松动后可感觉阻力突然消失，牙体组织松动后可增加向冠方脱位的力量将牙体组织拔除（图5-1-9）。

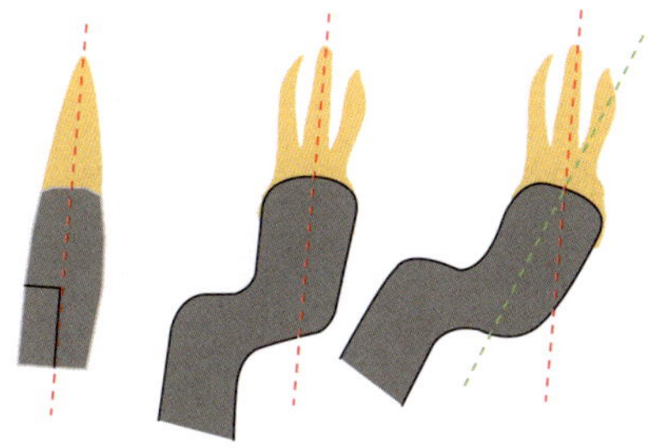

A　B　C

图5-1-8　牙钳钳喙的轴向应与牙体长轴轴向一致

红线表示牙体长轴方向，A和B表示牙体长轴与钳喙长轴一致，C图示牙钳钳喙长轴方向绿线与牙体长轴红线方向不一致

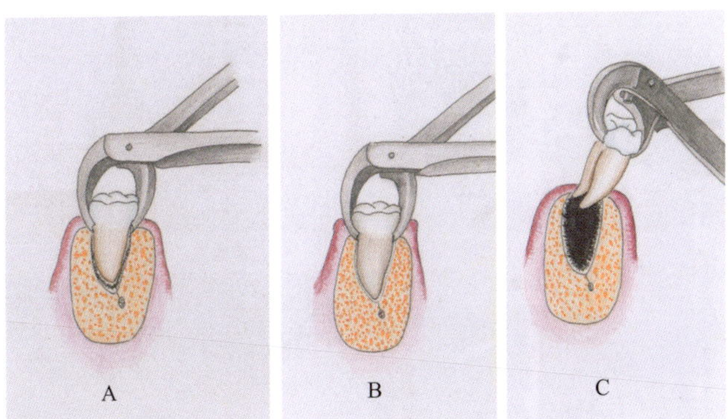

A　B　C

图5-1-9　施加旋转的力量将牙齿拔除

一些同行认为，在使用钳子施加旋转力时，若遇到牙根弯曲或多根牙的情况，可能会导致牙根折断。确实，当牙根完全弯曲或多根时，断根的风险是存在的。关键在于如何精确控制旋转力，同时手感也极为重要。在旋转过程中，应感知到哪一侧的阻力较小，并向阻力较小的一侧反复施力。对于那些牙根严重弯曲且有断根风险的情况，建议先进行截冠处理，然后使用车针分离牙根，最后用牙钳分别旋转拔除。

**2. 牙钳夹持牙冠或牙体组织施加可控的旋转力量时，为避免牙钳移位，应向根方加压**

使用牙钳夹持牙冠或牙体组织进行旋转时，需要反复顺时针或逆时针进行，每次操作都有可能造成牙钳牙冠方移位，因此每次旋转时应尽可能将钳喙向根方夹持。

如图5-1-10所示，患者女，39岁。30年前上颌前牙外伤，现松动，要求拔除后种植。11松动Ⅲ°，21松动Ⅰ°，CBCT示牙根较短，保守治疗远期效果欠佳，遂考虑拔除后行即刻种植治疗。11、21拔除相对简单，牙钳向根方夹持后顺时针旋转，然后逆时针旋转进行撕裂牙周膜，可保护唇侧较薄的骨板，对于即刻种植和保存牙槽嵴的三维轮廓是有益的。拔除后可见11牙槽窝内有大量的肉芽组织，用刮匙刮除干净。

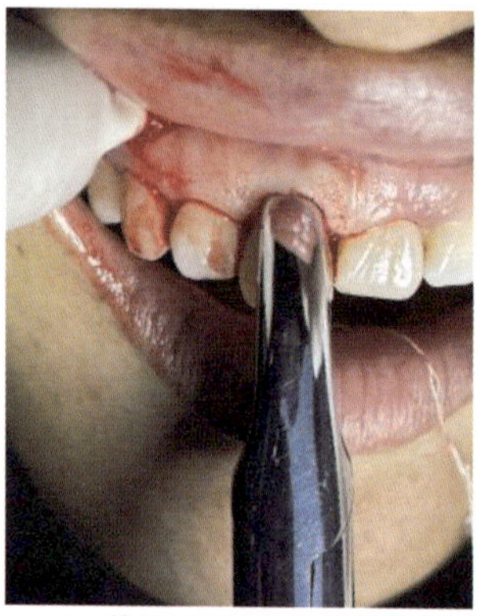
A 使用牙钳向根方夹持牙冠

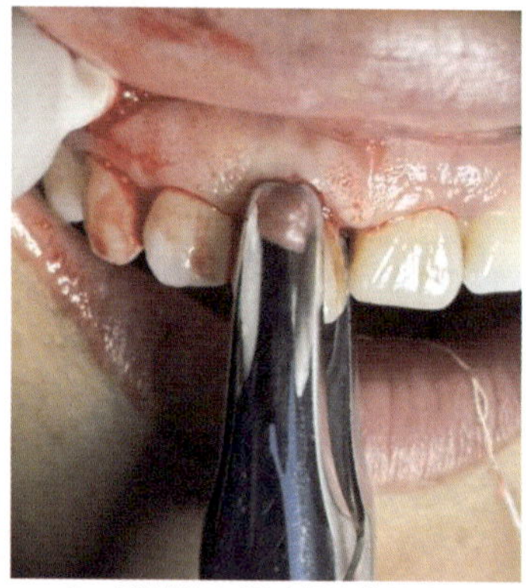
B 逆时针和顺时针旋转拔除11

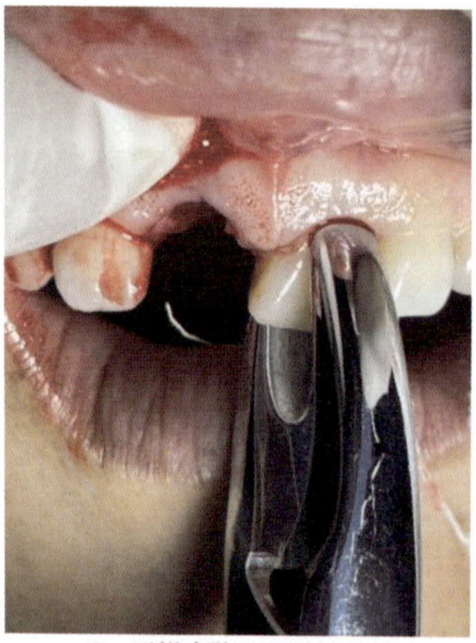
C 牙钳夹除21顺时针旋转

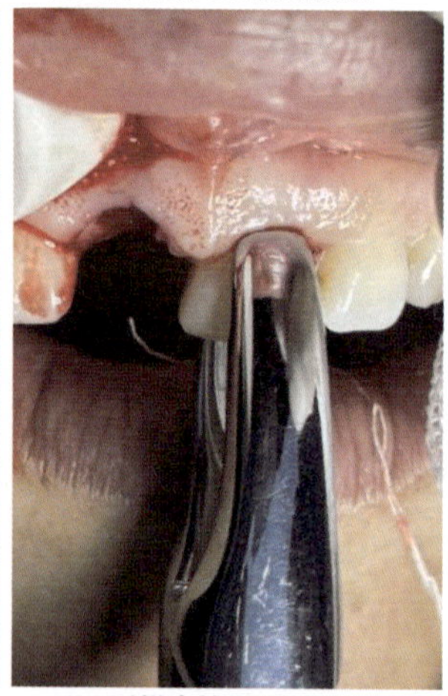
D 牙钳夹持21逆时针旋转

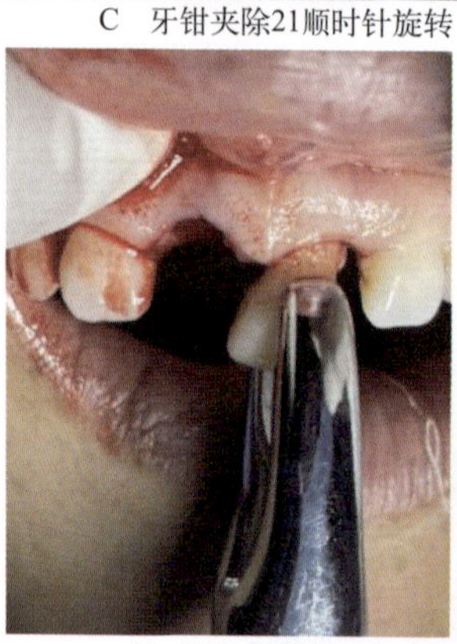
E 21松动脱位

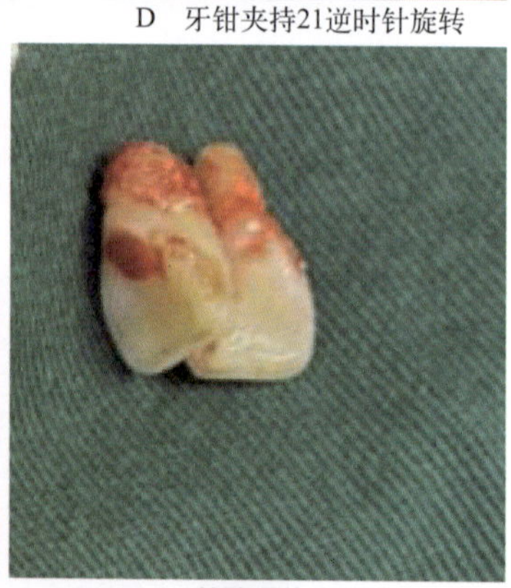
F 拔除后的患牙

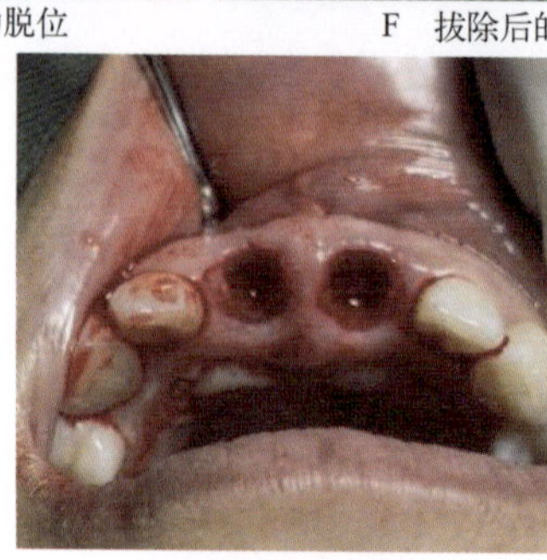
G 拔除后的牙槽窝

图5-1-10 松动牙11、21的拔除

# 第二节
# 牙钳的特殊拔牙术

## 一、牙根弯曲

### （一）牙根弯曲不是钳子拔除的禁忌证

在使用牙钳对弯曲的牙根施加旋转力时，容易导致牙根折断（图5-2-1）。一方面，旋转力的控制较为困难，不当的操作可能造成暴力损伤，从而引发牙根折断；另一方面，牙根本身的弯曲形态也是导致断根的一个重要因素。

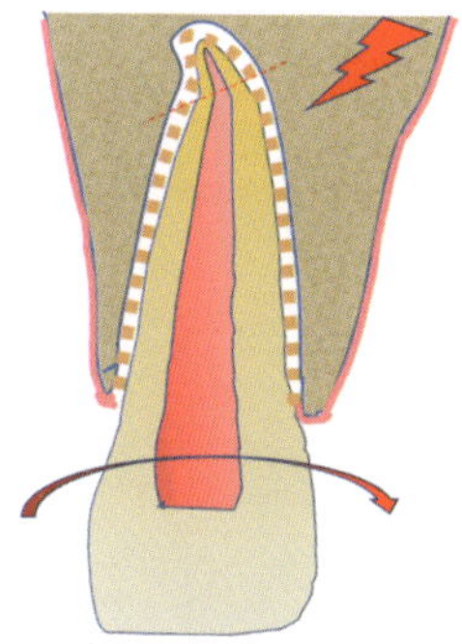

图5-2-1 牙根弯曲，使用牙钳夹持牙冠旋转时，容易断根

### （二）牙根弯曲或断根时的处理

牙根弯曲时首先将牙冠自颈部截断，保留牙颈部上方5mm左右牙冠组织（图5-2-2），然后再将外科手机直立起来，用车针沿根管口近远中或颊舌向进行分割，车针分割时需尽可能向根尖方向，此时外科车针可用28mm的，然后将窄细的牙挺自车针分开处直达牙根底端，扭转分开。然后用牙钳旋转取出或用牙挺挺松后分别取出。

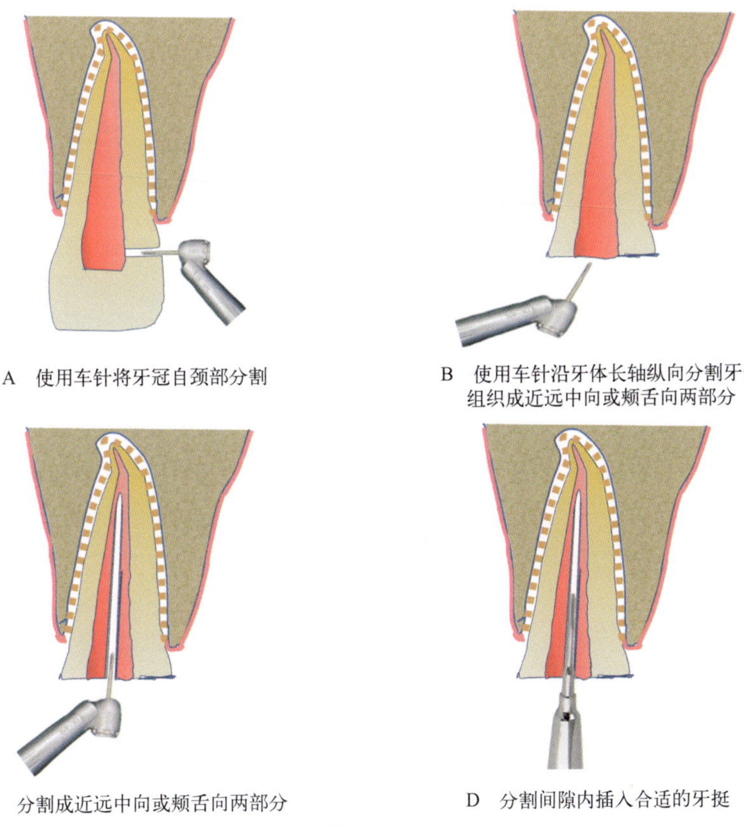

A 使用车针将牙冠自颈部分割

B 使用车针沿牙体长轴纵向分割牙体组织成近远中向或颊舌向两部分

C 分割成近远中向或颊舌向两部分

D 分割间隙内插入合适的牙挺

图5-2-2

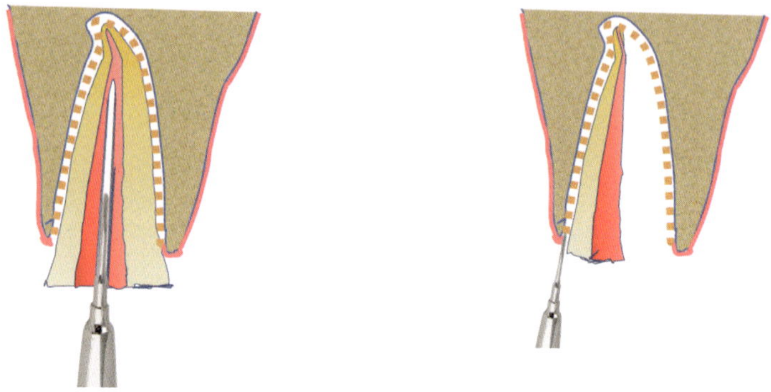

E　旋转牙挺，将其从根方彻底分割开　　F　分别取出分割的牙体组织

图5-2-2　压根弯曲时的处理

## 二、分割牙根方向的问题考虑

### （一）近远中向分割成唇（颊）、舌（腭）两部分

可分割成颊舌向两部分牙根，尤其适用于即刻种植时保留唇侧根片部分的根片屏障技术（也有称为根盾技术）。其适应证与禁忌证见表5-2-1。

表5-2-1　根片屏障技术的适应证和禁忌证

| 适应证 | 相对禁忌证 | 禁忌证 |
| --- | --- | --- |
| 移位牙 | 重度牙周骨缺损 | 龈缘以下的水平根折 |
| 广泛龋坏牙 | 广泛的根尖周病变 | 唇颊侧纵型根折 |
| 无法进行冠桥修复的牙根 | 冠根向骨开窗 | 严重的唇侧骨开裂 |
| 纵型或斜型根折 | | 牙固连或与相邻牙根粘连 |
| 根管治疗失败的死髓牙 | | 缺乏即刻种植的经验、技能 |
| 冠桥失败的患牙 | | |
| 牙冠、根内吸收 | | |

牙齿缺失会导致牙槽嵴在三维轮廓上的吸收和改建。牙槽骨的吸收和牙槽嵴三维轮廓的改变是拔牙后牙周韧带-束状骨复合体（bundle bone-periodontal ligament complex，BB-PDL）丧失的结果。在这种情况下，需要修复缺牙或部分牙齿的患者，可通过精细的外科手术技术来干预和管理牙槽骨吸收改建。尽管有多种技术，如牙槽嵴保存技术或牙槽嵴增量技术，可以延缓牙槽嵴三维轮廓丧失或体积塌陷，但这些都不能避免其吸收，最终导致部分或全部牙槽嵴轮廓丧失及体积塌陷。部分牙拔除技术（partial extraction therapies，PET）是一种利用天然牙自身结构来抵御牙槽嵴软硬组织丧失、牙槽嵴骨质改建前的治疗技术。

通过保留牙根及其与牙槽骨的连接，BB-PDL复合体及其血管供应可得以维持。将经过根管治疗后的牙根留置在牙槽骨中，已被证明成功地保存了拔牙后的牙槽骨和桥体部位的软硬组织，因此被称为牙根埋入技术（root submergence therapies，RST）。然而，RST技术受到部分牙根尖周炎或牙髓炎症需根管治疗后留存的限制。Hürzeler等在即刻种植时，将需拔除的牙齿在近远中向分割，使牙根分割成唇（颊）侧或舌（腭）侧两部分，保留唇（颊）侧部分牙根，留置在牙槽窝内以将牙槽骨组织保持在即刻植入位置的技术，称之为根片屏障或根盾技术（socket shield technique，SST）。当种植体放置在偏腭侧时，该技术保护了保留的牙根与束状骨及其血管的连接，从而保持牙槽骨对种植体和修复体的支撑。另外一种是桥体盾技术（pontic shield technique，PST），该技术通过保留部分唇颊侧牙根，将牙槽嵴保存材料置于桥体部位并密封牙槽窝，从而形成桥体部位，而保存了牙槽嵴。RST技术仅限于具有健康的牙髓或牙根经根管治疗完成的部位。然而，当根尖炎症无法实施RST技术时，PST则为临床医生提供了另一种替代方法，唇颊侧牙根的牙周组织均保持完整，以形成桥体部位，即舌腭侧面均几乎没有塌陷，如图5-2-3所示。

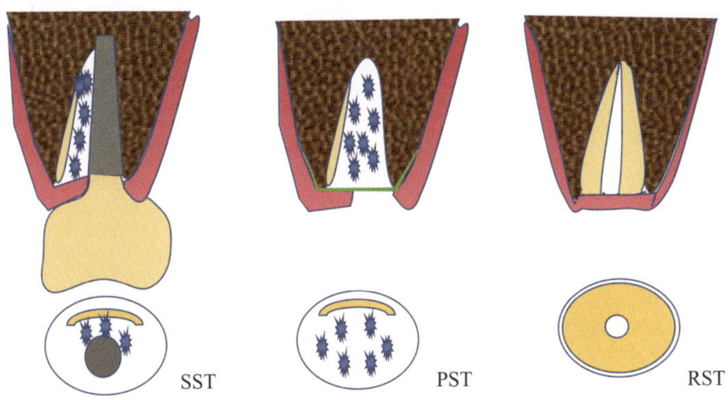


图5-2-3　SST、PST和RST的模式

病例如图5-2-4所示，患者左侧中切牙残根，治疗计划为拔除后种植治疗修复，从术前CBCT可观察到残根已行根管治疗且根尖无炎症，唇侧骨板较薄，且无松动，考虑保留唇侧根片拔除腭侧部分牙根，遂不切开和翻瓣，用外科车针将残根分为唇侧、腭侧两部分，用细的牙挺挺出腭侧部分。挺出腭侧部分时，应注意避免唇侧根片松动。然后用扩孔钻进行定位、逐级扩孔、植入种植体。术后复查CBCT，唇侧根片位于种植体唇侧，保存完好。最终修复效果较好。

从牙根弯曲需要拔除的理念至现代保存牙根埋入、部分牙体组织保留技术理念的进步，促使现代拔牙理念也要与时俱进，尽量保存唇侧骨板、减少牙槽嵴吸收仍是微创拔牙的最终追求。

根片屏障技术是一种不需要额外成本和复杂性骨移植的微创技术，虽然一些队列研究和病例分析表明其具有保留唇颊侧骨壁厚度和体积的优势，但缺乏大队列数据的客观分析和长期观察；其次，对于最终临床效果评估缺乏统一标准和缺乏足够的证据支撑。

尽管根片屏障技术可能会提供有前景的长期结果，减少某些区域种植体周围的骨移植需求，但支持这一观点的临床数据非常有限，且缺乏精心设计的前瞻性随机对照研究。同时，在常规临床实践中使用根片屏障技术时应谨慎。建议临床医师在考虑使用根片屏障技术进行治疗时做出最佳临床判断。根片屏障技术也存在一些并发症，如根片屏障暴露和吸收、种植体周围炎、种植体骨结合不良或种植体骨结合失败。因此，使用根片屏障技术时要求具有丰富临床经验的医生来进行操作。

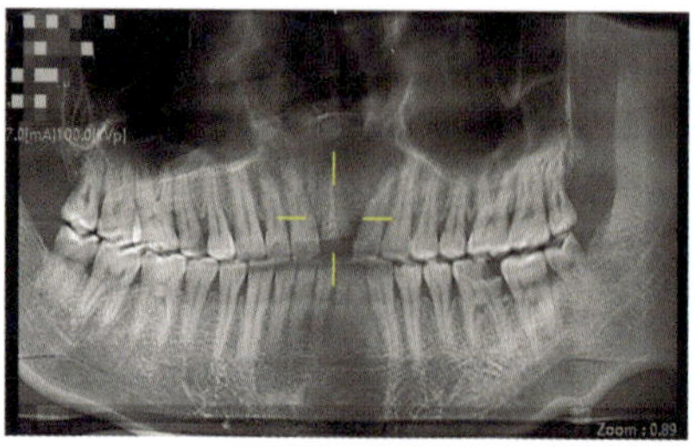

A　术前全景片

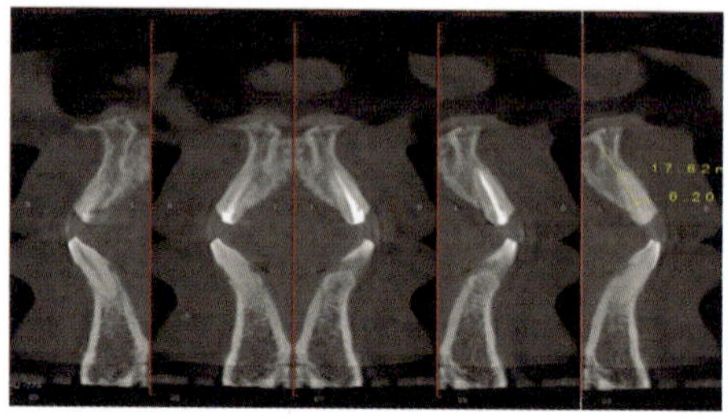

B　术前CBCT

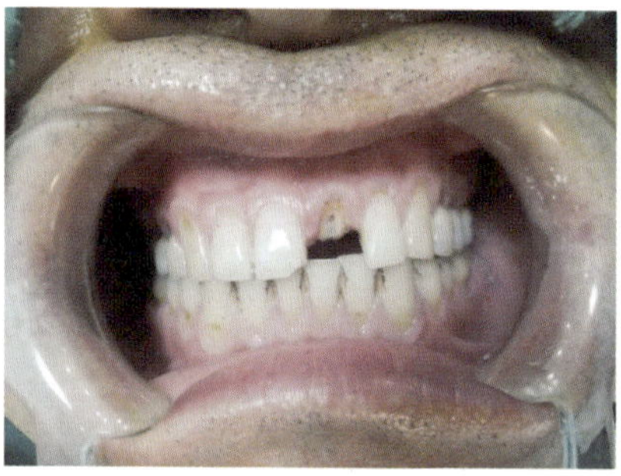

C　术前口内唇侧照片

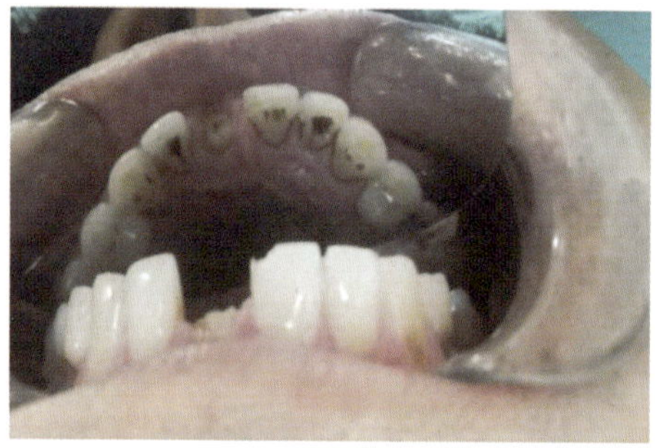

D　术前口内殆面照

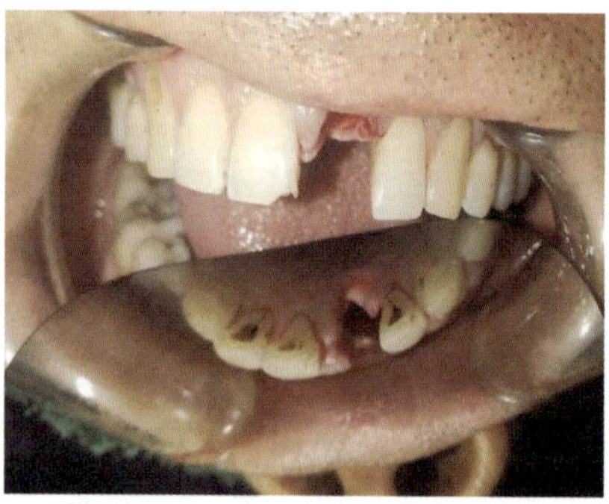

E　将牙根使用车针分割成唇侧、腭侧两部分，取出腭侧部分

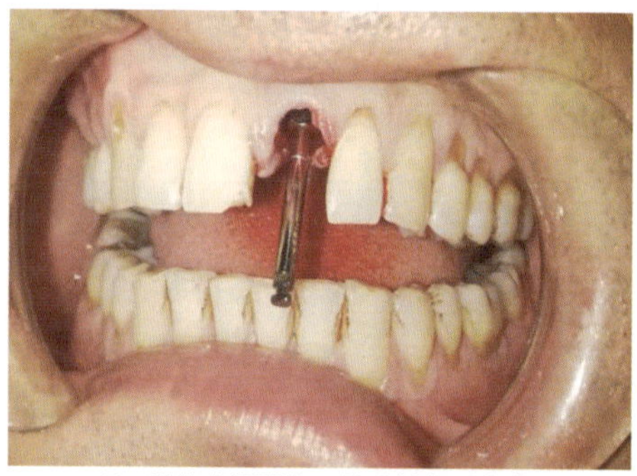

F　种植窝洞预备，扩孔钻指示方向

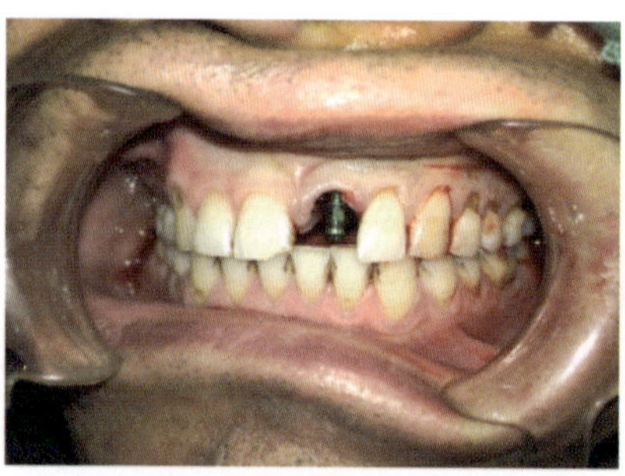

G　种植体植入后

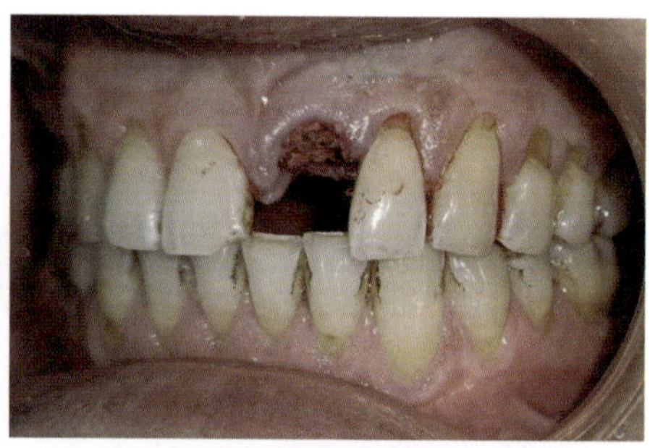

H　填入骨代用品

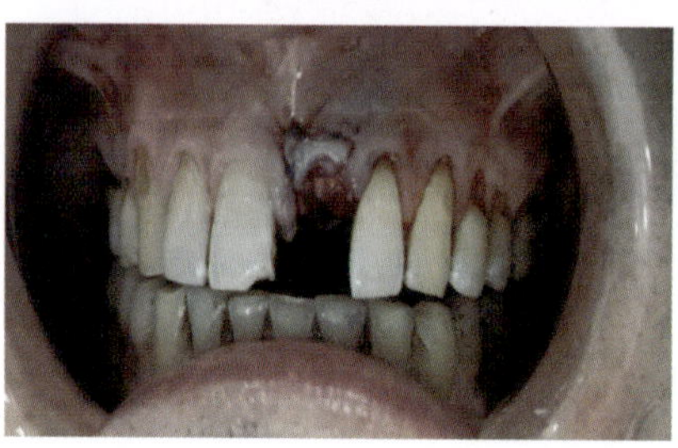

I　固定覆盖牙槽窝顶部的明胶海绵

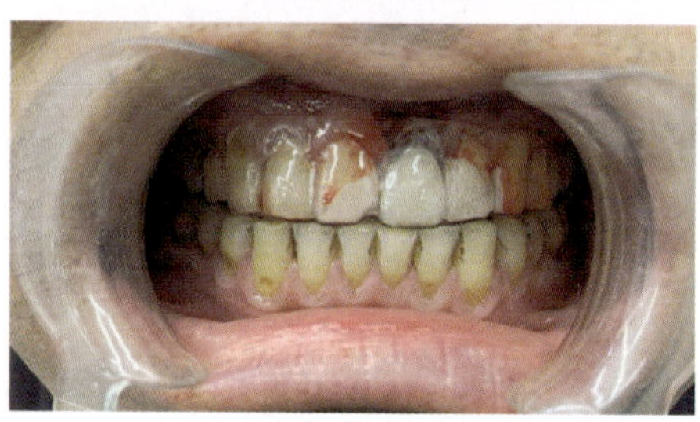

J　制作临时修复体

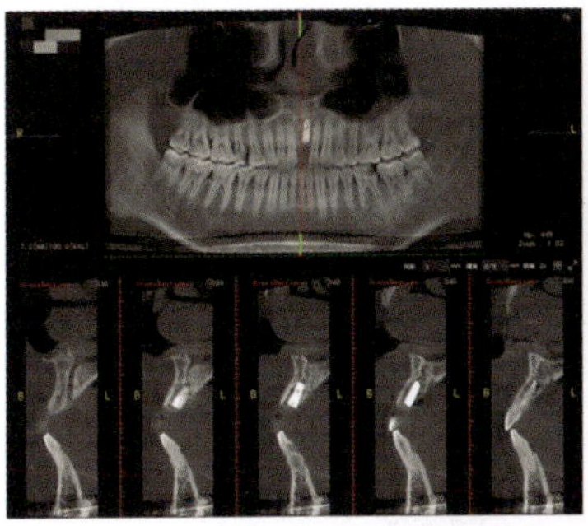

K 术后当天的CBCT

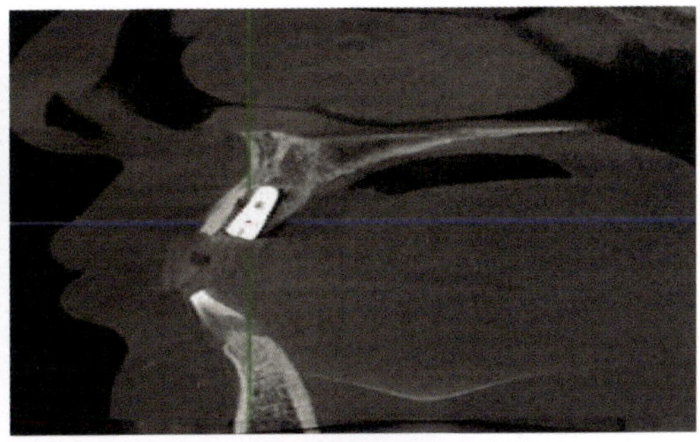

L 术后当天CBCT(冠状位)

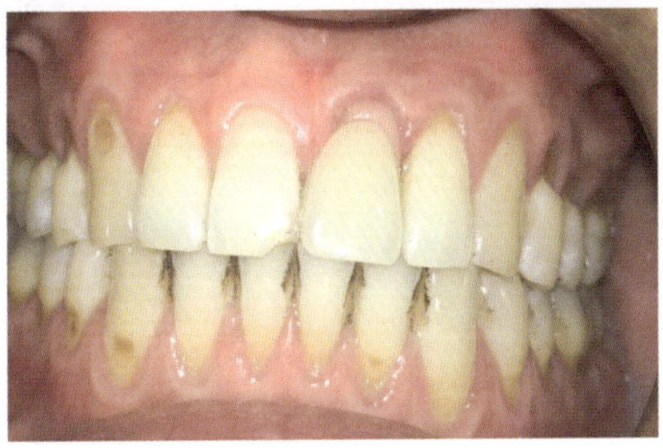

M 最终修复完成

图5-2-4 左侧中切牙残根的治疗

另外，正畸治疗常拔除上下颌第一、二前磨牙，而上下颌第一、二前磨牙有时会有颊、舌两根，用拔牙钳颊舌向晃动时常常断根（图5-2-5），且断根后需切开翻瓣去骨拔除断根在临床上也不少见。因此笔者建议使用外科手术截冠、分根拔除的方式较为简单微创地进行拔除。

### （二）颊舌向分割成近中、远中两部分

在某些情况下，牙齿可能需要进行颊舌向的牙冠或牙根分割，特别是在拔除下颌磨牙时。下颌磨牙通常具有两个近远中根，并且根分叉往往较大。有时，残余的牙冠难以用牙钳夹持，或者经过根管治疗后，牙体组织变得脆弱，容易从颈部折断。此外，当下颌磨牙需要立即种植时，拔牙过程会更加复杂。因此，建议在拔除下颌磨牙之前，应考虑进行截冠或分根处理，以便分别拔除。

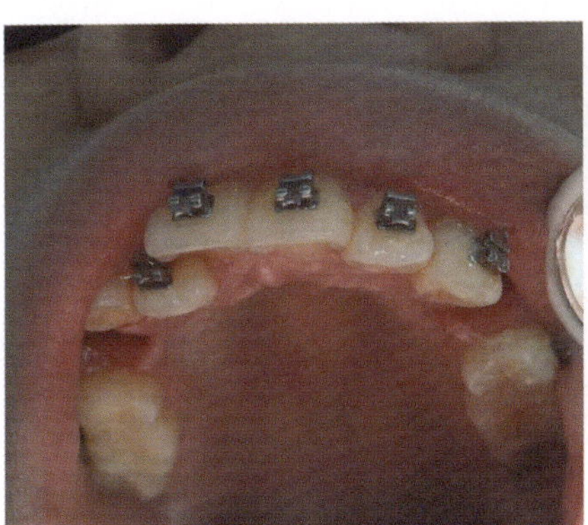

A 拔除后双侧上颌第一前磨牙

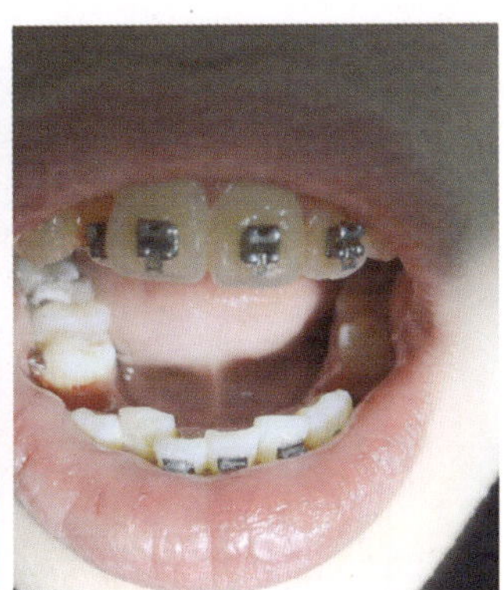

B 拔除后双侧下颌第一前磨牙

图5-2-5

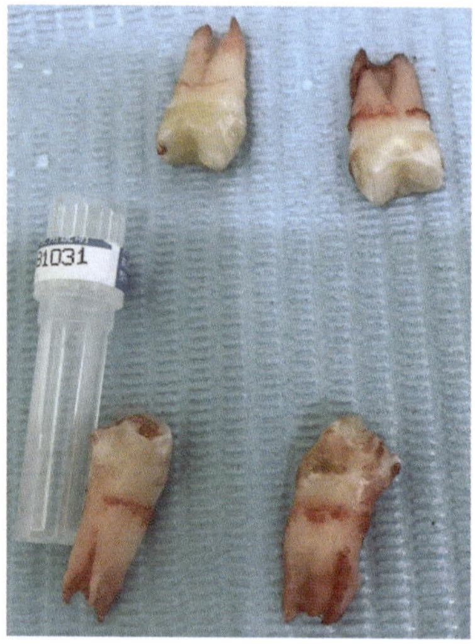

C　拔除后的双侧上下颌第一前磨牙

图5-2-5　双侧上下颌第一前磨牙

如图5-2-6所示，患者左侧下颌第二磨牙发生劈裂，请求拔除后立即进行种植。术前CBCT显示该牙已完成根管治疗，牙冠部分劈裂。若使用拔牙钳进行拔除，需进行颊舌向摇晃，这可能会导致唇颊侧骨板移位，甚至发生折裂。此外，摇晃还可能使牙槽窝扩大，给即刻种植的理想三维位置定位带来较大挑战。因此，建议将牙齿颊舌向分割成近远中两部分，即采用多根分单根的方法进行拔除。该患者张口度约为30mm，种植体的理想三维位置应位于牙槽间隔上，但术后CBCT显示位置略偏近中。

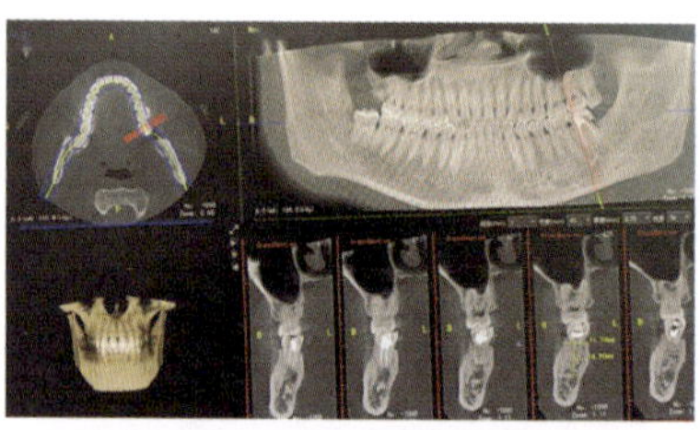

A　术前CBCT示左侧下颌第二磨牙劈裂(一)

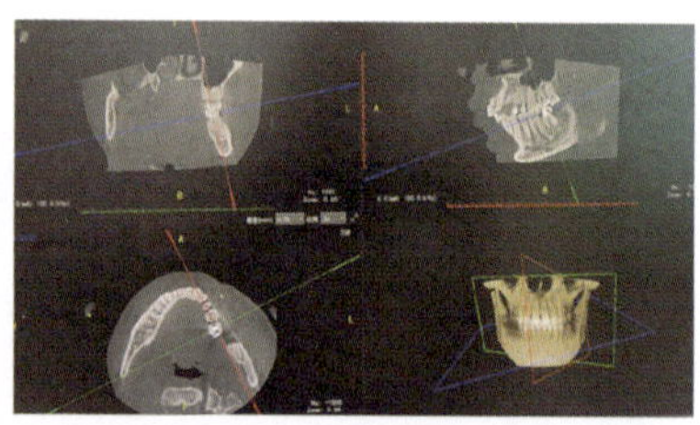

B　术前CBCT示左侧下颌第二磨牙劈裂(二)

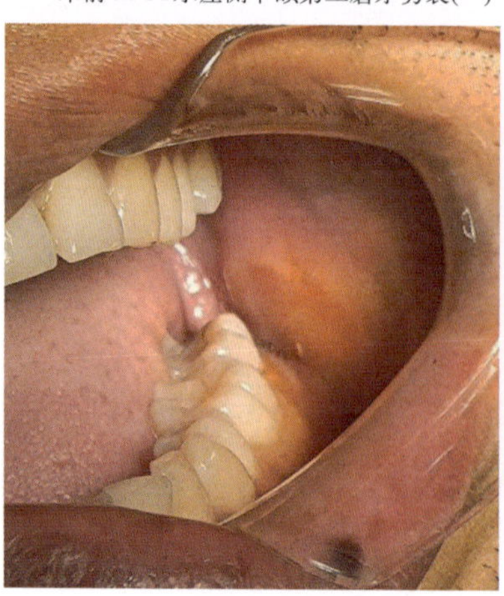

C　术前口内合面照

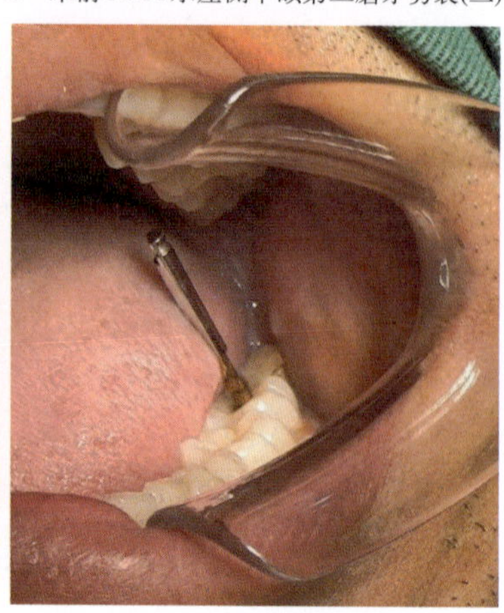

D　种植枪钻定位

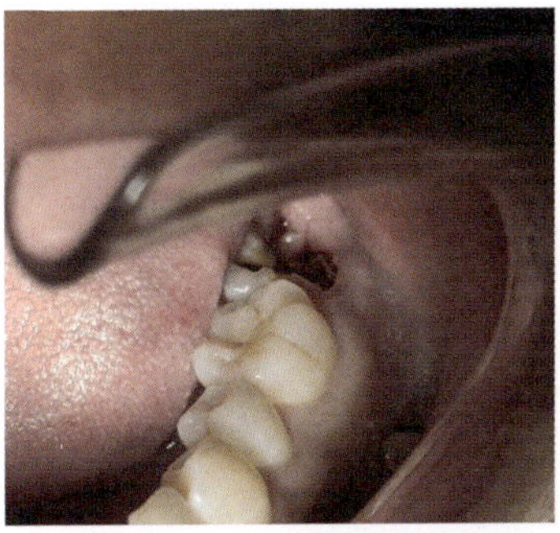

E　外科手机车针将其分割成近中、远中两部分

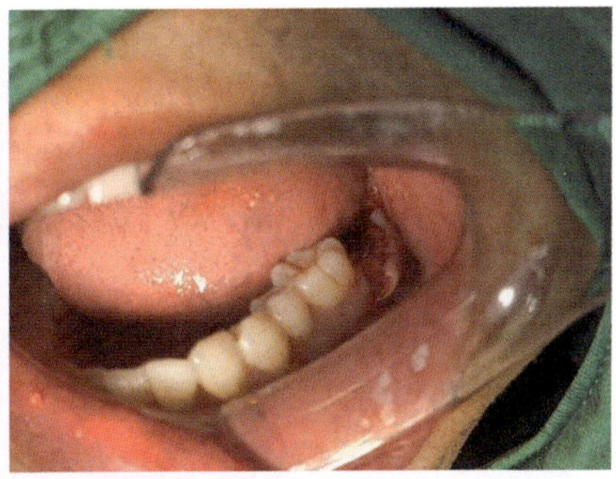

F　牙挺挺松后分别拔除近中、远中根

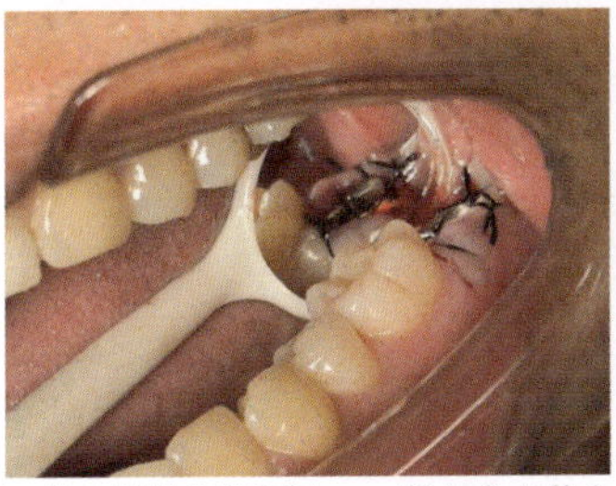

G　植入植体扭矩35Ncm，旋入愈合基台，颊侧稍减张即可缝合

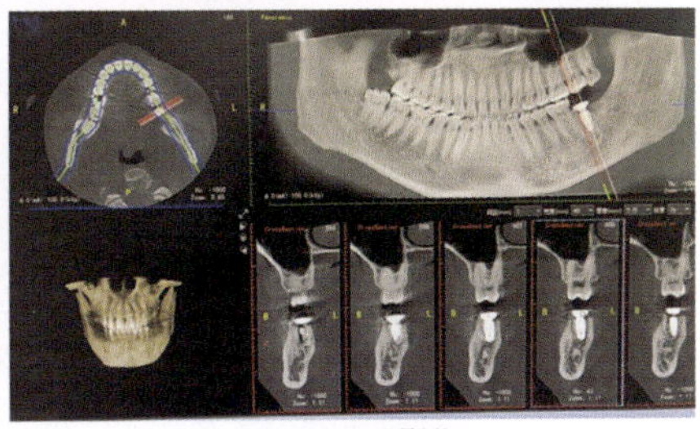

H　术后CBCT影像(一)

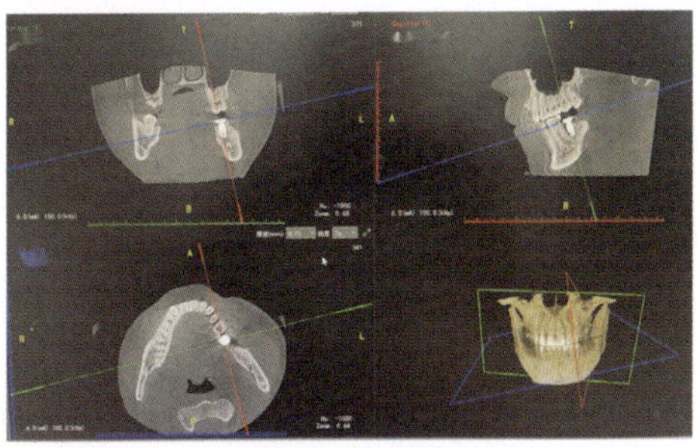

I　术后CBCT影像(二)

图5-2-6　左侧下颌第二磨牙劈裂的治疗

### （三）颊舌向与近中、远中向均分割

上颌磨牙有近中颊、远中颊和腭根共三根，根分叉也比较大，直接用钳子拔除也比较困难。所以对于上颌磨牙拔除时一般先将其分为颊侧、腭侧两部分，然后将颊侧根再分为近中、远中部分，分别使用牙钳旋转拔除或牙挺挺松后用牙钳拔除。如图5-2-7。

## 三、多根牙的拔除

如前文所述，上颌磨牙具有三个根，而下颌磨牙有两个根。在拔除过程中，如果牙根部的阻力较大，使用牙钳进行旋转或颊舌向晃动时，牙根容易折断。此外，许多需要拔除的患牙牙冠已有较大的修复体，残存的牙体组织较少，这进一步增加了折断的风险。因此，对于多根牙的微创拔除，应遵循“多根分单根，单根继续分”的原则。

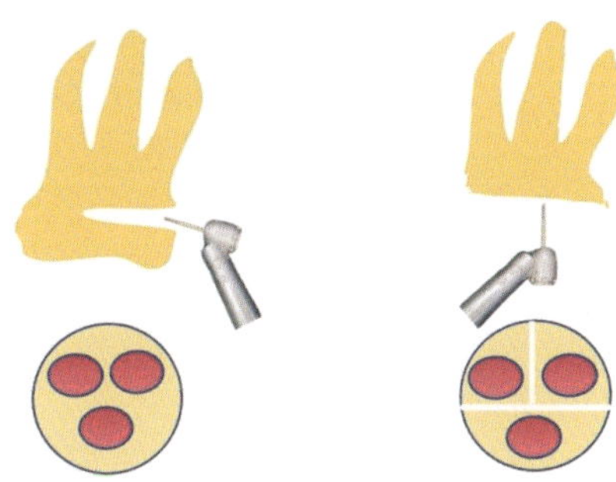

A　　B

图5-2-7　上颌磨牙分割成三部分，近中、远中颊根和腭侧根

正如前文所述，当多根牙被分成单根后，可以分别使用牙钳或牙挺进行拔除。如果牙根较为弯曲或根部阻力较大，无法用牙钳或牙挺挺松，仍然可以考虑将单根牙继续分成颊舌向或近远中向两部分，然后再使用牙挺取出。

# 第三节
# 牙钳拔牙的整体流程

（1）术前拍片及检查。

（2）评估患牙是否有足够健康的牙体组织可被牙钳夹持，单根还是多根。

（3）当存留的健康的牙体组织较多或锥形单根时，使用牙钳夹持，可进行旋转法拔除。

① 成功拔除。

② 拔除失败的可能原因有断根或多根。

③ 如果是断根，则考虑使用根尖拔除，或使用外科手机长裂钻分根拔除。如果仅剩根尖少部分，没有其他办法去除，则可从唇颊侧翻瓣、去骨后取出。

④ 如果是多根牙造成旋转法拔除失败，则运用分根法即“多根变单根，单根继续分”的原则进行。

（4）当存留健康的牙体组织较少，无法使用牙钳夹持时，可选择牙钳进行拔除。

① 牙挺进行挺出时，可将牙齿成功拔除。

② 如果牙冠拔除失败，原因可能是断根或多根，拔除较为困难。

③ 应参照上述步骤（3）进行。

见图5-3-1。

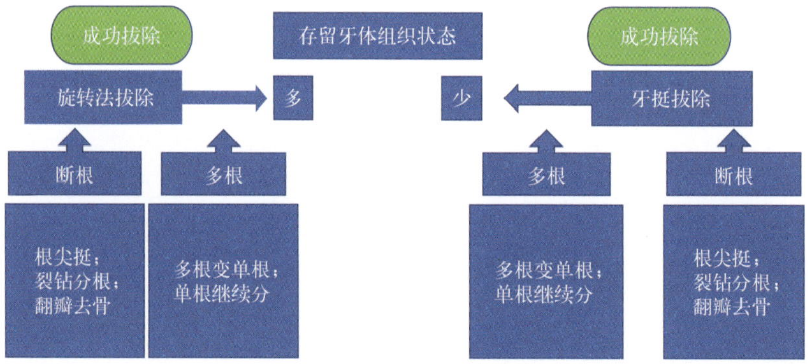


图5-3-1　牙钳拔牙的整体操作流程

# 第六章

# 极简微创拔牙第二式：牙挺拔牙术

Chapter 6

## 第一节 牙挺拔牙

牙挺拔牙可能是临床上应用最广泛的拔牙方式。然而，仍有一些医师对使用牙挺拔牙感到畏惧，原因主要有以下几点：首先是对拔牙的恐惧心理，担心牙根断裂或无法拔除；其次是外科基础薄弱，基本的外科操作技能不熟练，如切开、翻瓣、去骨等，导致视野不清，有时不得不放弃拔牙或转诊给其他医生；第三是担心出血问题，一旦在切开、翻瓣或去骨过程中遇到出血，就会感到极度紧张，担心出现问题。实践是检验真理的唯一标准，也是提升拔牙技术的关键。虽然不同的老师或同行有各自的拔牙方法和技巧，每个人都有自己的经验和见解，但基本的技能操作和手术原则是恒定不变的。正如前文所述，寻求对患者最小的创伤，实现患者最大利益，才是微创拔牙的终极目标。

### 一、牙挺的基本原理

#### （一）杠杆原理

阿基米德曾有一句关于杠杆的至理名言：“给我一个支点，我就能撬起整个地球。”杠杆原理的前提是必须有一个合适的支点。在使用牙挺拔牙时，支点通常位于牙齿的近远中唇颊侧牙槽骨交界处，因此支点与作用点之间的距离相对较短。因此，在握持手柄时应尽量向手柄末端握持。

此外，如前所述，撕裂牙周膜的最大力量来自扭转力，而杠杆的力量是通过支点进行撬动的（图6-1-1）。这就像使用牙钳夹持牙冠后向唇颊侧或舌腭侧逐渐施加力量一样，一侧的牙周膜被牵拉，另一侧则被压缩。

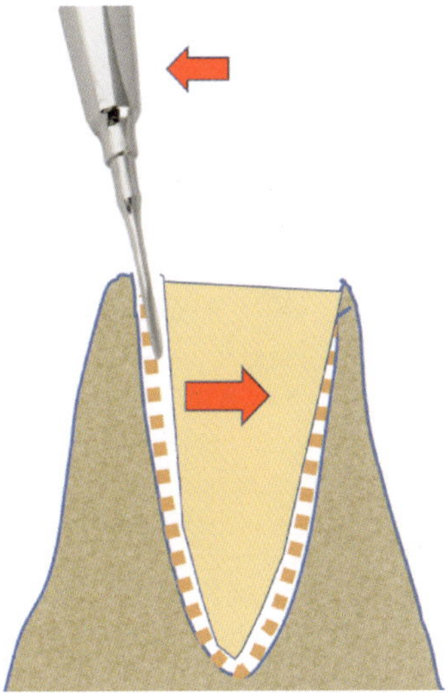

图6-1-1　牙挺的杠杆原理

#### （二）楔原理

楔原理指的是牙挺楔入牙槽骨与牙根之间的牙周膜间隙，将间隙扩大，且牙挺向根尖移动的过程中，有将牙根向冠方挤出的力量（图6-1-2）。

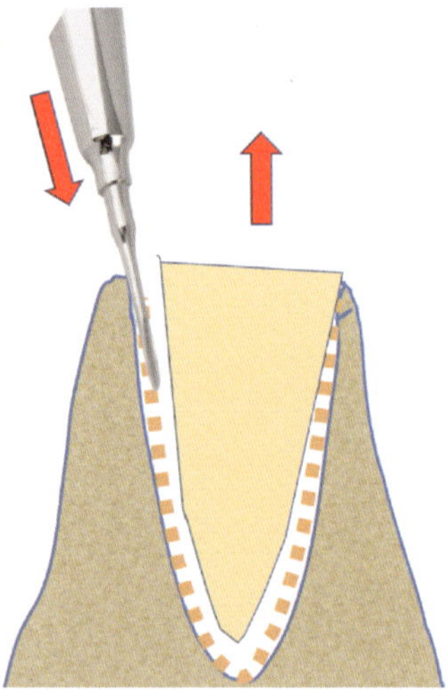

图6-1-2　牙挺的楔原理

临床上经常使用牙挺的楔原理扩大牙槽窝，或挤压牙根向冠方移位。当牙挺沿牙根实施楔向根方的力或杠杆的侧向力时，应用楔力来脱位牙齿，牙挺的楔力提供了较好的机械力优势来移除牙齿。但牙挺的宽度最小为1.5mm，而牙周韧带的间隙是0.1～0.3mm，所以一般情况下，牙挺是很难进入牙周间隙的，因此有必要增加其间隙或用器械制作牙挺进入牙周膜间隙的沟，以创造牙挺的作用支点。同时，临床上也经常配合其他原理来使用。

### （三）轮轴原理

轮轴原理是使用牙挺的弧形刃，施加逆时针和顺时针旋转的力量，来促使牙根进行移动。传统的拔牙方式就是运用锤击的力量使牙挺刃端以暴力方式进入牙周膜间隙，进而扩大牙槽窝，然后使用杠杆的力量撬牙体组织，暴力的使用有断根甚至牙挺刃部折断的可能（图6-1-3）。

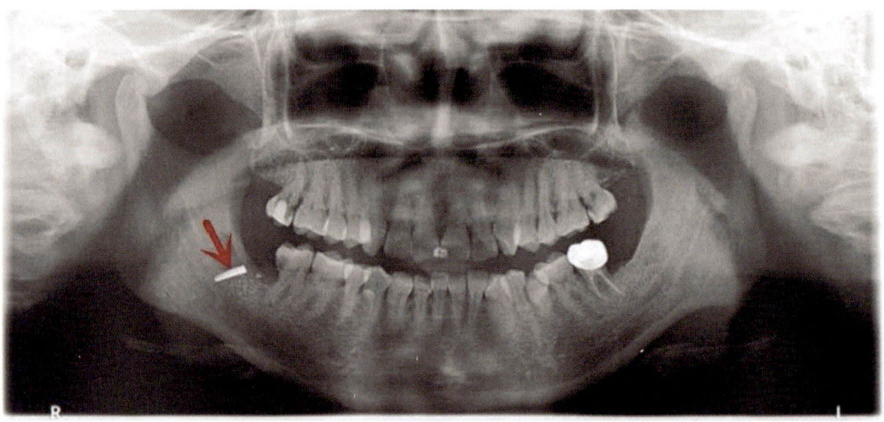

A　全景片示右侧下颌磨牙区高密度异物影像

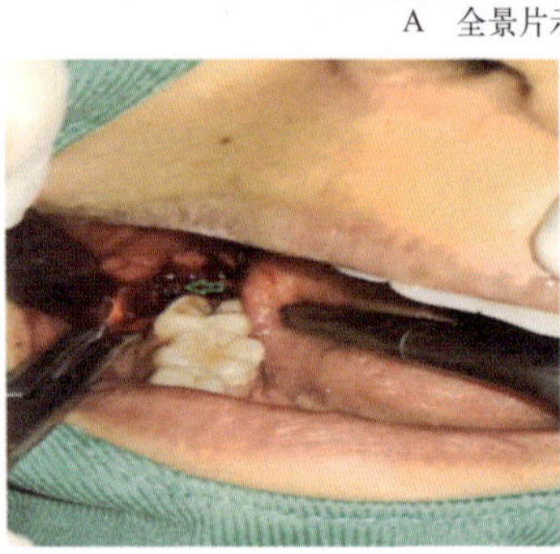

B　诊断的牙挺刃部

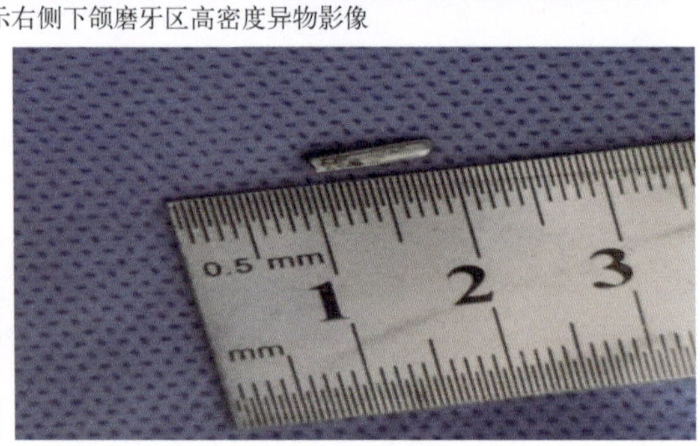


C　取出的牙挺断刃

图6-1-3　传统方式使牙挺刃部折断

轮轴原理的旋转运动如图6-1-4所示，正是撕裂牙周膜最合适的力量，类似牙钳夹持牙冠扭转的原理。因此牙挺的轮轴原理临床应用最广泛，也经常与另外两种方式相结合。

### （四）牙挺三合一运动模式

牙挺运动的原理是杠杆原理、楔原理和轮轴原理，而在临床上则经常将三者综合运用。

牙挺进入牙周膜间隙时一般是垂直向根方进入牙周膜间隙，向根方进入牙周间隙后使用轮轴原理撕裂牙周膜，再次向根方深入，即边向根方进入边旋转直至牙根松动，最后使用杠杆原理的力量轻轻地使牙根脱位（图6-1-5）。

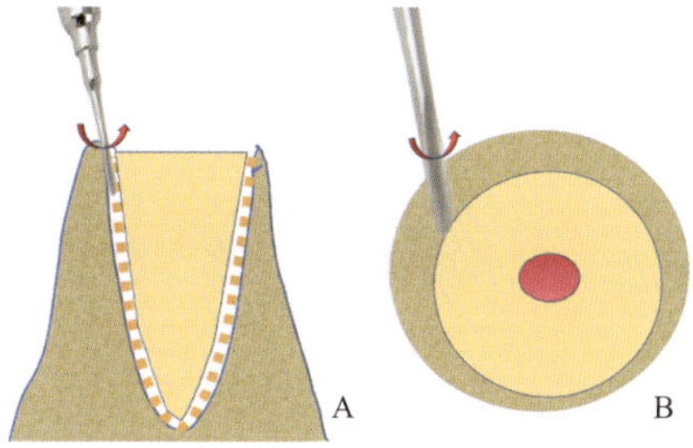


图6-1-4　牙挺运动的轮轴原理

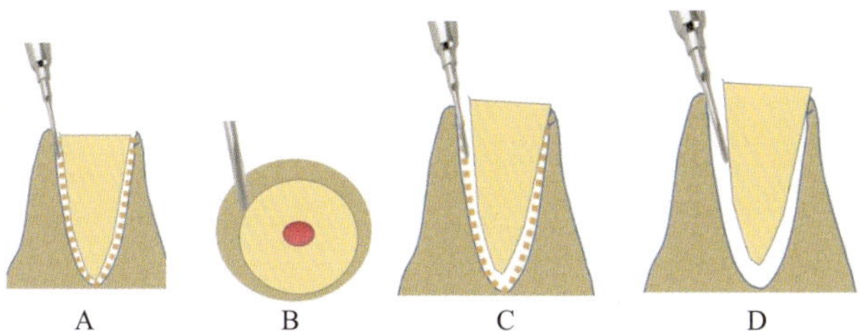


图6-1-5　牙挺拔牙模式

A—牙挺进入牙槽骨与牙根间隙；B—使用挺刃进行逆时针或顺时针旋转，运用轮轴的作用将牙根移位；C—牙挺刃端边旋转，边向根尖进入；D—直至牙挺进入牙根长度的1/2或2/3，牙体松动，用牙钳拔除

## 二、牙挺的使用方式

牙挺的使用方式有两种，一种是水平用挺,另一种是垂直用挺。

### （一）水平用挺

水平用挺技术在临床上的应用十分广泛。所谓水平用挺，是指将牙挺平行于牙体长轴，沿牙周膜进入牙根间隙的方法，这是临床上常用的技术。在使用牙挺进行拔牙时，通常将牙挺插入牙周膜间隙，并利用旋转的力量撕裂牙周膜，从而松动牙齿（图6-1-6）。关键在于如何进入牙周膜间隙，因此，制备一个合适的通道或沟槽是拔牙成功的关键。传统的拔牙方法是通过锤击，将牙挺的刃端楔入牙周膜间隙，以形成牙挺进入牙周膜的通道。而微创拔牙技术则采用外科手术、牙周膜刀、超声骨刀等方法，以获得进入牙周膜间隙的通道。

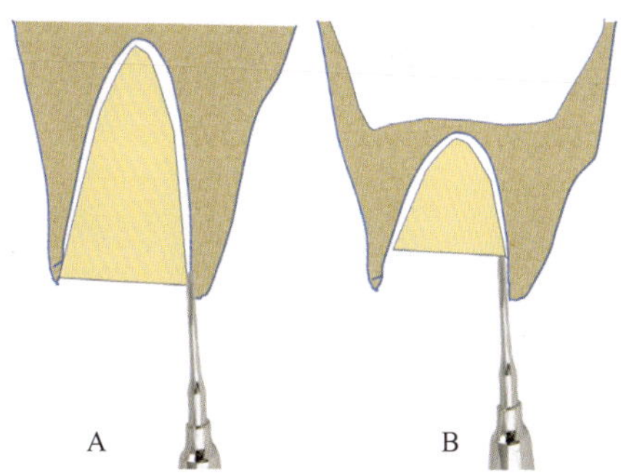


图6-1-6　水平用挺模式

A—牙挺水平进入牙根与牙槽骨之间的间隙；B—运用轮轴的力量将牙根移位

值得注意的是，在临床上，特别是在视野不清的情况下，盲目地采用水平进入的方法，往往会将牙根推入更深的位置，如上颌窦、舌侧间隙、下牙槽神经管等，从而损伤重要的解剖结构（图6-1-7）。

因此，在使用水平用挺技术时，尤其是在邻近重要解剖结构的情况下，应避免将牙挺放置在牙根断面上，以免牙根移位进入舌侧间隙、上颌窦内，或压迫下牙槽神经。

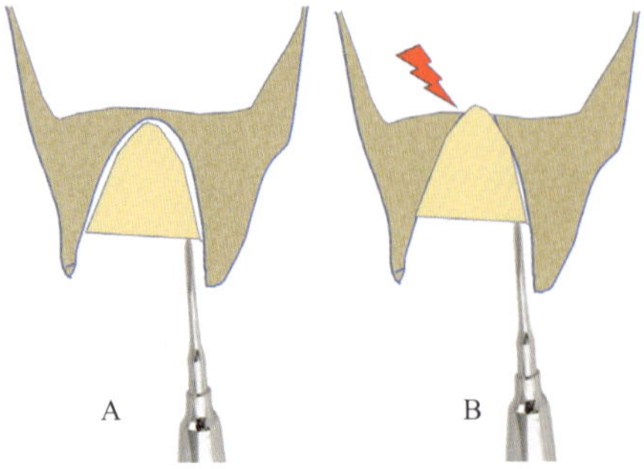


图6-1-7　视野不清时盲目用挺的模式
A—视野不清时，盲目用挺，牙挺置于断根之上；
B—施加向根方的力量时，牙根移位入上颌窦

### （二）垂直用挺

垂直使用挺子，即挺子的刃端与患牙的牙体长轴保持垂直状态进行操作。这种技术常用于牙根阻力较小或具有锥形根的智齿拔除，如上颌智齿拔除。

在垂直使用挺子时，挺刃的支点位于近中牙槽骨的牙槽嵴顶。挺刃的凹面应朝向远中方向，当挺子向合面方向旋转时，刃端会对远中牙齿施加向合面和远中的旋转力，从而松动牙齿（图6-1-8）。然而，在操作时应采用温和且可控的旋转力（图6-1-9）。对于多根牙或根部阻力较大的牙齿，应避免使用此方法，以免牙齿从颈部折断。大多数垂直阻生且根部阻力较小的高位智齿都适合用此方法拔除。还需注意的是，如果牙根朝向近中弯曲，则不适用于此方法。幸运的是，这种情况在智齿中较为罕见（图6-1-10）。

此外，笔者在使用牙挺垂直进入拔除患牙时，一般需使用左手的拇指或食指，放在所挺患牙的颊舌侧或殆面上。其一，可以感受在用力向远中、合面旋转牙挺时，患牙的动度如何；其二，保护邻牙或周边的软组织避免滑挺，导致意外并发症的发生；其三，如果感觉阻力较大，应考虑根部阻力较大或多根的可能性（图6-1-8）。

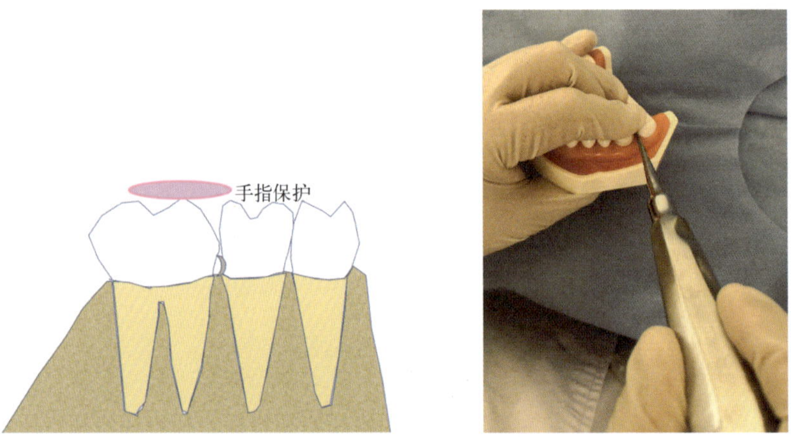


图6-1-8　牙挺刃端向远中旋转

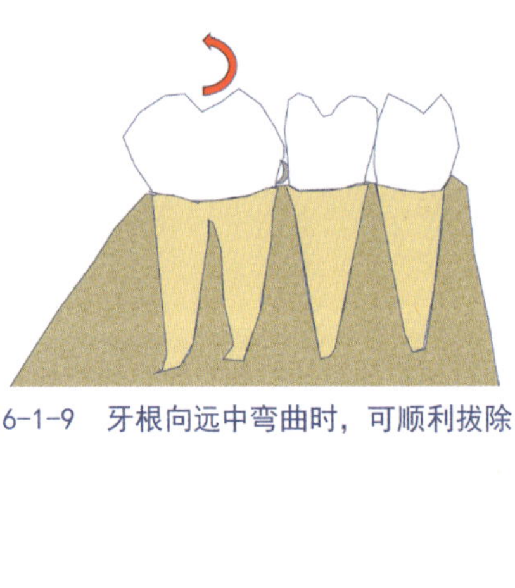

图6-1-9　牙根向远中弯曲时，可顺利拔除

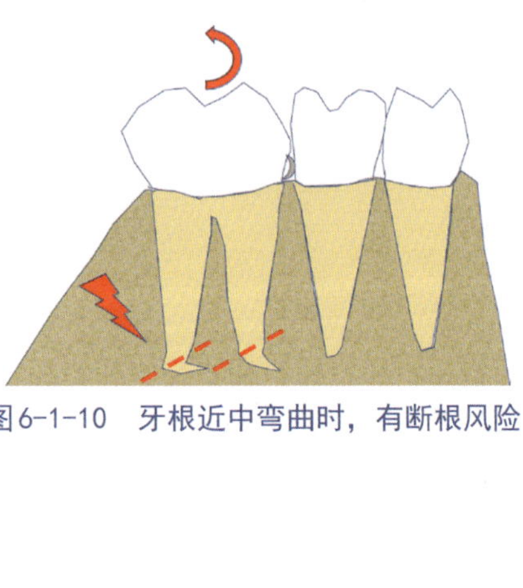

图6-1-10　牙根近中弯曲时，有断根风险

# 第二节
# 牙挺拔牙的适应证及使用原则

## 一、牙挺拔牙的适应证

（1）无法使用牙钳拔除的患牙　一切无法使用牙钳夹持的患牙，均可使用牙挺拔除。如牙齿移位萌出，由于邻牙阻挡，无法使用牙钳；或者牙体组织由于冠部缺损、坚硬牙体组织位于牙龈以下等情况时均可使用牙挺；或者用牙钳与牙挺相结合的方式。

（2）牙根有弯曲的患牙　牙根有弯曲时，使用牙钳旋转牙齿，弯曲的牙根容易折断，因此对于牙根弯曲的牙齿应使用牙挺或牙钳与牙挺相结合的方式进行拔除（图6-2-1、图6-2-2）。

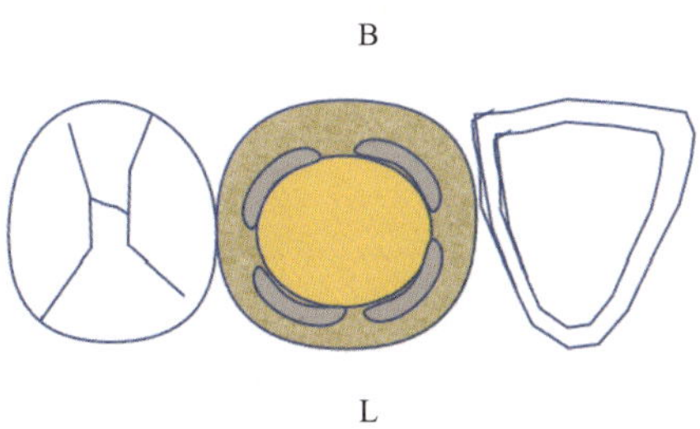


图6-2-1　上颌用挺支点

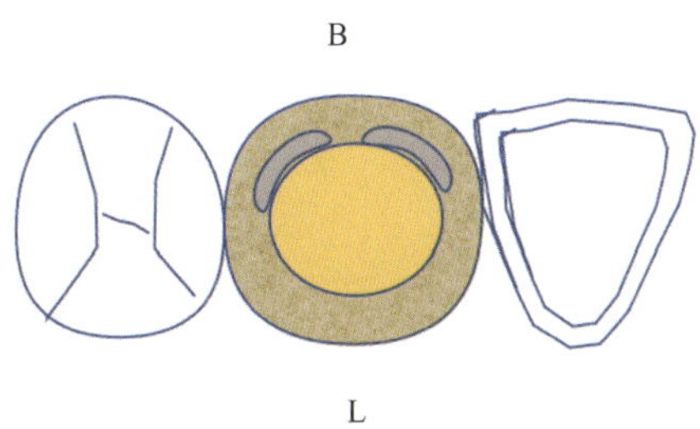


图6-2-2　下颌用挺支点

（3）折断的患牙　牙齿折断后可能难以使用牙钳夹持，大多数情况下需要使用牙冠拔除。

（4）其他埋伏或阻生移位断根的牙齿　牙根断面位于牙龈以下，或因牙体组织脆弱、暴力使用牙钳后造成的牙根折断或埋伏阻生的牙齿多使用牙钳拔除。或者是暴露牙体组织后使用牙钳与牙挺相结合的方式进行拔除。

## 二、牙挺拔牙的使用原则

（1）不能用邻牙做支点，除非邻牙也需拔除。

（2）不能使用唇颊侧骨板做支点，唇颊侧骨板较薄，作为支点时容易折断唇侧骨板；上颌可以使用近远中颊侧、腭侧牙槽骨作为牙挺支点，而下颌只能使用近远中颊侧牙槽骨作为牙挺支点。

（3）一般也不宜单独使用腭舌侧骨板做支点；舌侧骨板较薄，不应作为支点，有滑脱进入舌侧口底的可能性。

（4）牙根的形状和弯曲度应与所使用的牙挺的刃端相适应，避免过大的刃端对牙槽窝骨壁形成创伤，尤其是在需要拔除患牙后即刻种植时。

（5）沿牙齿长轴脱位牙齿时，应用牙挺常常以邻面骨嵴为支点。另外也可能会增加牙槽窝近远中宽度，不利于即刻种植体在植入位点的腭侧骨壁内获得初期稳定性。因此除了需要辅助分离两个邻近分开的牙根时，应该限制在即刻种植中牙槽的使用。

（6）牙挺使用的前提是具有牙挺进入支点的通道，因此使用牙挺拔牙也就是制作不同种类的通道或沟，这才是牙挺使用的更高技巧和技能。正如前文牙钳拔牙所述，对于牙根弯曲或多根牙的患牙，可以在牙根中间制备牙挺进入支点的通道或沟；由于牙周膜间隙较窄，牙挺无法进入牙周膜间隙时，也可以使用外科手机在牙周膜和牙根中间制备牙挺进入的通道，以达到事半功倍的效果（图6-2-3）。

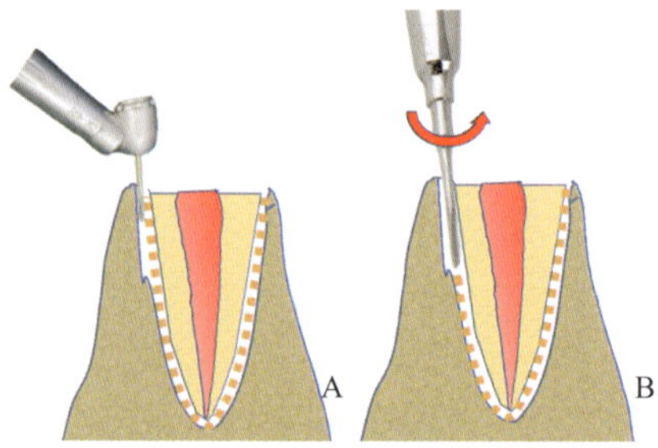


图6-2-3　使用外科手机制备牙挺进入的通道，牙挺进入后使牙根移位而脱位
A—使用外科手机于牙槽骨与牙根之间制备牙挺进入的间隙；B—牙挺进入制备的间隙，运用牙挺轮轴的旋转，使牙根移位而脱位

## 三、微创拔牙刀和牙周膜刀

微创拔牙刀和牙周膜刀用来切断牙周韧带，以便使用牙钳或止血钳拔除牙根。在使用微创拔牙刀或牙周膜刀前，最好能水平截除患牙的临床牙冠，为整个牙根的边界提供入路。最初使用15号刀片插入牙周韧带间隙，然后再插入微创拔牙刀和牙周刀的刃部。此时，器械通过施加沿牙体长轴的垂直力来切断牙周韧带，随着力量的施加，器械的刀刃切入牙周韧带通过钟摆式运动、水平颤动至牙根，器械刃端是旋转中心（图6-2-4）。通常，仅仅需要沿牙齿长轴近远中向操作，超过2/3的牙根长度后才允许使用牙钳来移除牙齿。该器械是沿牙根的颊舌面使用的，但是偶尔当颊侧骨板比较薄时，要注意防止骨开裂和穿孔的发生。

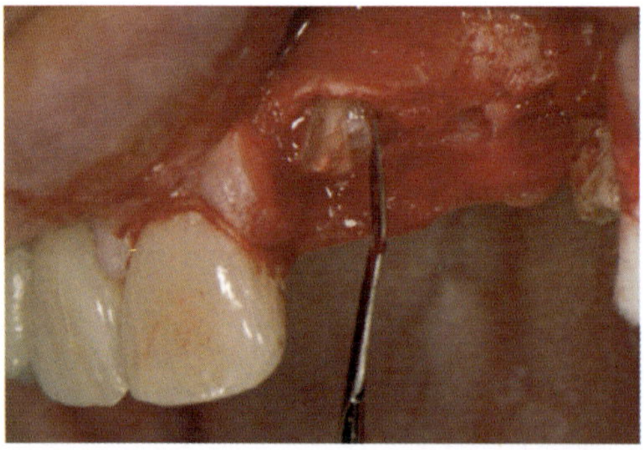

图6-2-4　使用牙周膜刀钟摆式运动切断牙周韧带，并逐渐向根方运动

缺点也较为明显，需要额外的经费购买设备器械。该类器械较为狭窄，尽量减少其使用轮轴力，降低其旋转的幅度和频率，从而避免损伤刃端。同时不能使用其锤击进入牙周膜，有刃端折断的风险。

## 四、超声骨刀技术

利用超声振动，频率在29kHz，这种程度的微振动仅可选择性切除矿化组织，而不会损伤软组织，且利用其空穴作用使真正的微创成为可能，超声骨刀技术已被证实有更理想的骨愈合反应以及组织学更好的骨重建。通常，牙周膜刀类型的器械可与超声骨刀同时应用来切断牙周韧带（图6-2-5、图6-2-6）。

缺点也较为明显，需要额外的经费购买设备器械。另外，超声骨刀工作时需要大量生理盐水进行充分冷却，因此强效电动吸引器是必需的，同时利用其磨除骨质是很好的选择，但是不能利用其分割牙体组织，否则工作尖端磨损明显。

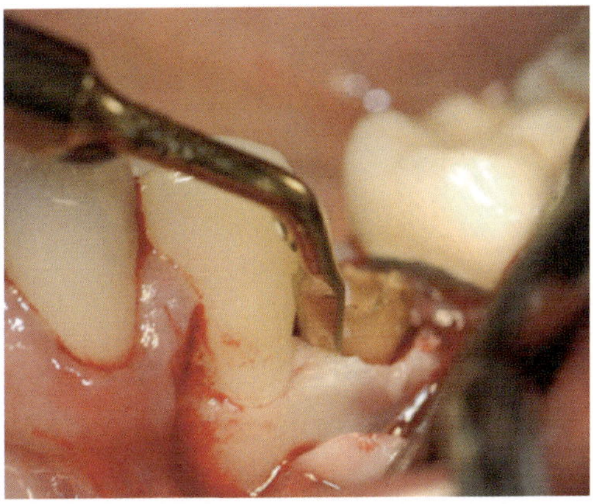

图6-2-5　使用超声骨刀制备牙挺进入的间隙

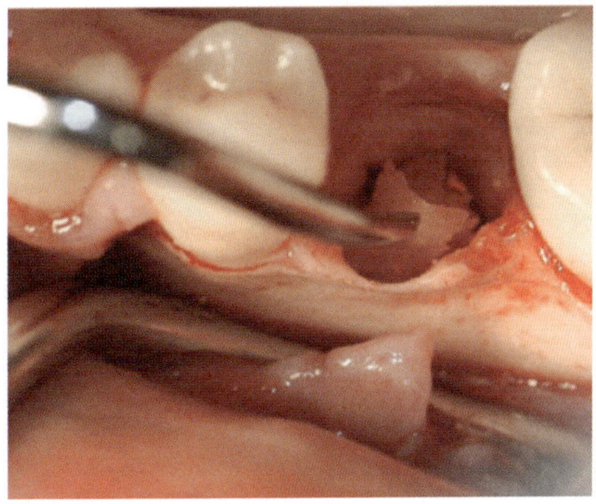

图6-2-6　使用牙挺旋转，挺松患牙

通常，建议在拔除骨粘连的牙齿且需即刻种植时，应用超声骨刀具有优越性和简易性，并且不会对周围软硬组织有不利影响。

总之，无论是传统锤击牙挺暴力进入牙周膜间隙，还是使用外科手机裂钻、牙周膜刀和超声骨刀进入牙周膜间隙，均是使用不同的器械制备牙挺进入此间隙的通道，然后运用牙挺旋转的力量撕裂牙周膜从而取出患牙。

## 第三节
## 牙挺的使用技巧

牙挺握持的方式有两种，指握法和手掌握持法。

### 一、指握法

指握法是指用手指握住拔牙挺的手柄部分，类似于执笔的姿势。这种握持方式较为轻便，适用于移除松动的牙根或患牙，以及推开软组织以显露视野等。尽管其力量较小，但精准控制能力较强。其特点是可以使用刃端进行拨、蘸、压、楔等多种操作（图6-3-1）。

（1）拨　在临床上，当软组织剥离器械准备不足时，可以使用牙挺的刃端进行软组织剥离和推移。例如，唇颊侧的软组织容易回缩，可能会阻挡视野，此时可以使用牙挺的刃端拨开黏骨膜瓣，以显露牙体位置；当牙体组织松动度较大时，也可以用指握法将其拨出牙槽窝，然后使用血管钳或牙钳进行移除（图6-3-2A）。

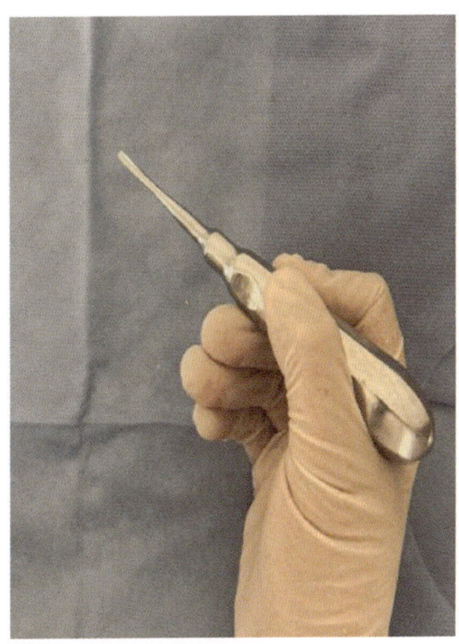

图6-3-1　牙挺的指握法

（2）蘸　在拔牙过程中，如果牙槽窝内出血导致视野不清，此时可以使用指握牙挺将棉花压至牙槽窝内，然后迅速移除，以清晰显露视野；而使用镊子夹持棉花蘸取牙槽窝内出血时，往往因为镊子夹持或压迫力量不足，而不能完全显露视野。正确的做法是，将棉球修整成与牙槽窝或牙根大小相匹配，用镊子放置于牙槽窝内，然后使用指握法将其用力压迫至牙槽窝底部或骨壁上5～10秒，之后迅速移除，这样可以清晰显露视野（图6-3-2B）。

（3）压　拔牙时，牙槽窝内出血是医师最担心的问题之一。如有出血，可以将棉花或纱布逐级填塞并压至牙槽窝底部或骨壁上，以帮助暂时止血；此时应将纱布逐层从牙槽窝底部折叠至牙槽嵴顶，并使用指握法将牙槽刃端加压，以达到止血的目的（图6-3-2C）。

（4）楔　在传统拔牙操作中，有时会使用锤击牙挺柄部使刃端进入牙周膜间隙的方法。此时，可以使用指握法；另外，在拔除上颌埋伏智齿时，如果部分骨质阻挡牙冠，此时也可以使用较窄的牙挺，用刃部作为骨凿去骨，这种方法较为轻便。如果医师没有准备圆形骨凿，也可以使用窄径牙挺，因为上颌骨后牙区的骨质较为疏松，轻轻敲击即可达到去骨的目的（图6-3-2D）。

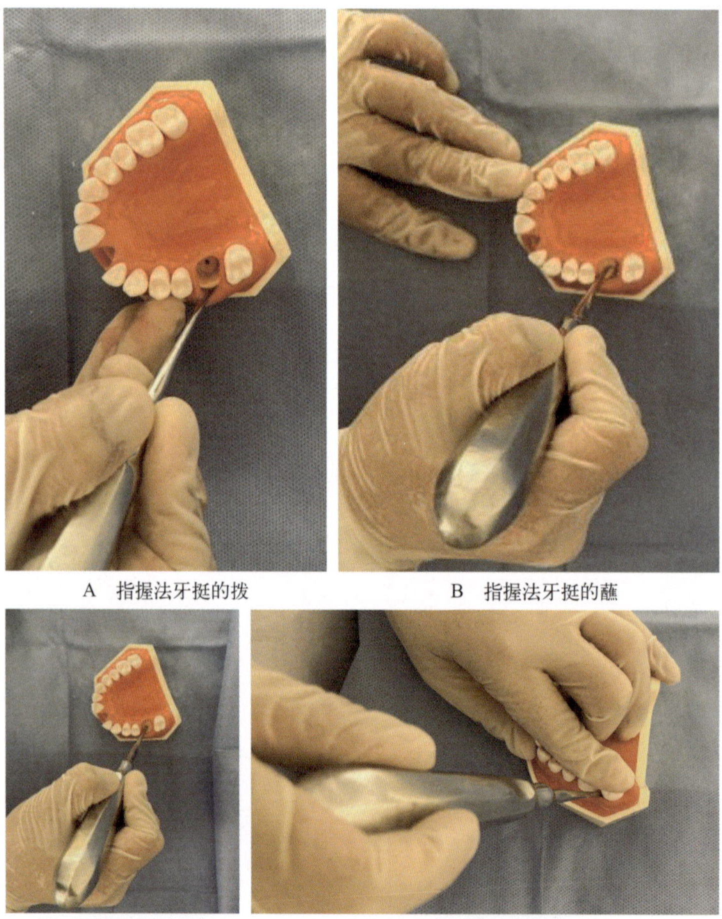

A　指握法牙挺的拨

B　指握法牙挺的蘸

C　指握法牙挺的压

D　指握法牙挺的楔

图6-3-2　指握法的各种操作

## 二、手握持法

手掌握持法即使用手掌的掌心握持挺柄，其余五指扶持。此种牙挺握持方法使用力量较大，因此旋转、撬、分根、向根方挺进均可使用（图6-3-3）。缺点是力量难以控制，操作不当有滑挺损伤周边软硬组织的风险。

手掌握持法是临床上经常使用的一种方式，无论是水平用挺还是垂直用挺，大多数均使用此种方法。

另外拔牙操作时，并不是只用其中一种方法握持牙挺，而是两种方法交替使用。比如用指握法蘸棉花，看清牙根位置后，将牙挺放入分根间隙，然后换用手掌握持法进行旋转，从而使牙根松动，牙根松动后再使用指握法将其拔出牙槽窝。

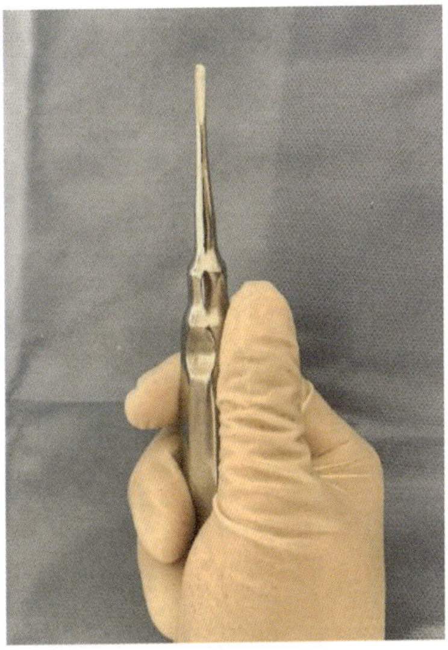

图6-3-3　牙挺的掌握持方法

### （三）注意事项

#### 1. 操作力量应有所控制，避免暴力

需要注意的是，医师使用掌握法握持牙挺时，需控制使用力量，避免暴力导致断根、滑挺，甚至骨折等并发症。

#### 2. 支点牢靠

使用牙挺操作时需谨慎，在保证支点牢靠的情况下，轻便使用不同的操作方式或从不同的方向运用牙挺，一旦支点不牢靠有滑挺的风险，可能刺破硬腭黏膜或口底软组织等不当并发症，尤其是在支点不牢靠且又使用了暴力的情况下。

当支点不牢靠时，应多使用分牙的方式来进行拔牙，如图6-3-4双侧下颌埋伏智齿，且距离下牙槽神经管较近，智齿周围骨质较薄，因此暴力使用边缘牙槽骨做支点，有牙槽骨骨折的风险，因此应多分牙，使用牙体组织自身作为支点进行拔牙，从而避免骨折的发生。

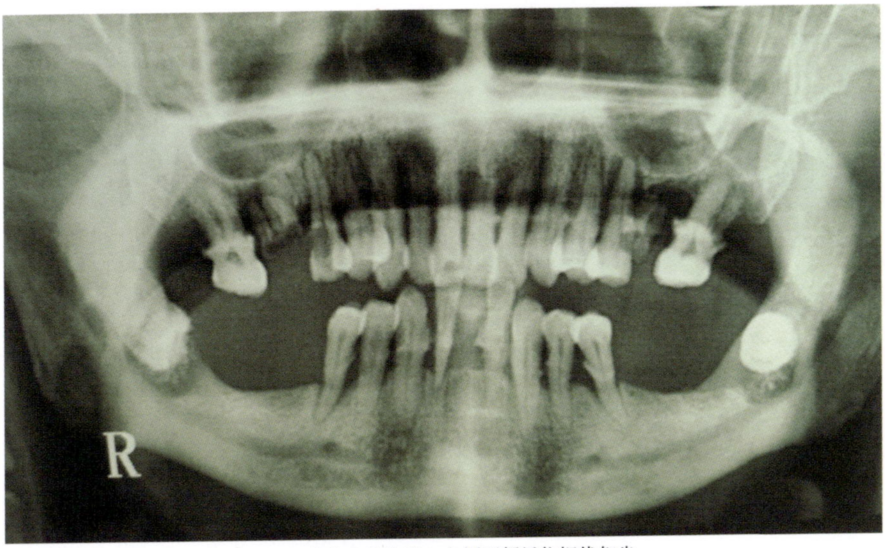


A　术前全景片示：左侧下颌低位埋伏智齿

图6-3-4

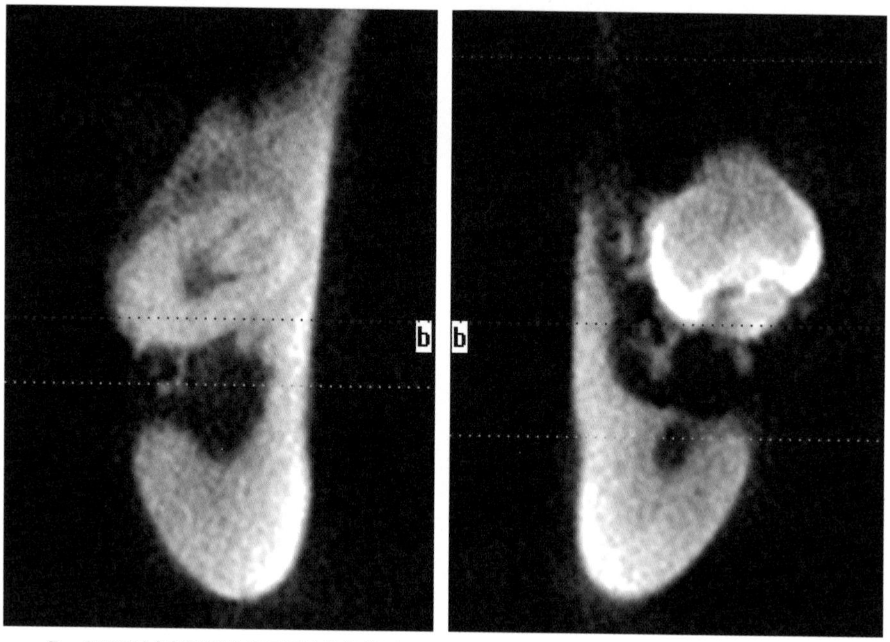

B　CBCT示左侧下颌智齿牙冠边缘阴影，与下牙槽神经管毗邻

C　CBCT示左侧下颌智齿牙冠边缘阴影，与下牙槽神经管毗邻

图6-3-4　左侧下颌低位埋伏智齿的影像

**3. 牙挺安放正确**

所有的牙挺使用的位置正如前文所述，应在近远中颊侧牙槽骨上，避免单纯以唇（颊）侧或舌（腭）侧作为支点，以免引起骨板折裂，尤其是在需要即刻种植的区域。

**4. 牙挺的运动方向应与牙齿脱位道一致**

无论是垂直用挺还是水平用挺，一定要保证牙挺的施力方向和牙体脱位的方向一致，如果不一致则有牙根折断的风险。

**5. 合理制备牙挺进入牙周膜间隙的通道是挺子使用的关键**

无论是折断的牙根还是牙根与骨粘连的牙齿，首先是制备牙挺进入牙体脱位的通道是至关重要的。如下颌埋伏智齿拔除时，除需去骨暴露牙冠的最大周径处之外，也需要在颊侧沿牙冠周边制备一条足够深的沟，便于使用牙挺以颊侧骨板作为支点，方便将其挺出。有时也可在牙体组织上制备沟，尤其是拔除水平埋伏智齿或倒置智齿时，便于使用牙挺作用在牙体组织上，使其移动脱位。

如图6-3-5、表6-3-1所示左侧下颌智齿，使用的是传统锤击劈冠的方式。从全景片分析，患者高位近中阻生，阻力主要存在于邻牙和根部，因此根据前文所述的评估智齿拔除的难度表格可知是中等难度。因此采用传统劈冠法去除邻牙阻力，分冠后发现根部折断，随后使用三角挺拔除近中折断牙根。

表6-3-1　智齿拔除难易程度风险评估

| 患者因素 | | | |
|---|---|---|---|
| 评估要素 | 容易（1分） | 中等（2分） | 困难（3分） |
| 全身状况 | ASI Ⅰ | | |

续表

| 患者因素 | | | |
|---|---|---|---|
| 评估要素 | 容易（1分） | 中等（2分） | 困难（3分） |
| 张口度 | >45mm | | |
| 患者年龄 | <25岁 | | |
| 患者恐惧焦虑程度 | 无 | | |
| 患者面型 | 长方形 | | |
| **影像学因素** | | | |
| 评估要素 | 容易（1分） | 中等（2分） | 困难（3分） |
| 智齿根部形态 | | 多根>2mm | |
| 第二磨牙远中至下颌升支距离 | 有容纳智齿牙冠的足够距离 | | |
| 埋伏深度 | 高位 | | |
| 倾斜方向和角度 | | 水平（高位） | |
| 临近周边重要解剖结构 下牙槽神经管 | 根尖远离下牙槽神经管上壁 | | |
| 与第二磨牙关系 | | 与第二磨牙牙冠相接触 | |
| 牙周膜间隙 | 清晰可见 | | |
| 骨白线 | 清晰可见 | | |
| 智齿周边的骨质 | 疏松 | | |
| **外科因素** | | | |
| 评估要素 | 容易（1分） | 中等（2分） | 困难（3分） |
| 麻醉因素 | 无系统病史 | | |
| 阻生程度 | | 部分骨阻力 | |
| 手术技巧 | 牙挺常规拔除 | | |
| 是否存在周边病变 | 无病变 | | |
| 医生经验 | 口腔外科经验>10年 | | |
| 难度系数 | 容易 | 中等 | |
| 评分 | | 24分 | |
| 医师 | | 主治医师或经口腔外科培训的全科医师 | |

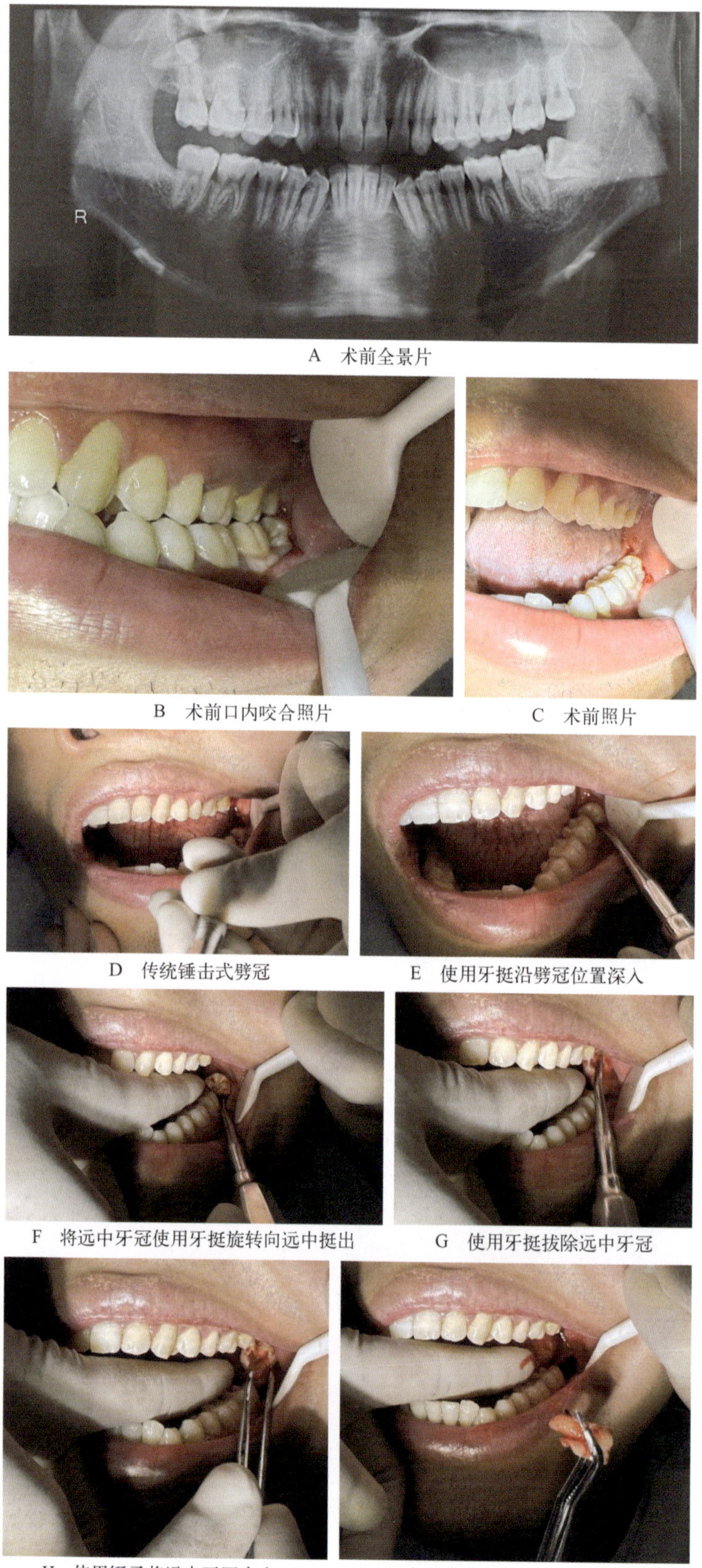

A　术前全景片

B　术前口内咬合照片

C　术前照片

D　传统锤击式劈冠

E　使用牙挺沿劈冠位置深入

F　将远中牙冠使用牙挺旋转向远中挺出

G　使用牙挺拔除远中牙冠

H　使用镊子将远中牙冠夹出

I　观察取出的远中部分，还余有近中牙冠和近中折断的部分牙根

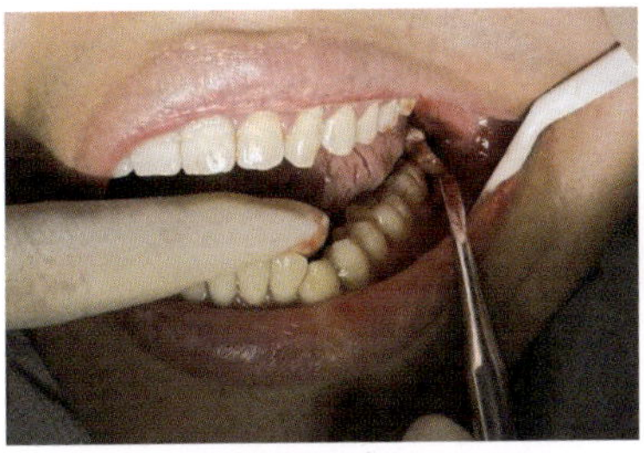

J　使用牙挺挺出近中牙冠

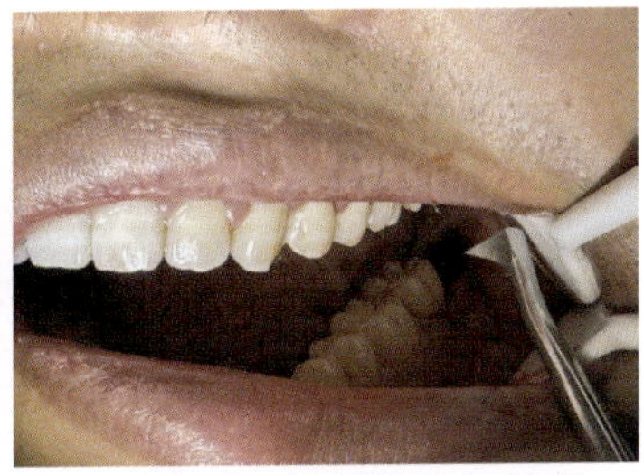

K　用顺手三角形放置远中牙根的牙槽窝底部，逆时针用力将牙槽间隔和近中根一并挖除

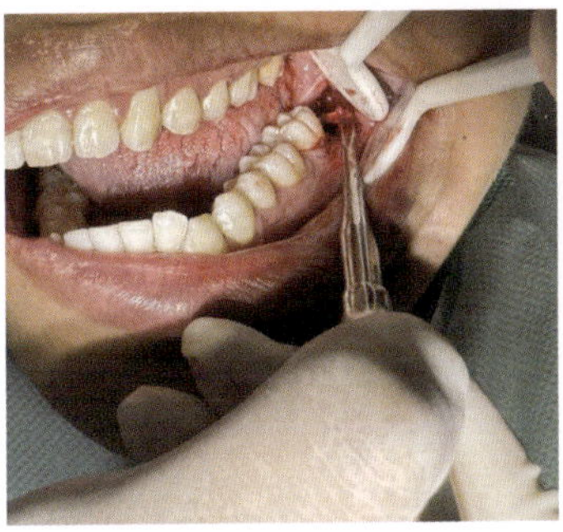

L　用牙挺将三角形挖出的近中根剥离出牙槽窝

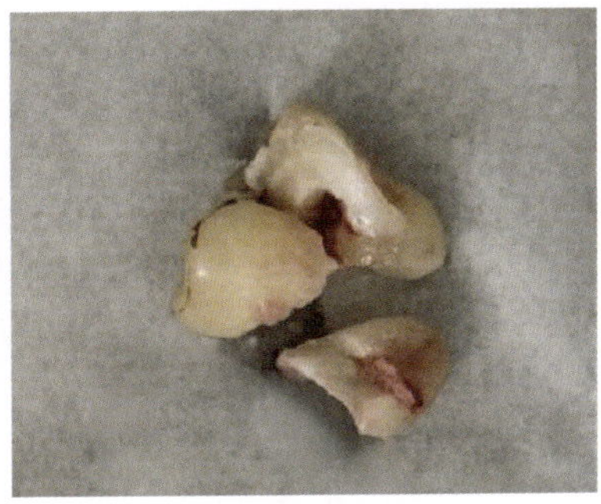

M　将拔除的牙冠牙根拼凑完整，评估是否有残片存留

图6-3-5　左侧下颌智齿的治疗

如图6-3-6、表6-3-2所示，患者曾有咀嚼槟榔史，因此拔除右侧下颌完全水平埋伏智齿时，应考虑张口度的问题。

表6-3-2　智齿拔除难易程度风险评估

| 患者因素 | | | |
|---|---|---|---|
| 评估要素 | 容易（1分） | 中等（2分） | 困难（3分） |
| 全身状况 | ASI Ⅰ | | |
| 张口度 | | 35 ~ 45mm | |
| 患者年龄 | | 25 ~ 50岁 | |
| 患者恐惧焦虑程度 | | 恐惧/焦虑但能配合 | |
| 患者面型 | 长方形 | | |
| 影像学因素 | | | |
| 评估要素 | 容易（1分） | 中等（2分） | 困难（3分） |
| 智齿根部形态 | 融合根 | | |
| 第二磨牙远中至下颌升支距离 | | 容纳智齿牙冠的距离不足，部分在升支内 | |
| 埋伏深度 | | | 低位 |
| 倾斜方向和角度 | | 水平（低位） | |

续表

| 影像学因素 | | | | |
|---|---|---|---|---|
| 评估要素 | | 容易（1分） | 中等（2分） | 困难（3分） |
| 临近周边重要解剖结构 | 下牙槽神经管 | | 根尖与下牙槽神经管上壁重叠 | |
| 与第二磨牙关系 | | | 与第二磨牙牙冠相接触 | |
| 牙周膜间隙 | | 清晰可见 | | |
| 骨白线 | | 清晰可见 | | |
| 智齿周边的骨质 | | 疏松 | | |
| 外科因素 | | | | |
| 评估要素 | | 容易（1分） | 中等（2分） | 困难（3分） |
| 麻醉因素 | | 无系统病史 | | |
| 阻生程度 | | | 软组织阻力<br>部分骨阻力 | |
| 手术技巧 | | | | 需去骨和分牙 |
| 是否存在周边病变 | | 无病变 | | |
| 医生经验 | | 口腔外科经验>10年 | | |
| 难度系数 | | | 中等 | |
| 评分 | | | 31 | |
| 医师 | | | 主治医师 | |

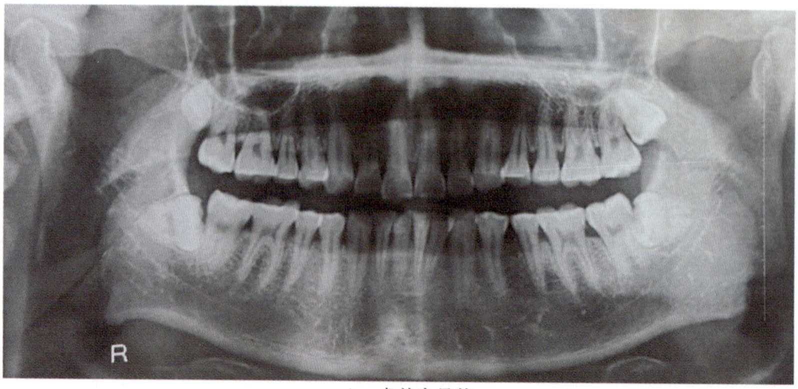


A　术前全景片

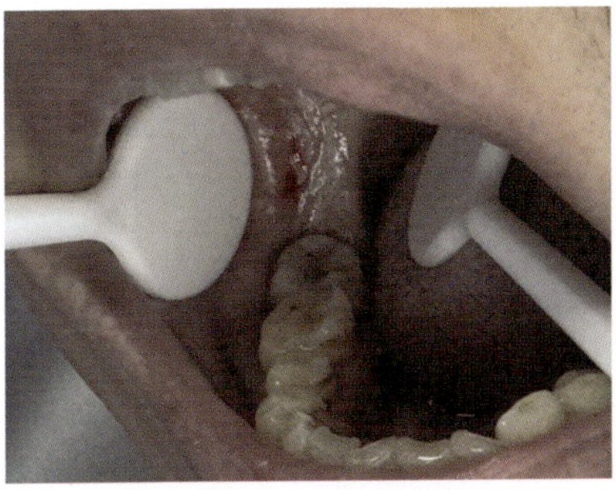

B　术前口内照，可见口内黏膜部分角化

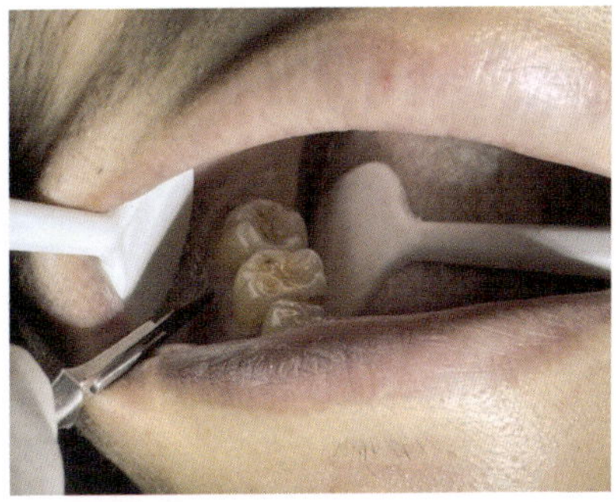

C　设计口内切口，因完全牙龈内埋伏，选择47近中牙龈角形切口，远中延长切口，完全暴露术区

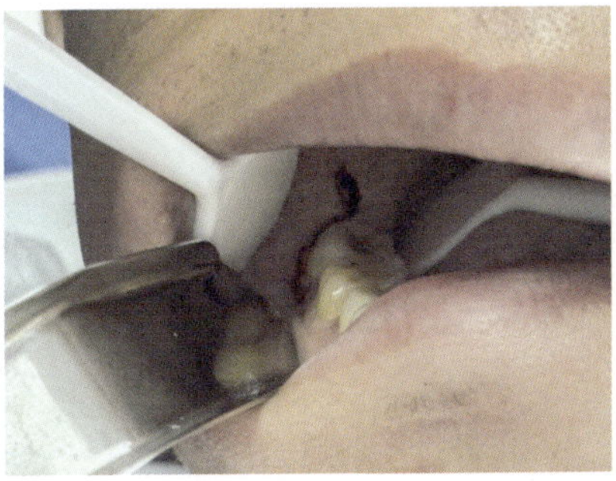

D　切口设计

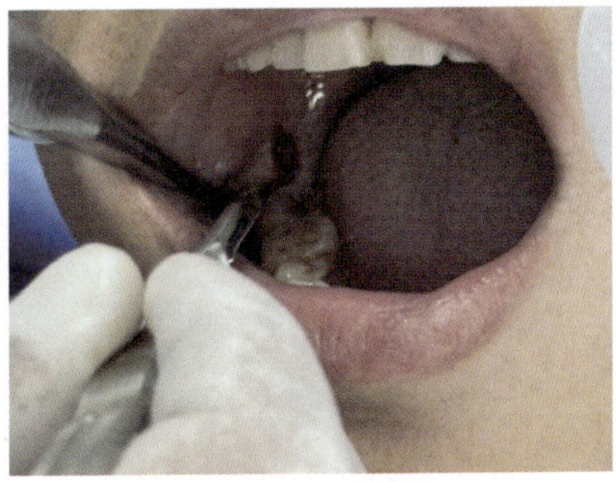

E　用骨膜剥离子翻颊侧黏骨膜瓣时，时有附着在牙冠或牙槽嵴顶的部分软组织粘连，此时可以使用骨膜剥离子挑起黏骨膜瓣，使用刀片锐性分离开附着或粘连的软组织

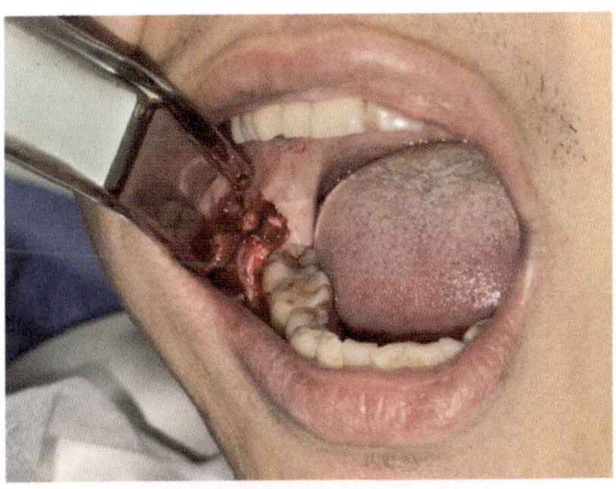

F　完全翻开黏骨膜瓣，暴露术区

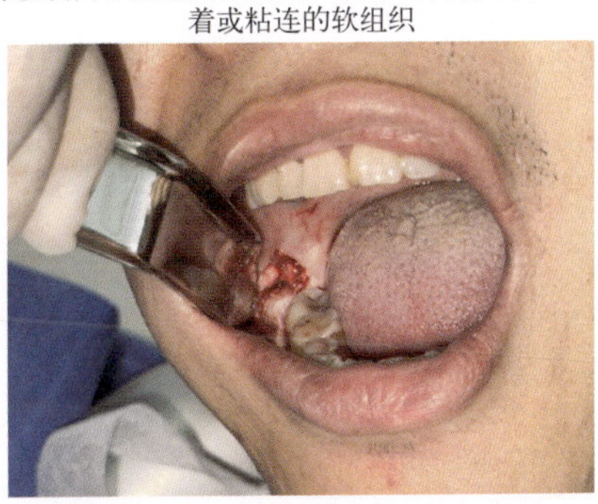

G　使用外科手术及裂钻去除部分骨质，暴露牙冠

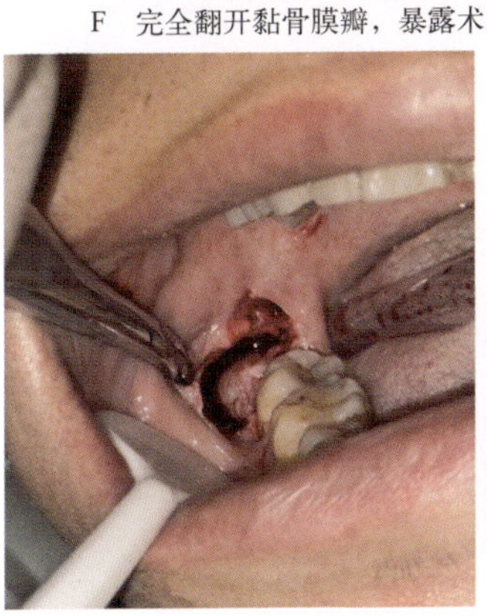

H　用外科手机及裂钻去除部分颊侧骨质，注意沿牙体长轴方向去除骨质，而不是将颊侧骨质降低，完全暴露整个颊侧牙冠和部分牙根

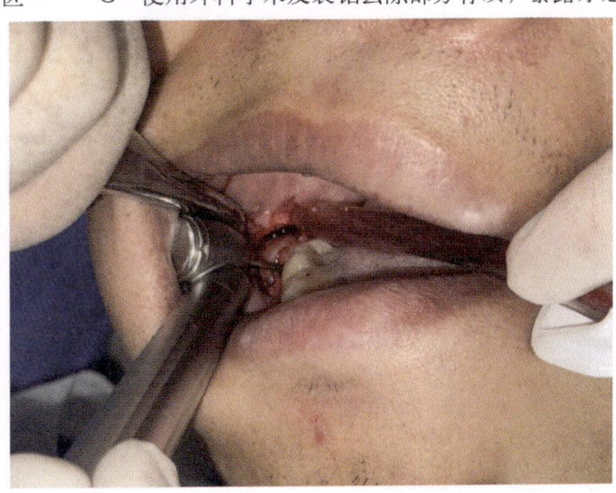

I　完全暴露牙冠后，用外科手机从牙冠颊侧沟沿牙体长轴进行切割，车针应尽可能向根方和舌侧牙冠进行

图6-3-6

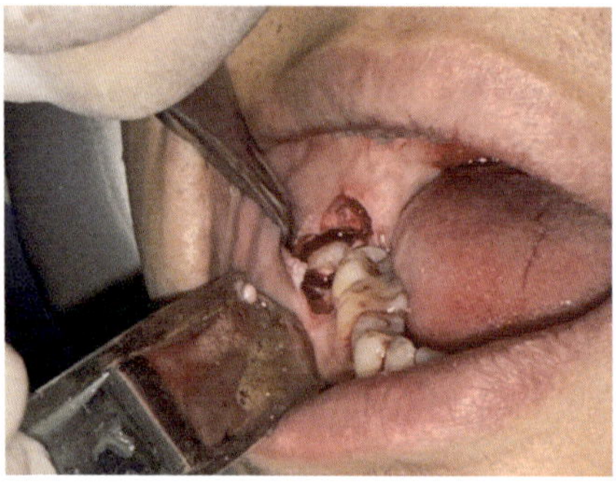

J　可见分割近远中牙体组织的沟

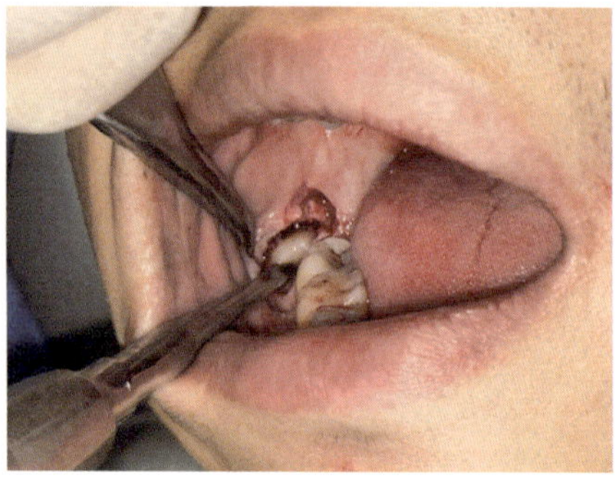

K　使用牙挺进入制备的牙体中间的沟中

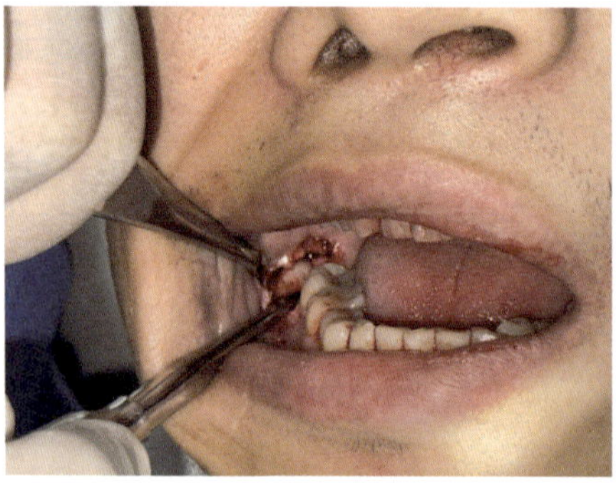

L　以分割的近中牙体组织和颊侧牙槽骨为支点，将远中的牙体组织向远中𬌗面挺松，并取出

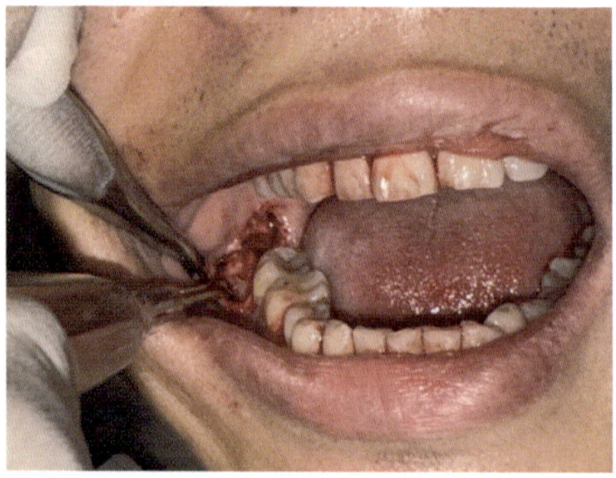

M　取出远中牙体组织后，将牙挺放置在颊侧和近中制备的沟中，将近中牙体组织向远中𬌗面挺出

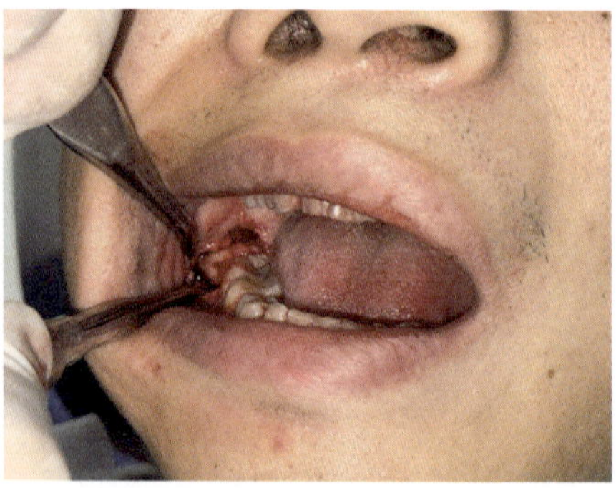

N　近中部分牙体组织挺松后，用牙挺拔出牙槽窝，镊子取出

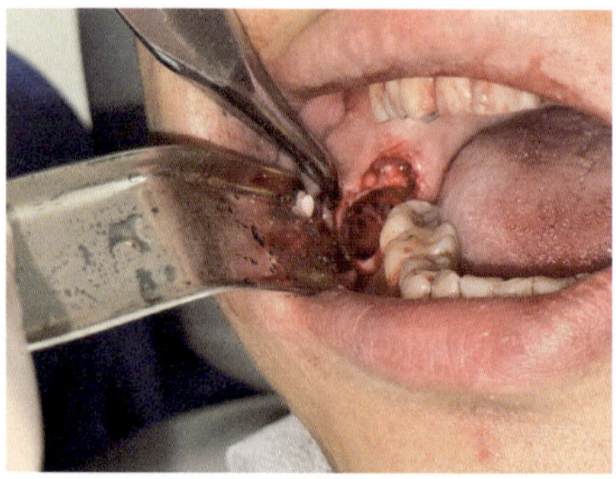

O　拔除之后的牙槽窝

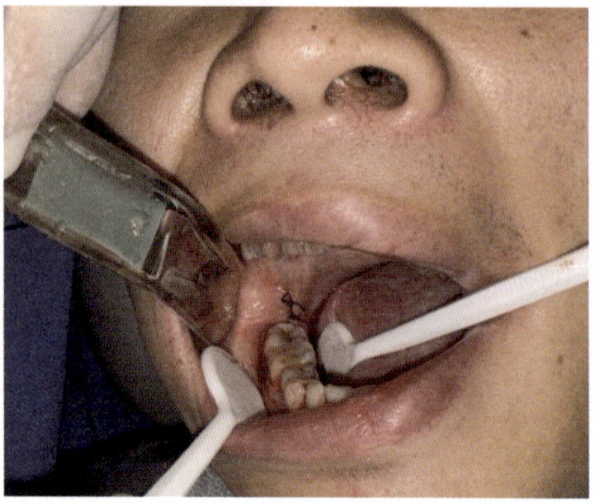

P　用刮匙搔刮后，生理盐水冲洗完毕后，缝合检查创口

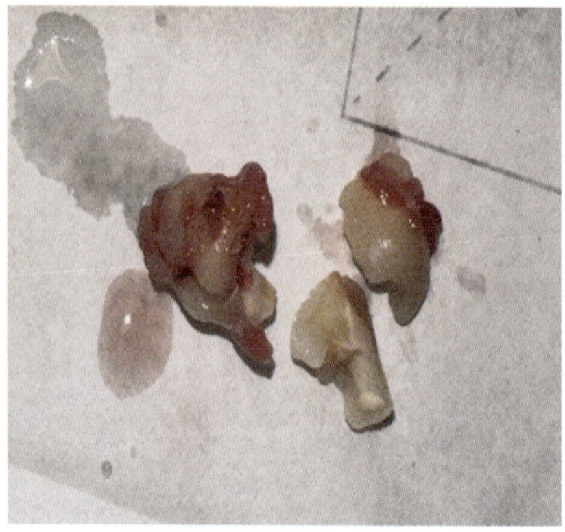

Q　拔除的牙冠及牙根

图6-3-6　右侧下颌完全水平埋伏智齿的拔除

如图6-3-7、表6-3-3拔除上颌智齿的病例。

表6-3-3　智齿拔除难易程度风险评估

| 患者因素 | | | |
|---|---|---|---|
| 评估要素 | 容易（1分） | 中等（2分） | 困难（3分） |
| 全身状况 | ASI Ⅰ | | |
| 张口度 | | 35 ~ 45mm | |
| 患者年龄 | | 25 ~ 50岁 | |
| 患者恐惧焦虑程度 | | 恐惧/焦虑但能配合 | |
| 患者面型 | 长方形 | | |
| **影像学因素** | | | |
| 评估要素 | 容易（1分） | 中等（2分） | 困难（3分） |
| 智齿根部形态 | 融合根 | | |
| 第二磨牙远中至下颌升支距离 | | | |
| 埋伏深度 | | | 低位 |
| 倾斜方向和角度 | 垂直向（高位） | | |
| 临近周边重要解剖结构：上颌窦 | 根尖远离上颌窦底皮质骨 | | |
| 与第二磨牙关系 | 紧邻 | | |
| 牙周膜间隙 | 清晰可见 | | |
| 骨白线 | 清晰可见 | | |
| 智齿周边的骨质 | 疏松 | | |
| **外科因素** | | | |
| 评估要素 | 容易（1分） | 中等（2分） | 困难（3分） |
| 麻醉因素 | 无系统病史 | | |
| 阻生程度 | 完全萌出 | | |
| 手术技巧 | 用牙钳或牙挺常规拔除 | | |
| 是否存在周边病变 | 无病变 | | |
| 医生经验 | 口腔外科<br>经验>10年 | | |
| 难度系数 | 容易 | 中等 | |
| 评分 | | 20 ~ 40 | |
| 医师 | 口腔全科医师或实习医师 | 主治医师或经口腔外科培训的全科医师 | 口腔外科专业高年资医师 |

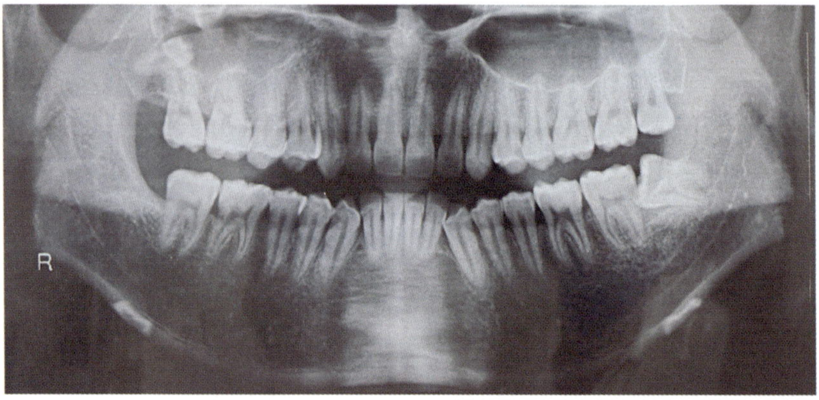

A 术前全景片

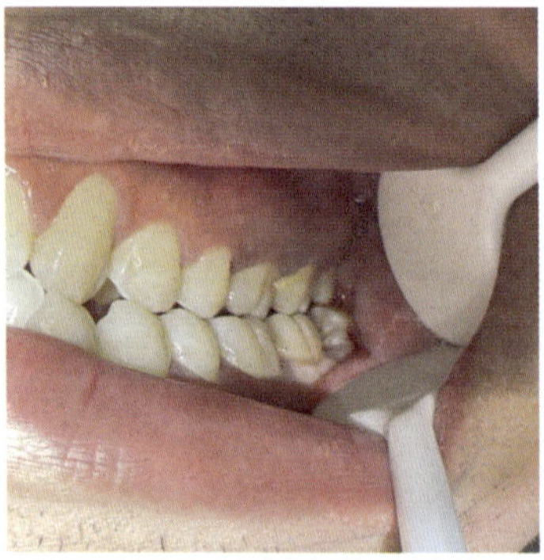

B 术前咬合片

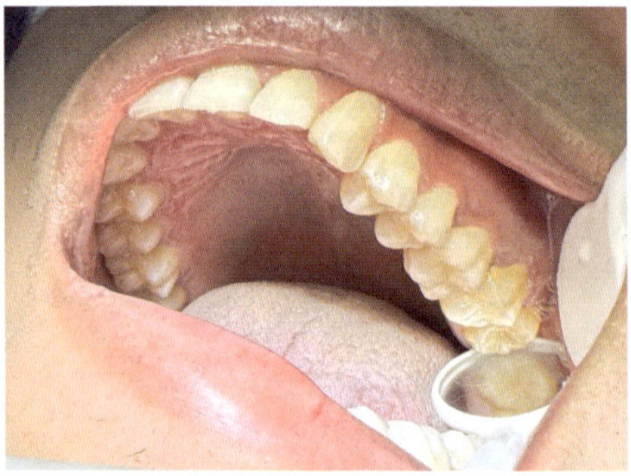

C 28垂直阻生

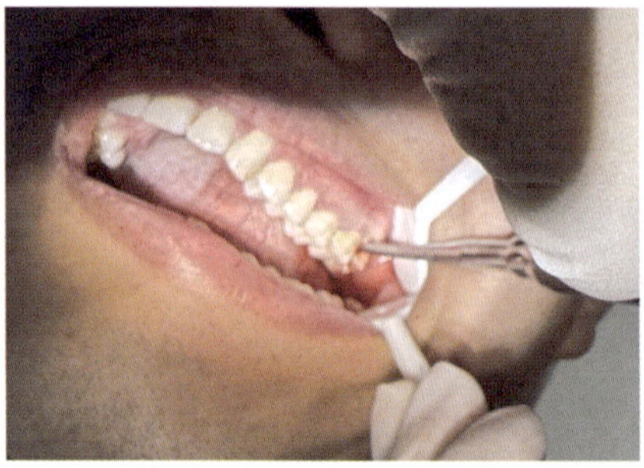

D 垂直进挺，放置27与28牙颈部之间的牙槽骨，牙挺刃断凹陷向远中

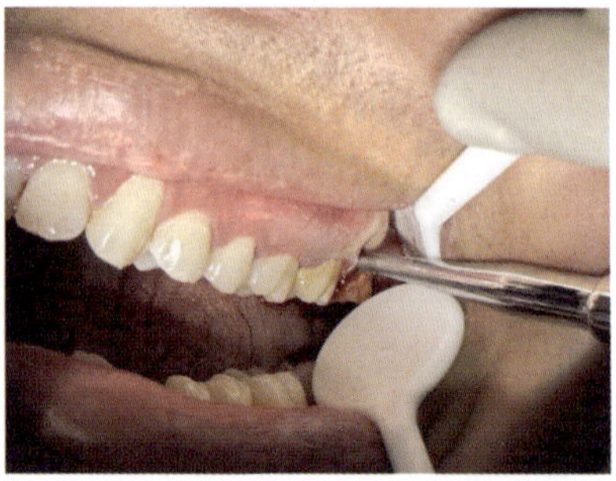

E 将牙挺边向远中合面方向旋转，边将牙挺深入，并感觉阻力情况，若阻力较大需考虑牙根分叉的可能性，避免使用暴力

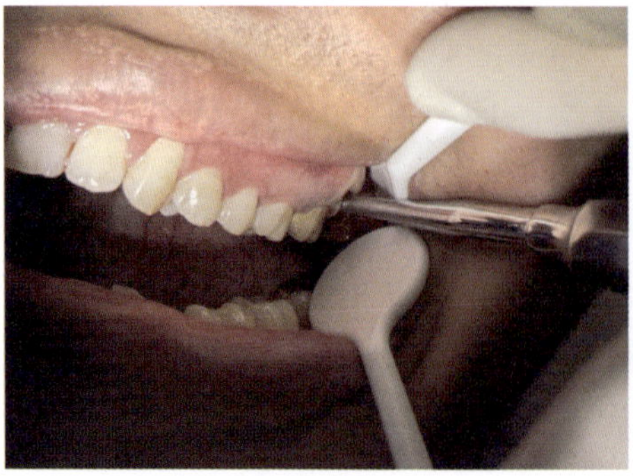

F 逐渐加大力度，可见28逐步向合面和远中移动，并稍微使用向颊侧用力，是牙齿远中、 殆面、颊侧脱位

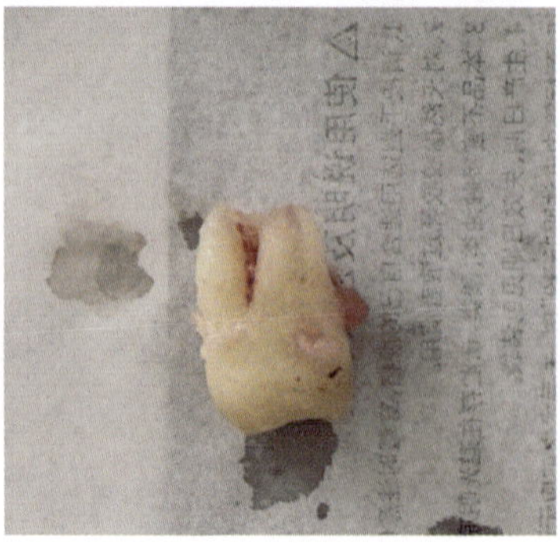

G 拔除的28

图6-3-7 上颌智齿28的拔除

Chapter 7

# 第七章

# 极简微创拔牙第三式：残根拔除术

## 一、根钳拔除术

### （一）适应证

（1）残根保存有足够根钳夹持健康的坚硬牙体组织。

（2）单根。

（3）已分成单根的多根牙。

（4）虽然有部分牙龈或软组织覆盖但去除软组织后方可用根钳夹持拔除的患牙。

### （二）拔除方法

（1）根钳应尽量向根方夹持健康坚硬的牙根组织　根钳越向根方夹持，其与牙根之间的摩擦力越大，旋转时的力量越大，因此拔除对颊侧骨板的影响越小，对患者的损伤越小，患者所获收益越大；如图 7-1-1 所示，右侧上颌尖牙残冠，牙龈以上冠已龋坏，如用牙钳则有断根的可能，因此使用根钳并尽量向根方夹持，则可轻松拔除。

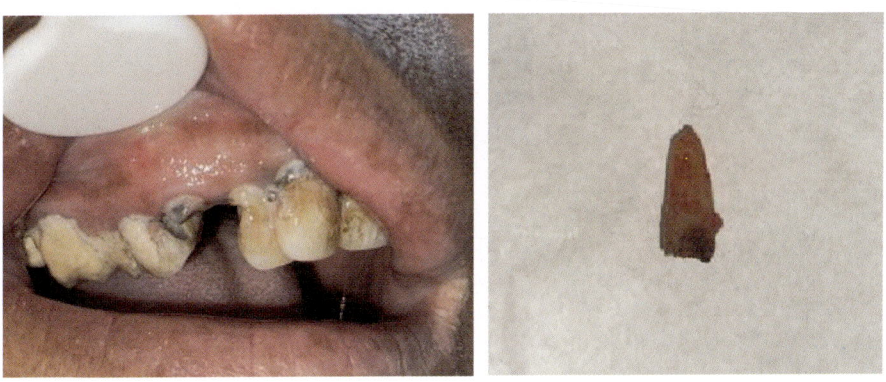

A　左侧上颌尖牙残根　　　B　拔除后的左侧上颌尖牙残根

图 7-1-1　右侧上颌尖牙残冠使用根钳拔除

（2）当部分残根位于牙龈以下，且保存有健康的牙根可使用根钳时，也是微创简化拔除的适应证。如图 7-1-2，左侧上颌侧切牙残根，患者要求拔除后即刻种植，切开翻瓣后暴露残根颈部，使用牙钳拔除残根，植入种植体，最终修复体戴入。

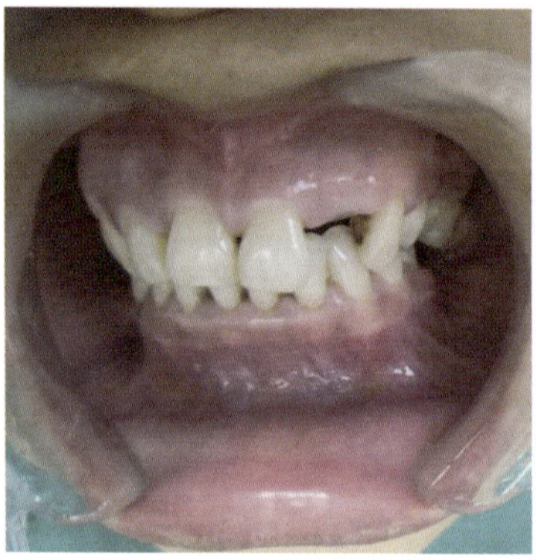

A 术前口内颊侧照

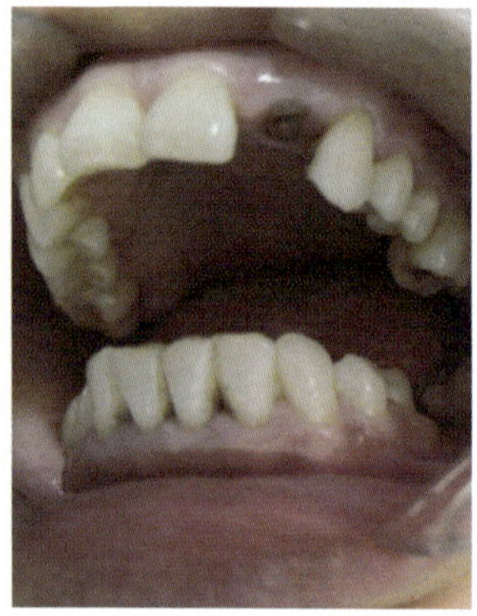

B 术前口内船面照

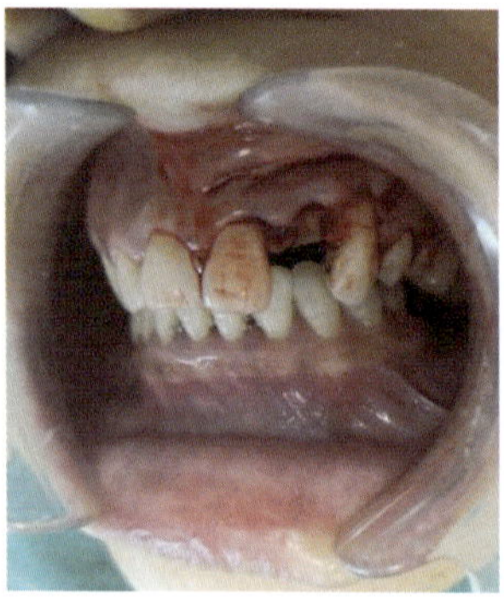

C 因患者需要即刻种植，切开翻瓣后使用根钳拔除残根

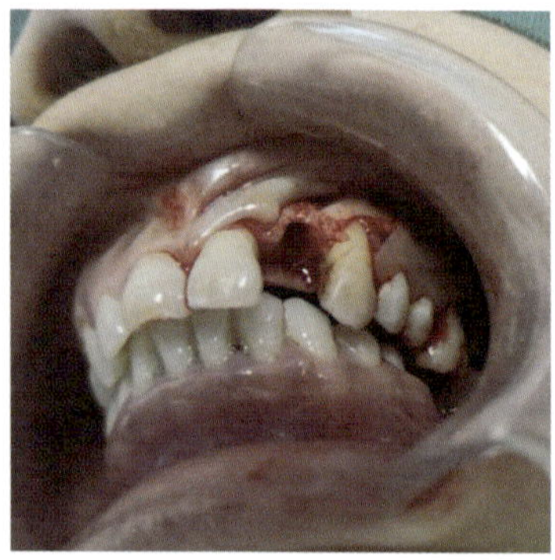

D 拔除后牙槽窝刮除干净

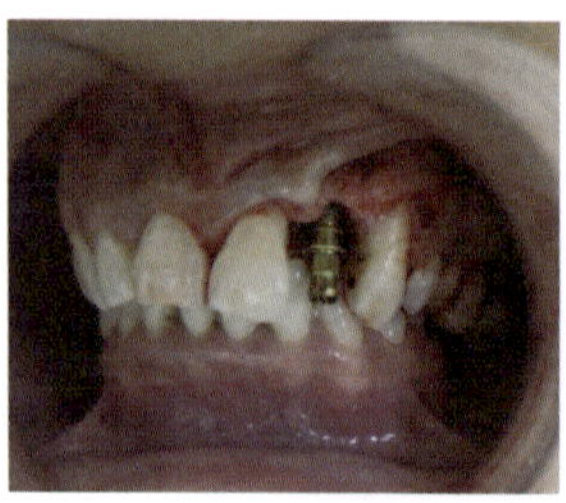

E 植入植体

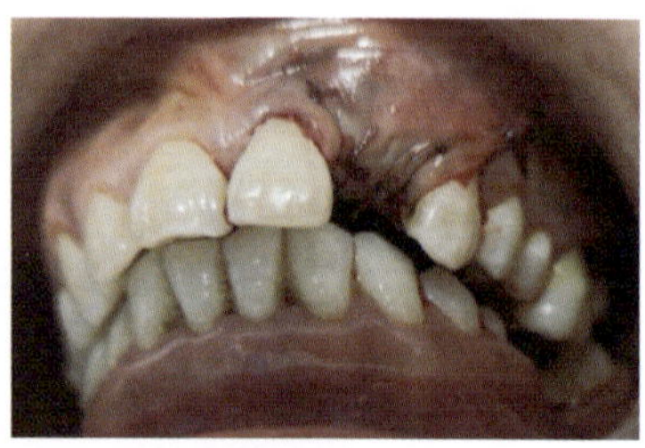

F 唇侧减张，拉拢缝合

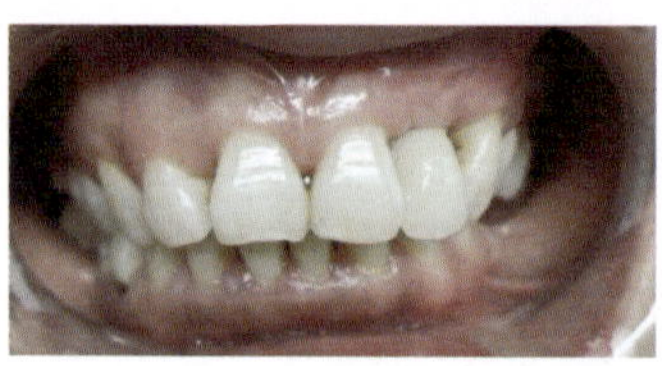

G 修复体最终戴入

图7-1-2 左侧上颌侧切牙残根拔除及戴入修复体

（3）当拔除多根牙时可以先根据牙根的数目分开牙根，然后使用根钳分别拔除，此种方法对牙槽骨的创伤最小，在即刻种植时应用最广。因为可以避免即刻种植时尤其是在磨牙区即刻种植，避免损伤牙根间隔的牙槽骨。牙槽间隔是磨牙区即刻种植获得种植体初期稳定性的关键。如图7-1-3，左侧上颌第一磨牙残根，将其分割为近中、远中颊侧和腭侧根三部分，拔除后逐级扩孔，植入种植体。而图7-1-4 左侧下颌第一磨牙劈裂，经颊舌向分割成近中、远中两部分，牙挺挺松后分别拔除残根，逐级扩孔植入种植体。

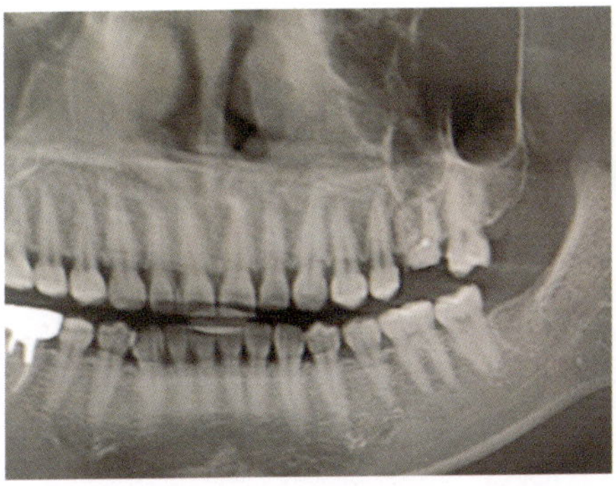

A　术前全景片

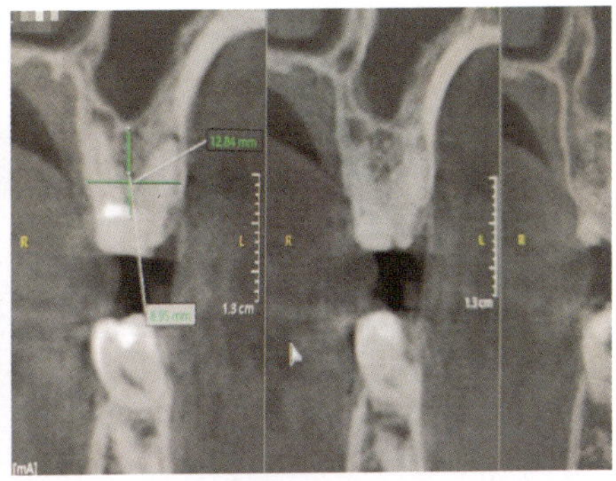

B　术前CBCT

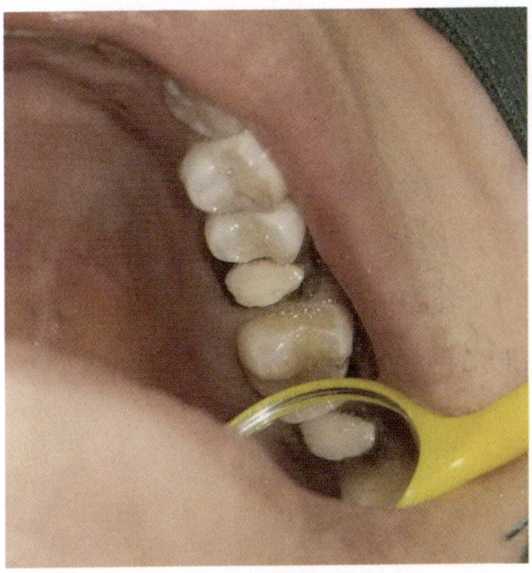

C　术前口内照片

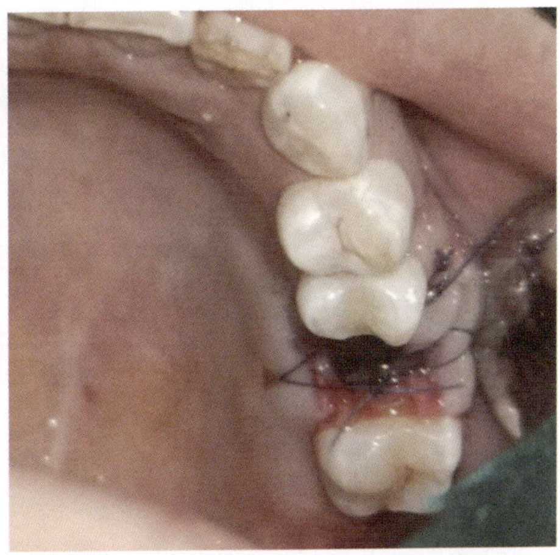

D　植入植体后旋入愈合基台，颊侧减张拉拢缝合

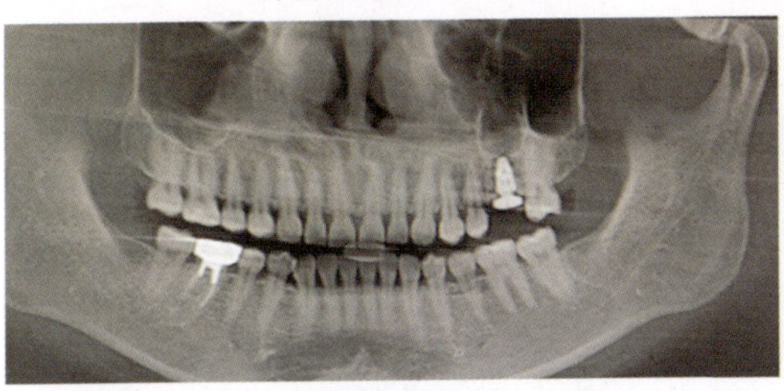

E　术后全景片

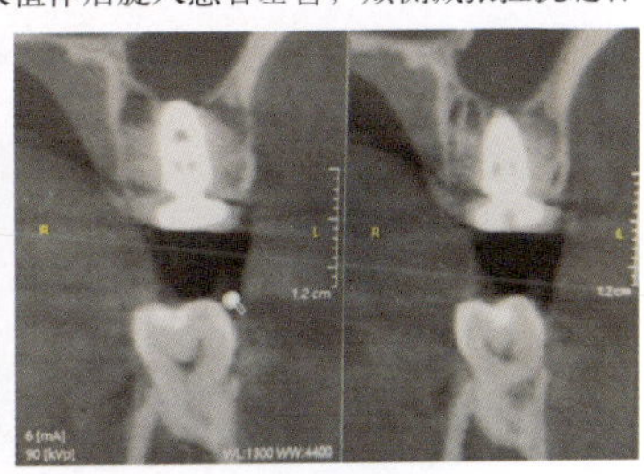

F　术后CBCT(一)

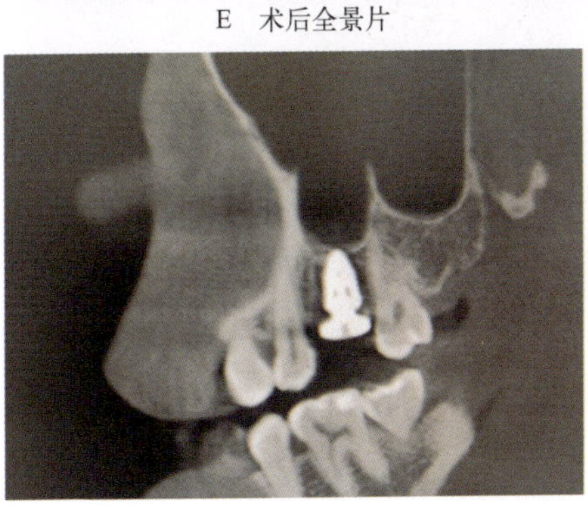

G　术后CBCT(二)

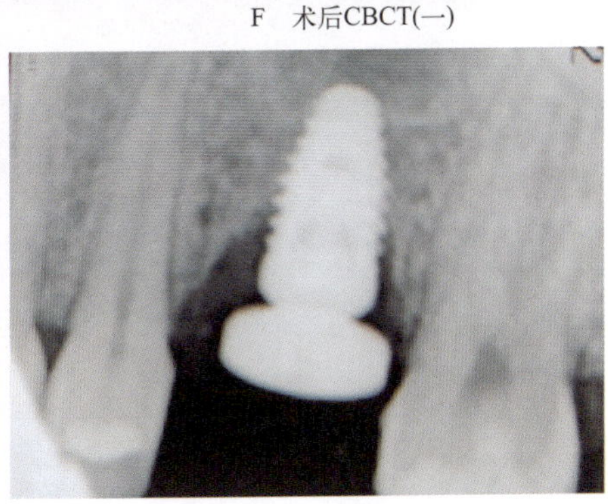

H　术后3个月根尖片

图7-1-3　左侧上颌第一磨牙残根拔除并植入植体

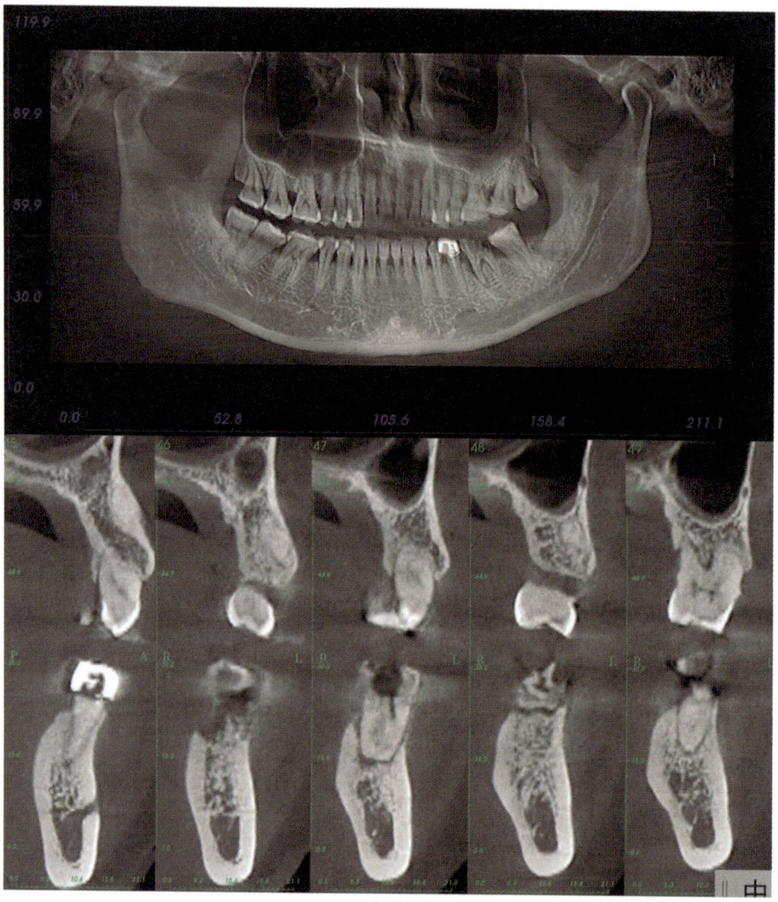


A　术前CBCT

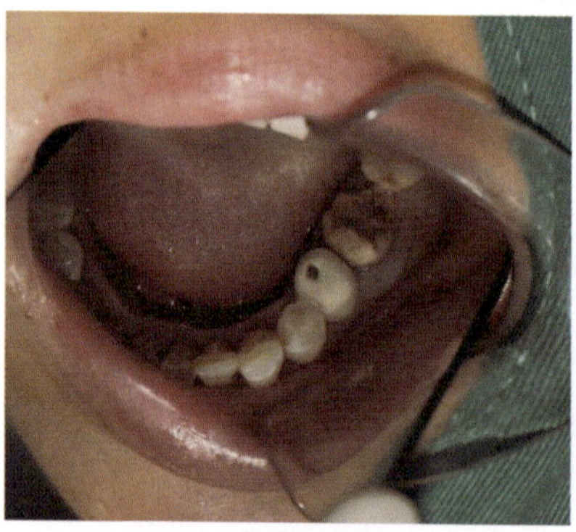

B　术前𬌗面照

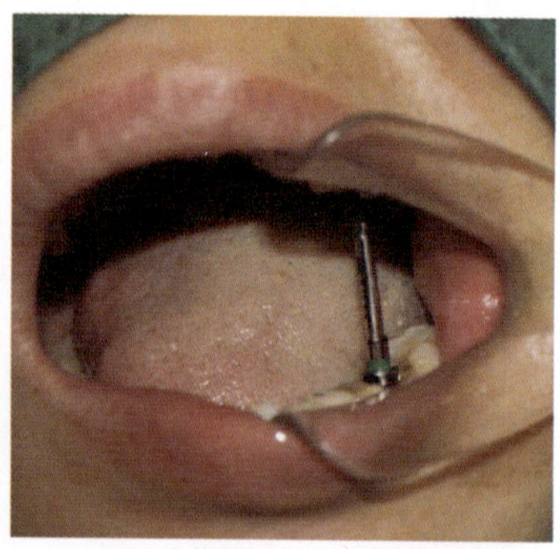

C　定位钻定位，扩孔钻扩孔

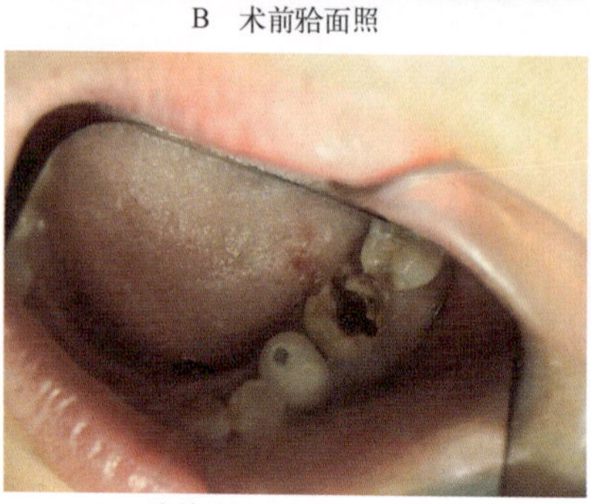

D　外科手机分割近远中牙体组织

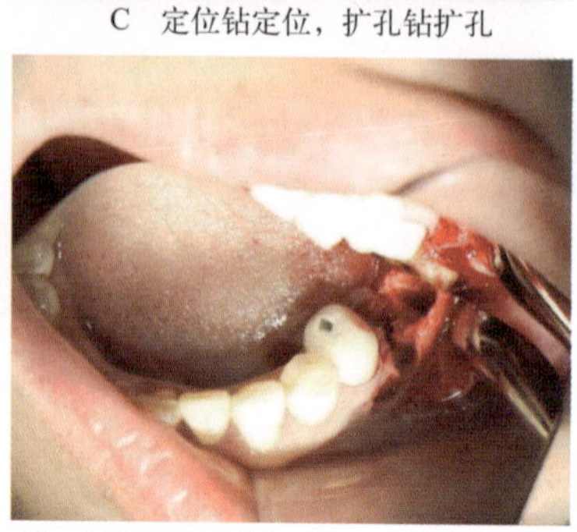

E　分别拔除近远中牙根，刮除肉芽组织

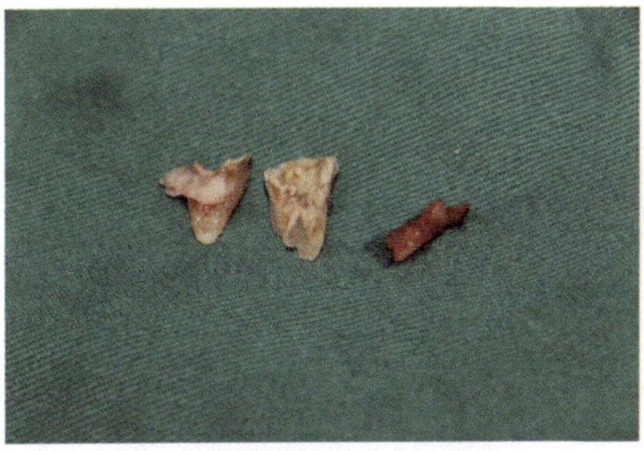

F　拔除后左侧第一磨牙残根

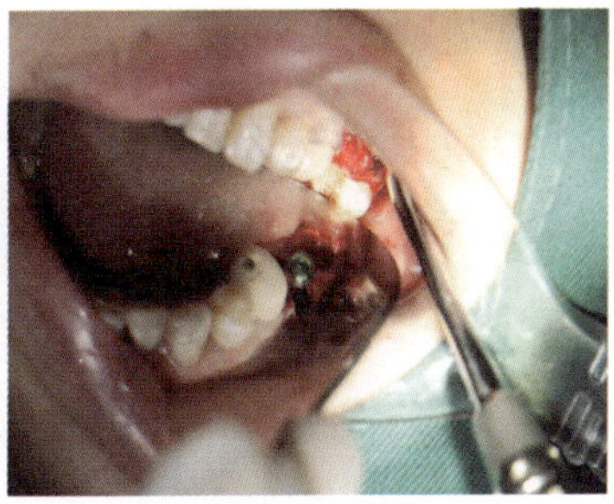

G　植入种植体

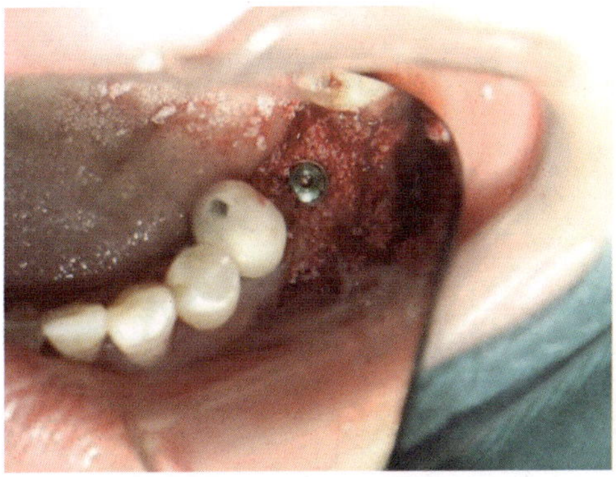

H　在种植体边缘的牙槽窝内填充植骨材料

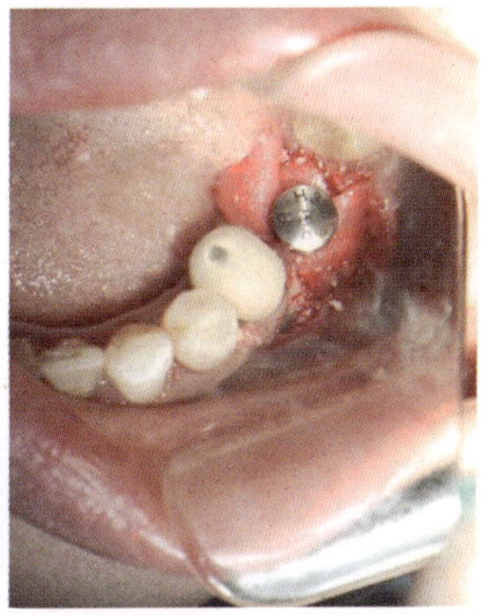

I　旋入大直径愈合基台并固定骨膜

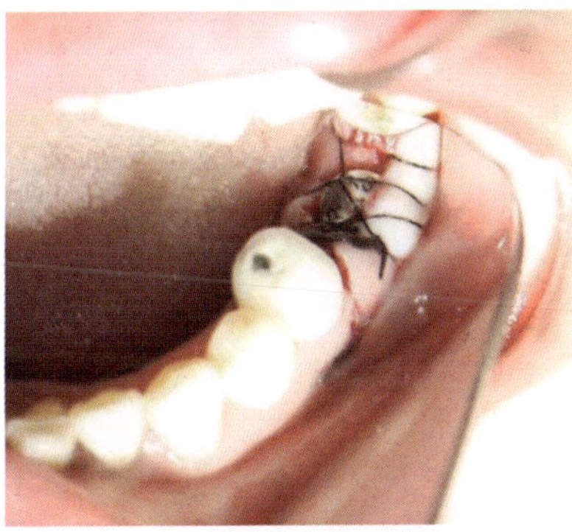

J　颊侧减张拉拢缝合创面

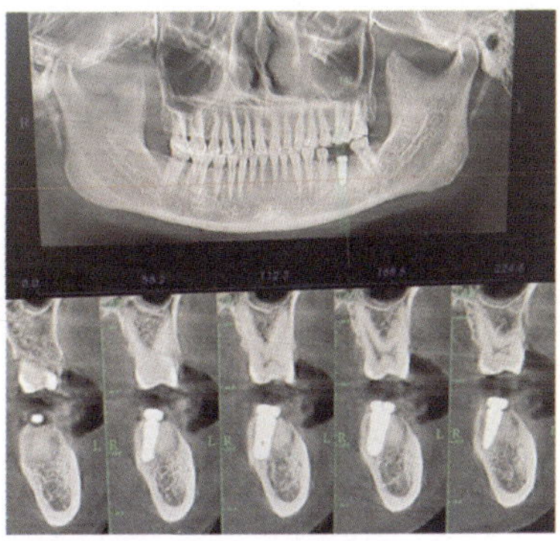

K　术后CBCT

图7-1-4　左侧下颌第一磨牙劈裂后拔除并植入种植体

## 二、牙挺拔除残根术

### （一）适应证

（1）牙根弯曲或根钳无法夹持、多根牙。

（2）牙挺安放位置应位于牙根弯曲方向一侧（如图7-1-5，右侧下颌第二磨牙劈裂，牙挺挺松患牙后即刻种植）。

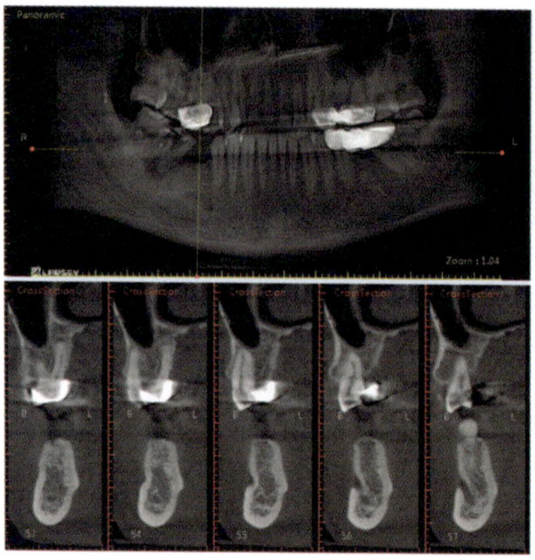

A　术前CBCT

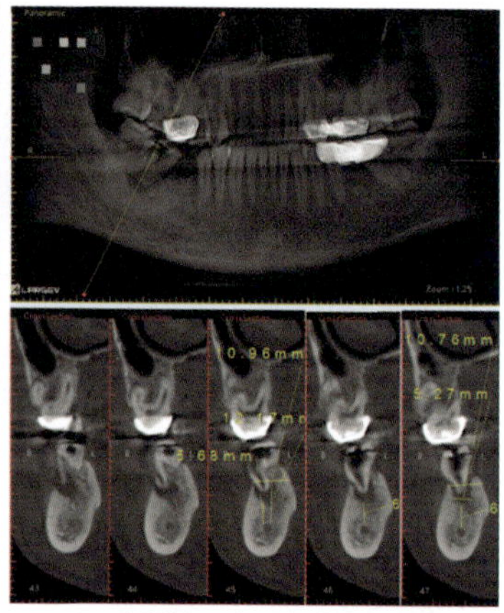

B　右侧第二磨牙根尖可见阴影

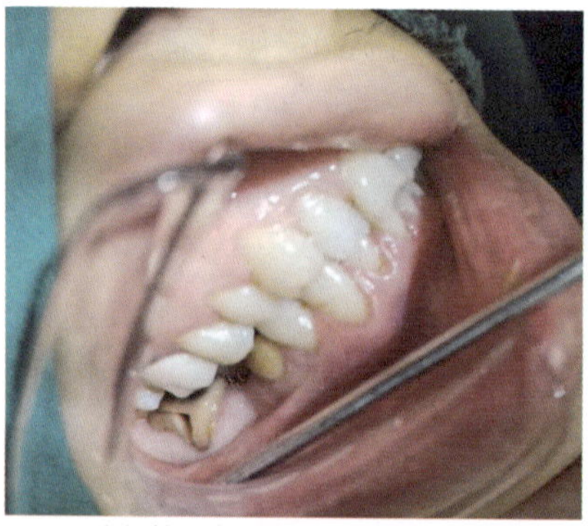

C　右侧第二磨牙劈裂，牙挺挺松后拔除

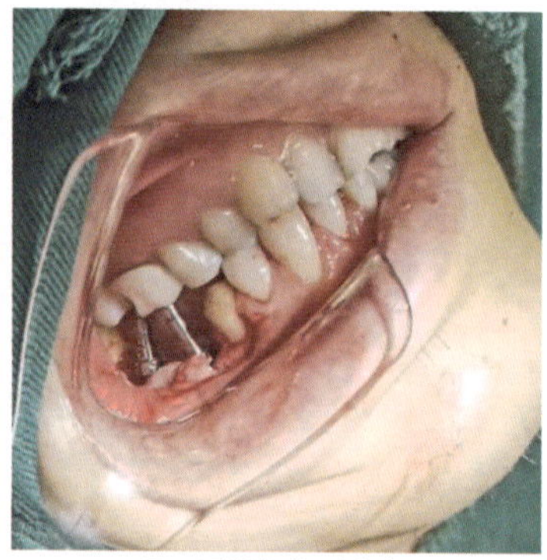

D　平行杆指示方向

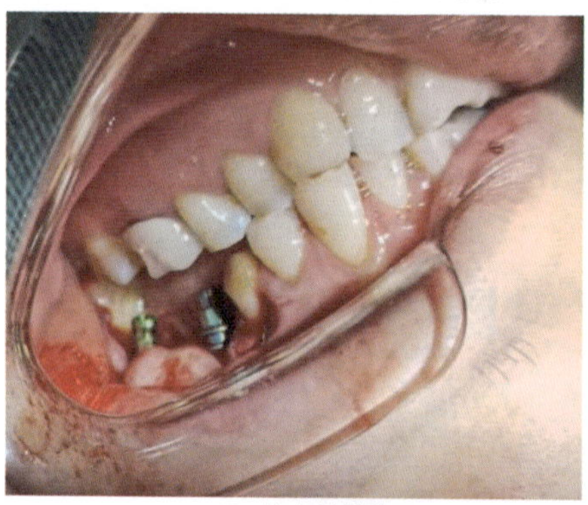

E　植入种植体

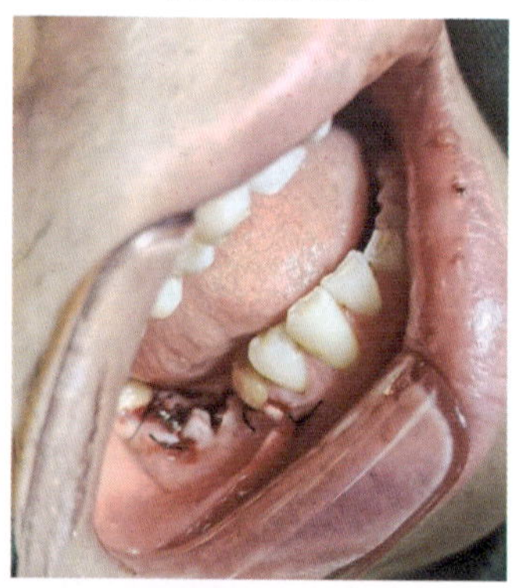

F　颊侧减张拉拢缝合

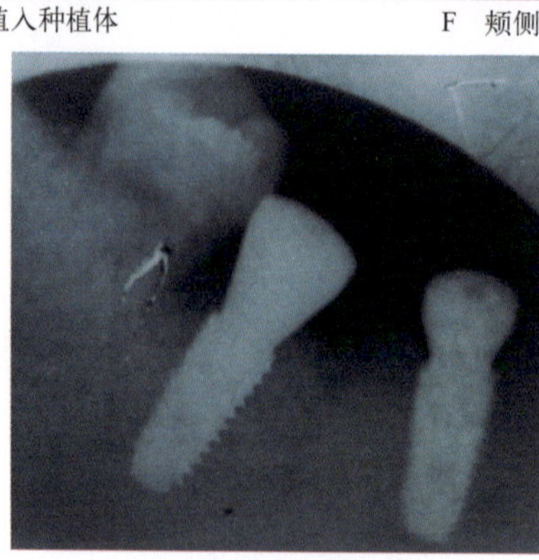

G　植入植体后的根尖片

图7-1-5　右侧下颌第二磨牙劈裂后拔除并植入植体

## （二）拔牙方法

（1）对于多根牙尤其是需要即刻种植时，应先分开牙冠或牙根；如图7-1-6，37劈裂（左侧下颌第二磨牙）分割冠根拔除后即刻种植。

（2）使用牙挺分别挺松牙根后，分别去除。此时应避免使用三角挺，因为三角挺会破坏牙槽间隔，导致即刻种植无法获得良好的初期稳定性。

（3）其次应在分割牙冠或牙根前先用定位钻、扩孔钻逐级扩孔。

（4）拔除患牙后，彻底搔刮牙槽窝，大量生理盐水冲洗，植入种植体。

（5）种植体与牙槽窝骨壁间填入生物移植材料，覆盖生物屏障膜。

（6）可以选择切开翻瓣拉拢缝合，或种植体初期稳定性良好可以旋入愈合基台。

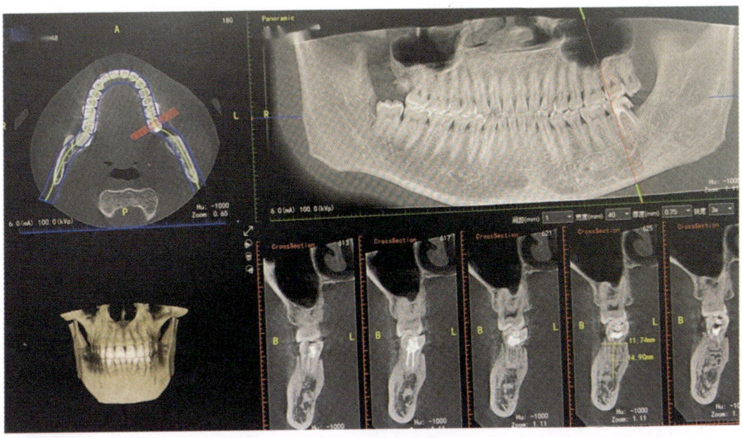

A 术前CBCT

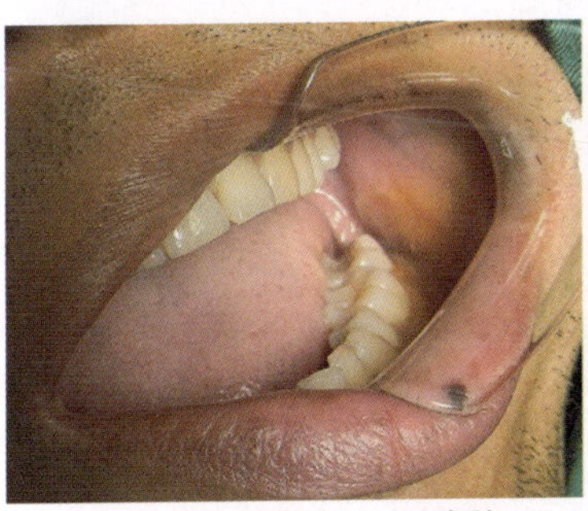

B 术前口内照片，37牙劈裂

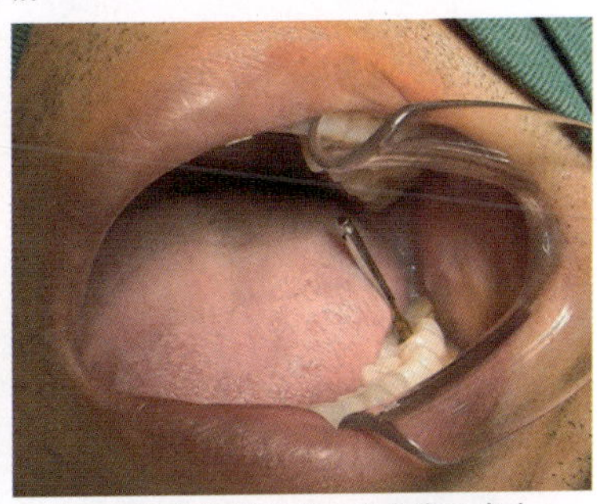

C 先行先锋钻定点，患者张口度小，导致先锋钻无法直立，有近中倾斜趋势

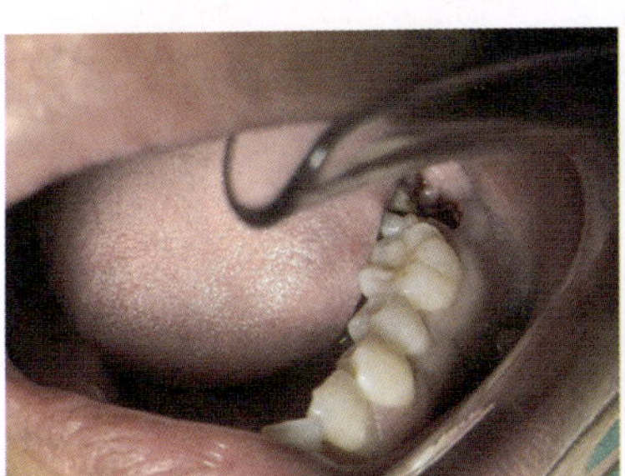

D 逐级扩孔完成后，使用外科手机分割成近中、远中两个部分，使用牙挺分别取出近中、远中两根；此时如果断根则不可使用三角挺；应从牙根近中、远中颊侧去除部分骨质，给牙挺进入提供间隙

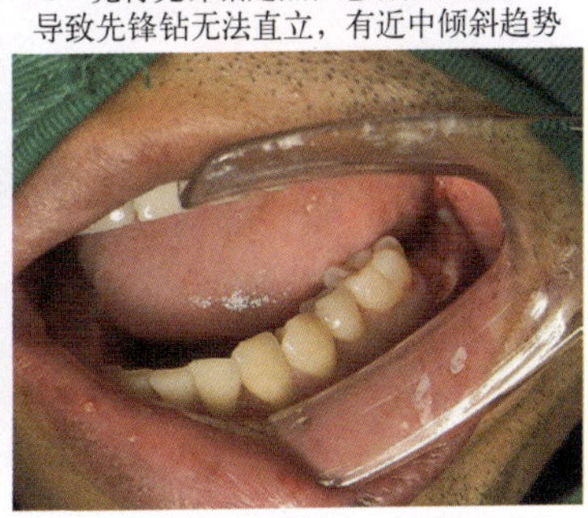

E 植入植体后颊侧小切口翻瓣，减张

图7-1-6

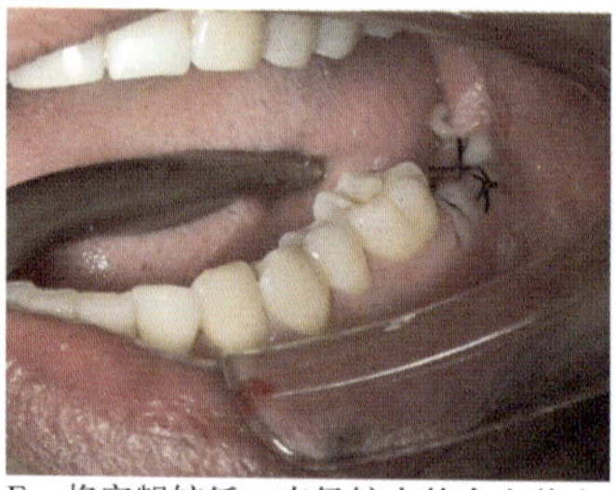

F　将穿龈较低、直径较大的愈合基台旋入覆盖骨粉、骨膜拉拢缝合

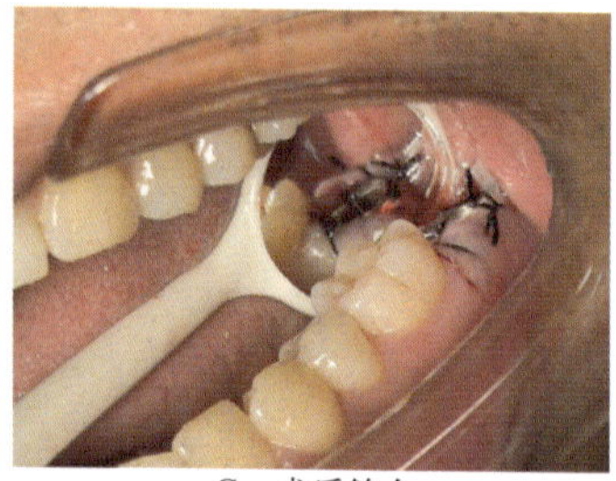

G　术后缝合

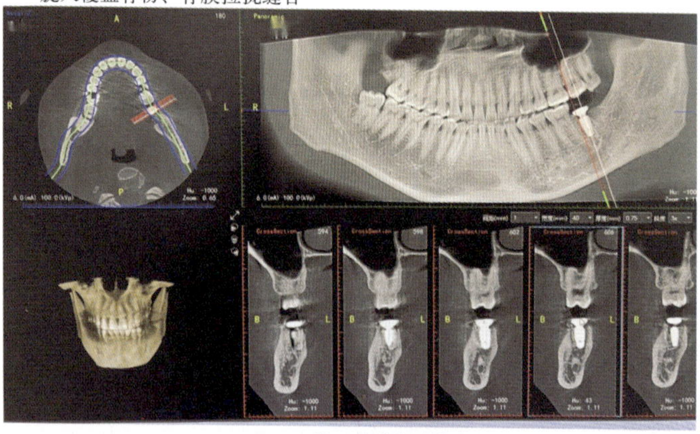

H　术后CBCT

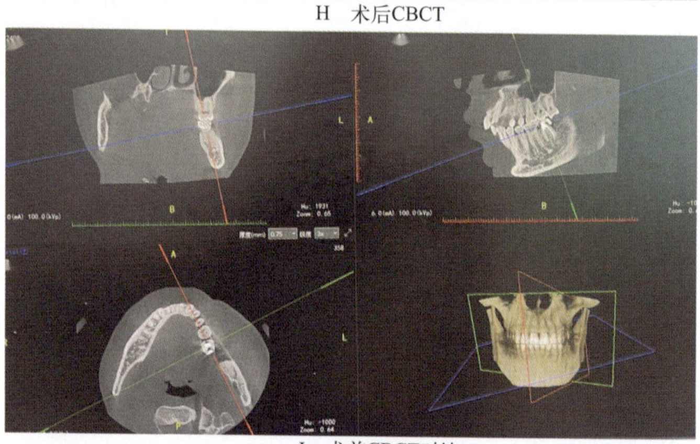

I　术前CBCT对比

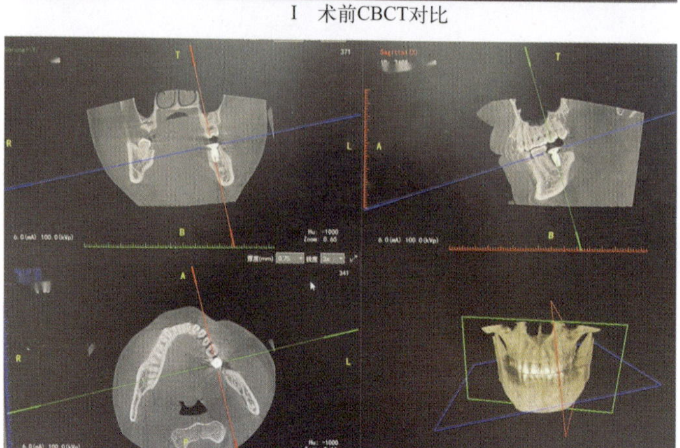

J　术后CBCT对比

图7-1-6　37劈裂分割冠根拔除后即刻种植

Chapter 8

# 第八章

# 外科拔牙的基本操作

## 一、手术刀片选择

### （一）15号或15号C刀片

（1）图8-1-1为常用不同型号的刀片；其中，15号或15号C刀片是口腔外科手术操作中最常使用的刀片。

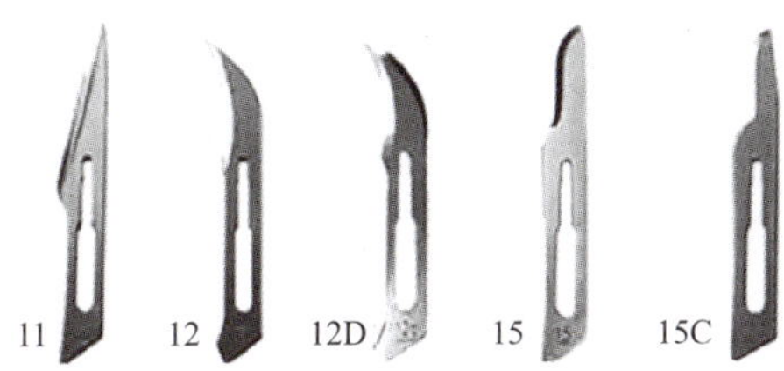


图8-1-1　常用不同型号的刀片

（2）15号刀片（图8-1-2）或15C刀片切开时使用的是刀腹而不是刀尖。

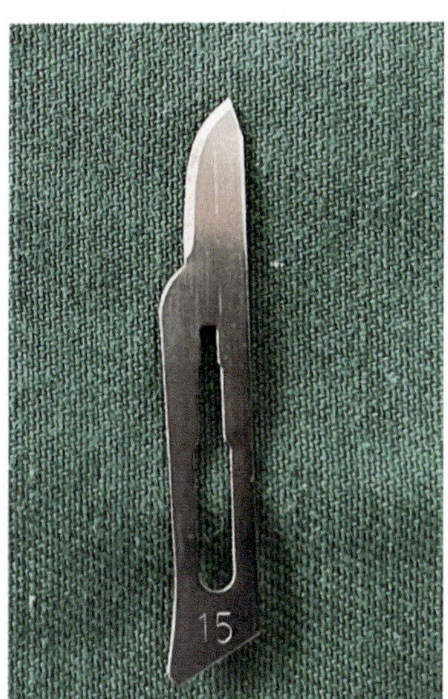


图8-1-2　15号刀片

（3）因牙槽骨骨面不平整，尤其是在牙齿颈部，尖锐的刀尖随着骨面的起伏移动时常常变钝而达不到好的切开效果。

（4）所以刀尖垂直刺入黏膜后，将刀柄倾斜45°，使用刀腹而不是使用刀尖切开骨膜，这样的切口可使骨膜整体切开。

（5）到达切口止点时再将刀直立起来。如图8-1-3所示。

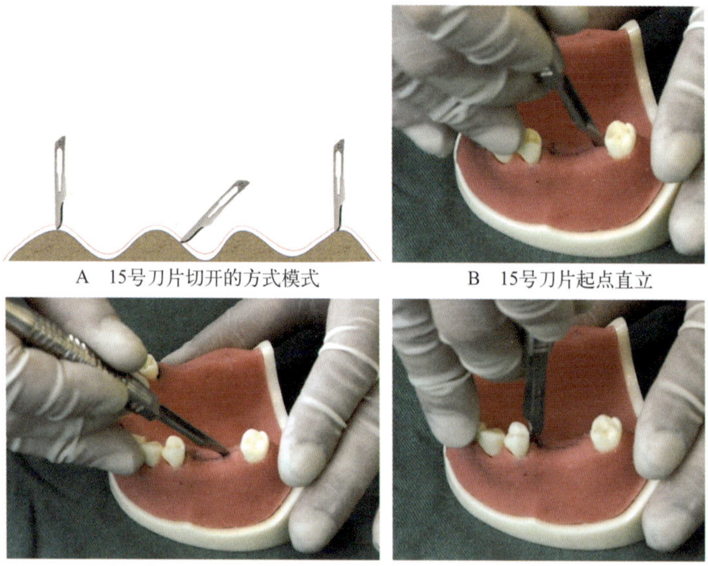

A　15号刀片切开的方式模式

B　15号刀片起点直立

C　45°倾斜，使用刀腹切开，直达骨面

D　切口止点时，将刀柄直立起来

图8-1-3　15号刀片切开的操作

（6）在口腔内操作时，因操作空间狭小，使用直刀柄很难将其直立起来，因此选用弯刀柄可能是更好的选择，尤其是在上下颌磨牙区（图8-1-4）。

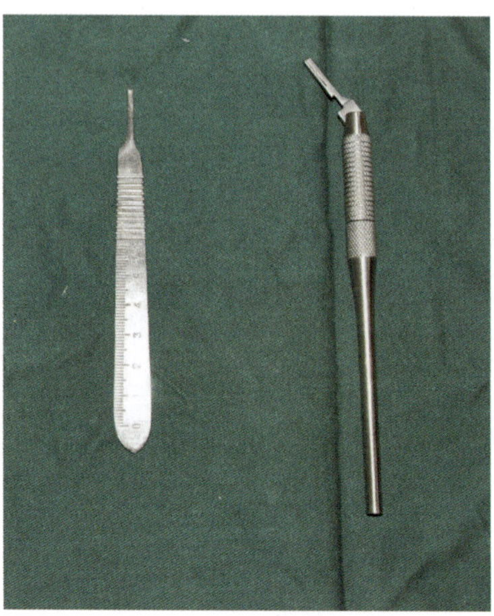

图8-1-4　直刀柄与弯刀柄

（7）使用刀切开时，一般不使用反挑式切开，因其力量难以控制，容易损伤患者，如必须使用则需控制切开时的力量和范围。

（8）常用的执刀方式可采用执笔式，切开时应有支点，避免损伤患者下唇黏膜（图8-1-5）。

### （二）11号刀片

仅利用其尖端刺破脓肿或唇裂术中三角瓣等比较小的切口，在下面有骨头的地方一般很少用。

（1）使用11号刀片时应注意，仅使用刀尖处进行切开。由于刀柄与刀片连接处经常会压迫患者的上下唇或口角，因此使用此刀片切开时，应让助手使用口镜或示指牵拉开患者的嘴唇或口角，避免损伤（图8-1-6）。

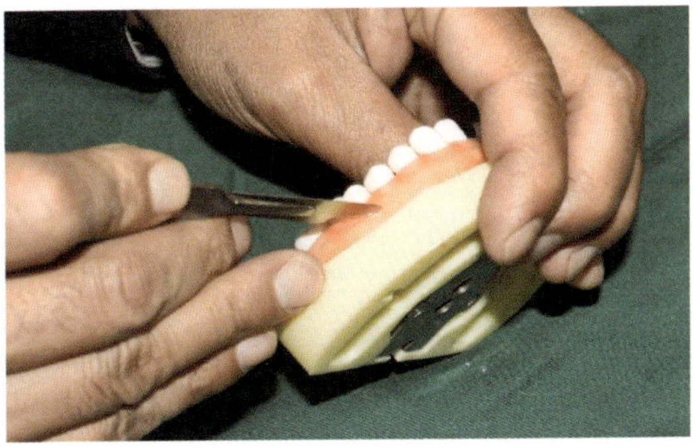

图8-1-5　执笔式切开

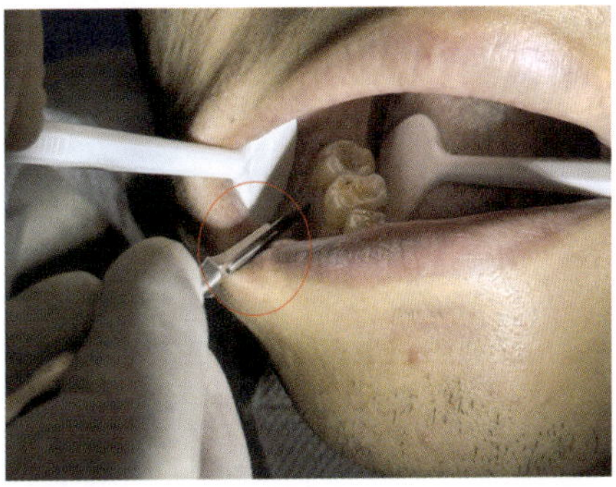

图8-1-6　11号手术刀切开时，如红圈标识的，容易割伤患者下唇；因此使用此刀片时应让助手牵拉患者口角及下唇，避免损伤

（2）在使用11号刀尖切开时，因下颌骨不平整，而刀尖可看作一个点在不平整的骨面上移动时，常常会有部分牙龈切开，部分没有切开的现象发生；这给翻瓣带来难度。

### （三）12号刀片

在磨牙远中颈部等，或11号、15号刀片够不到的地方，以及龈沟内切开时使用。

（1）12号刀片（图8-1-7）的外形呈月牙弯刀状，与11号刀片类似，仅能使用刀尖处切开，也会出现刀尖磨损的现象。

（2）因无法使用刀腹切开，因此切开时，刀柄连接处容易损伤上下唇（图8-1-8）。

（3）在切开时要先切开角化龈，再切开牙槽黏膜，并在切开牙槽黏膜时，应使用左手的食指将黏膜绷紧（图8-1-9），避免切开松软的牙槽黏膜导致切口两侧软组织不一致，造成术后瘢痕明显。

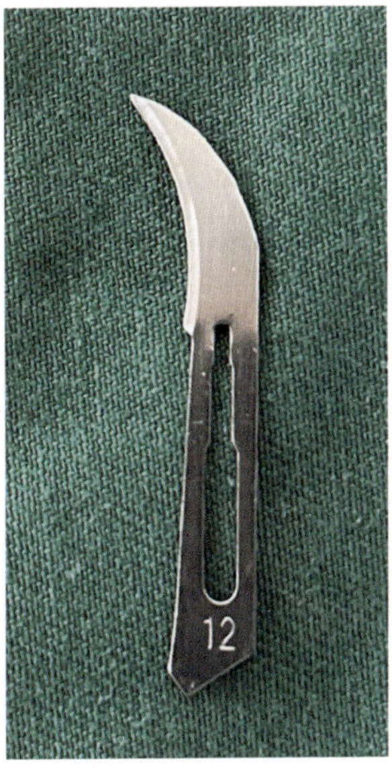


图8-1-7　12号镰刀片

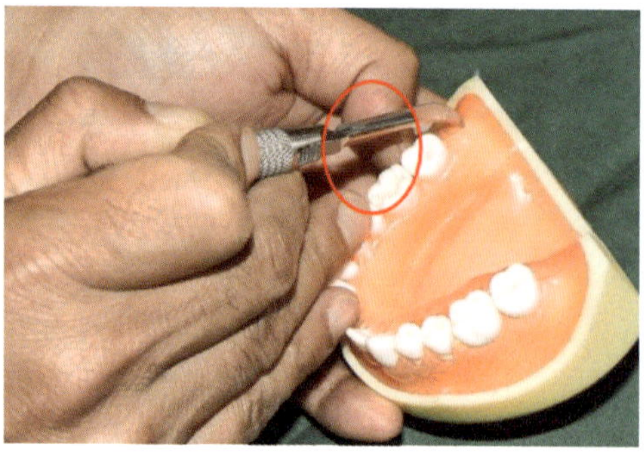

图8-1-8　12号镰刀片切开时，也容易损伤上下唇黏膜

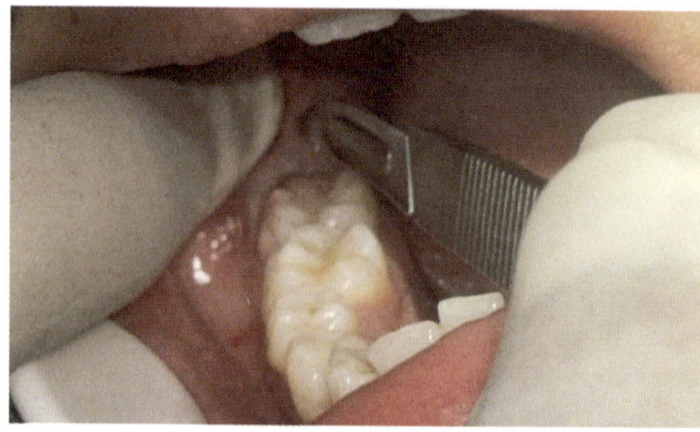

图8-1-9　切开松软的牙槽黏膜时，应使用手指绷紧黏膜，避免牙槽黏膜移动

## 二、手术切口的设计

### （一）手术切口设计的原则

1. 解剖位点的影响

在进行口腔颌面外科小手术或拔牙手术时，切口的选择同样需要遵循外科手术的基本原则。通常，外科手术切口应尽量保护邻近的重要解剖结构，例如避免损伤切口附近的肌肉和系带，并确保不破坏黏骨膜瓣的血供，同时确保手术视野清晰可见。因此，恰当的切口选择是外科手术成功的关键。然而，手术切口的微创性不应被忽视。在临床实践中，医生有时会避免切开或翻瓣，导致视野不清晰，进而使得牙齿断根难以拔除。医生可能担心切开翻瓣后会引起术区肿胀，影响患者的手术体验和舒适度。但是，如果因为害怕切开翻瓣导致视野不清，从而延长手术时间或使牙齿难以拔除，这同样违背了微创手术的原则。大多数情况下，医生之所以避免切开翻瓣，是因为他们对基础外科技术掌握不足，担心切开翻瓣会对患者造成较大损伤或出血，从而对切开翻瓣持有抵触情绪。

2. 部位

根据手术部位的不同，切口的设计也须相应变化。例如，对于上下颌的埋伏智齿，通常采用第二磨牙近中或远中的纵向切口，并可附加远中的延长切口。在上颌前牙区域，由于多生牙常见，切口设计时必须考虑牙龈血管的走向，以确保黏骨膜瓣的血液供应不受影响。此外，有时需要从腭侧切开并翻瓣，此时应特别注意保护切牙孔内的鼻腭神经血管束，以及腭大孔内的腭前神经血管束。

3. 长短

手术切口的长度应在保证术野清晰的情况下，尽量小一点，避免不必要的损伤邻近正常的组织。同时应减少肿胀，如上下颌埋伏智齿设计切口时，近中切口不应到达前庭沟底，从而避免患者血肿。

### （二）下颌智齿手术切口的设计

下颌智齿手术切口整体可分为近中切口/龈沟内切口和远中下颌支前缘偏颊侧的延长切口。

1. 角形切口或梯形切口

（1）下颌第二磨牙近中或远中切口　如图8-1-10中的①所示红色线标示，如下颌为大部分牙冠未显露或完全低位埋伏阻生，则可将切口置于下颌第二磨牙的近中，避开牙龈乳头，斜向近中根方呈45°切开，长度不超过前庭沟方向。②棕色线所示为沿第二磨牙的牙龈沟内切口。③绿色线所示为远中延长切口。

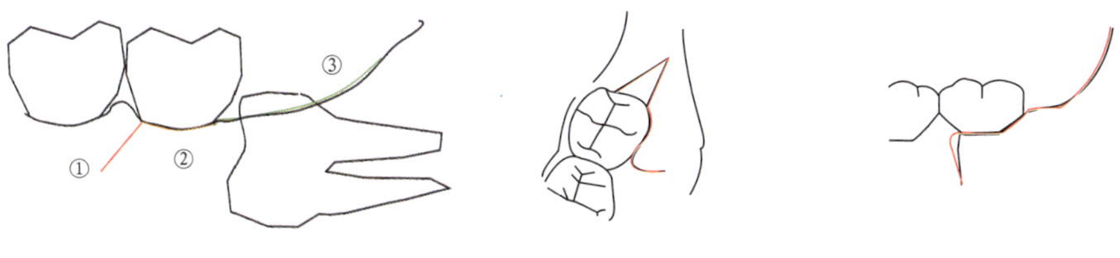


A　　B

图8-1-10　下颌埋伏智齿的切口设计

笔者认为行图8-1-10中①近中切开时，只切开角化牙龈即可，不必向根方做超过膜龈联合的切口。原因是角化龈属于不可移动黏膜，因此必须全层切开黏骨膜瓣，而越过膜龈联合线后，根方则属于牙槽黏膜，包含骨膜、中间的肌肉和表面的黏膜，属于可移动的黏膜，因此具有一定的弹性和延展性。所以只切开近中切口的角化龈即可，翻瓣时可使用骨膜剥离子将其分离，可扩大手术野，而不必将其切开。如果必须将其切开，只做黏膜下骨膜切开即可。行②线切开时，应将刀腹垂直于牙槽骨面切开而不是牙面，如果刀腹垂直于牙面则可能造成局部黏膜缺血性坏死（图8-1-11）。

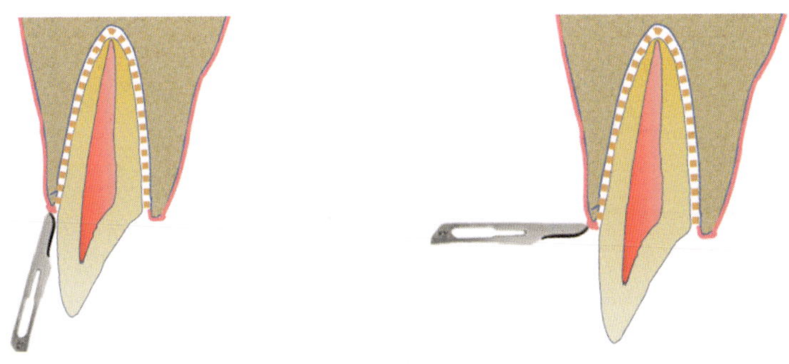

A　龈沟内切开时，刀片应垂直牙槽骨面　　B　龈沟内切开时，刀片不应垂直牙面

图8-1-11　龈沟内切开时刀片应垂直牙槽骨面而不是牙面

进行图8-1-10中③远中延长切口时，需注意此处黏膜为牙槽黏膜，应用手指绷紧再行切开。另外，此处切开可于第二磨牙远中至正中稍偏颊侧，但不能偏舌侧，此处舌神经走行位于下颌磨牙舌侧较高位置，容易损伤（如图8-1-12所示的切口设计）。

（2）如下颌智齿部分近中倾斜或水平阻生，所需切口较小时，可将近中切口放置于第二磨牙的远中轴角处。如图8-1-13中①近中切口位于下颌第二磨牙远中轴角处，同时附加③远中延长切口。

（3）角形切口或梯形切口的优点　此种切开翻瓣的范围较大，视野清晰，便于大多数埋伏智齿的拔除，尤其是完全骨内埋伏需要大量去骨时，方便拉拢缝合创口，且如需即刻种植第二磨牙同时拔除埋伏智齿时，便于对软组织进行减张缝合。缺点是切口范围较大，可能导致患者术后反应较重，增加患者的不适感。

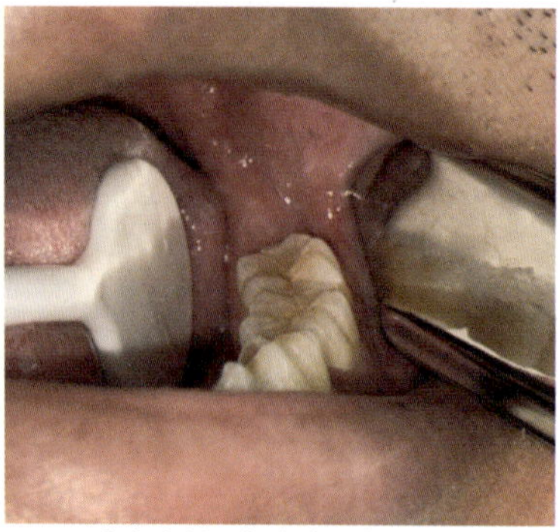

A　患者左侧下颌完全骨内埋伏智齿

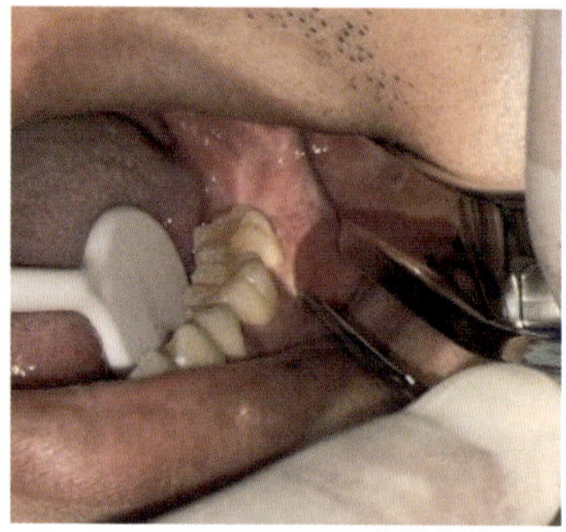

B　自37近中轴角处避开牙龈乳头切开，勿越过膜龈联合线

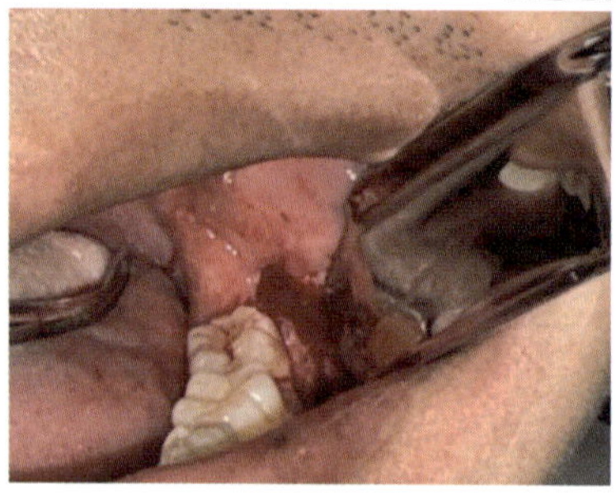

C　翻瓣后显露手术野

图8-1-12　切口设计

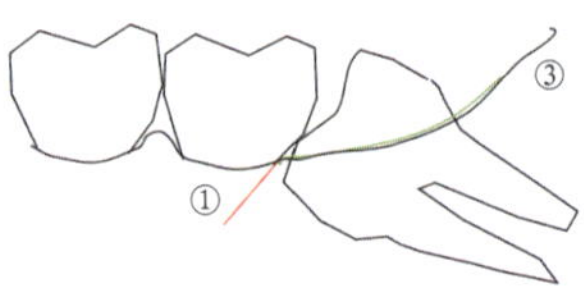


A

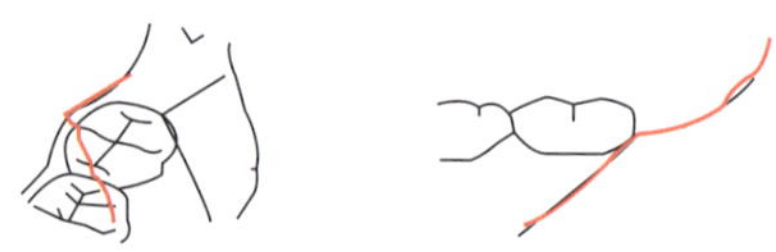

B

图8-1-13　下颌智齿部分萌出时的切口设计

2. 连续的龈沟内切口和远中延长切口

（1）对于部分萌出智齿的情况，也可选择只有龈沟内和远中延长切口的方式。此种切口方式如图8-1-14所示，如为拔除埋伏智齿，则需在第二磨牙或第一磨牙龈沟内切开，并向下颌升支前缘颊侧延伸，仅有②龈沟内切口和③远中延长切口。

（2）此种切口的优点是龈沟内连续切口，无近中纵向切口，因此手术创伤较小。但由于近中未行切开，远中延长切口可能导致完全骨内埋伏牙齿拔除时，视野受限，给手术带来难度（图8-1-15）。

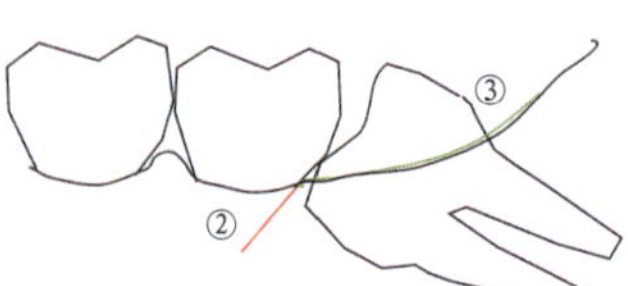


图8-1-14　拔除下颌智齿的连续切口设计

笔者临床上常用的还是角形或梯形切口，术后创伤的确存在。

3. 仅作远中延长切口

当下颌埋伏智齿为垂直中低位埋伏阻生，且根部阻力不大时，也可选择只做远中延长切口。

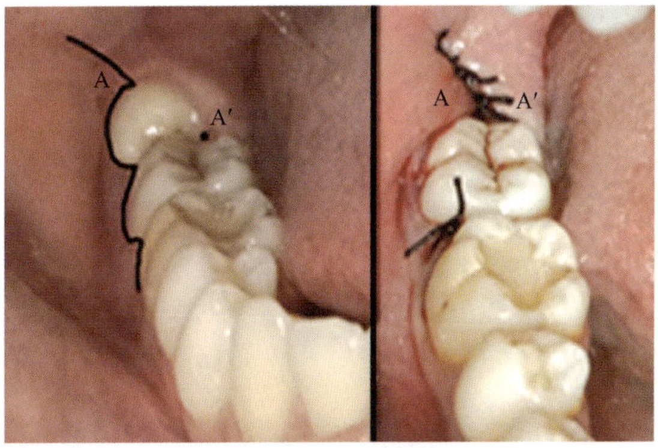


图8-1-15 拔除下颌智齿时的连续切口设计

如图8-1-16所示，患者右侧下颌低位垂直埋伏阻生，从全景片可看到智齿根尖与下牙槽神经管毗邻，似有压迫。因此，为避免下牙槽神经损伤，使用牙挺时应避免向根方施加力量，以垂直方式使用牙挺向远中和𬌗面运动，可轻松拔除。

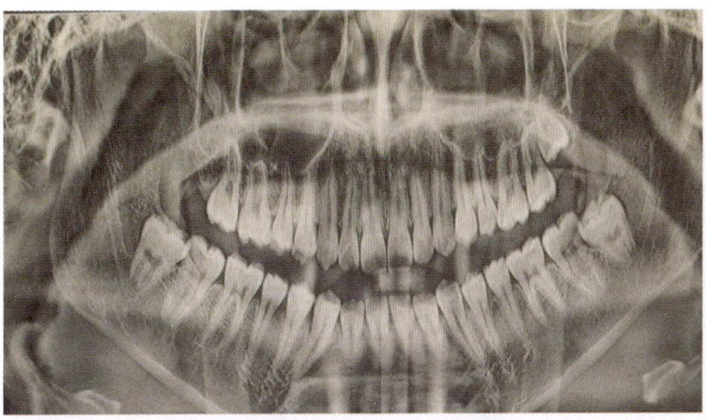

A 术前全景片示右侧下颌垂直中位阻生

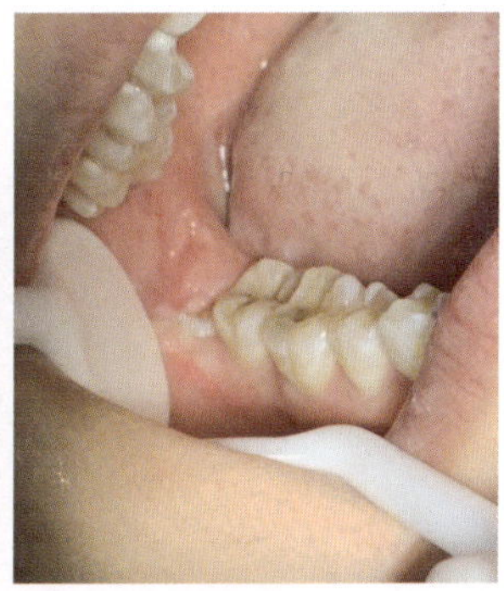

B 术前口内照

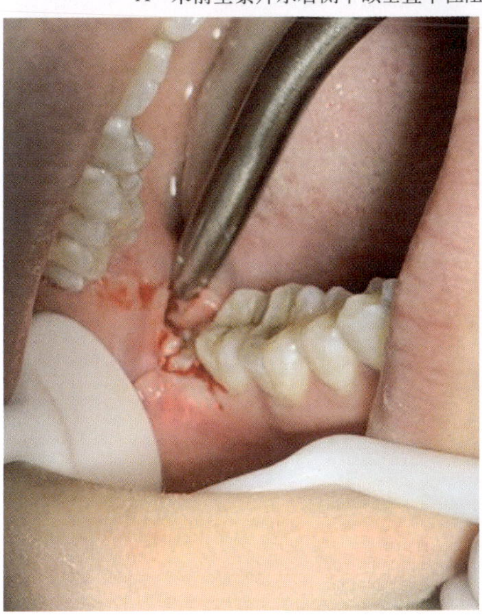

C 右侧下颌远中牙龈埋伏智齿，远中龈瓣切开

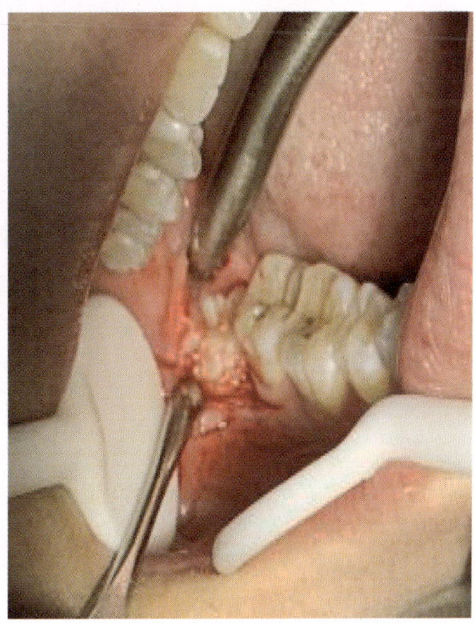

D 翻瓣后

图8-1-16

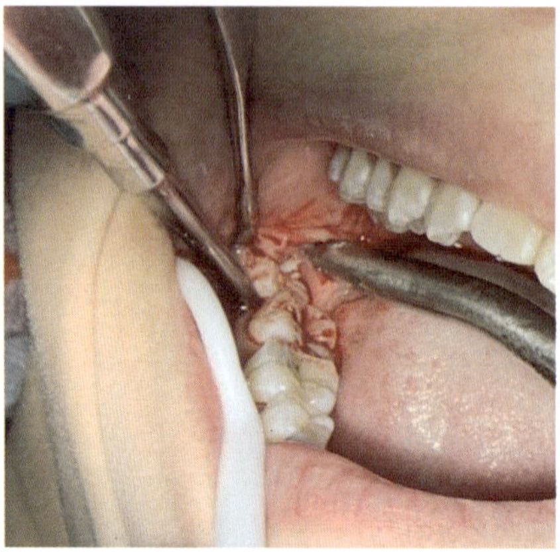

E　牙挺放置于右侧下颌智齿近中颊侧

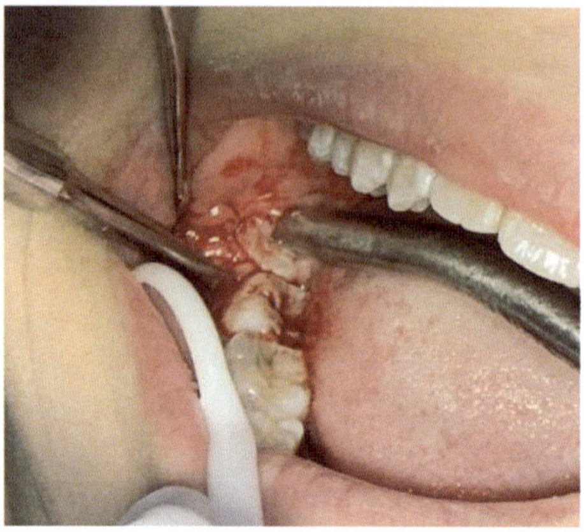

F　向远中、合面用力

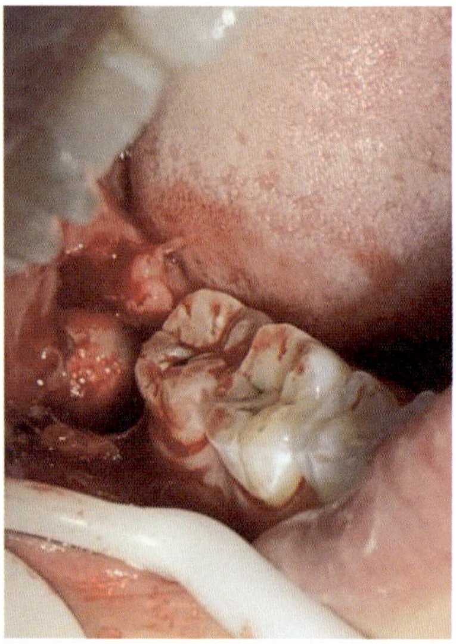

G　挺松后的右侧下颌智齿

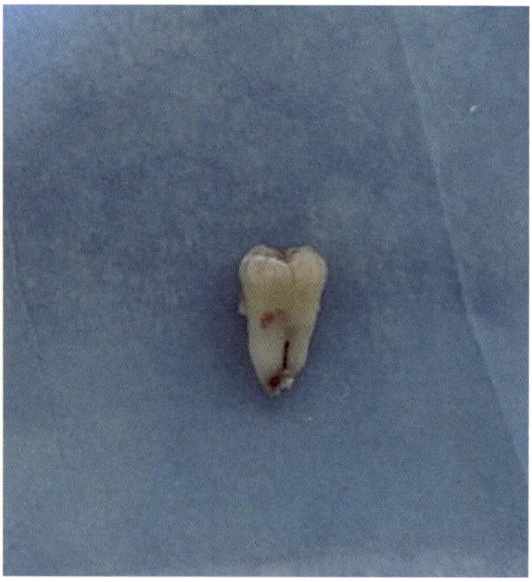

H　拔出的右侧下颌智齿

图8-1-16　右侧下颌低位垂直埋伏阻生智齿的拔除

### （三）上颌埋伏智齿的切口设计

上颌埋伏智齿切口设计时与下颌埋伏智齿角形或梯形切口类似，如图8-1-17，但是由于颊肌及口唇肌肉的影响，往往视野不清。因此，仔细判断智齿位置及切口设计时，应保证视野清晰是第一要务，避免因视野不清，盲目用挺，造成患牙或断根进入上颌窦内或周边软组织间隙内。

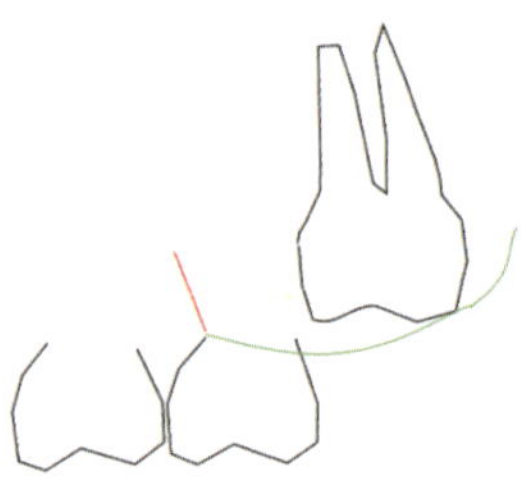

图8-1-17　上颌埋伏智齿的切口设计

如图8-1-18所示，患者左侧上颌高位埋伏阻生，设计时应选择自上颌第二磨牙近中纵向切口，勿超过膜龈联合，并沿第二磨牙龈沟向远中延伸，至上颌结节处稍向颊侧偏。去除部分牙冠周围的骨质后，暴露牙冠，使用牙挺于牙冠根方向远中、颊侧合面用力，挺松患牙。可使用血管钳夹持将其去除。

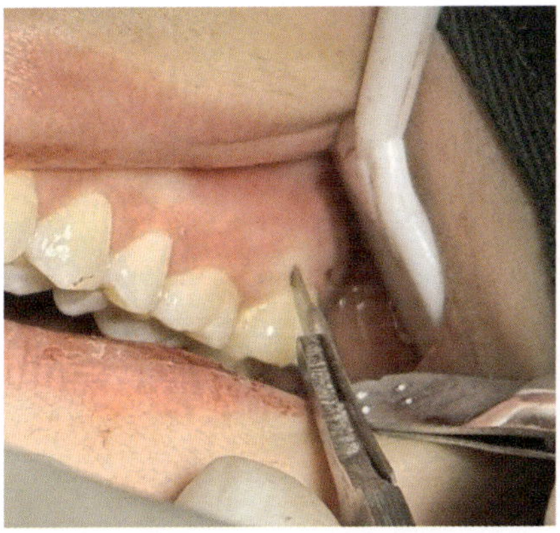

A　近中纵行切口，注意刀柄勿伤患者下唇

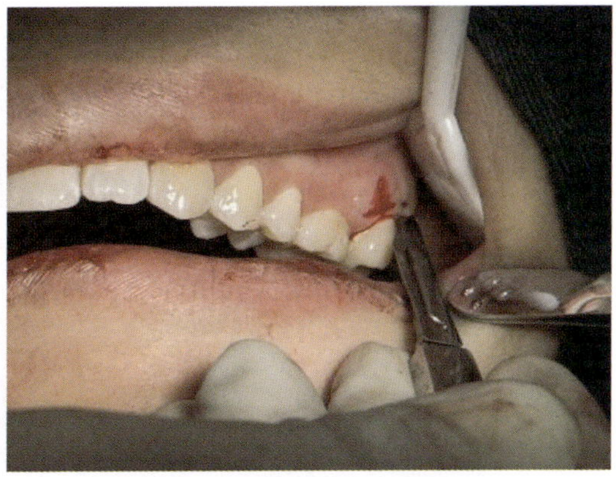

B　向远中上颌结节外延伸

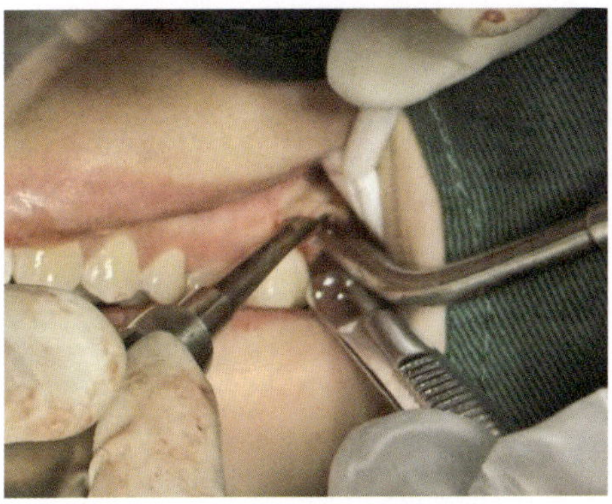

C　使用牙挺刃端翻瓣

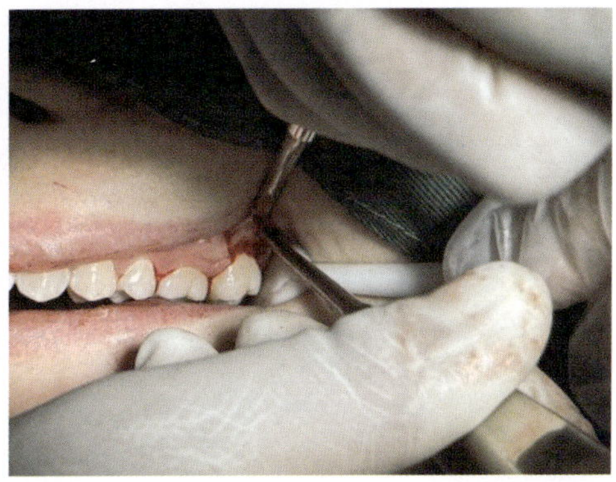

D　使用牙挺刃端去除部分骨质

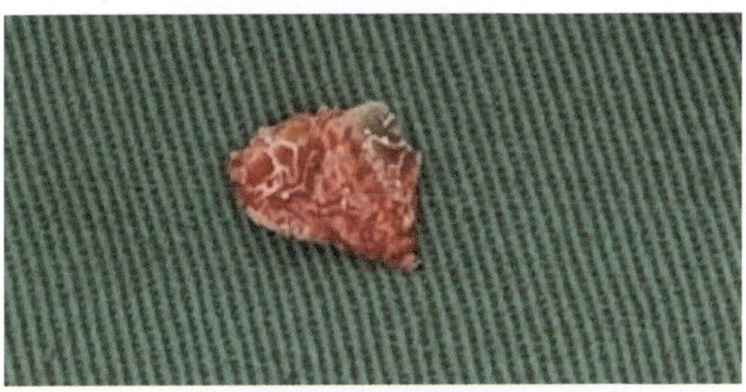

E　去除的上颌结节部分骨质

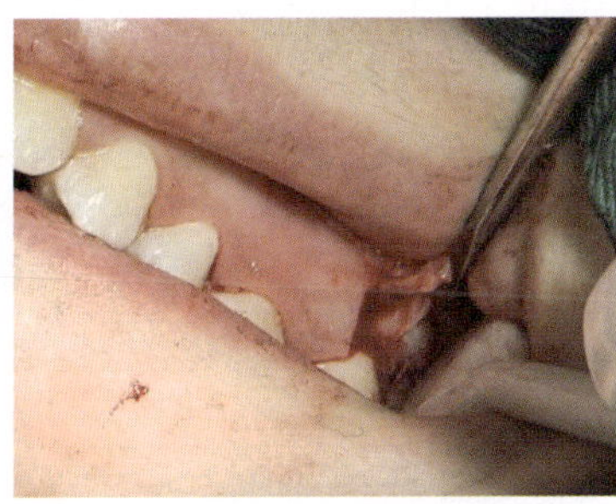

F　暴露智齿部分牙冠

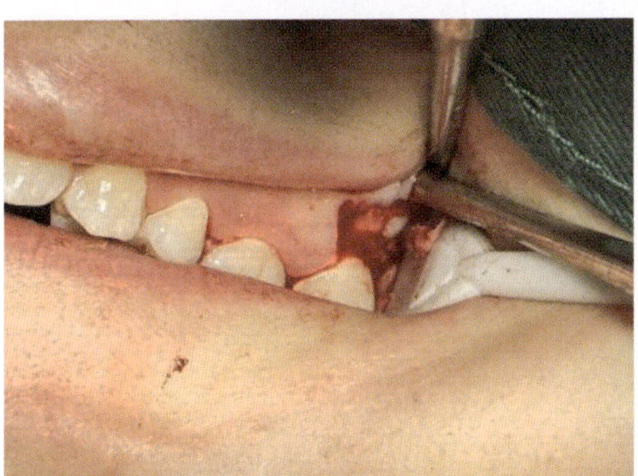

G　使用牙挺放置于牙冠根方颈部，向远中颊侧合面用力

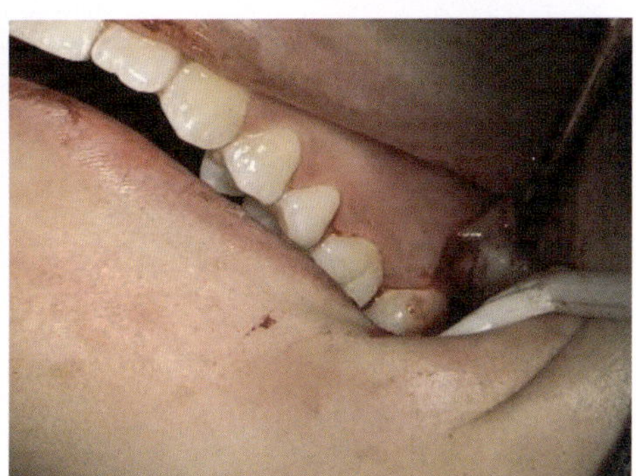

H　牙齿挺松、脱位

图8-1-18

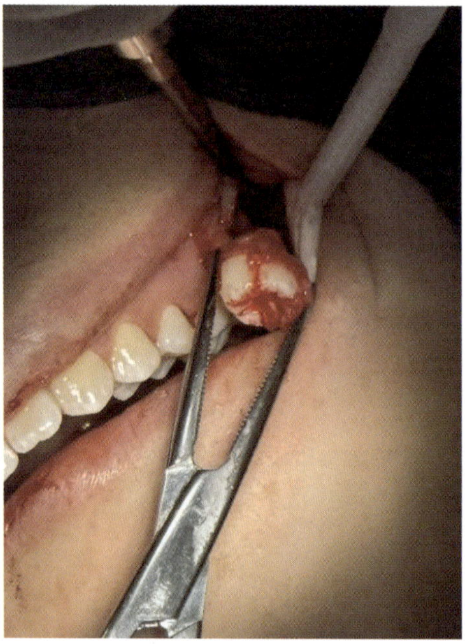

I　血管钳夹出

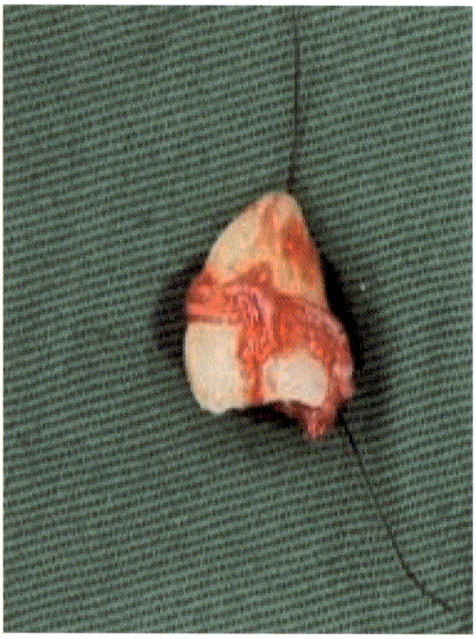

J　拔除的左侧上颌埋伏智齿

图8-1-18　左侧上颌高位埋伏阻生智齿的拔除

### （四）上颌前牙区埋伏多生牙的切口设计

#### 1. 选择入路

上颌前牙区埋伏多生牙术前应仔细阅读CBCT，判断是唇侧入路还是腭侧入路。唇侧入路可直视患牙，视野较清晰，而腭侧入路时有视野不清之可能。因此拔除多生牙时应判断阻力所在，选择入路方式，从而减少患者创伤。

（1）如图8-1-19所示，大多数上颌前牙区多生牙骨内埋伏时，常采用唇侧入路，自双侧相邻一颗或两颗邻牙的远中轴角处切开，长度越过膜龈联合，应避开牙龈乳头（如图8-1-19中③绿色线所示），也避免在邻牙唇侧牙龈最突处切开，否则容易造成牙龈退缩（如图8-1-19中②棕色线所示）。两侧延长切口之间则是龈沟内切口，翻梯形瓣。

（2）另外，在行两侧延长切口设计时，向前庭沟方向应稍有弯曲，避免直线切口缝合后瘢痕明显（如图8-1-19中①红色线所示）。

（3）如多生牙位置较高，则切口范围可适当增加，避免切口太小，视野不清。

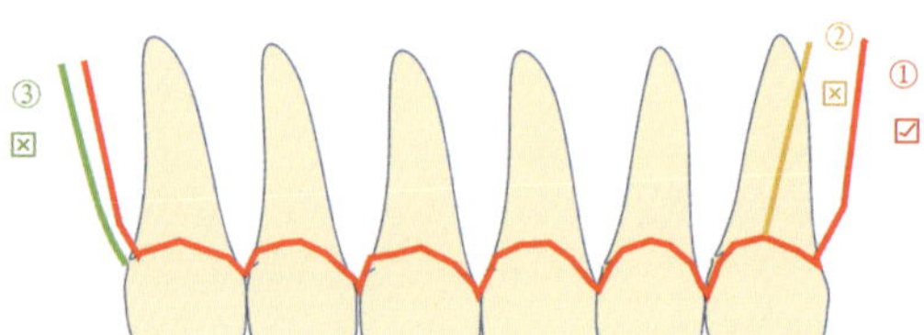


图8-1-19　上颌前牙区埋伏多生牙的切口设计

如图8-1-20，患者上颌前牙倒置阻生，经正畸医生会诊后，无法行正畸牵引，遂决定拔除。

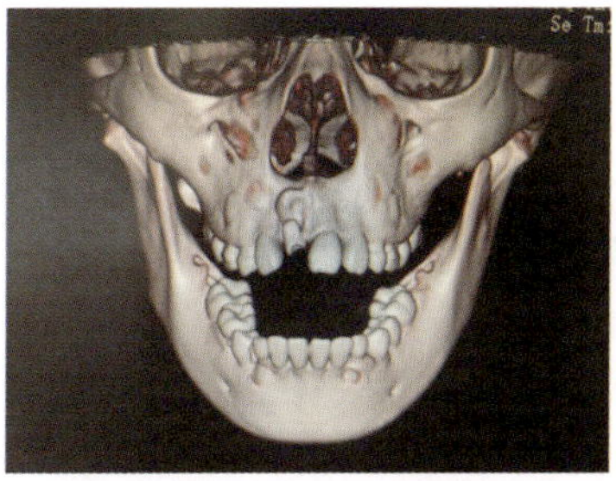
A　术前CBCT三维重建

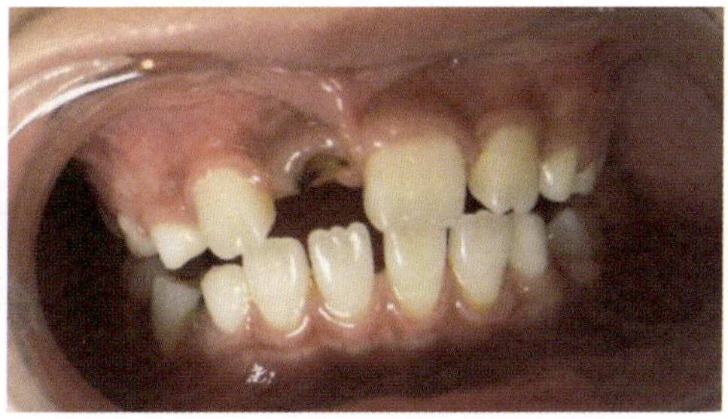
B　术前口内照片

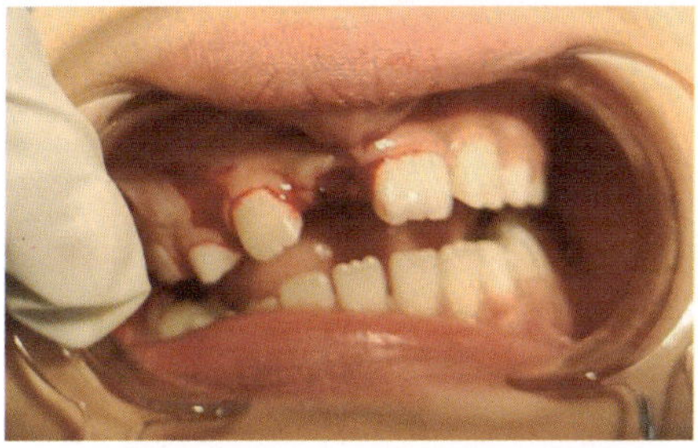
C　远中纵行切口，近中有唇系带避免美学区瘢痕近中行龈沟内切口

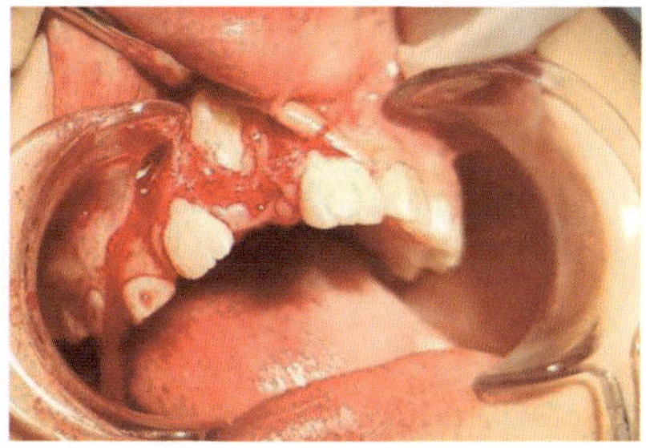
D　暴露牙冠

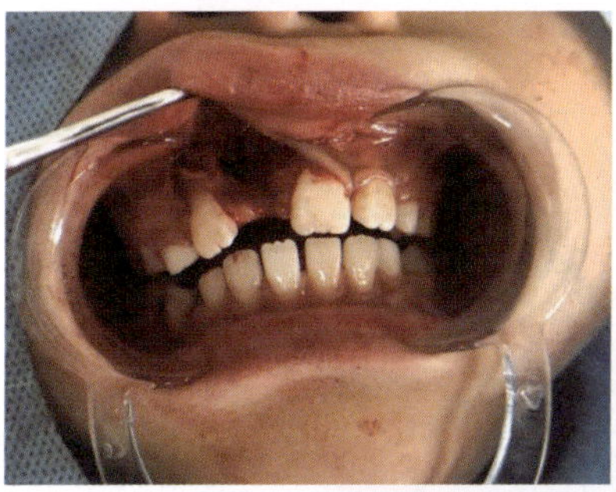
E　牙挺挺松后拔除患牙

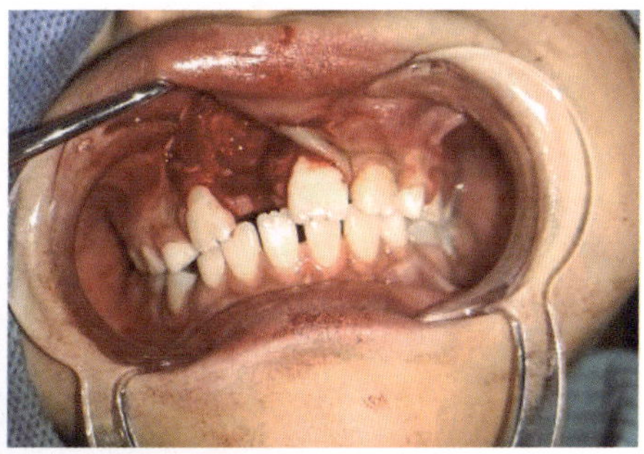
F　刮除囊壁

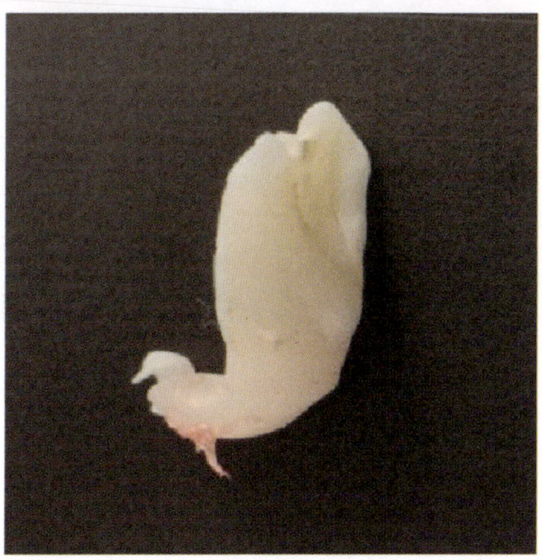
G　拔除后的患牙

图8-1-20　上颌前牙倒置阻生的拔除

### 2. 上颌前牙区唇侧入路的VISTA切口

（1）手术切口设计原理　上颌软组织的血供主要来自根尖向冠方的供给，因此为了保护黏骨膜瓣的血供，应避免进行水平切口，如图8-1-21所示。特别是在上颌正中区域，血管供

应丰富，更应避免水平切口，以减少对血供的损伤。当从牙龈乳头向根方分离时，若牙齿位置较高，则可能导致较大的创伤。鉴于此，国外专家提出了一种经前庭沟的垂直切口方法，以减少对血供的损害。

种植手术的许多方法和技术起源于牙周治疗领域。例如，近年来流行的唇侧前庭沟切口的骨膜下隧道入路技术（VISTA），这是一种微创切口技术，用于治疗牙龈退缩。与传统的冠向复位瓣技术相比，VISTA技术能显著减少创伤，并保护龈乳头的血供，避免切开后的牙龈乳头萎缩。此外，天然牙或修复体唇面黏结树脂的悬吊技术也是牙周手术或种植手术中软组织增量的常用技术之一，尤其适用于即刻种植和结缔组织移植。

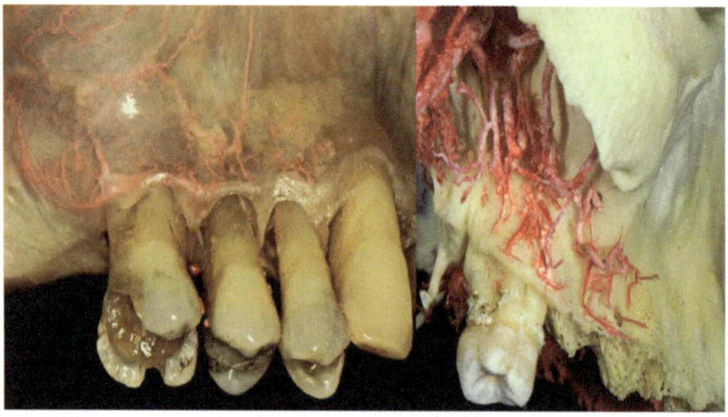

A

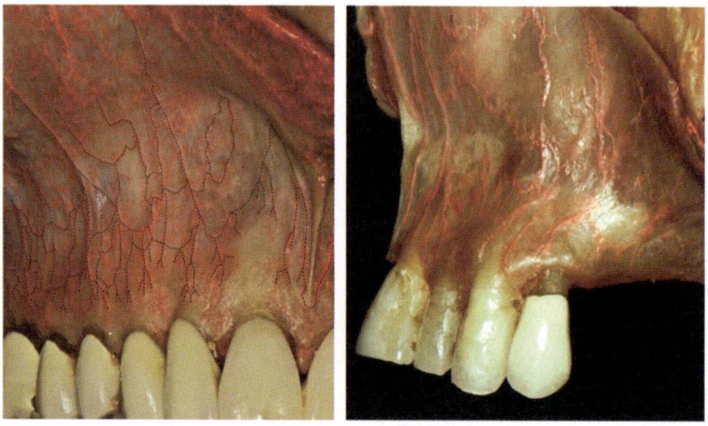

B

图8-1-21　上颌唇颊侧牙龈血管走行

（2）手术步骤　如图8-1-22所示，在上颌前庭沟处做纵行垂直切口，直达骨膜。翻瓣后去除部分骨质可见上颌前牙区多生牙，用牙挺挺松后拔除多生牙。

3. 上颌前牙区多生牙腭侧入路

（1）适应证　多生牙通常位于腭侧，因此从腭侧进行手术较为便捷。然而，腭侧瓣较厚，翻瓣过程可能较为复杂。此外，腭侧翻瓣时可能会出现较多出血，因此确保充分吸引是手术成功的关键。去骨操作也相对困难，建议患者尽量仰头，以扩大手术视野并提高清晰度。腭侧瓣翻开后，可以使用缝线牵拉翻开的黏骨膜瓣，以便更好地暴露手术区域。

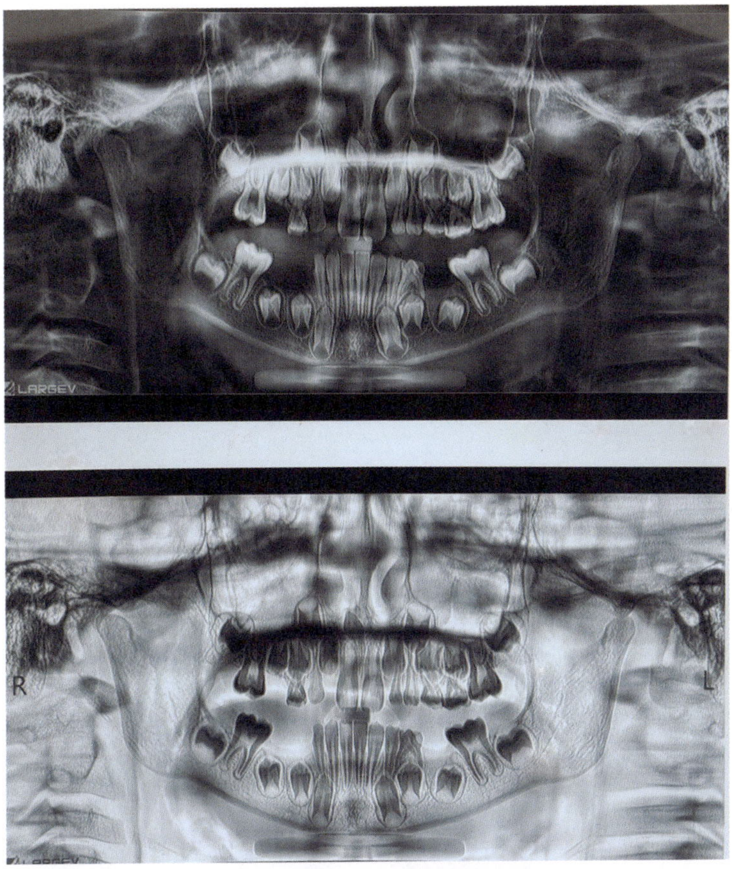


A　上颌前牙区11、21间倒置多生牙

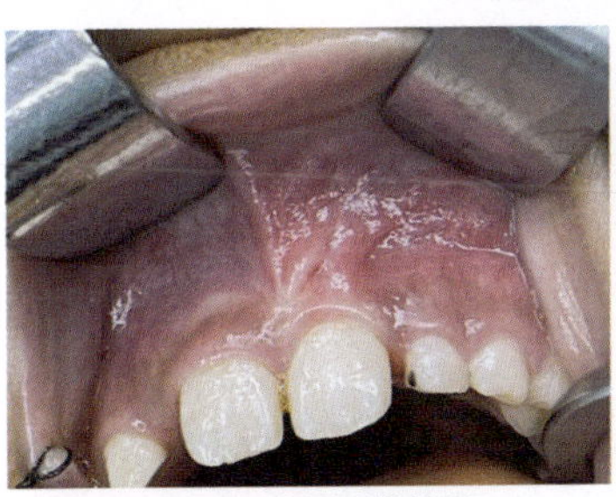

B　上唇系带较短

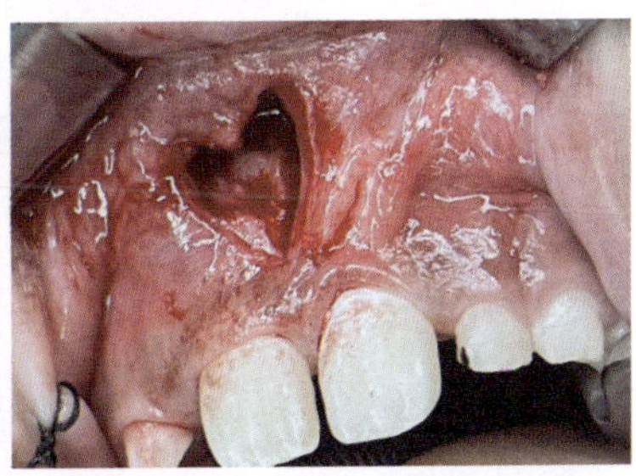

C　上颌前庭沟垂直切口

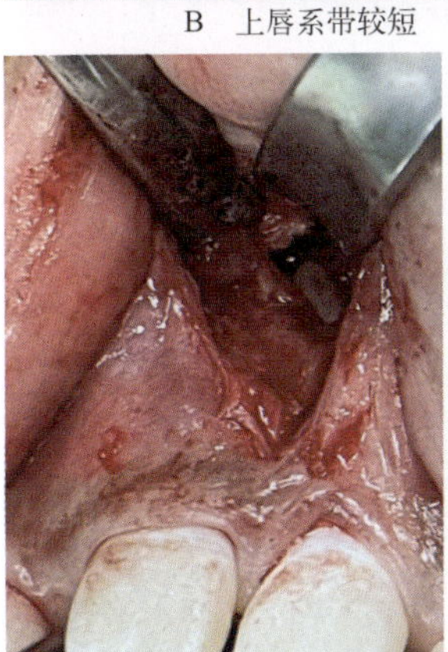

D　去骨可见多生牙

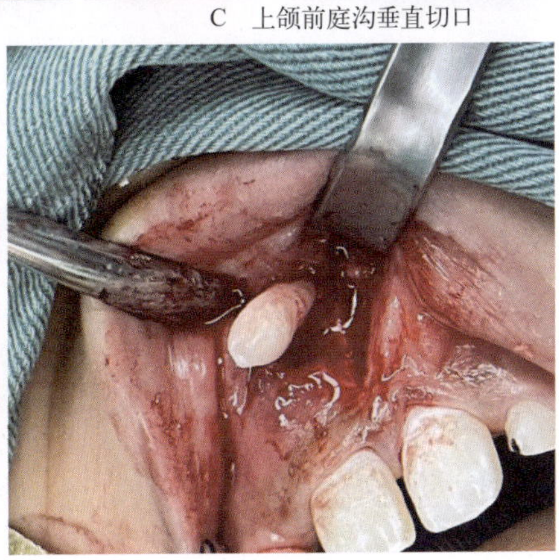

E　牙挺挺松后拔除

图8-1-22

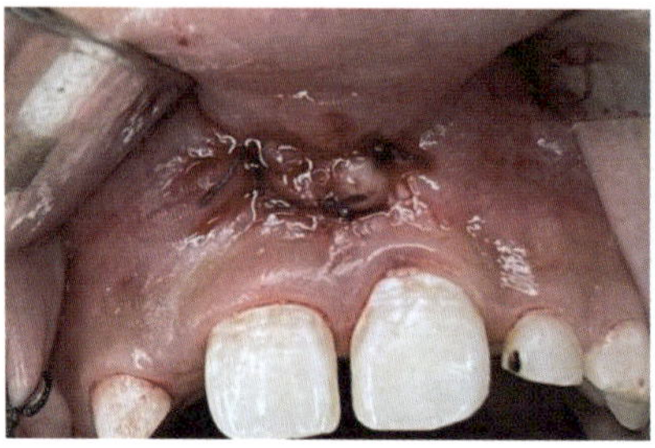
F　上唇系带延长术

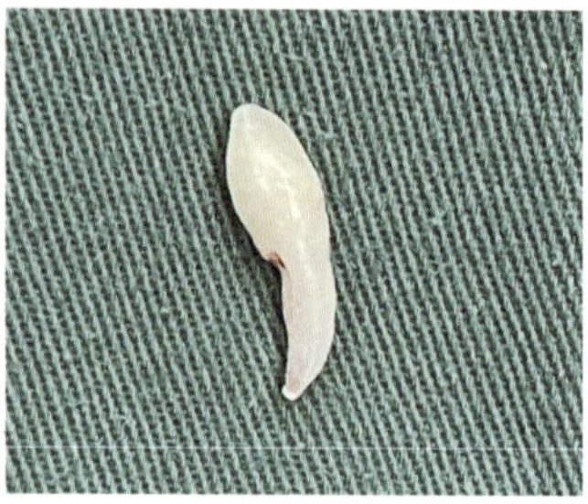
G　拔除后的倒置多生牙

图8-1-22　上颌前牙区多生牙的拔除

如图8-1-23所示，不同的腭侧切口均可采用。A型切口为连续性切口，但在翻开时，如果埋伏牙位置较深，可能会导致视野不清。B型切口可能满足大多数腭侧入路的需求，但仍然存在腭侧鼻腭神经血管束出血的风险。

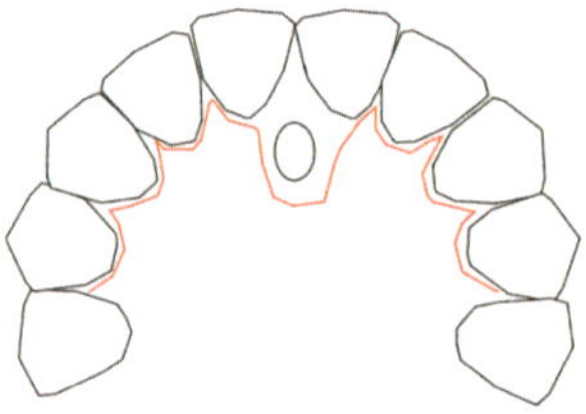
A　A型切口为连续性切口

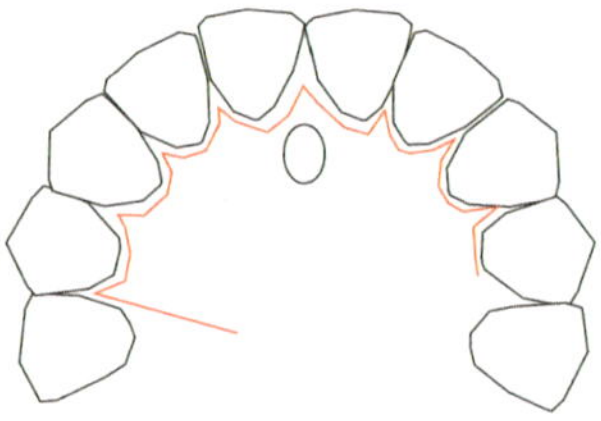
B　B型切口为连续性切口+纵行切口

图8-1-23　不同的腭侧切口方式

（2）手术步骤　如图8-1-24所示，患者上颌前牙区域存在两颗多生牙，其中一颗倒置并埋伏，另一颗位于腭侧黏膜瓣下方。手术中选择腭侧切口，从近中向13腭侧远中延伸。在翻瓣过程中，由于腭侧黏骨膜瓣较厚，使用左手示指进行保护，以避免损伤年轻恒牙。翻瓣完成后，手术视野得以暴露，此时可在腭侧黏骨膜瓣上缝合针线，并用血管钳牵拉以暴露视野。接下来，去除部分骨质以暴露多生牙的牙根。

在去骨过程中需谨慎观察，因为有时骨质与牙体组织难以区分。牙体组织在磨除时通常不会出血，而骨组织，尤其是松质骨，容易出血。牙体组织的颜色比骨组织稍亮且偏白。如果术中因出血导致视野模糊，可以使用棉球或纱布擦拭干净后仔细分辨，或者使用生理盐水冲洗后仔细区分。暴露牙根后，使用牙挺将患牙挺松。由于牙冠根倒置，冠部存在阻力，此时可以使用外科手机和裂钻将冠根截开，然后分别取出。

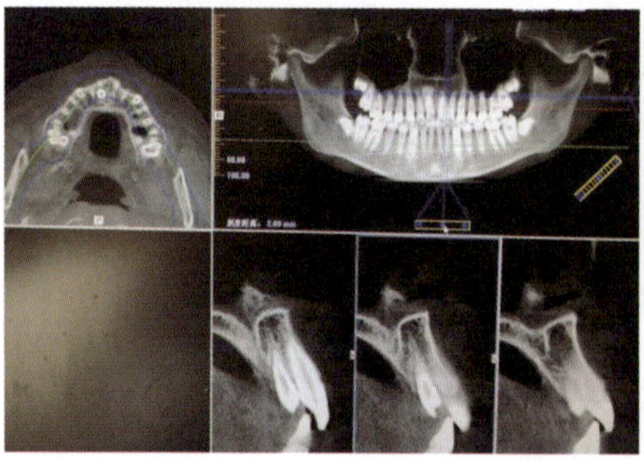
A　术前CBCT可见21腭侧多生牙一枚

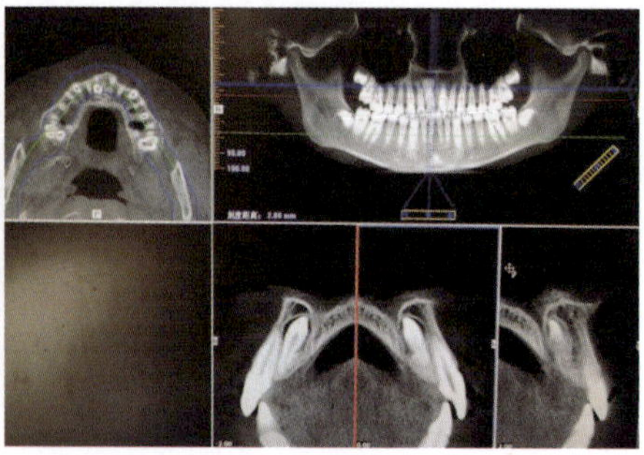
B　术前CBCT可见11腭侧倒置多生牙一枚

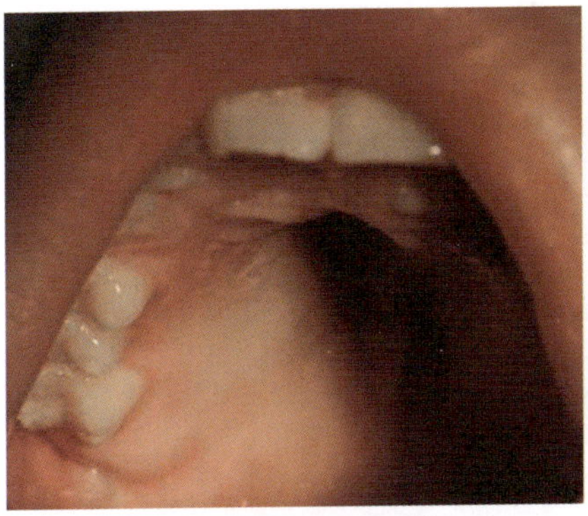

C　21腭侧已萌出的多生牙

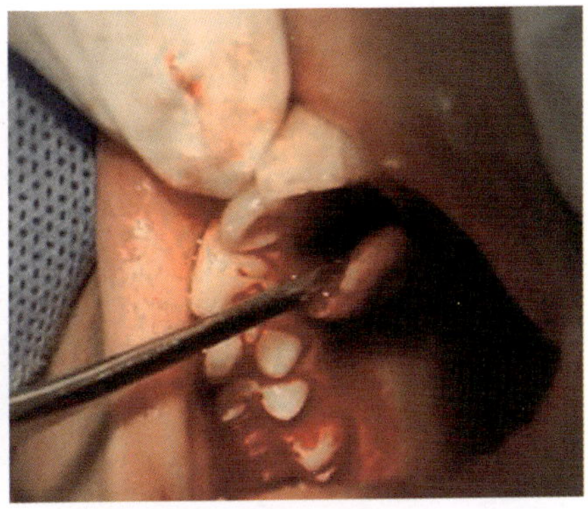

D　翻瓣时应注意用左侧手指保护年轻恒牙，避免其损伤

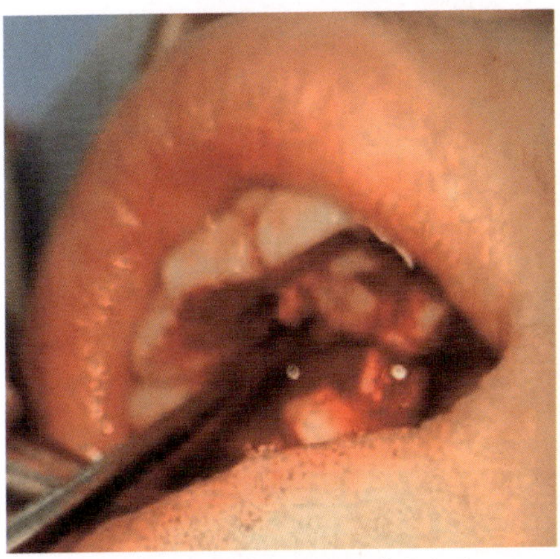

E　牙挺挺松倒置埋伏的多生牙

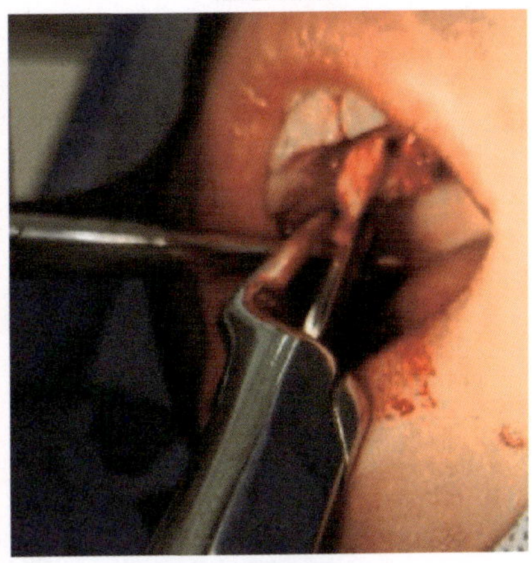

F　牙钳拔除

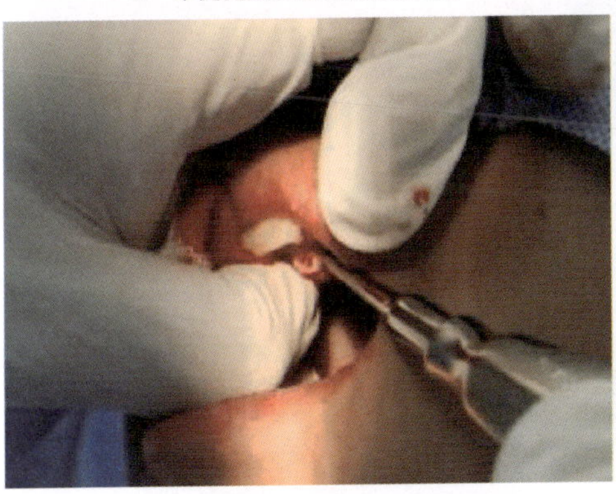

G　牙挺挺出21腭侧已萌出的多生牙

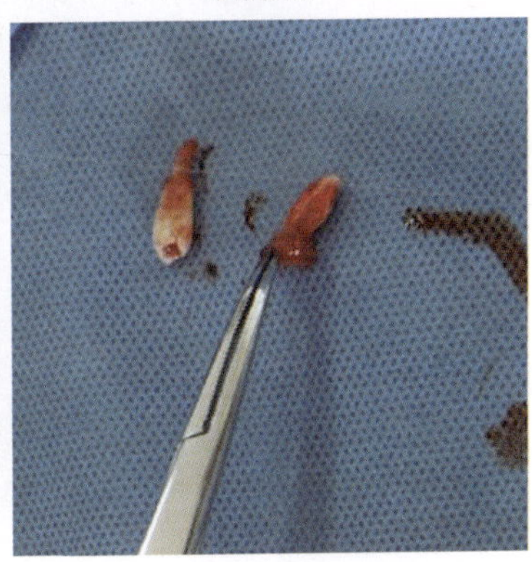

H　拔除后的多生牙两枚

图8-1-24　上颌前牙区域两颗多生牙的拔除

4. 其他部位的多生牙或阻生牙的切口设计

（1）下颌前庭沟入路设计　下颌埋伏阻生牙或者偏唇侧且近下颌骨下缘时，可考虑平行下颌前庭沟切口设计，但切口位置一定要在去除骨组织之外。

如图8-1-25所示，患者年轻女性，45倒置埋伏阻生，且近下颌骨下缘，为避免术后面部瘢痕，行口内下颌前庭沟切口，去除颊侧部分骨质，可分根拔除45。如图8-1-26，左侧下颌尖牙完全骨内埋伏阻生，牙冠偏舌侧，而根方则偏颊侧，虽然牙冠距舌侧较近，但舌侧入路视野狭窄且受限，所以还是行下颌前庭沟入路。术中应注意保护颏神经。

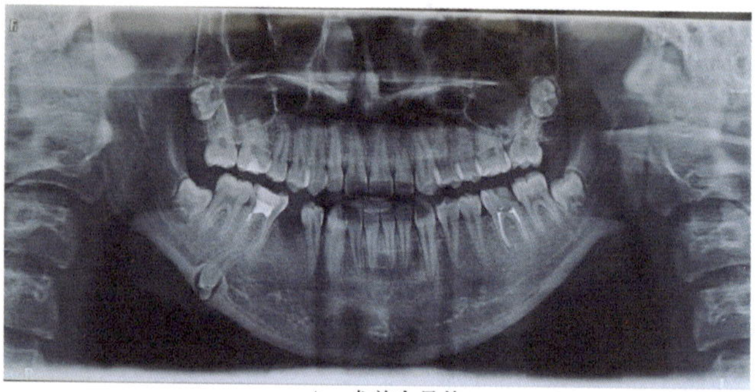

A　术前全景片

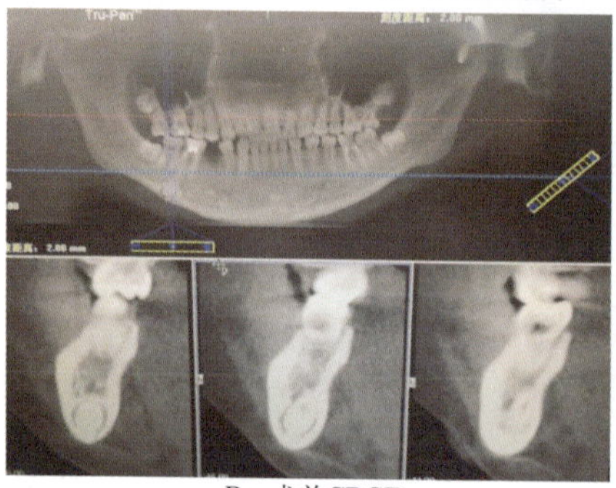

B　术前CBCT

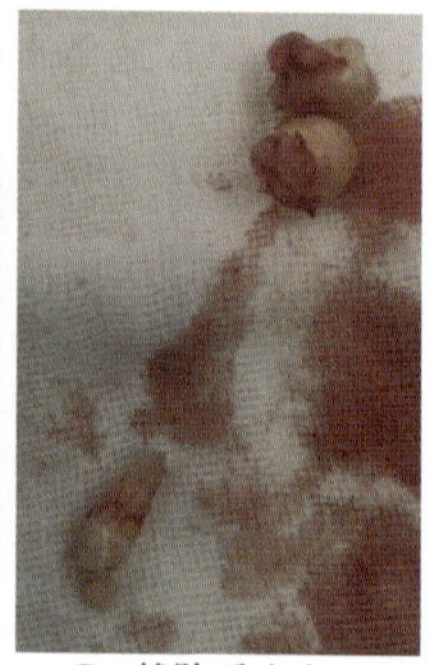

C　拔除后多生牙

图8-1-25　45倒置埋伏阻生的拔除

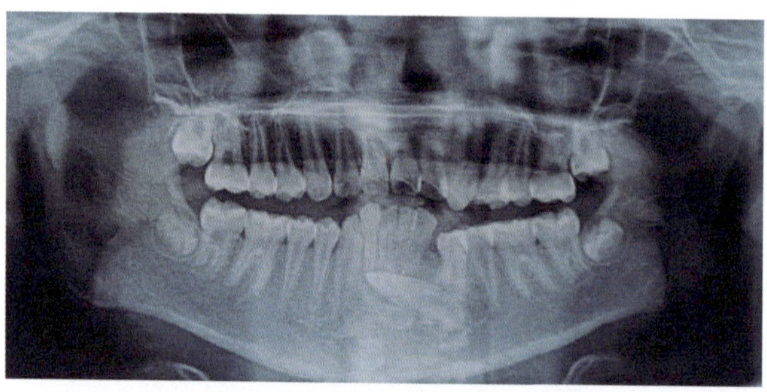

A　术前全景片

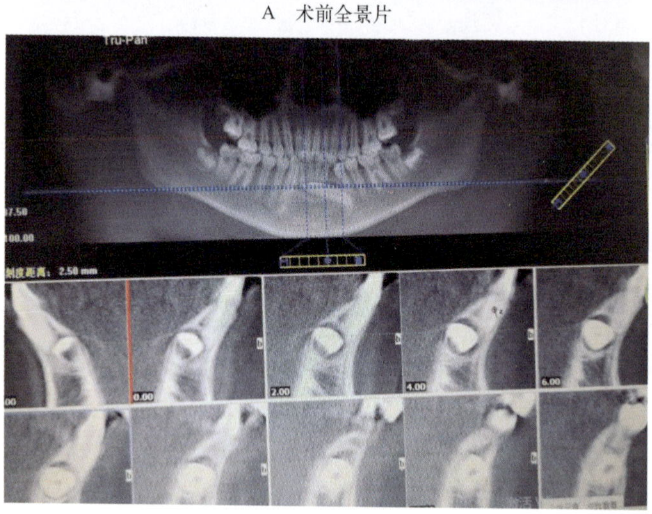

B　术前CBCT

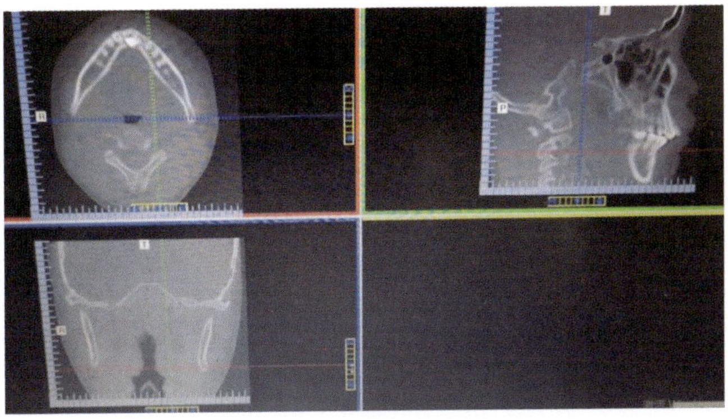

C　术前CBCT

图8-1-26　左侧下颌尖牙完全骨内埋伏阻生的拔除

（2）上颌高位埋伏智齿拔除　上颌智齿的变异程度较大，有时甚至可能位于上颌窦的开口区域。如图8-1-27所示，右侧上颌智齿垂直高位阻生，而左侧上颌智齿的位置异常高，正好位于上颌窦的开口处。此外，上颌窦内可见软组织影像，这不排除有牙囊肿的可能性。因此，对左侧上颌24～27牙进行了龈沟内切口手术，并将24牙近中延长切口。在暴露颊侧骨壁后，观察到部分骨质膨隆，使用金刚砂球钻磨除骨质，并进行了上颌窦外侧壁开窗手术。暴露后，将上颌窦黏膜和囊肿一并摘除。观察到28牙冠颈部被囊壁覆盖，考虑为含牙囊肿。

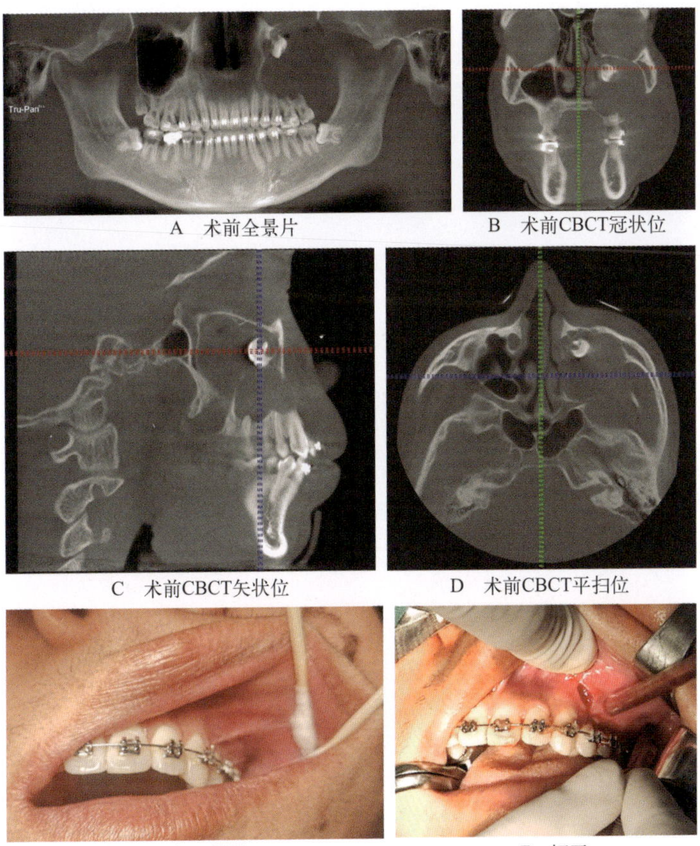

A　术前全景片　B　术前CBCT冠状位

C　术前CBCT矢状位　D　术前CBCT平扫位

E　切口设计　F　切开

图8-1-27

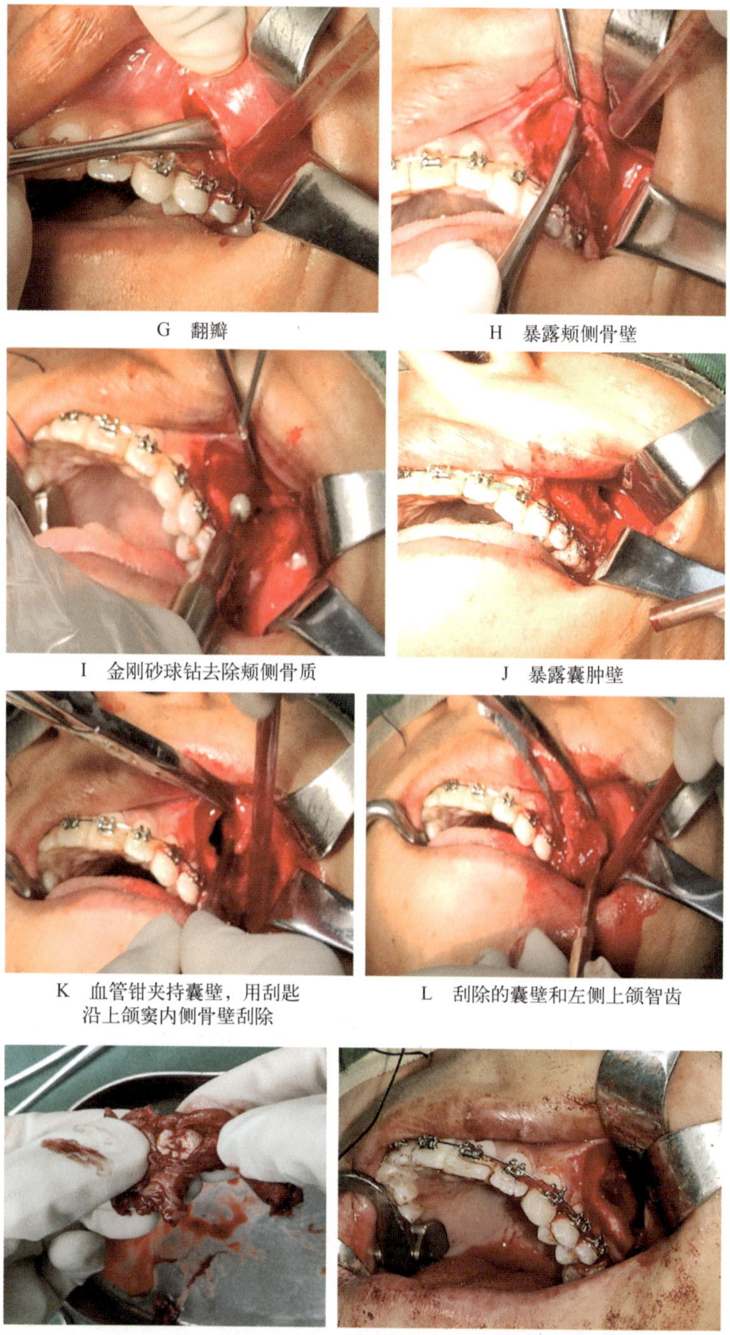

G　翻瓣

H　暴露颊侧骨壁

I　金刚砂球钻去除颊侧骨质

J　暴露囊肿壁

K　血管钳夹持囊壁，用刮匙沿上颌窦内侧骨壁刮除

L　刮除的囊壁和左侧上颌智齿

M　见上颌窦膜与囊肿壁相连，附着与左侧上颌智齿的颈部

N　冲洗骨腔，碘仿纱条填塞

图8-1-27　右侧上颌智齿垂直高位阻生的拔除

## 三、翻瓣

### （一）翻瓣的器械——骨膜剥离子

骨膜剥离子有不同尺寸，一端尖锐，另一端则相对圆钝。因此，在选择骨膜剥离子时，

应根据黏膜的厚度以及切口的尺寸来挑选合适的型号，图8-1-28为不同型号的骨膜剥离子。

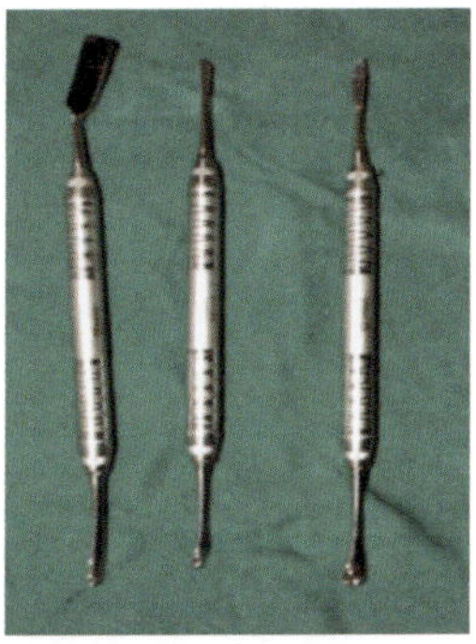

图8-1-28　不同型号的骨膜剥离子

（二）翻瓣的部位

（1）黏骨膜剥离时首先从较平的牙槽黏膜处（膜龈联合线根方）剥离（图8-1-29）。因此处的骨面较为平整，且黏骨膜较厚，中间有肌肉层、表面有黏膜，均具有张力，软组织较为疏松，翻起黏骨膜瓣较为轻松，且不容易撕裂。而牙颈部多是环形纤维，一部分附着于牙龈，另一部分附着于凸凹不平的牙槽骨，剥离时极易碎裂。

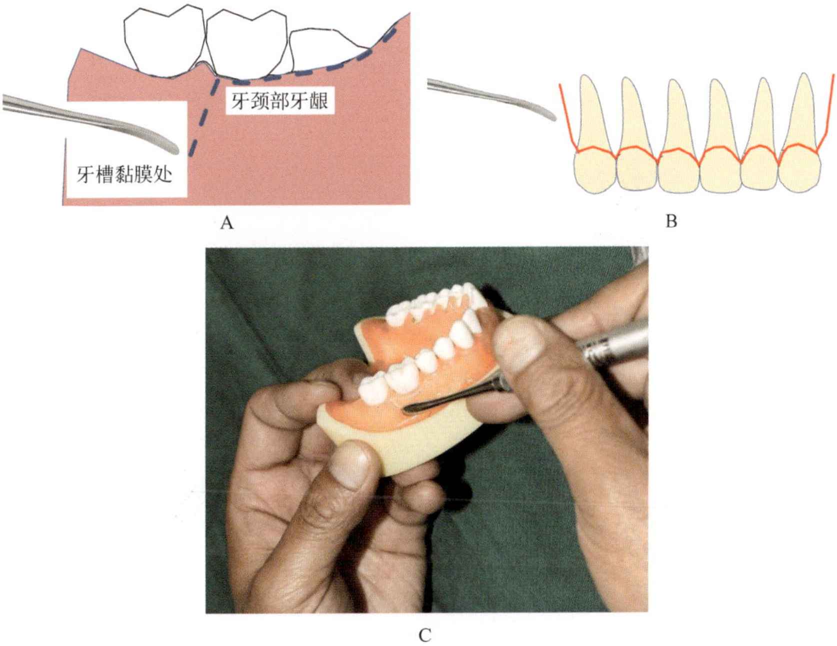


图8-1-29　剥离位置应从牙槽黏膜处进行剥离

（2）如颊侧需翻瓣，且近中有不松动的天然牙时，也可将骨膜剥离子凹面向颊侧，以近中天然牙做支点将牙槽嵴顶瓣向颊侧推移（图8-1-30）。

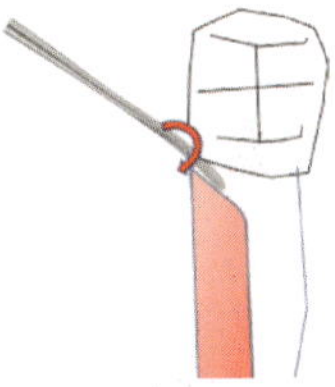

图8-1-30　以近中天然牙做支点，剥离黏骨膜瓣

（三）翻瓣技巧

（1）用骨膜剥离子与骨面垂直去推骨膜（如图8-1-31、图8-1-32所示），而不是使用直的骨膜剥离子，而是选用更合适的弯曲的骨膜剥离器。

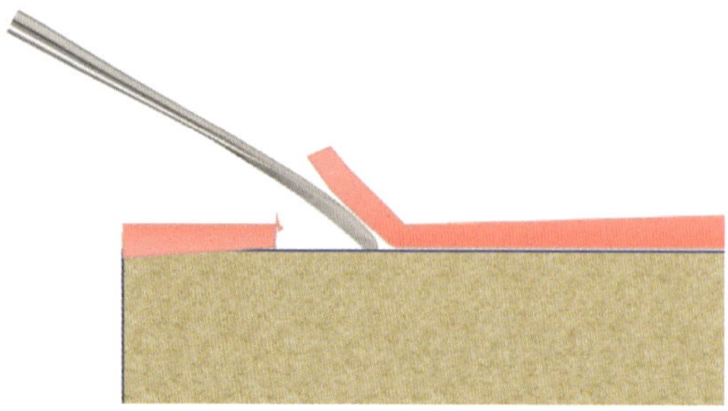

图8-1-31　骨膜剥离子的弯曲端抵在骨面，突面向上顶起黏骨膜层

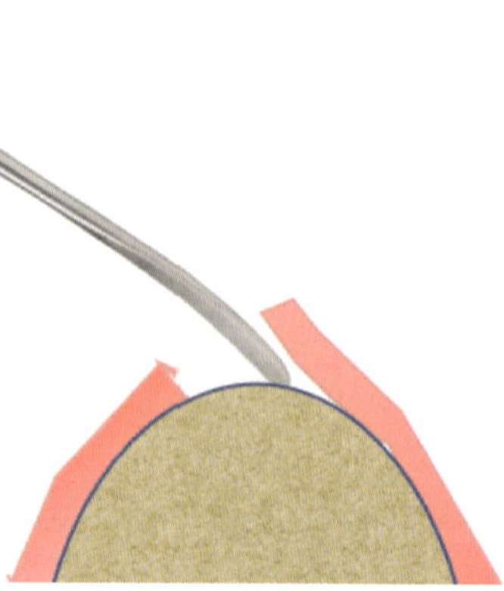

图8-1-32　骨面弯曲时

（2）可先使用尖锐的一端剥离黏骨膜边缘，稍微推开后，再使用相对钝的一端剥离黏骨膜瓣，如图8-1-33所示。

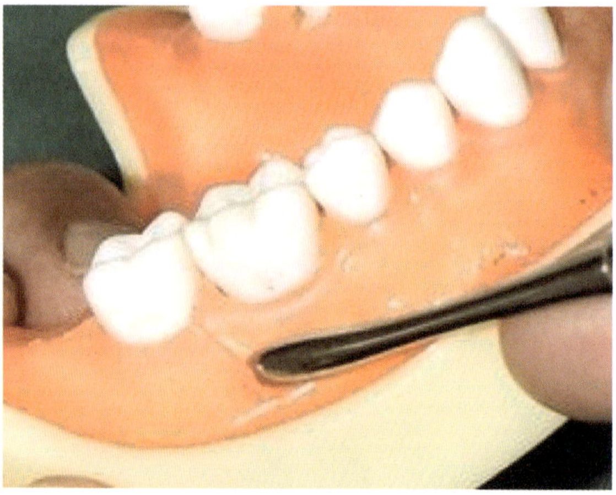

图8-1-33　先用尖锐的推起黏骨膜后再使用较钝的进行分离

（3）可交替使用两种骨膜剥离子，如图8-1-34所示；对于比较薄的黏骨膜瓣，剥离时极易造成黏骨膜的撕裂，也可以使用纱布沿骨面轻轻推移，也可造成黏骨膜剥离。

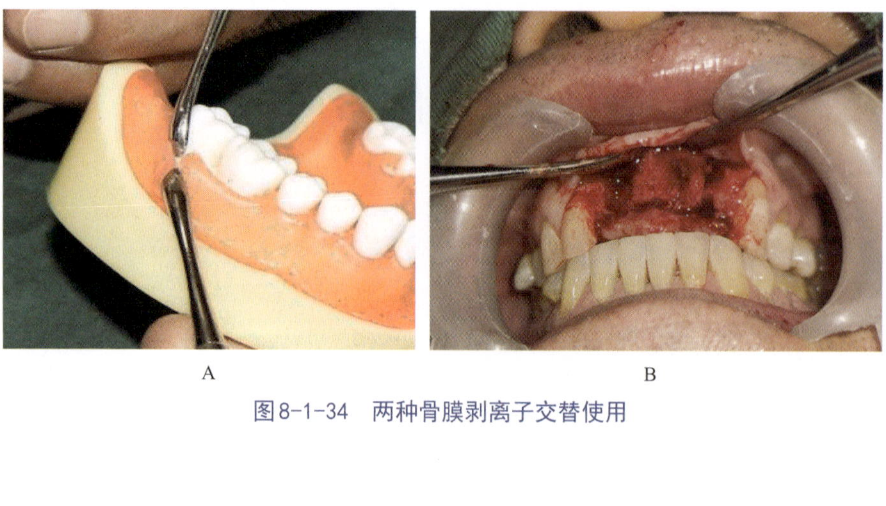

A　　B

图8-1-34　两种骨膜剥离子交替使用

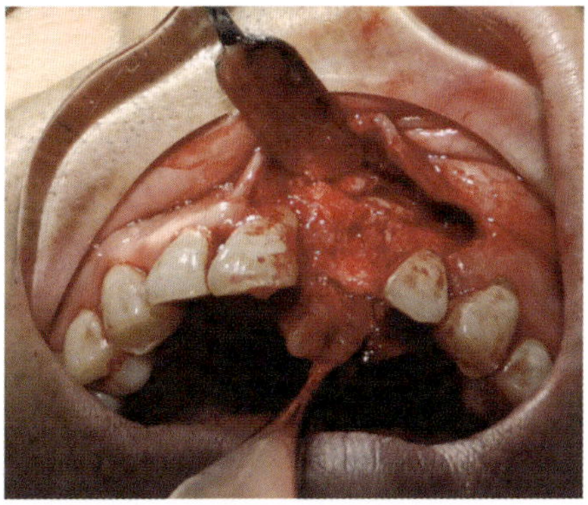

图8-1-35　将骨膜剥离子伸入黏骨膜下方后直立起来

（4）舌侧黏骨膜瓣的剥离技巧　舌侧黏骨膜瓣较薄，翻瓣时可先用刮匙或骨膜剥离子沿牙槽嵴顶正中切口处，紧贴骨面轻轻左右滑动，使舌侧黏骨膜瓣分离骨面，然后慢慢深入舌侧，达到剥离的目的。

（5）腭侧黏骨膜瓣的剥离技巧　腭侧黏骨膜瓣较厚，可先将尖锐的骨膜剥离子伸入腭侧黏骨膜瓣的下方顺时针或逆时针旋转从而分离腭侧黏骨膜瓣。或者将骨膜剥离子伸入黏骨膜下方后直立起来，则可将其整体分离（图8-1-35）。

（6）自牙槽黏膜处剥离黏骨膜瓣后，应由根方向冠方剥离，因冠方角化龈或部分牙龈纤维与不平整的骨组织粘连致密，因此应使用根方剥离子挑起根方黏骨膜瓣后，使用15号刀片锐性分离粘连致密的牙槽嵴顶黏膜。也可使用骨膜剥离子将翻开的黏骨膜瓣挑起，用刀片将牙龈粘连处锐性分离（图8-1-36）。

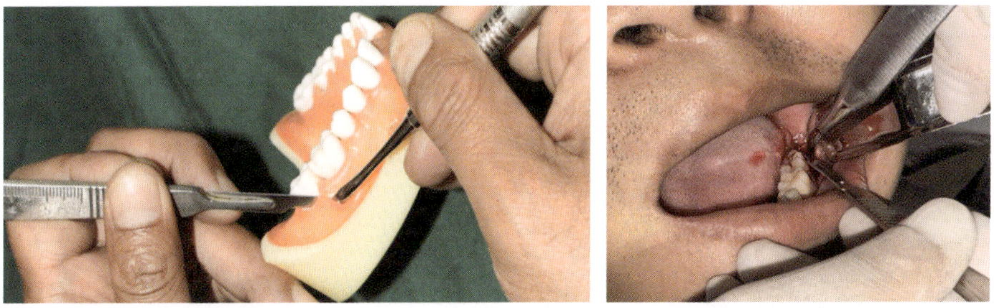

A　B

图8-1-36　可使用骨膜剥离子将翻开的黏骨膜瓣挑起，用刀片将牙龈粘连处锐性分离

## 四、缝合

### （一）缝合器械的选择

#### 1. 持针器

（1）持针器加持靠近针眼的三分之一部分，直角加持是原则。

（2）握持持针器的方法是手掌握持法（图8-1-37）。

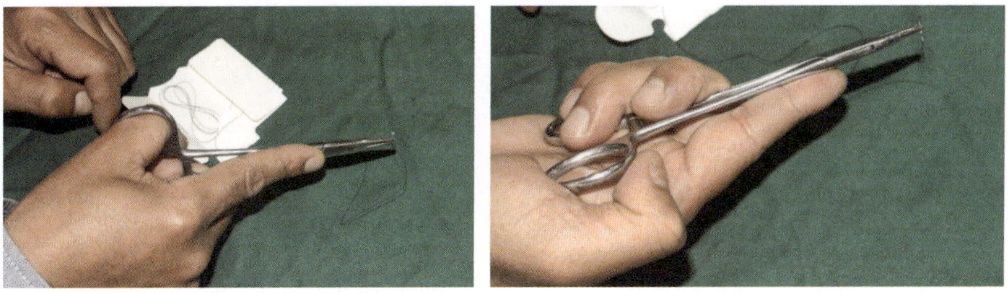

A　B

图8-1-37　手掌握持持针器

（3）持针器、血管钳和直钳的区别

① 持针器：夹持缝针，缝合各种组织，也用于器械打结，喙端呈网格状，可以夹持缝针或缝线，将其夹闭时尖端不应有缝隙，如有缝隙应更换（图8-1-38）。

② 弯血管钳：用于分离、钳夹组织或血管止血，以及协助缝合，喙端呈短线状，可夹持组织，但不能夹持缝合针，夹持缝合针时不能固定针的方向（图8-1-39）。

③ 直血管钳：用于皮下组织止血（图8-1-40）。

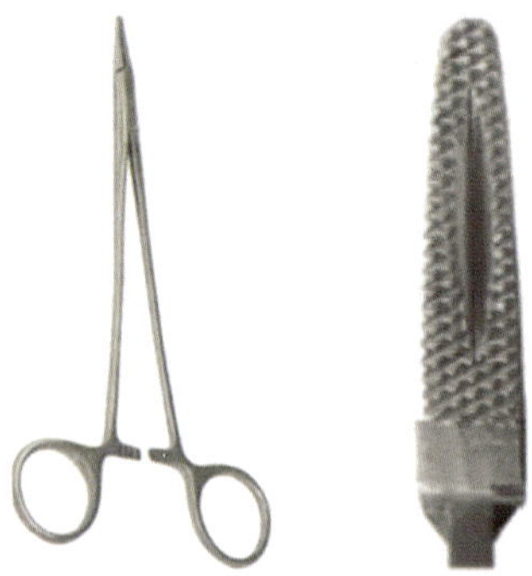

A　　B

图8-1-38　持针器

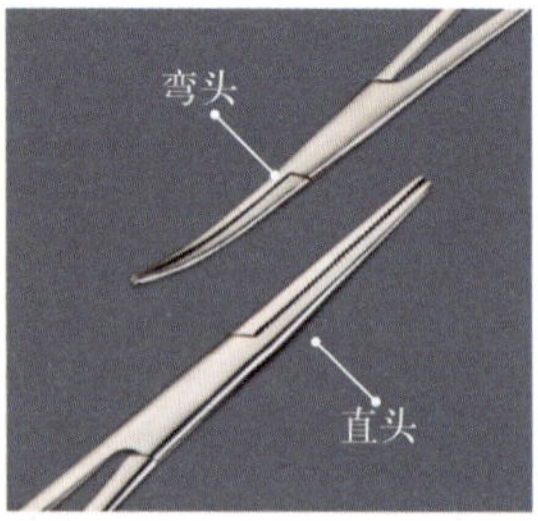


图8-1-39　弯血管钳

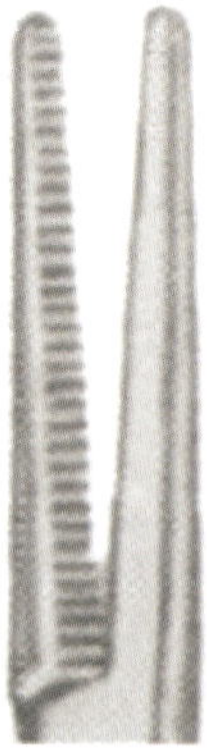

图8-1-40　直血管钳

（4）缝合时，持针器应与缝合针垂直，进针时缝合针垂直刺入黏骨膜瓣，进行全层缝合（图8-1-41）。

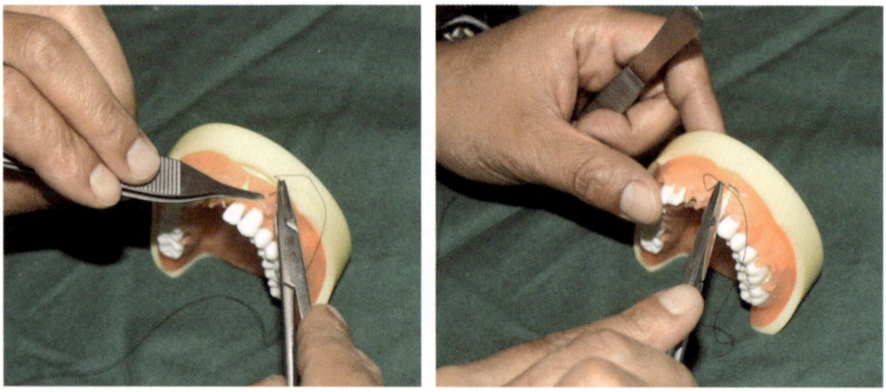

A　　B

图8-1-41　缝合针垂直刺入黏骨膜瓣

2. 缝合针的选择

（1）口腔内黏骨膜的缝合常用针是圆针，角针适用于缝合皮肤（图8-1-42）。

（2）缝合针根据其弧度也有不同分类，口腔常用的是3/8或1/2针；弧度太小缝合时容易折断，弧度太大，则口内黏骨膜缝合时较难旋转（图8-1-43）。

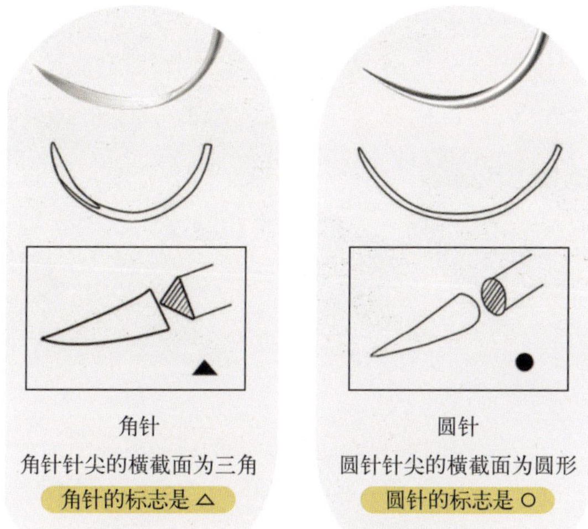


图8-1-42　角针与圆针的区别

### 3. 缝合线的选择

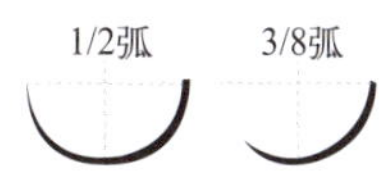


图8-1-43　缝合针的弧度

根据其材质可分为尼龙线、丝线、羊肠线等，根据其是否吸收可分为可吸收缝线与不可吸收缝线。

（1）尼龙线　材质硬，缝合后较清洁，摩擦小容易打滑；紧拉打结时组织容易撕裂；需要打3次或4次方结；口内缝合使用尼龙线缝合后患者总有异物感。

（2）丝线　抗张力强，材质柔软方便操作；打结后不容易滑脱；容易沾染污垢（图8-1-44）。

（3）可吸收缝线　缝合后不易滑脱，一段时间后可被溶解吸收（图8-1-45）。

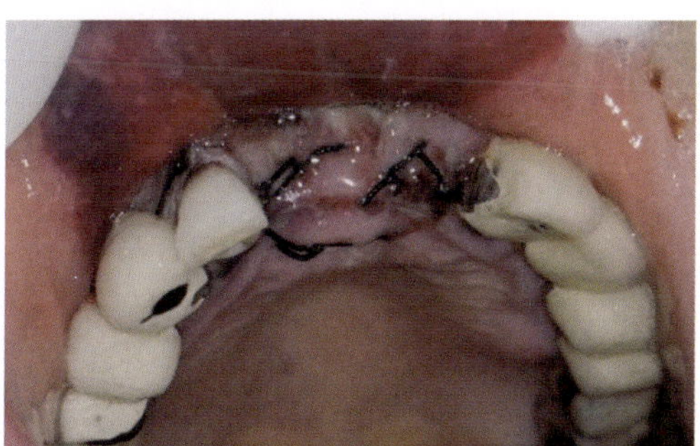

图8-1-44　缝合创面的丝线

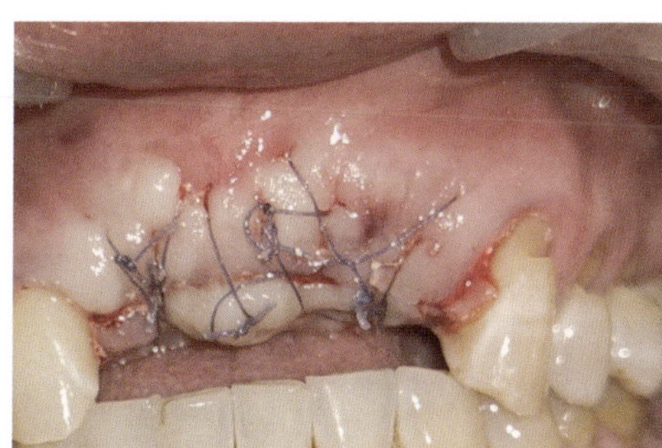

图8-1-45　可吸收缝线缝合创面

### 4. 缝合技术

瘢痕的形成与缝合技术有非常密切的关系。瘢痕的形成原因很多，比如个人体质、种族、受伤部位、治疗时机、治疗方法与缝合技术等因素均可影响瘢痕形成，其中，治疗时机、治疗方法与缝合技术等是医疗性原因，方法得当会大大地减少瘢痕的形成。缝合方式、缝合材料和缝合松紧度等诸多要素与瘢痕的形成有关（图8-1-46）。

（1）缝合的基本原则　缝合技术必须严格无菌操作，彻底止血和清创，不留无效腔，同层组织相互缝合。创缘张力较大时，应先从浅筋膜层以丝线分层缝合，逐层减张，最后使表皮层完全无张力缝合。而口腔内的黏骨膜瓣大多是全层缝合。

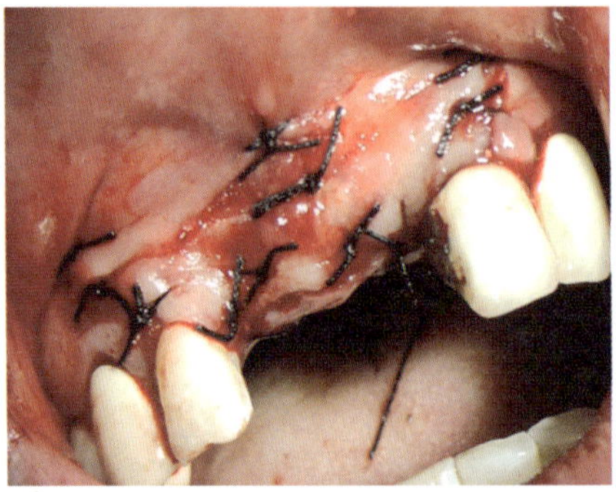

A　丝线缝合当天

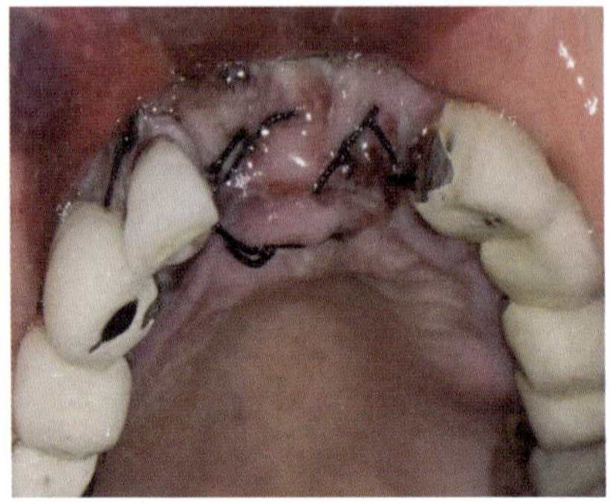

B　丝线缝合后1周

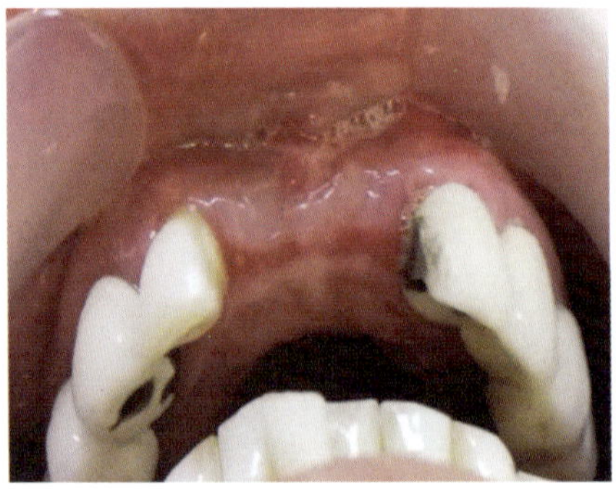

C　丝线缝合后4个月

图8-1-46　丝线缝合

① 进针时针尖应垂直黏膜进针，进针点距创缘应2～3mm，线距应3～5mm。

② 进针时应从游离端向固定端进针。

③ 当缝合针进入固定侧骨膜时，先从固定侧的骨膜端进针，然后再进入游离端，以避免进针时骨膜撕裂。

④ 打结时应松紧合适，既避免过紧致软组织撕裂，也应避免松弛而不能将创缘紧密接触。

（2）缝合技术

① 间断缝合（图8-1-47）。

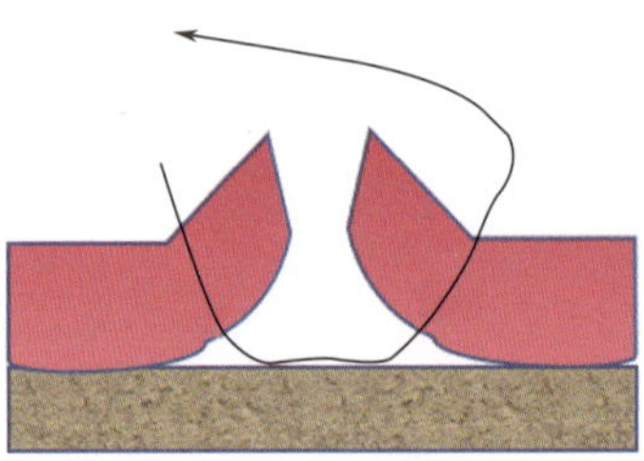

A　间断缝合模式

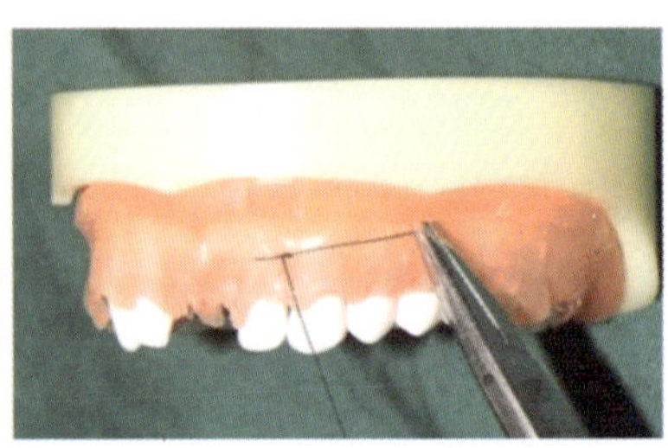

B　间断缝合实际操作

图8-1-47　间断缝合

② 水平褥式缝合（图8-1-48）：水平褥式缝合有两种类型，Ⅰ型褥式缝合可给予创面向下的压力，可使创面紧密贴合下面骨质；Ⅱ型褥式缝合可使牙龈有向冠方的牵拉力量，临床上经常用于骨增量手术的减张缝合。

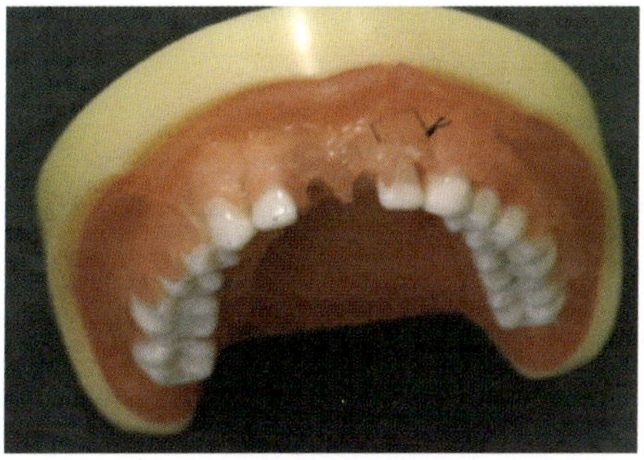

A　Ⅰ型水平褥式缝合

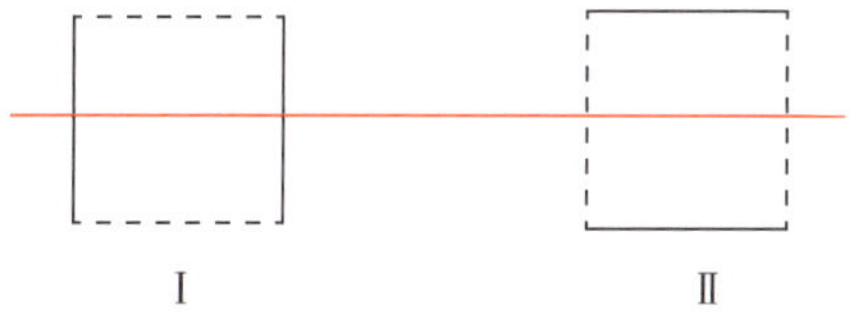


B　Ⅰ型和Ⅱ型水平褥式缝合的不同

图8-1-48　水平褥式缝合

附　不同缝合技术的适应证

| 缝合技术 | 适应证 |
| --- | --- |
| 间断缝合 | 瓣无张力时，间断缝合 |
| 水平褥式缝合 | 抵抗肌肉运动，瓣向牙面/骨面/种植体严密复位 |

Chapter 9

# 第九章

# 极简微创拔牙第四式：复杂牙拔除术

复杂牙有的是经过治疗的死髓牙，也有的是牙冠已破裂、受损的残根等，或者是因牙列拥挤移位的牙齿等，拔除时有意想不到的困难。笔者总结的口诀是“看到健康牙，多根变单根，单根继续分”，即首先要看到健康的牙体组织或牙根，用外科手机将多根牙切割成多个单根牙，再分别取出，如果是单根牙也可继续分成近远中向或颊舌向部分，并使用牙挺分别挺出。

## 一、术前评估

（1）能不能看到健康的牙体或牙根组织，如图 9-1-1 所示。

① 有牙钳夹持的健康牙体组织，可使用牙钳拔除。

② 不能看到健康的牙体或牙根组织，应首先切开翻瓣，必要时可去除部分牙槽嵴顶的骨质，暴露健康的牙体或牙根组织，使用牙钳拔除；此种方式对于即刻种植保存牙槽嵴的损伤最大。

（2）有无牙挺进入的间隙　于健康牙根组织的周围内沿近远中或颊舌向制备牙槽进入的间隙。

（3）使用牙挺分别挺松患牙，然后拔除。

（4）缝合。

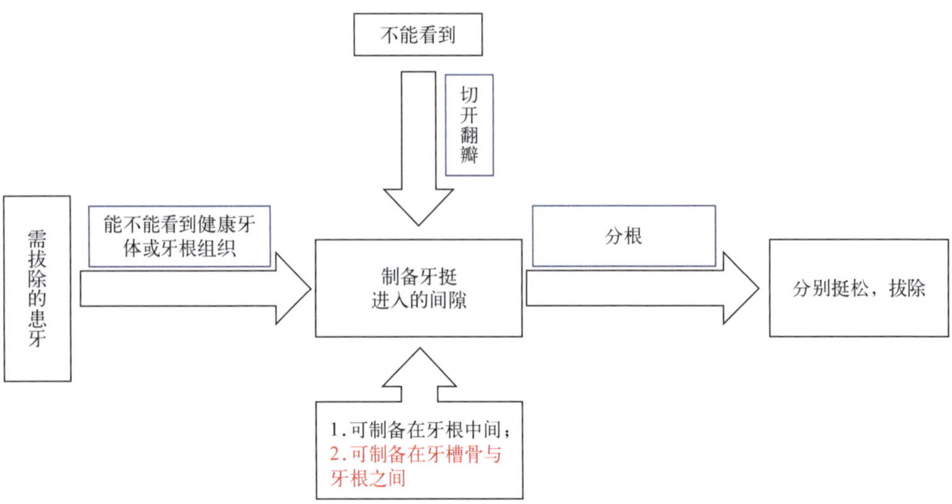


图9-1-1　复杂牙拔除的流程

## 二、暴露出健康的牙体或牙根组织

对于有部分牙龈覆盖或牙龈之上牙体组织有部分腐质时，首先切开翻瓣刮除腐质，暴露健康的牙体组织或牙根，而不是首先用根尖钳或牙挺。外科拔牙的第一原则是手术视野清晰，直视下看到健康的牙体组织，使牙钳或牙挺作用在健康的牙体或牙根组织上。看不到健康的牙体或牙根组织时，应去除影响检查的牙龈或部分骨质。如果直接用牙钳夹持可能会出现牙冠组织碎裂而牙根残留的情况，如果直接用牙挺可能会断根。

如图9-1-2患者，应先行切开翻瓣后，暴露出健康的牙根组织，然后使用牙钳或牙挺拔除。

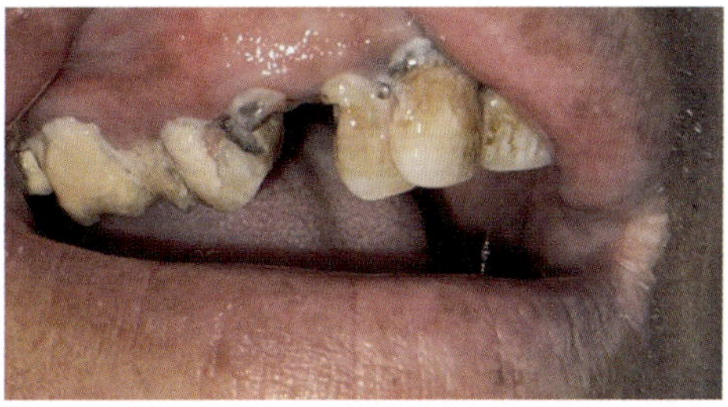

图9-1-2　右侧上颌尖牙残根

## 三、制备牙挺进入牙根之内的间隙

如果沿牙根与牙槽骨制备牙挺进入的间隙，则对于牙槽骨损伤较大，这对于唇侧牙槽骨的损伤尤为明显，且极易造成唇侧骨板损伤，对于需要即刻种植的患牙是极为不利的。因此笔者建议对于复杂牙拔除，应将牙挺进入的间隙制备在牙根的根管上，即将牙根分割成近远中或颊舌向两部分。

但在以下情况时，应将牙挺进入的间隙制备在牙根与牙槽骨之间。

① 下颌智齿拔除。

② 智齿断根，距离下牙槽神经管较近，有损伤神经的可能。

③ 上颌后牙牙根折断，且距离上颌窦较近，或视野受限不清时，防止将断根推入上颌窦内。

④ 牙根折断，没有办法拔出时的最后方法。

## 四、分根，分别挺松拔除

如图9-1-3病例所示，患者右侧上颌第二前磨牙冠劈裂需拔除，因牙冠有健康的牙体组织，先用牙钳旋转式拔除，牙冠折断，后用外科手机长裂钻将牙根分割成颊向、舌向两部分，将牙挺插入其中，牙挺挺松后分别拔除。

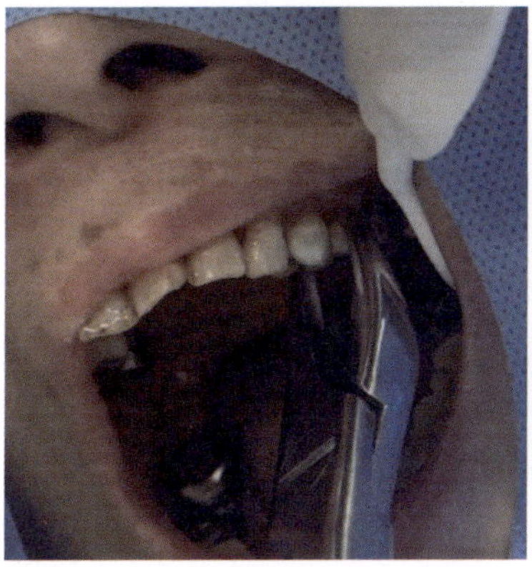

A　先使用牙钳颊舌向晃动

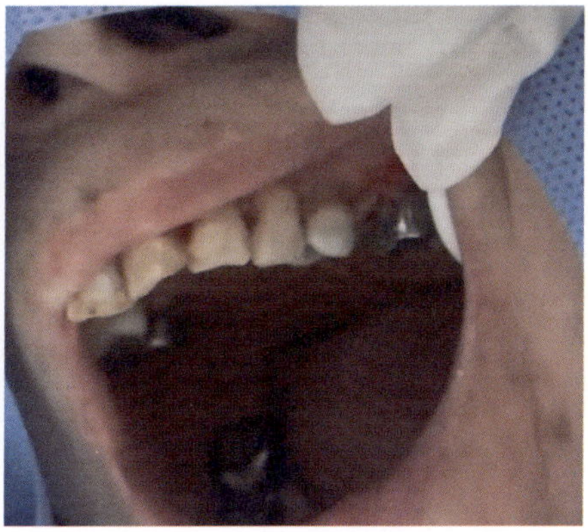

B　牙冠自颈部折断

图9-1-3

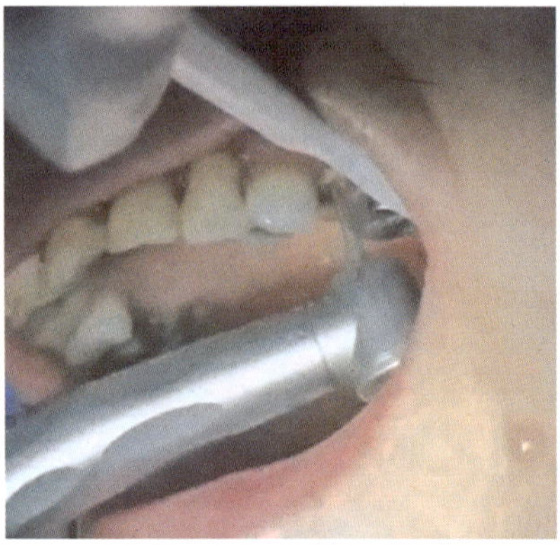

C 使用外科手机车针将断根分为颊向、舌向两部分

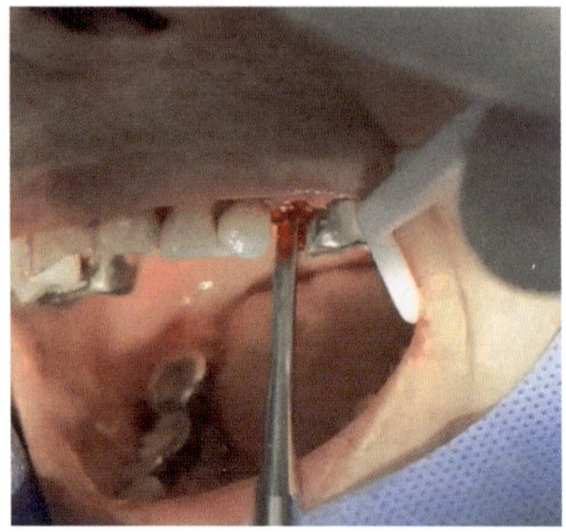

D 牙挺插入外科手机制备的间隙，旋转分开颊向、舌向两部分

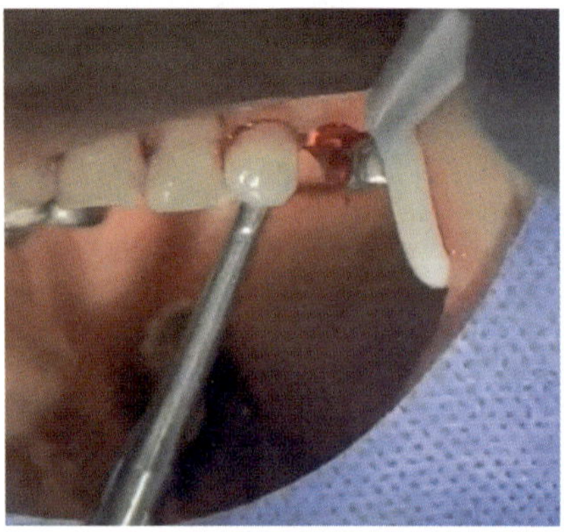

E 先挺出腭侧部分或颊侧部分

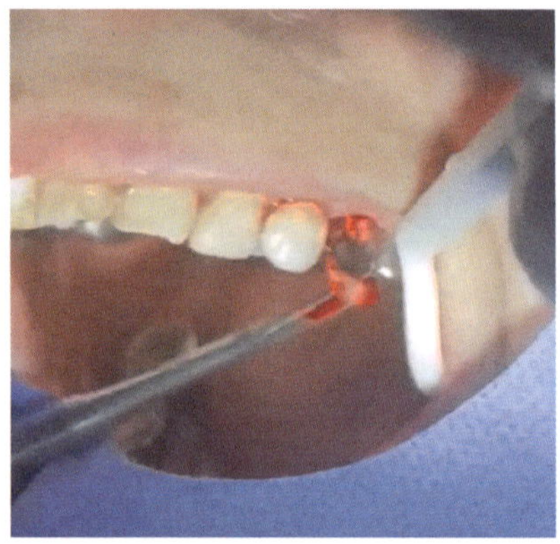

F 挺出存留的另外一部分

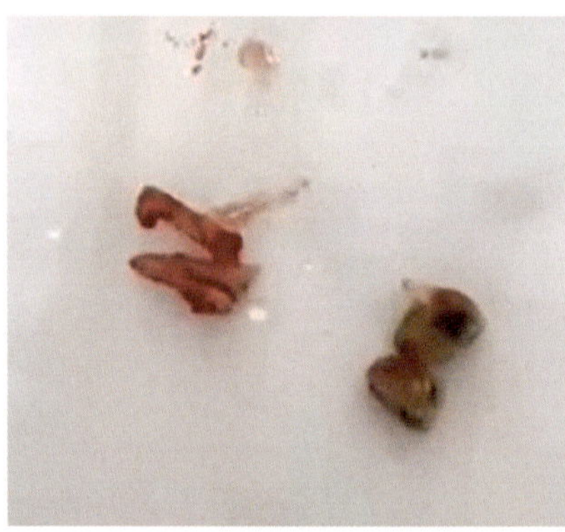

G 取出后的残冠、残根

图9-1-3 右侧上颌第二前磨牙冠劈裂的拔除

如图9-1-4，患者右侧上颌中切牙残根，要求拔除后即刻种植，CBCT所示，右侧中切牙残根，根尖无炎症，唇侧骨板较薄，牙根平龈，部分牙龈覆盖牙根，拔除时应切开翻瓣后制备间隙，遂将其牙根分割成唇腭侧两部分，分割后用牙挺插入间隙中挺松分割开的腭侧部分，将其拔除，保留唇侧根片并避免其松动，后制备种植窝洞，植入3.5mm × 13mm植体一颗，并在唇侧根片和种植体之间植入生物替代材料，上覆盖骨膜，拉拢缝合。

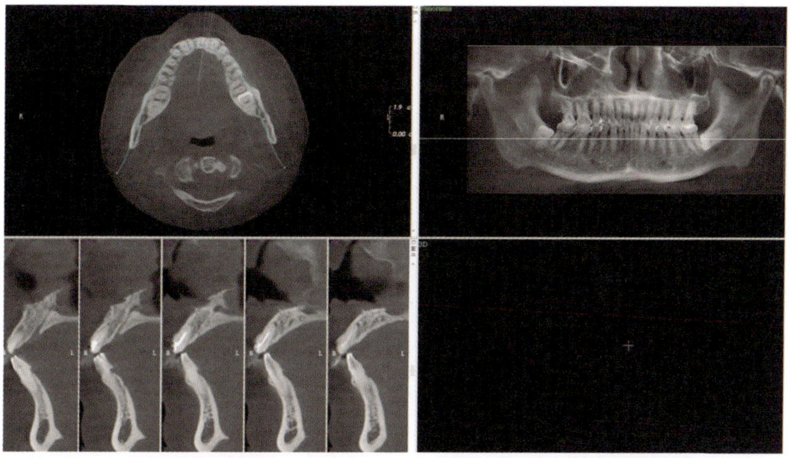

A　CBCT所示，右侧中切牙残根，根尖无炎症，唇侧骨板较薄

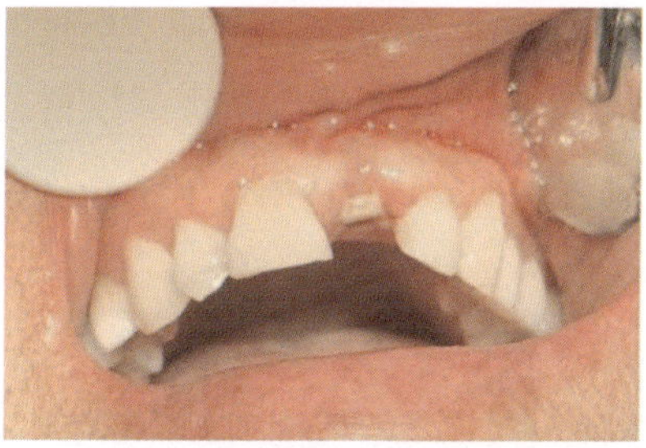

B　口内照片：牙根平龈，部分牙龈覆盖牙根

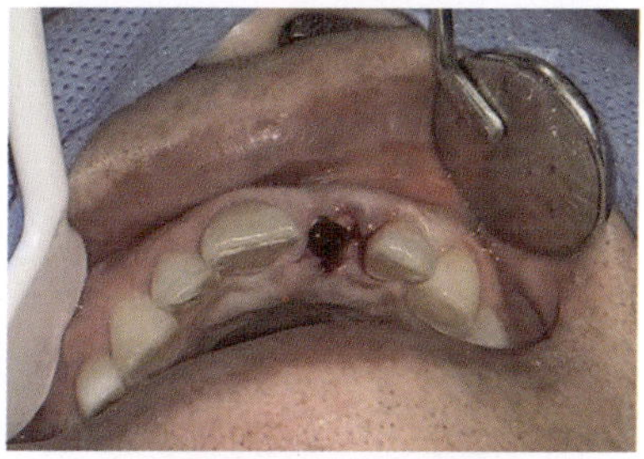

C　使用外科手机分割唇腭向两部分，取出腭侧部分

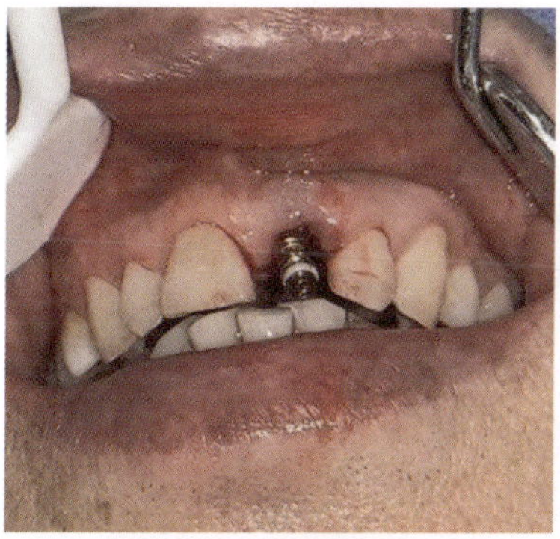

D　植入植体

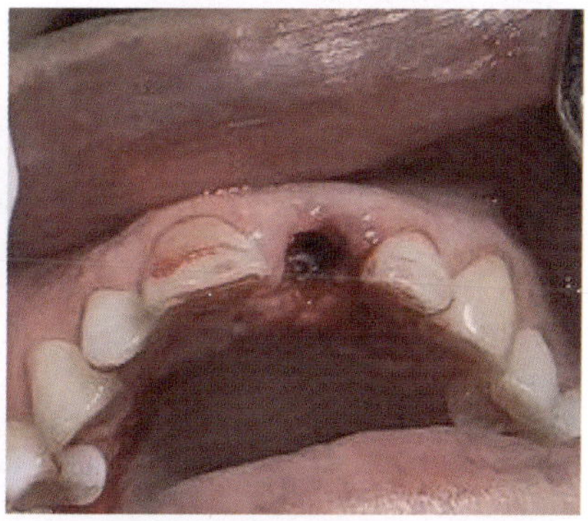

E　唇侧骨板与种植体之间的间隙，填充骨代用品

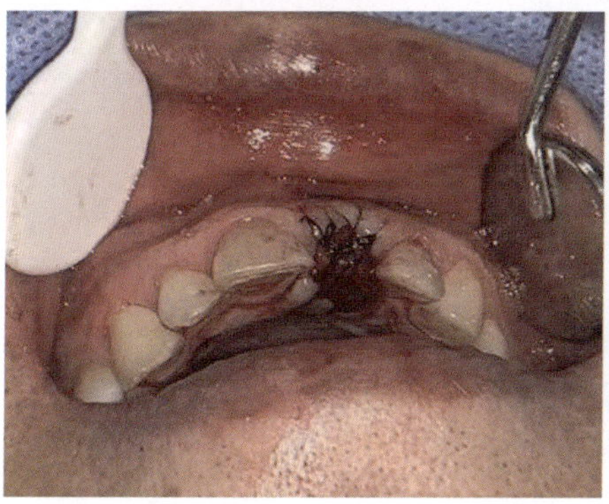

F　胶原纤维覆盖牙槽窝创面，拉拢缝合

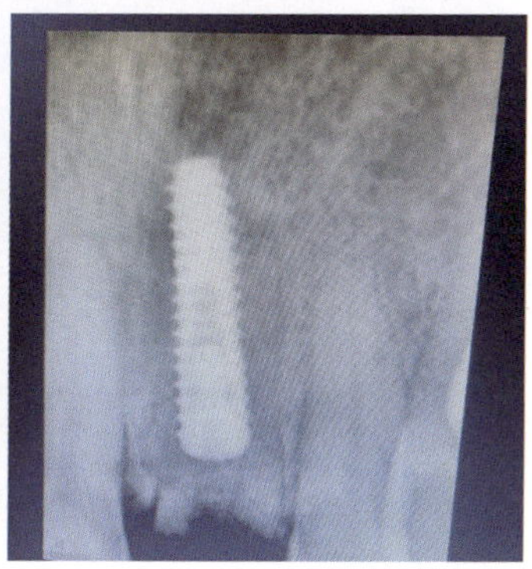

G　术后当天根尖片

图9-1-4

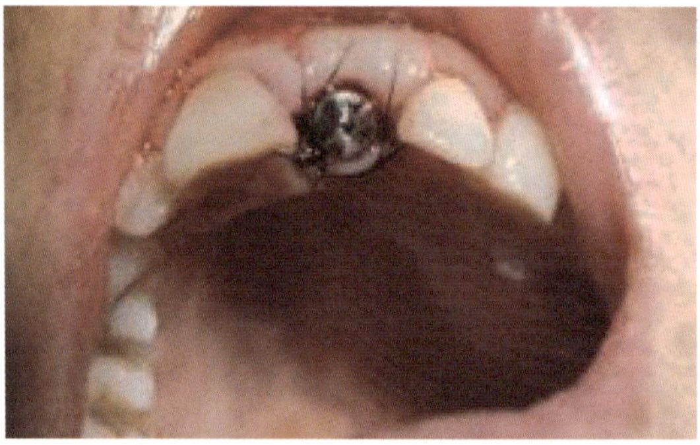

H　术后4个月根尖片

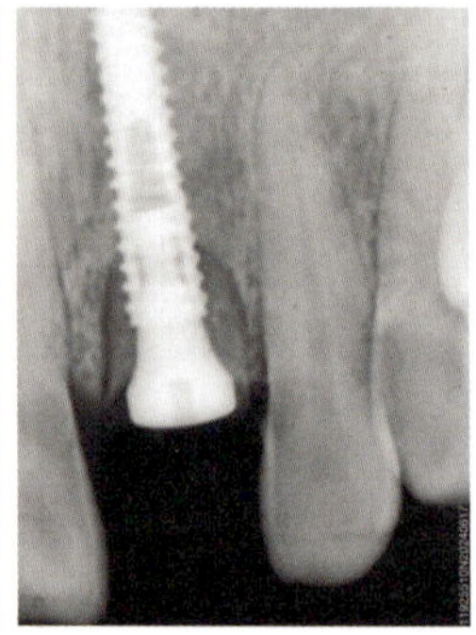

I　二期术后即刻根尖片

图9-1-4　右侧上颌中切牙残根拔除后植入植体

对于多根牙的拔除方法可将其分割成单根，然后分别用牙挺挺松拔除。如图9-1-5所示，患者左侧下颌第一磨牙残冠要求拔除后即刻种植，术前CBCT示左侧第一磨牙残冠，根尖骨质充足，遂分根拔除。先行钻针备洞，后用外科手机将其分为近远中两个根，用牙挺分别拔除，注意保护牙槽间隔的骨，植入4.5mm × 10mm植体一颗，在牙槽窝间隙内植入植骨材料，后使用直径为6mm，穿龈为3mm的愈合基台穿通生物屏障膜覆盖牙槽窝，颊侧减张拉拢缝合。

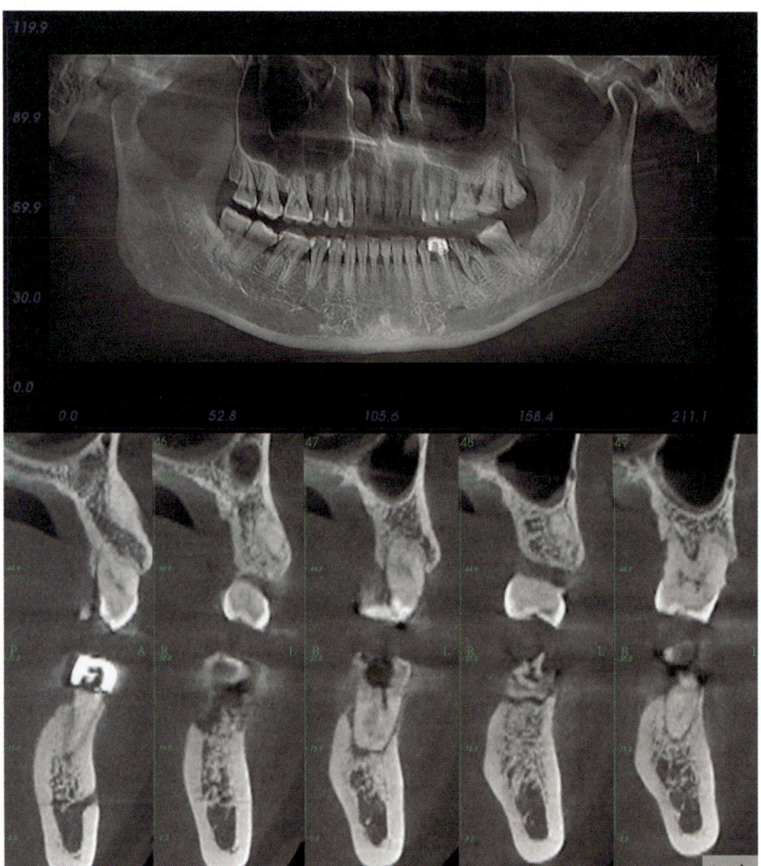


A　术前CBCT第一磨牙残冠

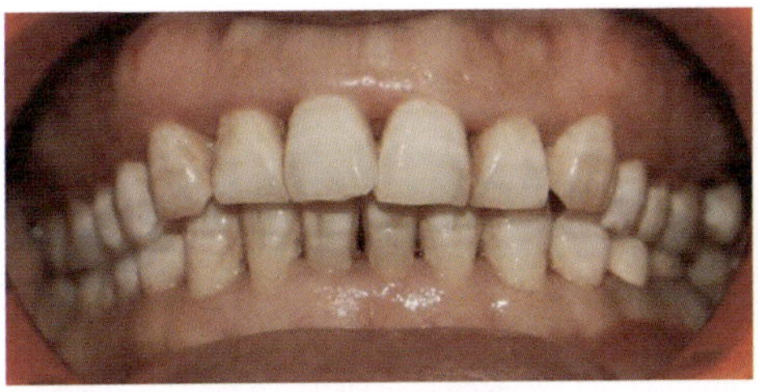
B　口内咬合片

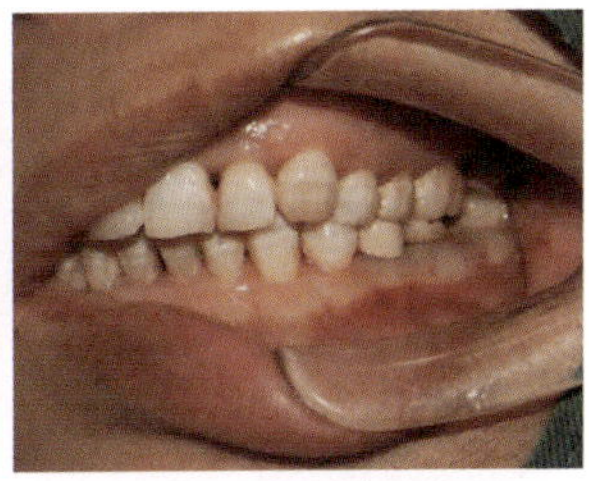
C　口内侧面观

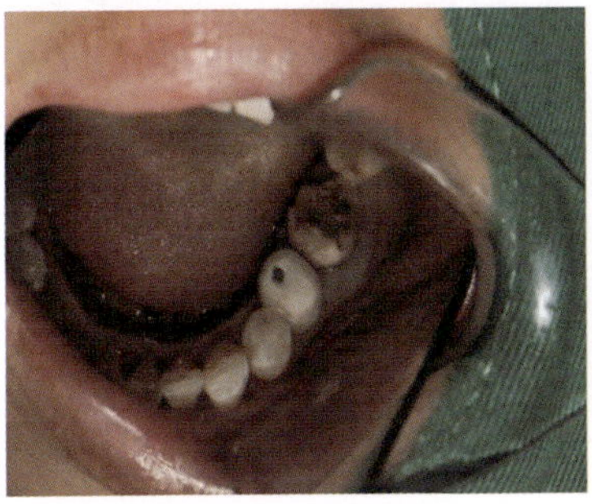
D　口内合面观

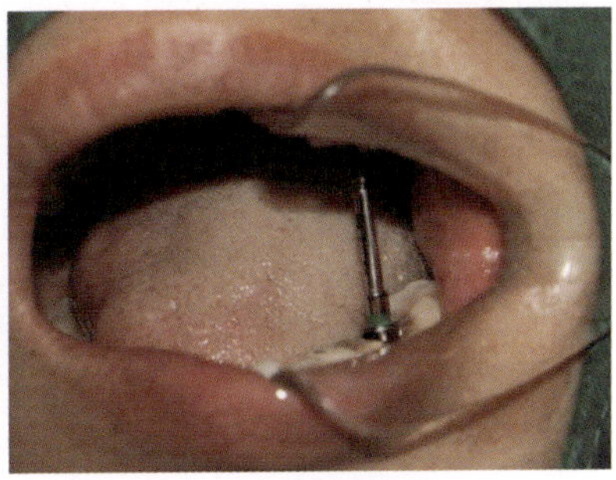
E　定位钻定位

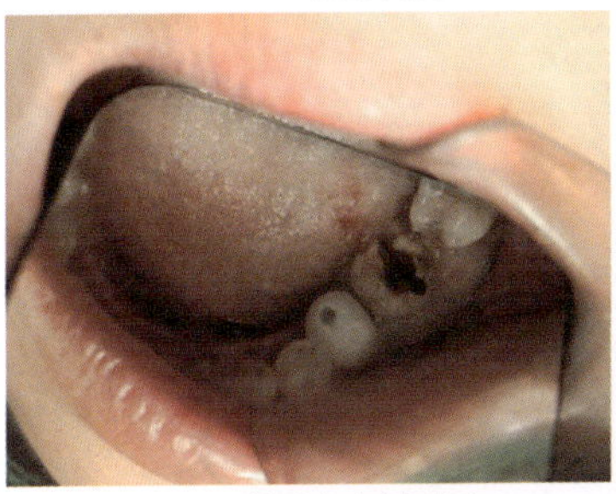
F　颊舌向分割牙冠

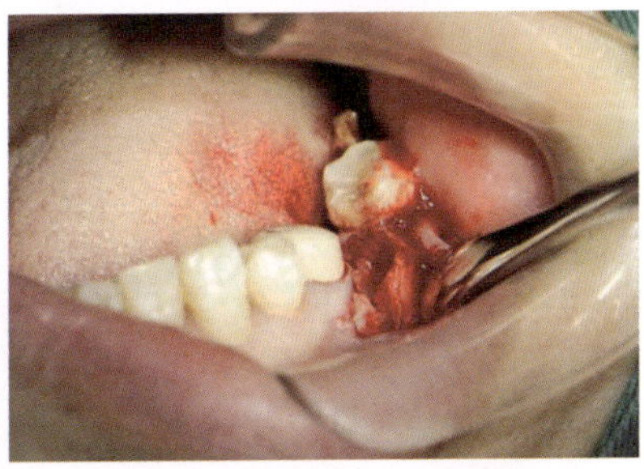
G　牙挺挺松后，分别拔除

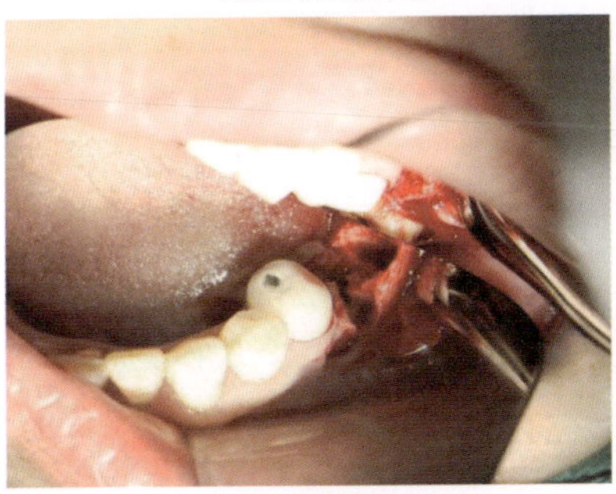
H　刮除肉芽组织

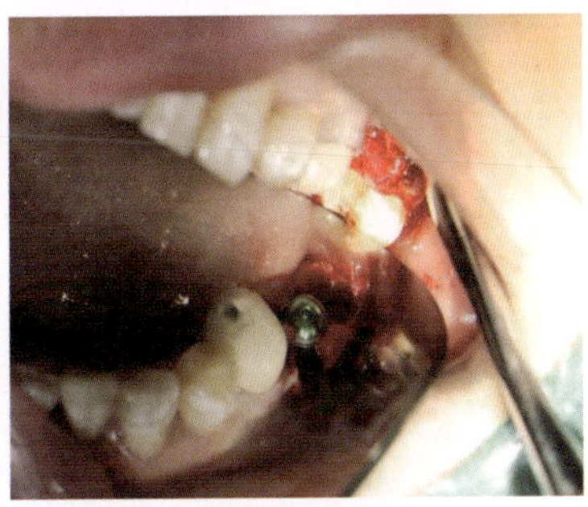
I　逐级扩孔，植入种植体

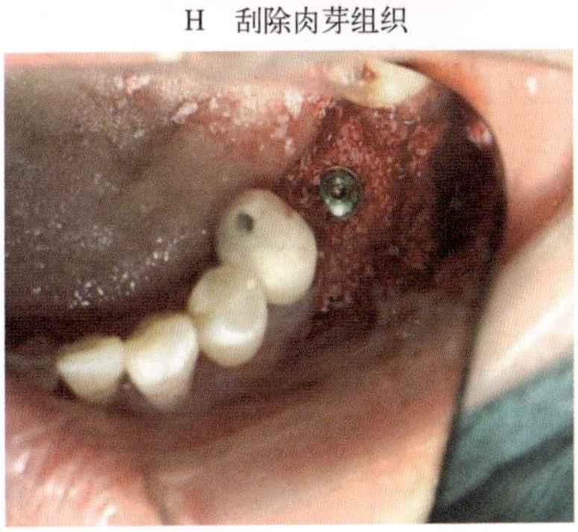
J　种植体与颊舌侧间隙，填充骨代用品

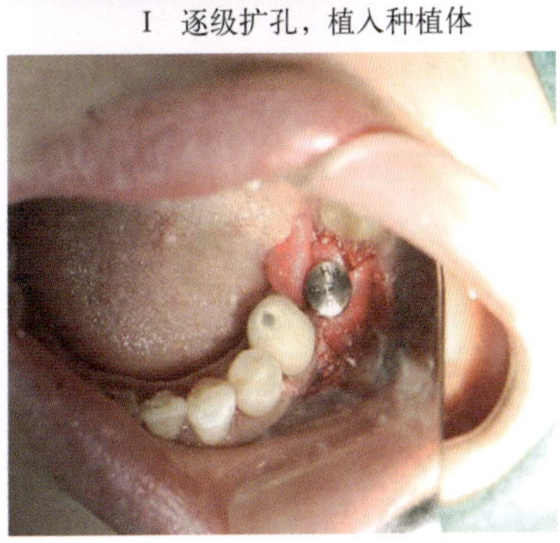
K　旋入大直径愈合基台，并固定骨膜

图9-1-5

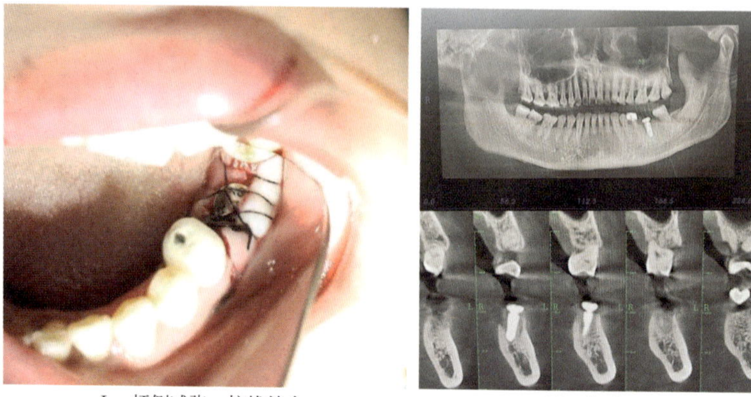

L　颊侧减张，拉拢缝合　　　　M　术后CBCT

图9-1-5　左侧下颌第一磨牙残冠拔除后即刻种植

Chapter 10

# 第十章

# 极简微创拔牙第五式：上颌智齿拔除术

上颌骨质较为疏松，上颌智齿拔除相对简单，难点在于上颌埋伏智齿视野不清。因此上颌智齿拔除术，应首先保证能够看到牙冠或牙根。另外，上颌智齿一般用外科手机去骨，也不进行分冠和分根。另外，尽量整体拔除，避免断根后拔除难度增加。

## 一、术前评估

如表10-1-1所示，术前应仔细评估上颌智齿的拔除难度。术前阅片时应着重关注牙根的弯曲程度和方向、牙根的数量、与第二磨牙远中的关系（即智齿进入上颌第二磨牙远中的程度）、牙根与上颌窦底的关系、上颌结节骨质情况等。

表10-1-1　智齿拔除难易程度的主要评估因素

| 患者因素 | | | |
|---|---|---|---|
| 评估要素 | 容易（1分） | 中等（2分） | 困难（3分） |
| 全身状况 | ASI Ⅰ | ASI Ⅱ | ASI Ⅲ |
| 张口度 | >45mm | 35 ~ 45mm | <35mm |
| 患者年龄 | <25岁 | 25 ~ 50岁 | >50岁 |
| 患者恐惧焦虑程度 | 无 | 恐惧/焦虑但能配合 | 恐惧/焦虑不能配合 |
| 患者面型 | 长方形 | 方圆型 | 尖圆形 |
| 影像学因素 | | | |
| 评估要素 | 容易（1分） | 中等（2分） | 困难（3分） |
| 智齿根部形态 | 融合根 | 多根>2mm | 牙胚 |
| | | | 圆形根 |
| | | | 膨大根 |
| 埋伏深度 | 低位 | 中位 | 高位 |
| 倾斜方向和角度 | 远中、颊侧、垂直向（低位） | 水平、近中向、垂直向（中位） | 倒置、移位阻生（高位） |

续表

| 影像学因素 | | | |
|---|---|---|---|
| 评估要素 | 容易（1分） | 中等（2分） | 困难（3分） |
| 与上颌窦的关系 | 根尖远离上颌窦底皮质骨 | 根尖紧邻上颌窦底皮质骨 | 根尖紧邻或超过上颌窦底皮质骨 |
| 与第二磨牙关系 | 无倒凹 | 与第二磨牙牙冠相接触 | 与第二磨牙牙冠和（或）牙根相接触 |
| 牙周膜间隙 | 清晰可见 | 毗邻 | 模糊不清 |
| 骨白线 | 清晰可见 | 毗邻 | 模糊不清 |
| 智齿周边的骨质 | 疏松 | 中等 | 致密 |
| 外科因素 | | | |
| 评估要素 | 容易（1分） | 中等（2分） | 困难（3分） |
| 麻醉因素 | 无系统病史 | 血管收缩药物不耐受 | 既往麻醉失败病史 |
| 阻生程度 | 完全萌出 | 软组织阻力 | 完全骨埋伏 |
| | | 部分骨阻力 | |
| 手术技巧 | 用钳子或钉子常规拔除 | 需去骨 | 需去骨和分牙 |
| 是否存在周边病变 | 无病变 | 周边病变<10mm | 周边病变>10mm |
| 医生经验 | 口腔外科经验>10年 | 口腔外科硕士或规培>3年 | 普通牙医 |
| | | 口腔外科专科继续教育的普通牙医>5年 | 实习医生 |
| 难度系数 | 容易 | 中等 | 困难 |
| 评分 | <18 | 18 ~ 36 | >36 |
| 医师 | 口腔全科医师或实习医师 | 主治医师或经口腔外科培训的全科医师 | 口腔外科专业高年资医师 |

如图10-1-1，全景片A示，左、右两侧上颌智齿均已萌出，且低位萌出，锥形根向远中弯曲，所以拔除较容易。而全景片B示右侧上颌智齿，中位萌出，牙冠近中倾斜，锥形根，牙冠位于第二磨牙倒凹区下方，拔除难度较A大。全景片C示左侧上颌埋伏智齿，牙冠近中阻生，且完全位于上颌第二磨牙远中牙根下方，拔除难度较大。

拔除上颌智齿时应注意的是智齿脱位的方向是向颊侧、远中和合面的方向脱位，所以牙冠虽然位于第二磨牙远中面的倒凹以下，也不需要使用外科手机进行去骨和分割牙体组织。上颌骨质比较疏松，使用圆形骨凿即可去除骨质，暴露牙冠。其次有时临床上也经常使用较窄的牙挺轻轻敲击即可去除部分骨质，较为方便。

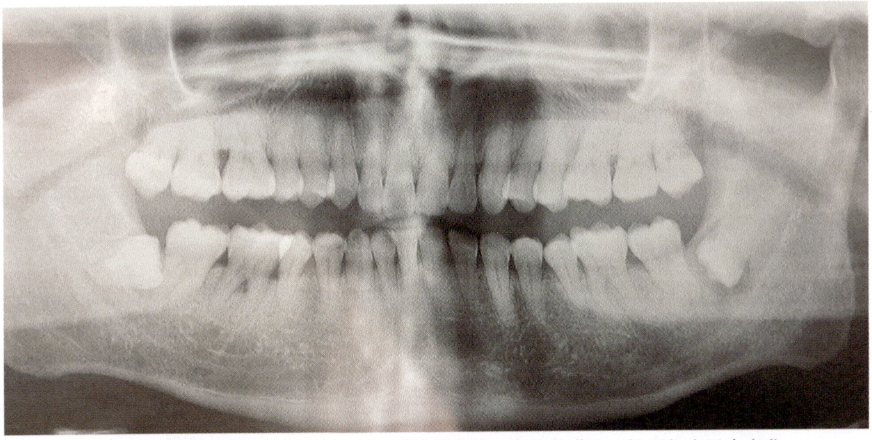

A　全景片示左、右两侧上颌智齿均已萌出，且低位萌出，锥形根向远中弯曲

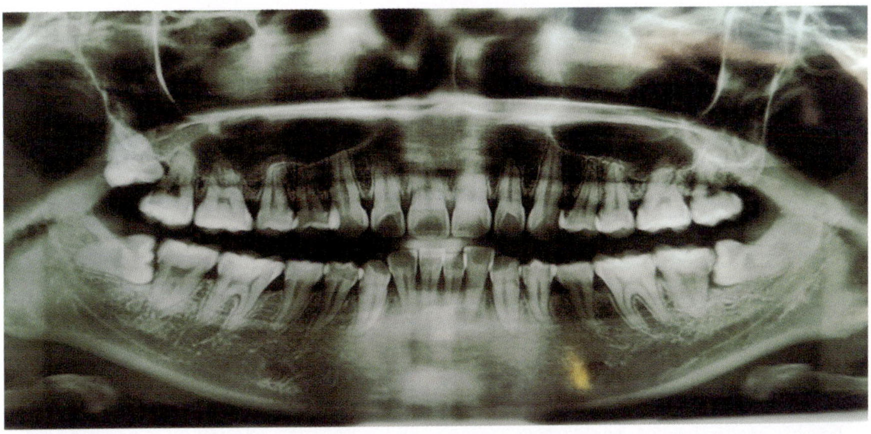

B　全景片示右侧上颌智齿，中位萌出，牙冠近中倾斜，锥形根，牙冠位于第二磨牙倒凹区下方

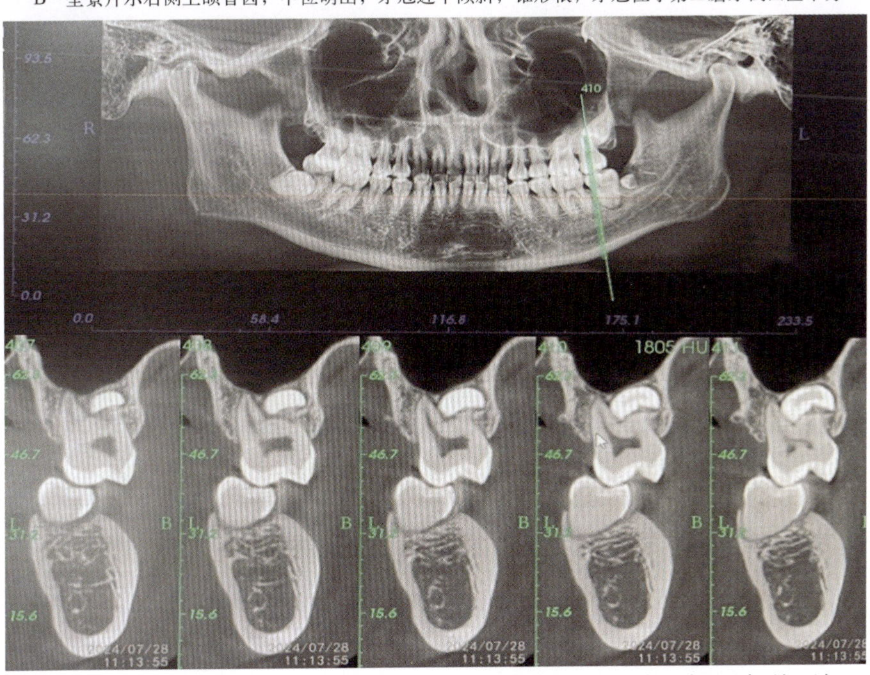


C　全景片示左侧上颌埋伏智齿可见，牙冠近中阻生，且完全位于上颌第二磨牙远中牙根下方

图10-1-1　三种拔除难度的全景片

## 二、上颌埋伏牙拔除的难点

### （一）视野不清

（1）拔除上颌智齿时，常有不能直视的情况，因此患者应小张口，使用口镜向后外牵拉口角，因颊侧有颊肌，常需医师使用较大的力量牵拉口镜；其次患者常有牵拉口角的不适感，甚至有患者口角被拉伤的可能，因此需术前向患者说明，或涂擦红霉素眼膏或凡士林。

（2）使用窄径牙挺放置在上颌第二磨牙远中，尽可能向根方垂直放置，向远中、合面旋转，使牙冠向远中、合面移动，牙体组织稍松动时，刃端继续进入或使用牙钳拔除。

（3）牙挺用力时，应先用较小的力量旋转，逐渐施加较大的力量。

（4）如果使用较大的力量，牙体组织仍不松动，应考虑牙根分叉或牙根肥大的可能性，此时应使用牙钳慢慢多频次颊舌向晃动，避免牙根折断。

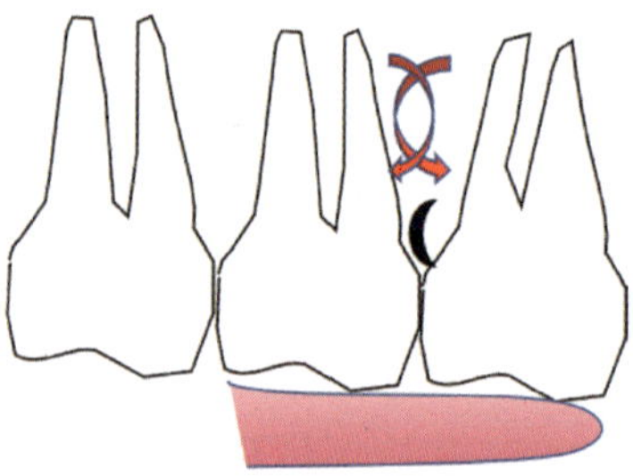

图10-1-2　术者掌握法持牙挺柄端，使用较小的力量顺时针与逆时针旋转，并使用左手食指置于上颌第二磨牙和智齿合面，感受旋转时的阻力

（5）当用牙钳或牙挺挺松患牙后，患牙仍不能脱位时，需考虑牙根分叉较大，顺阻力小的一侧用力，或使用牙挺向根方进入使其完全脱位，应注意有使上颌窦穿通的可能。

如图10-1-2所示，牙挺垂直放置于第二磨牙远中与智齿之间，刃端向智齿近中颊侧，术者掌握法持牙挺柄端，使用较小的力量顺时针与逆时针旋转，并使用左手食指置于合面，感受旋转时的阻力。

为避免滑挺和暴力，术者也是使用左手的食指放置于第二磨牙与智齿的合面上，感受牙挺的旋转力度、方向和智齿动度。拔除左侧上颌智齿时，术者位于患者右前方，将食指放在第二磨牙和智齿的合面上。拔除右侧上颌智齿时，术者可位于患者右后方，将左胳膊环绕患者头部，左手示指置于第二磨牙和智齿的𬌗面上。此时应注意向患者讲明，避免术者用力旋转牙挺时患者有紧咬牙齿而咬伤医师手指的可能。

图10-1-3所示牙挺置于上颌第二磨牙远中，刃端朝向智齿方向，垂直进挺，术者左手示指置于第二磨牙和智齿的合面上，顺时针和逆时针旋转。

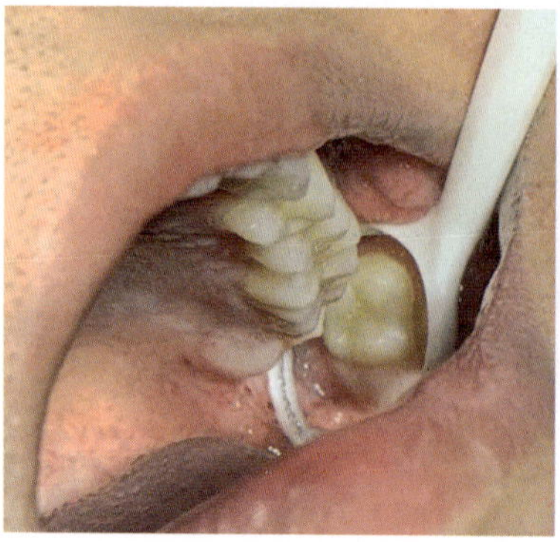

A　术前左侧上颌智齿垂直低位合面照

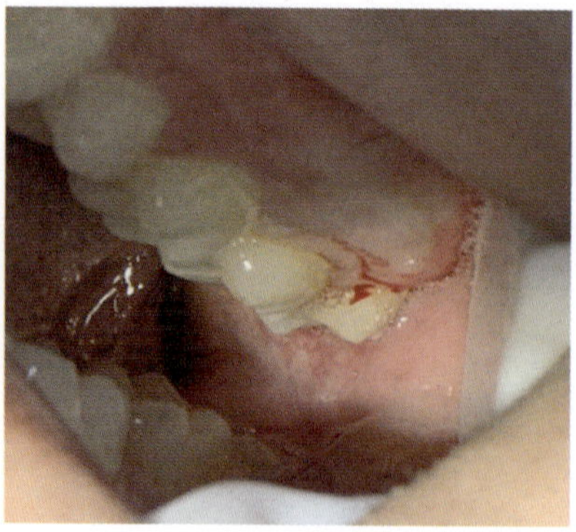

B　术前颊侧照

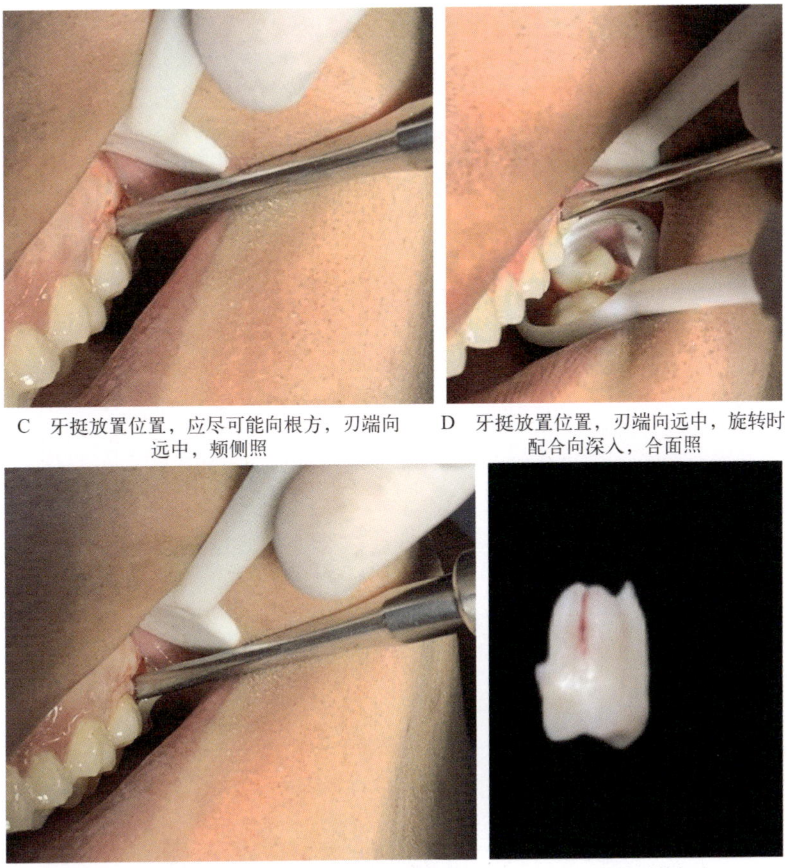

C　牙挺放置位置，应尽可能向根方，刃端向远中，颊侧照

D　牙挺放置位置，刃端向远中，旋转时配合向深入，合面照

E　稍加旋转的力量即可观察到智齿向远中、颊侧脱位

F　拔除后的智齿

图10-1-3　左侧上颌埋伏智齿拔除

### （二）上颌窦穿通的可能性

（1）对于牙根毗邻上颌窦时，拔除有上颌窦穿通的可能性。术前应向患者解释，并向患者说明（图10-1-4）。

（2）另外大多数智齿与上颌窦毗邻时有部分骨质或牙周膜存在，拔除智齿后应做捏鼻鼓气试验，验证上颌窦膜的完整性，如有穿孔，应积极行上颌窦瘘修补术。拔除智齿后应避免使用刮匙向根方用力搔刮，以免上颌窦穿孔。

（3）上颌窦穿通的处理，如穿通直径较小，小于2mm时，可搔刮边缘牙槽骨，使血凝块充填牙槽窝即可；如果穿通直径大于3mm且小于5mm，可搔刮出血后放置吸收性明胶海绵，并使用缝线固定，避免其脱落；如果穿通直径大于5mm，可先行搔刮出血后放置吸收性明胶海绵，颊侧黏骨膜瓣减张拉拢缝合。

### （三）牙挺旋转时阻力较大的处理

（1）大多数锥形、单根、根部阻力较小的上颌智齿可通过上述方式拔除，但是如果使用了较大的旋转力量，无论是逆时针还是顺时针，当智齿纹丝不动时，需注意牙根分叉、肥大、弯曲的可能性。

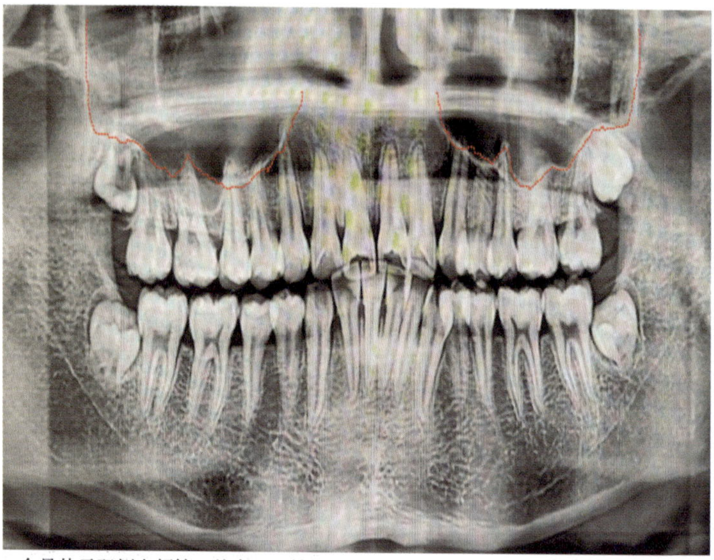

A　全景片示双侧上颌第一前磨牙至第三磨牙根尖与上颌窦毗邻甚至进入上颌窦黏膜内

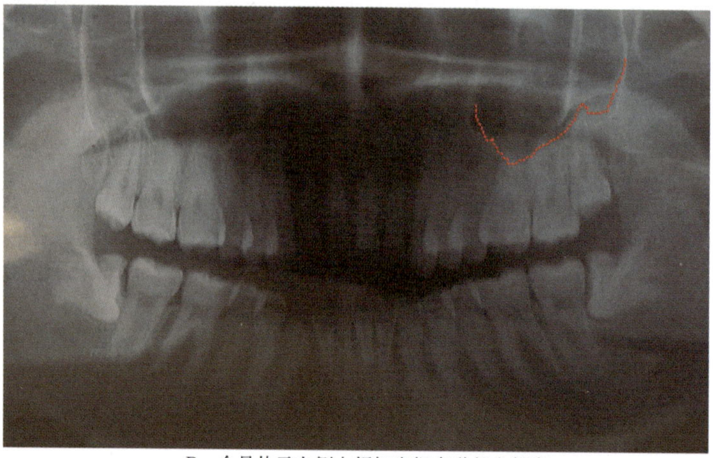

B　全景片示左侧上颌智齿根尖毗邻上颌窦

图10-1-4　智齿压根毗邻上颌窦

（2）应多频次、施加缓慢的力量进行旋转，同时应尽可能向根方放置牙挺或改用牙钳，牙钳尽可能向根方夹持，并缓慢用力颊舌向晃动，可稍加力量向颊侧晃动，直至其完全松脱。

（3）术者应避免使用暴力，且晃动幅度不宜过大。

### （四）上颌埋伏智齿的拔除

（1）上颌埋伏智齿需切开翻瓣　上颌智齿埋伏阻生时，需在上颌第二磨牙近中轴角处切开，并沿颊侧龈沟向上颌结节延伸弧形切口，暴露颊侧牙槽骨（图10-1-5A、B）。

（2）去骨　使用圆形骨凿或窄径牙挺，轻轻敲击去除覆盖在牙冠上骨质；可先将骨凿或窄径牙挺刃端垂直于颊侧骨面轻轻敲击，然后向远中倾斜继续敲击，向颊侧翘起，即可去除颊侧骨板；去骨的量以暴露颊侧近中牙冠颈部为准，不必将其牙冠完全暴露（图10-1-5C ~E）。

另外，因上颌骨骨质较为疏松，其骨质弹性较好，因此根据其弹性较好的特点，可将智齿挺松使其脱位。

（3）牙挺挺松智齿　牙挺垂直进入智齿近中颊侧牙冠的根方，此时如果牙挺进入困难，可稍加敲击，以便于牙挺进入牙冠与骨之间的间隙，向远中、颊侧施加旋转力量，即可挺松患牙（图10-1-5F ~G）。

如牙冠旋转力较大，智齿仍不松动时，应注意观察牙冠处骨质是否有阻挡，如有，可去除影响智齿脱位的部分骨质。

牙挺放置时应使用骨膜剥离器械将颊侧黏骨膜瓣向根方远中推开，避免智齿脱位时向远中软组织内移位，造成不必要的损伤。

（4）牙钳或血管钳取出患牙　大多数智齿脱位后，可使用牙挺将其剥离出牙槽窝；当部分智齿脱位后牙挺剥离不便时，也可使用万用拔牙钳或血管钳夹持，注意如用血管钳夹持时，应避免夹持牙冠造成智齿移位，甚至滑脱落至气管内；术者的习惯是使用血管钳夹持牙冠周边的软组织，牵拉使其移位，避免直接夹持牙冠造成移位或滑脱。

如用牙钳取出，笔者建议用万用拔牙钳，万用钳的钳喙较宽，夹持智齿牙冠后不易滑脱，另外万用钳的钳柄与喙之间呈S形，更方便进入狭窄的区域，此时可让患者稍张大口（图10-1-5H）。

（5）搔刮牙槽窝　用刮匙搔刮牙槽窝内的碎骨屑或残留的软组织等；笔者比较喜欢使用带齿的刮匙，更加方便将软组织刮除干净。

（6）缝合　检查牙体组织是否完整、颊侧骨板有无折裂后，可在牙槽窝内放入吸收性明胶海绵，间断缝合创面（图10-1-5I）。

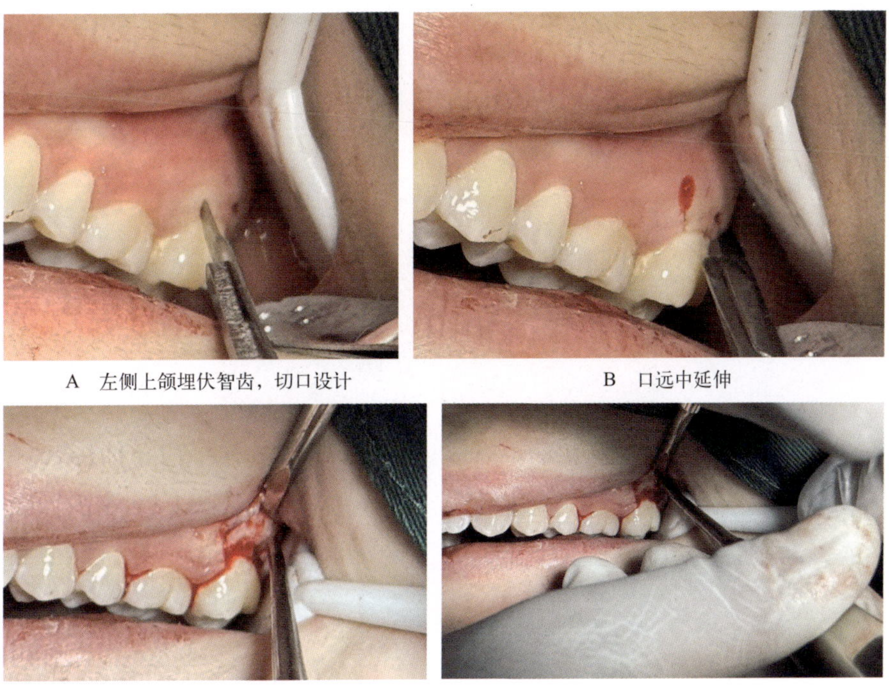

A　左侧上颌埋伏智齿，切口设计　　B　口远中延伸

C　翻全厚黏骨膜瓣　　D　用窄径骨凿或牙挺去骨

图10-1-5

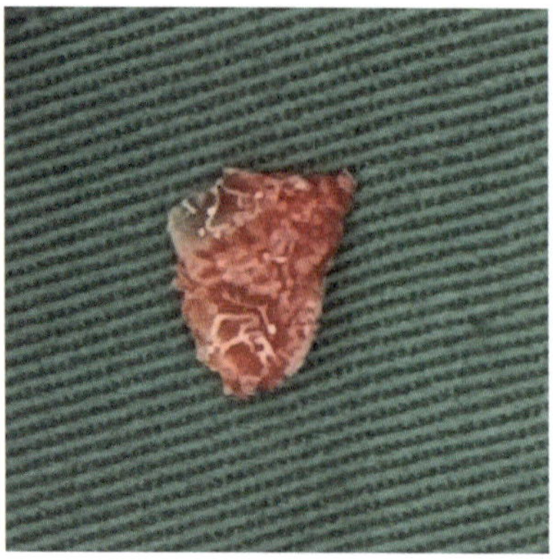

E 去除的骨片

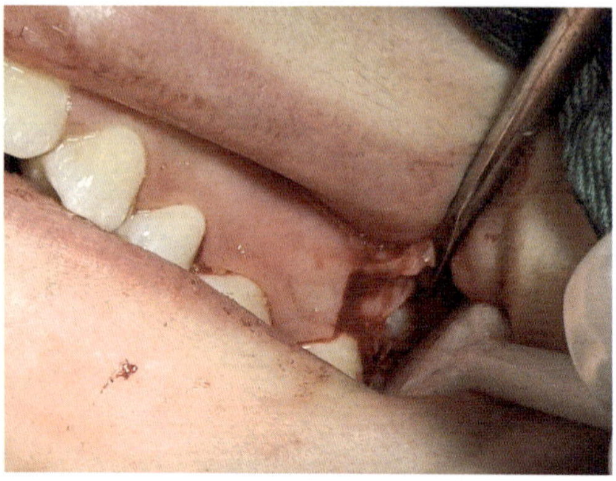

F 显露左侧上颌智齿的牙冠

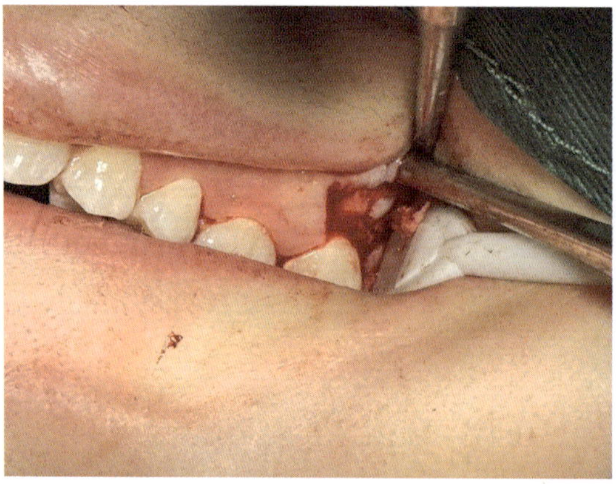

G 暴露左侧上颌智齿牙冠最大直径处，牙挺置于近中靠根方

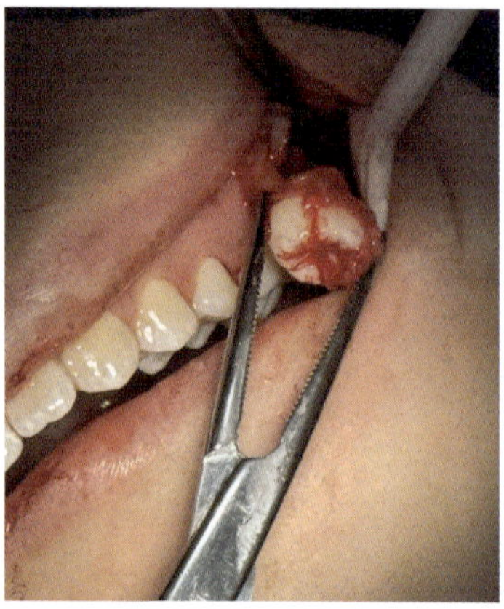

H 牙挺挺松后，血管钳夹持去除

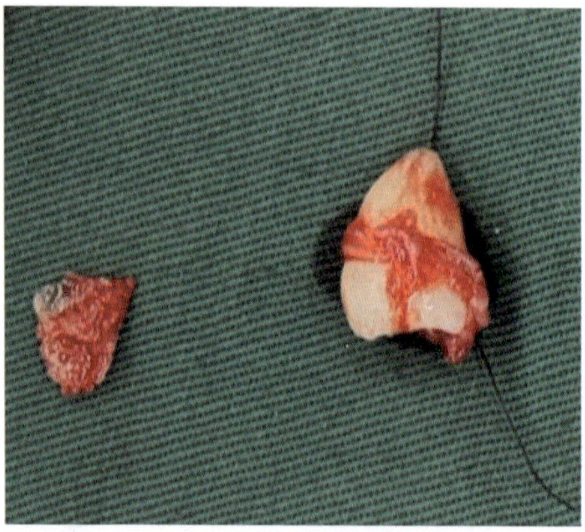

I 去除的骨片和智齿

图10-1-5 上颌埋伏智齿的拔除

### （五）上颌埋伏智齿的拔除难点

（1）视野不清造成无法直视下拔除 上颌埋伏智齿最大的难点在于无法直视下拔除。因此扩大切开翻瓣的范围是必要的，只要能看到，就可以拔除。

（2）器械难以直达牙体组织 上颌智齿使用直牙挺时，因需垂直颊侧牙槽骨用挺，此时牙挺的杆可能挤压患者的口角，应让患者半张口或小张口，使用骨膜剥离子推开颊侧黏骨膜瓣，暴露术野，以便于牙挺进入直达颊侧近中牙冠组织下方；或者使用弯挺进行挺松患牙。

（3）去骨的量　上颌埋伏智齿的脱位方向是颊侧远中，因此去骨时只需将颊侧部分骨质去除即可，不必将整个覆盖在牙冠最大周径处的骨质完全去除；如图10-1-6所示，只需用骨凿去除阴影部分骨质即可。

另外，去除骨质越多，牙龈所需支点的骨量就越少，这也往往是上颌智齿不能顺利拔除的一个因素。

（4）牙挺放置的位置和旋转方向　去除颊侧骨质后牙挺放置的位置应是智齿近中颊侧根方、牙槽骨与智齿之间的根方间隙内，因上颌骨较为疏松，且智齿牙冠或牙根周边有牙周膜或牙囊存在，因此进入较方便（图10-1-7）。如进入间隙困难，必要时可轻轻敲击牙挺使其进入。进入间隙后应遵循牙挺的使用原则，边逆时针和顺时针旋转，边向深部进入。此时智齿松动后使其向颊侧远中脱位。如果感觉牙挺旋转或进入阻力很大，应考虑可能被颊侧部分骨质阻挡或牙挺并没有进入牙槽骨与智齿之间的间隙，且大概率是牙挺抵在了智齿上，而难以进入。此时应少量去除部分骨质，或调整牙挺的方向再次尝试进入。

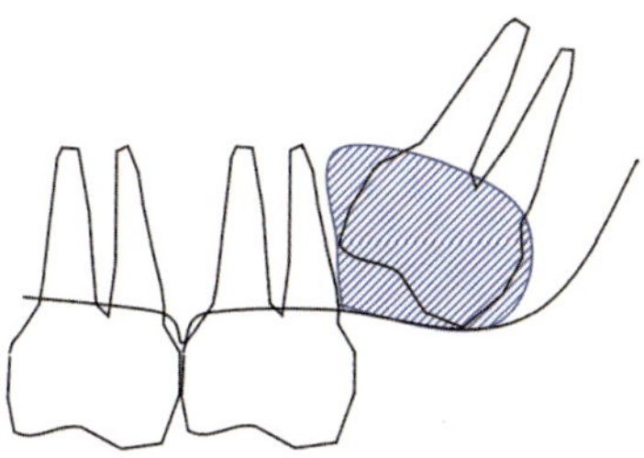

图10-1-6　骨凿去除颊侧阴影部分骨质

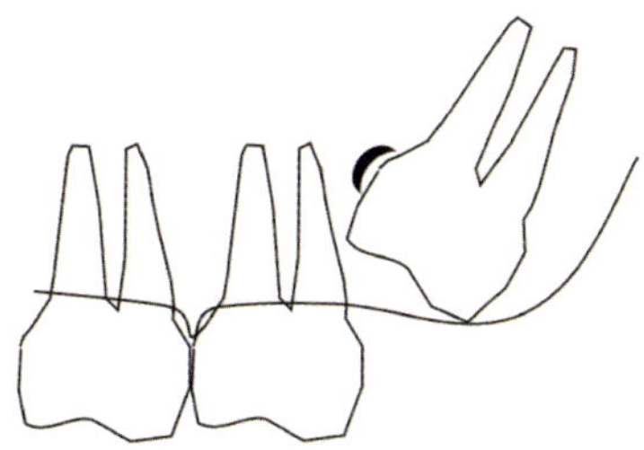

图10-1-7　牙挺放置的位置

## （六）上颌窦内埋伏智齿的拔除

（1）患者男，13岁，以“左侧面部肿胀7天”为主诉来诊。专科检查：左侧眶下区肿胀，鼻唇沟消失。表面皮肤无压痛、麻木，张口度、开口型均正常。全景片及CT示：18垂直低位阻生；28高位埋伏阻生，位于上颌窦外侧壁眶底，边缘有阴影，波及整个上颌窦，骨质边缘光滑；38、48前倾埋伏阻生。

（2）术前口内照片　可见左侧上颌前庭沟变浅24～27颊侧膨隆。

（3）左侧24近中纵向切口，24～27龈沟内切口。

（4）翻瓣　翻全厚黏骨膜瓣，暴露上颌窦外侧壁。

（5）去骨　去除上颌窦外侧壁骨质，暴露上颌窦黏膜。

（6）刮除囊肿，拔除左侧上颌埋伏智齿。

（7）术后见左侧上颌埋伏智齿的牙冠被囊肿壁包绕，疑似含牙囊肿。

## （七）上颌埋伏智齿拔不出时的处理

见图10-1-8。

### 1. 能否直视牙体组织

上颌智齿拔不出时，最常见的原因是看不到牙体组织。除了灯光照明、患者体位、医师牵拉等原因之外，最常见的就是视野不清。所以上颌埋伏智齿拔不出时，应首先保证术野清晰，可以直视牙体组织。如果不能看到牙体组织，需要扩大翻瓣和去骨的范围。另外最好使用骨膜剥离子向根方和远中推移颊侧黏骨膜瓣。塑料口镜较软，牵拉软组织力量较弱，而且无法将黏骨膜瓣阻挡固定在颊侧骨质根方，而颊侧宽拉钩较宽，牵拉口角的力量较大，但患者小张口时口内空间狭小，影响牙挺操作。

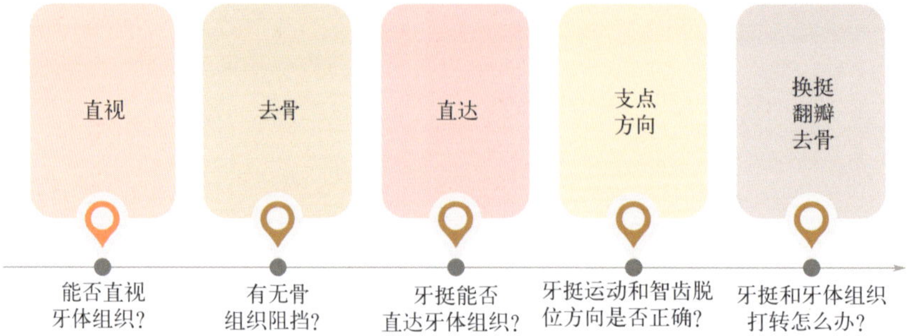


图10-1-8　上颌埋伏智齿拔不出时的可能因素

2. 边缘是否有骨质阻挡

看清牙体组织之后，应观察智齿牙冠近中颊侧是否有骨质阻挡，如果有应少量去骨。完全显露近中颊侧轴角处牙体组织。

3. 牙挺能否直达牙体组织

显露牙体组织后使用窄径牙挺放置于颊侧近中牙体组织的根方。使用牙挺拔除已萌出的智齿时，因牙根分叉、肥大、弯曲等根部阻力较大而致自智齿颈部折断时有发生。如图10-1-9病例所示，该患者于外院拔除左侧上颌智齿，医师拔除时，牙冠与牙根自颈部折断，存留牙根于牙槽骨内。3个月后复诊。全景片示：左侧上颌智齿残根，平牙槽骨边缘。口内见牙龈完全覆盖牙根断面。遂给予切开翻瓣，显露残根与颊侧牙槽骨，将牙挺放置于第二磨牙远中与智齿残根之间，垂直进挺，向远中颊侧旋转，轻松拔除。

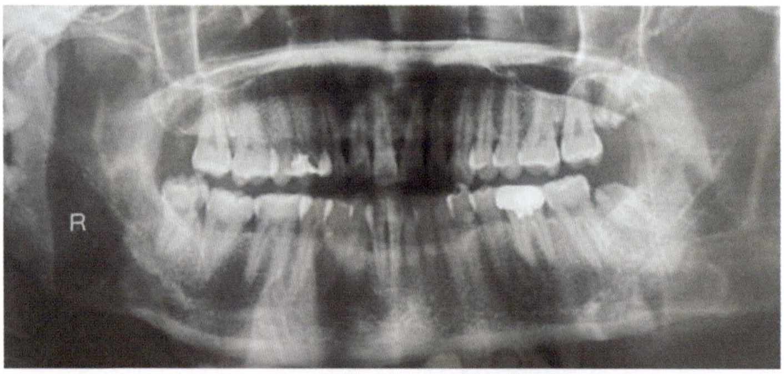


A　全景片示左侧上颌智齿残根

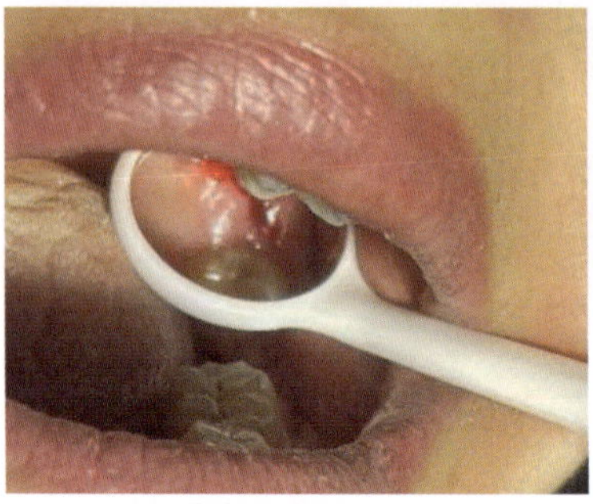

B　左侧上颌智齿残根牙龈完全覆盖

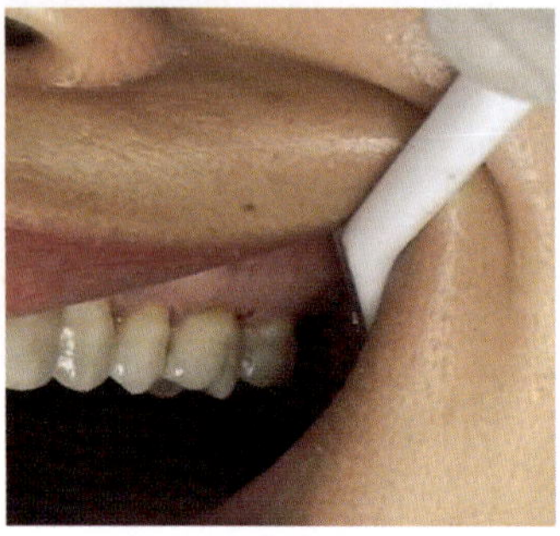

C　设计手术切口

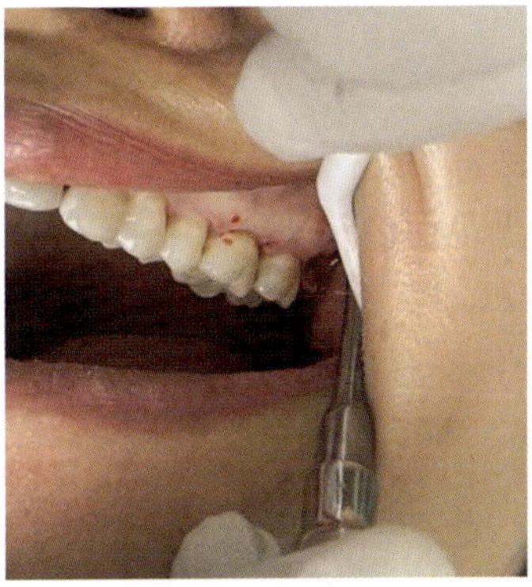

D　暴露残根与牙槽骨交界处，垂直进挺，挺松拔除

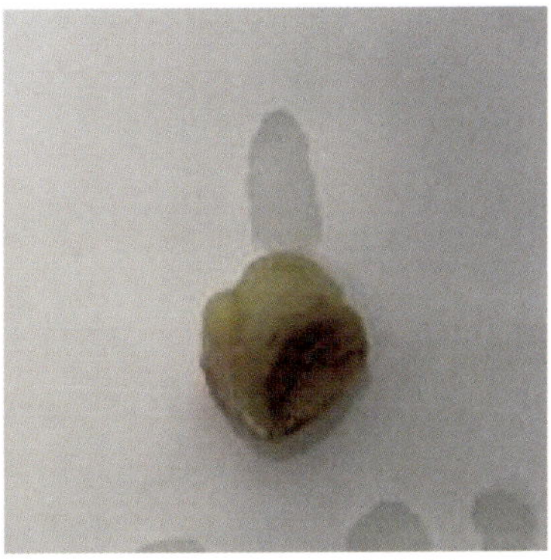

E　拔出的左侧上颌智齿残根

图10-1-9　左侧上颌智齿残根的拔除

当上颌智齿近中边缘嵴或近中牙冠组织龋坏达牙颈部或牙根时需注意，此时需将牙挺刃端尽可能向根方放置，或先行切开翻瓣暴露近中健康的牙体组织后再用挺（图10-1-10）。避免将牙槽放置在松软的腐质上，易致牙体组织折断。

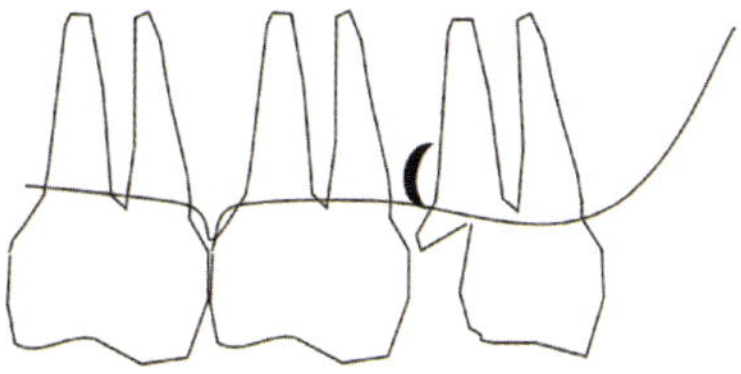

图10-1-10　牙挺刃端向根方放置

4. 牙挺运动方式、方向和智齿脱位方向是否正确

牙挺运动的方式是杠杆、楔和轮轴力量的综合使用。边旋转边深入，适当增加撬动的力量。另外，牙挺运动的方向是向远中、颊侧，使智齿向远中、颊侧脱位，而不是 面方向。

5. 牙挺或牙体组织打转而拔不出的应对

牙挺在牙槽骨与牙体组织之间打转也时有发生，其原因可能是去骨的量太大，导致牙挺支点丧失，可更换刃端稍宽一点的牙挺进行拔除。

如果牙体组织打滑，其原因有三个：其一是牙挺刃端较窄，在光滑的牙体组织上作用力较小，此时可更换宽径牙挺；其二是牙体组织被部分骨组织阻挡，多数为颊侧骨，偶有牙槽嵴顶骨阻挡，无法脱位，此时应仔细观察牙体组织脱位方向并去除阻挡的骨质；其三颊侧远中和腭侧软组织阻挡也是智齿打滑的原因，因切口设计较小，翻瓣不够或腭侧没有完全翻开所致，应延长切口或使用骨膜剥离子彻底分离开腭侧黏骨膜瓣。

6. 断根的应对

术前阅片时应仔细评估牙根形态、数量、弯曲度等，尽量整体拔除，避免分割取出。如果牙根看不到，建议留置断根于牙槽窝内，避免视野不清时，盲视下操作使断根移位进入上颌窦。

如果断根可以看到，或切开翻瓣后可看到，抑或切开翻瓣去除部分骨质后可看到，则考虑拔除，拔除的方法类似于复杂牙拔除，当然上颌智齿断根后也可使用巴氏挺拔除（图10-1-11、图10-1-12）。此种牙挺的使用方法与下颌三角挺类似，也可将断根与牙槽间隔一起挖除，也可从断根与牙槽骨之间进入

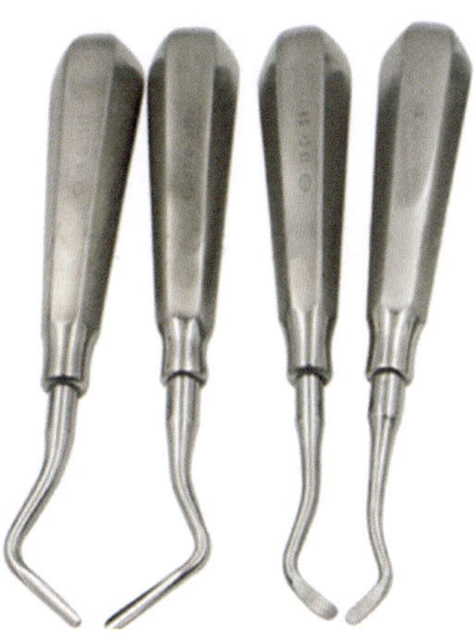

图10-1-11　上颌巴氏挺

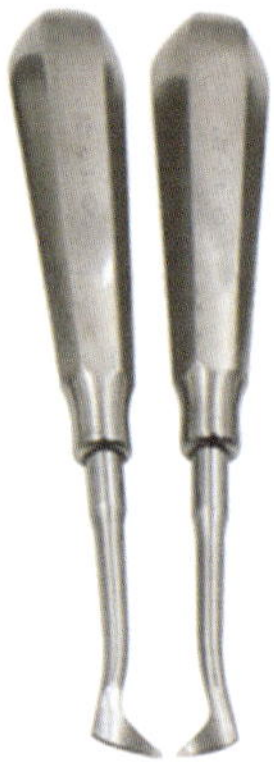

图10-1-12 下颌三角挺
此种挺使用力量较小，不如丁字挺使用方便

将断根取出。但是该牙挺的喙较下颌三角挺长，可深入牙槽窝内部。

## 三、上颌智齿拔除的操作流程

拔除上颌智齿相对容易，通常使用牙挺即可完成。若智齿被软硬组织覆盖，可能需要借助骨凿去除部分骨质。对于部分或完全埋伏的智齿，首先应进行切开和翻瓣操作。通过敲击骨凿去除颊侧部分骨质，暴露部分牙体组织，无须完全暴露牙冠的最大周径。牙挺应放置在颊侧靠近根方的位置，向远中颊侧方向挺出，这样大多数智齿便能顺利脱位并拔除。若在拔牙过程中遇到较大阻力，可能是因为牙根分叉或牙槽骨肥大等原因导致根部阻力增大。此时，可以使用牙钳夹持牙冠颈部根方，缓慢轻柔地进行颊舌向晃动，以完成拔除。但必须避免使用暴力。若牙根折断，应确保在直视下操作，牙挺应直接作用于牙根。如果牙根不可见，应将其留在牙槽窝内，切勿盲目掏根。

图10-1-13为左侧上颌埋伏智齿拔除术的手术步骤。

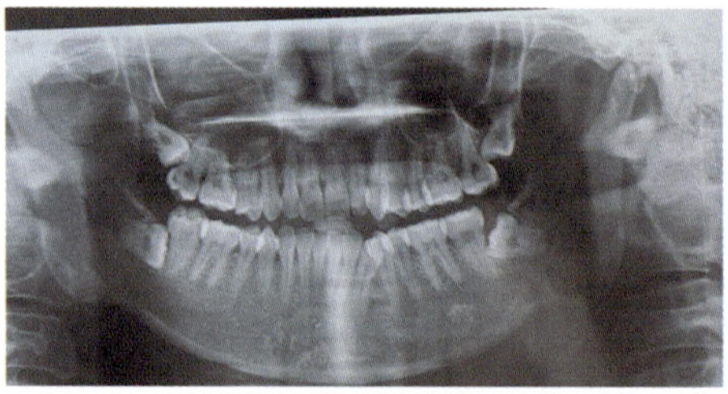

A 术前全景片

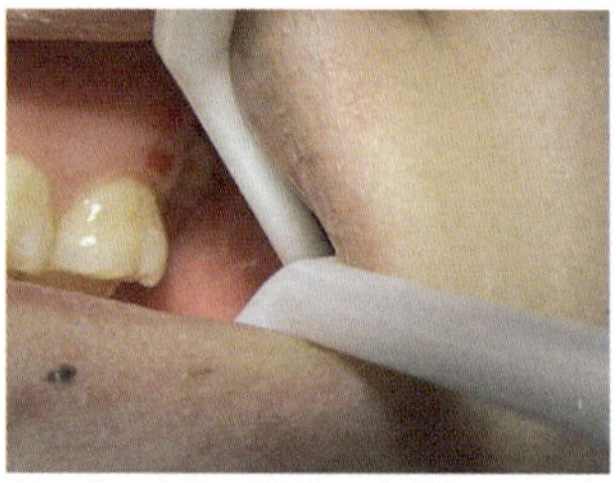

B 术前口内照

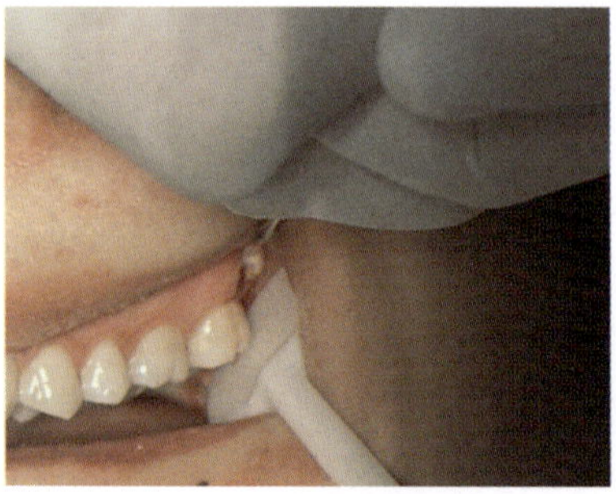

C 切开翻瓣后暴露牙冠

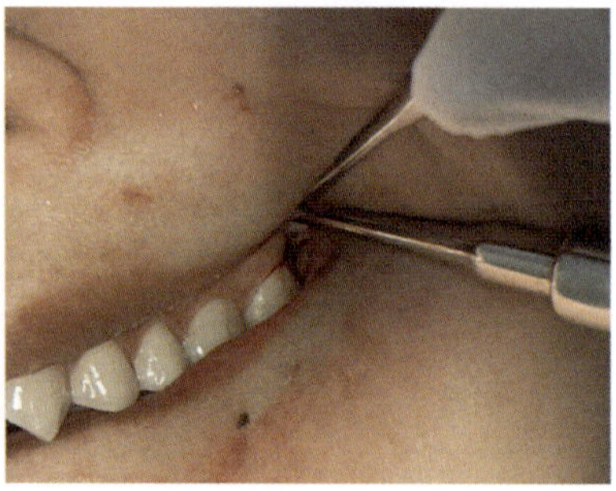

D 牙挺置于27远中，向远中合面颊侧挺松，拔除之

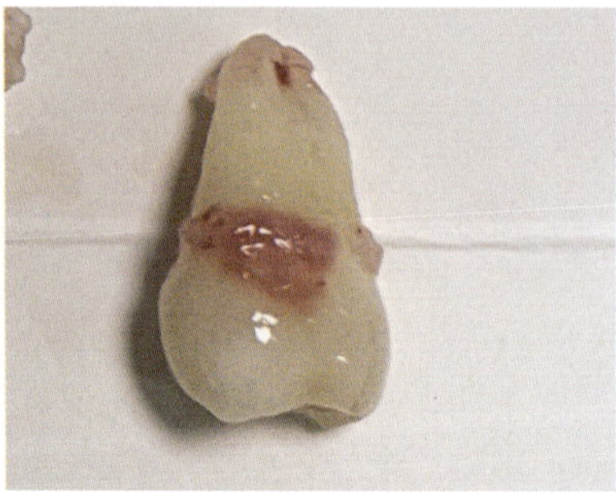

E 拔除后的左侧上颌智齿

图10-1-13 左侧上颌埋伏智齿拔除

Chapter 11

# 第十一章

# 下颌智齿拔除术

下颌智齿拔除术是口腔外科最常见的手术操作之一。下颌智齿又称下颌第三磨牙，因其变异较大，因此拔除的难度也不同。下颌智齿拔除术也遵循外科手术的基本原则，如切开、翻瓣、去骨、分牙、缝合等，同样遵循直视直达的原则。下颌智齿拔除术与上颌智齿拔除术相比，视野相对清晰。

## 一、下颌智齿拔除术的适应证

下颌智齿拔除术的适应证：可能造成症状或病变，影响整个牙列，或者作为综合牙科或医疗计划的一部分（表 11-1-1 和表 11-1-2）。

表 11-1-1　下颌智齿拔除术的适应证

［根据澳大利亚国家健康护理卓越研究中心（NICE）和美国口腔颌面外科医师协会（AAOMS）］

| NICE 指南 | AAOMS 适应证 |
| --- | --- |
| 有反复感染史（包括冠周炎） | 疼痛 |
| 无法修复的龋齿 | 龋齿 |
| 无法治疗的牙髓病和（或）根尖周病 | 冠周炎 |
| 蜂窝织炎、脓肿、骨髓炎的病灶牙 | 进展性牙周病治疗或控制需要 |
| 牙周炎 | 无法治疗的牙髓病或根尖周病 |
| 特殊医疗或手术状况下需要预防性拔除 | 急性和/或慢性感染（例如蜂窝织炎、脓肿） |
| 牙齿或邻牙出现外吸收或内吸收 | 牙齿大小或形态异常影响正常功能 |
| 与下颌智齿直接相关的疼痛 | 修复治疗需要 |
| 下颌骨骨折线上的牙齿 | 正畸治疗需要（利于牙齿移动或咬合稳定） |
| 牙折断 | 囊肿或肿瘤手术治疗范围内的牙齿 |
| 第三磨牙导致牙源性疾病（包括囊肿和肿瘤） | 影响正颌治疗和/或颌骨重建手术的牙齿 |
| 肿瘤切除手术范围内的牙齿 | 因龋损导致牙髓显露 |
| 可作为牙再植的供体 | 牙折断 |

续表

| NICE指南 | AAOMS适应证 |
| --- | --- |
| 正畸治疗需要（如上颌后缩） | 阻生牙 |
| | 牙齿或邻牙出现外吸收或内吸收 |
| | 患者知情并拒绝非手术治疗方案 |
| | 对邻牙存在潜在性危害 |
| | 利用第三磨牙作为供体进行牙再植 |
| | 阻碍邻牙正常萌出 |
| | 邻牙吸收 |
| | 牙源性囊性病变 |

表11-1-2　下颌智齿拔除术的禁忌证

| |
| --- |
| 年龄过大或过小 |
| 复杂的病史、可导致显著的术后并发症风险（如颌面部的放射治疗史、双膦酸盐类药物病史等） |
| 需要全身麻醉术中并发症的风险高（如下颌骨骨折） |
| 影响手术入路或局部麻醉的急性问题（如急性牙源性感染伴张口受限、破伤风所致的牙关紧闭等） |

下颌智齿通常是在牙医进行常规全景片检查时被发现，或者当患者因智齿萌出或食物嵌塞等症状而寻求检查时被发现。一般而言，第三磨牙可根据是否存在临床症状和牙周病变被分为四类。临床症状包括疼痛、面部反复感染，以及伴有食物嵌塞的冠周炎。牙周病变症状则包括牙周病的临床表现。

（1）存在临床症状和牙周病变症状　对于这类患者，拔除第三磨牙是有益的。在大多数情况下，必须通过完全拔除牙齿来去除相关的病变，而不能采用保守的或较小的手术方法（例如牙龈切除术）。

（2）存在临床症状但无牙周病变症状　患者可能会出现疼痛或肿胀，但没有食物嵌塞的情况。在对症治疗后，可以暂时观察，直到其预后明确。如果在观察期间患者出现反复不适，则可能需要考虑拔除。同样，作为全口治疗计划的一部分，该牙也可以与其他第三磨牙一同被拔除。

（3）无临床症状但存在牙周病变症状　这种阻生的第三磨牙可能从未表现出临床症状，但临床检查可以发现牙周袋、龋齿或盲袋覆盖。建议预防性拔除这类第三磨牙，以防止相邻的第二磨牙出现牙周病变。

（4）无临床症状且无牙周病变症状　对于这类第三磨牙的处理，应考虑患者个体的预后情况以确定个体化的治疗方案。为了防止在老年时拔牙的难度和风险增加，也可以建议预防性拔除这类第三磨牙。然而，目前并没有充分的文献支持这种做法。

## 二、智齿拔除难易程度的评估

下颌智齿拔除术术前计划的主要难度在于其解剖结构、临床症状和适应证变化多样，以及可能影响单个病例拔牙难度的其他因素。术前难度评估是决定手术成败的最关键因素，也是决定该病例是否应转诊至口腔颌面外科专家处理的关键因素。必须小心谨慎地做出决定，因为拔牙失败会引起患者严重的并发症，甚至引发严重的医疗法律问题。

智齿拔除全面的难易程度评估包括评估局部因素及全身因素以及适应证和禁忌证，针对每个个体单独的情况（表11-1-3）。

下颌智齿阻生分类方法很多，但这些方法与手术难度之间的相关性不强，因此需要牙医对患者进行更全面的评估。然而，这些分类方法仍然有利于医生和患者之间的沟通与交流，并且可以帮助指导手术入路。

表11-1-3　下颌智齿拔除难易度的评估

<table>
<tr><th colspan="4">患者因素</th></tr>
<tr><th>评估要素</th><th>容易（1分）</th><th>中等（2分）</th><th>困难（3分）</th></tr>
<tr><td>全身状况</td><td>ASI Ⅰ</td><td>ASI Ⅱ</td><td>ASI Ⅲ</td></tr>
<tr><td>张口度</td><td>>45mm</td><td>35 ~ 45mm</td><td><35mm</td></tr>
<tr><td>患者年龄</td><td><25岁</td><td>25 ~ 50岁</td><td>>50岁</td></tr>
<tr><td>患者恐惧焦虑程度</td><td>无</td><td>恐惧/焦虑但能配合</td><td>恐惧/焦虑不能配合</td></tr>
<tr><td>患者面型</td><td>长方形</td><td>方圆型</td><td>尖圆形</td></tr>
<tr><th colspan="4">影像学因素</th></tr>
<tr><th>评估要素</th><th>容易（1分）</th><th>中等（2分）</th><th>困难（3分）</th></tr>
<tr><td rowspan="3">智齿根部形态</td><td rowspan="3">融合根</td><td rowspan="3">多根>2mm</td><td>牙胚</td></tr>
<tr><td>圆形根</td></tr>
<tr><td>膨大根</td></tr>
<tr><td>第二磨牙远中至下颌升支距离</td><td>有容纳智齿牙冠的足够距离</td><td>容纳智齿牙冠的距离不足，部分在升支内</td><td>智齿牙冠在升支内</td></tr>
<tr><td>埋伏深度</td><td>高位</td><td>中位</td><td>低位</td></tr>
<tr><td>倾斜方向和角度</td><td>近中、垂直向（高位）</td><td>水平、远中向、垂直向（低位）</td><td>倒置、移位阻生</td></tr>
<tr><td rowspan="4">下牙槽神经管</td><td rowspan="4">根尖远离下牙槽神经管上壁</td><td>根尖与下牙槽神经管上壁重叠</td><td>根尖与下牙槽神经管上下壁均重叠</td></tr>
<tr><td rowspan="3">根尖与下牙槽神经管毗邻且有阴影</td><td>下牙槽神经管狭窄</td></tr>
<tr><td>下牙槽神经管偏斜</td></tr>
<tr><td>根尖弯曲</td></tr>
</table>

续表

| 影像学因素 | | | |
|---|---|---|---|
| 评估要素 | 容易（1分） | 中等（2分） | 困难（3分） |
| 与第二磨牙关系 | 紧邻 | 与第二磨牙牙冠相接触 | 与第二磨牙牙冠和/或牙根相接触 |
| 牙周膜间隙 | 清晰可见 | 毗邻 | 模糊不清 |
| 骨白线 | 清晰可见 | 毗邻 | 模糊不清 |
| 智齿周边的骨质 | 疏松 | 中等 | 致密 |
| 外科因素 | | | |
| 评估要素 | 容易（1分） | 中等（2分） | 困难（3分） |
| 麻醉因素 | 无系统病史 | 血管收缩药物不耐受 | 既往麻醉失败病史 |
| 阻生程度 | 完全萌出 | 软组织阻力 | 完全骨埋伏 |
| | | 部分骨阻力 | |
| 手术技巧 | 用牙钳或牙挺常规拔除 | 需去骨 | 需去骨和分牙 |
| 是否存在周边病变 | 无病变 | 周边病变<10mm | 周边病变>10mm |
| 医生经验 | 口腔外科经验>10年 | 口腔外科硕士或规培>3年 | 普通牙医 |
| | | 口腔外科专科继续教育的普通牙医>5年 | 实习医生 |
| 难度系数 | 容易 | 中等 | 困难 |
| 评分 | <19 | 19 ~ 38 | >38 |
| 医师 | 口腔全科医师或实习医师 | 主治医师或经口腔外科培训的全科医师 | 口腔外科专业高年资医师 |

## 三、简单下颌智齿拔除术

### （一）适应证

（1）下颌垂直高位、近中倾斜且完全萌出的智齿。
（2）锥形融合根，多根且向远中弯曲，根部阻力较小。

### （二）禁忌证

（1）存在软组织、骨组织或邻牙阻力。
（2）牙根肥大、近中弯曲。
（3）颈部缩窄，牙根宽度大于颈部。

### （三）拔除技巧

（1）使用拔牙钳向根部夹持，施加逆时针和顺时针扭转力量，即可轻松拔除。
（2）施加扭转力时，应缓慢且轻柔。若遇到旋转阻力较大，为避免断根，可采用颊舌向轻柔晃动。

（3）使用牙挺拔除时，可垂直进挺，放置在下颌第二磨牙远中与智齿之间（图11-1-1）。刃端凹面朝向智齿，以牙槽嵴顶为支点，逆时针和顺时针旋转刃端。同时，将左侧拇指置于右侧第二磨牙和智齿的合面，感受智齿的动度；或将左侧食指置于左侧第二磨牙和智齿的合面，感受智齿的动度。向阻力较小的方向逐渐施加旋转力。

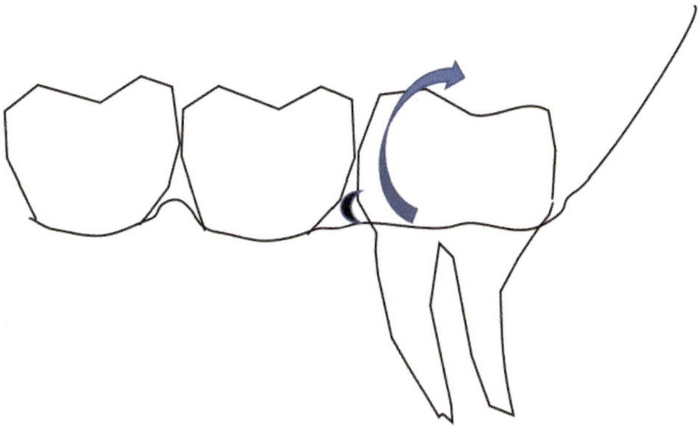

A　垂直进挺，放置在下颌第二磨牙远中与智齿之间

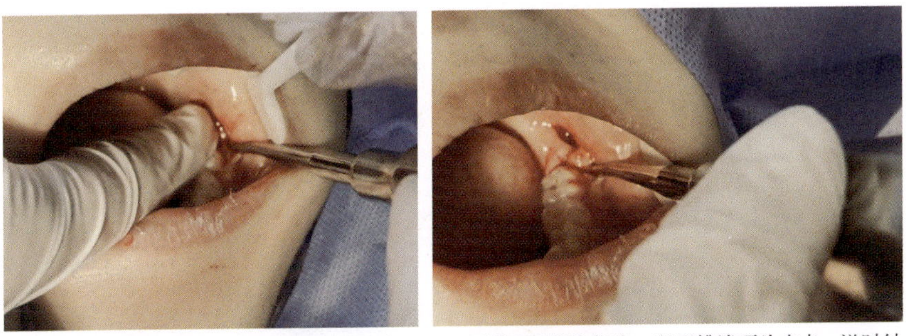

B　刃端凹面朝向智齿，以牙槽嵴顶为支点，逆时针和顺时针旋转刃端

C　刃端凹面朝向智齿，以牙槽嵴顶为支点，逆时针和顺时针旋转刃端

图11-1-1　简单下颌智齿拔除

（4）如感阻力较大而智齿不松动时，则可考虑于颊侧近中轴角处水平进挺，使用轮轴的力量，使牙齿向舌侧旋转并同时使用杠杆的力量使其向合面脱位，此时应注意牙挺进入颊侧近中轴角处的间隙较为困难，大部分需要制备牙挺进入的间隙沟。

## 四、中等难度下颌智齿拔除术

### （一）适应证

（1）下颌中位、低位垂直埋伏阻生智齿。

（2）近中倾斜阻生、远中部分牙龈覆盖或水平阻生根分叉不大的部分埋伏智齿。

（3）多根牙、根分叉大、根端肥大的智齿。

（4）完全骨内埋伏智齿。

### （二）禁忌证

（1）倒置埋伏智齿。

（2）牙根未发育的牙胚。

### （三）拔除技巧

#### 1. 切开翻瓣

手术切口设计如前文所述。如果智齿牙冠大部分或完全被牙龈覆盖，从第二磨牙近中至升支前缘切开翻瓣（图11-1-2A）；如果智齿远中部分牙龈覆盖或低位垂直阻生，则从第二磨牙远中至升支前缘切开翻瓣（图11-1-2B）；笔者基本都是采用这两种切口翻瓣的方式拔除智齿。

另外，在切开后牙冠周边的牙龈翻瓣时，阻力较大，且极易撕裂，所以笔者建议用骨膜剥离子将已剥离的黏骨膜瓣挑起，使用左手持刀锐性分离牙冠周围附着的牙龈（图11-1-2C）。

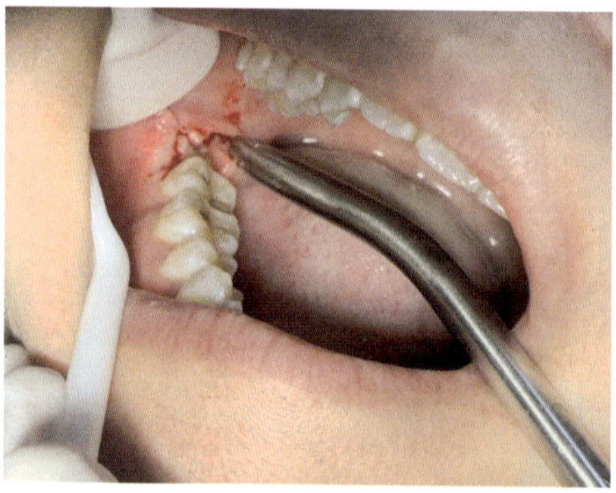

A　第二磨牙近中至升支前缘切开翻瓣

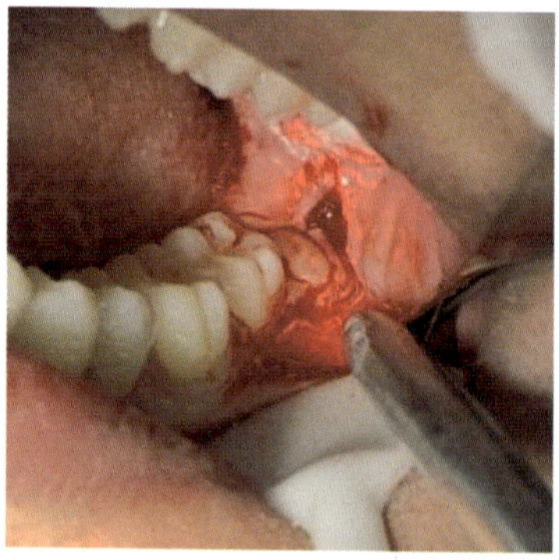

B　第二磨牙远中至升支前缘切开翻瓣

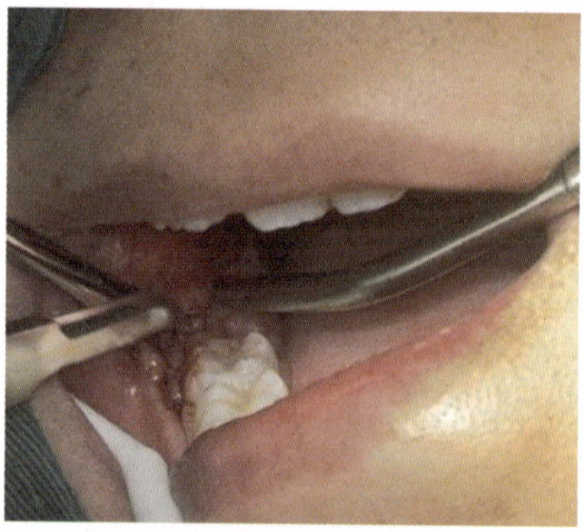

C　骨膜剥离子将已剥离的黏骨膜瓣挑起，使用左手持刀锐性分离牙冠周围附着的牙龈

图11-1-2　中等难度下颌智齿拔除

#### 2. 去骨、制备牙挺进入牙周膜间隙

切开翻瓣后暴露部分牙冠或牙冠表层覆盖的骨质，使用外科手机长裂钻，沿牙体长轴去除覆盖牙冠周边的骨质，暴露牙冠最大周径处。

先确定第三磨牙牙冠与牙槽骨之间的骨质交界处，沿牙冠近中颊侧至远中颊侧磨出一条颊“沟”，以显露釉牙骨质界（图11-1-3A）。第三磨牙牙冠远中近下颌升支处尽可能去除足够的冠周骨质，因为这是主要的骨阻力。其次在去骨时颊侧近中需去骨至下颌第二磨牙远中根的远中且避免损伤牙根，颊侧及远中去骨时将车针倾斜绕牙冠周边、沿牙体长轴进行（图11-1-3B）。

绕颊侧近中去骨后一般如果根部或邻牙阻力不大，可使用窄径牙挺进入制备颊侧近中间隙内，向远中、舌侧、合面顺时针旋转，即可轻松拔除（图11-1-3C）。如果感觉阻力很大，需继续分牙。

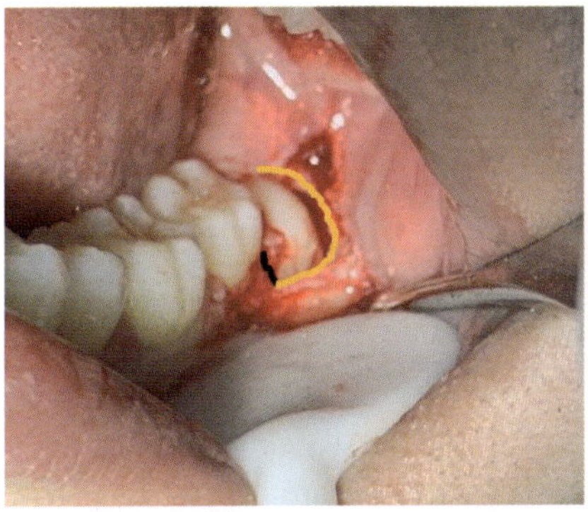

A　黑色线表示下颌智齿近中需去骨的近中边缘，黄色线表示去除智齿颊侧、远中的去骨边界

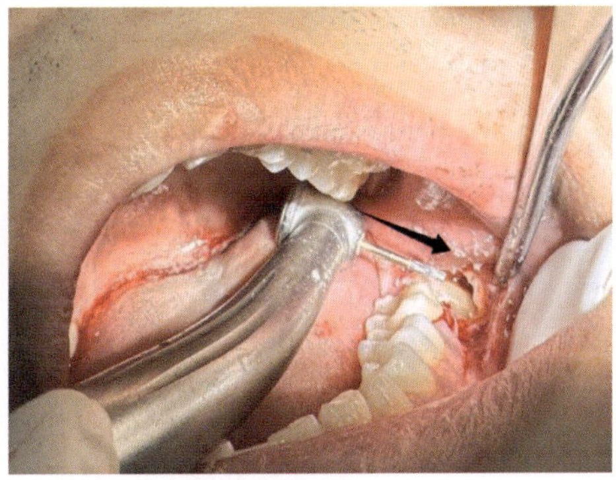

B　黑线表示与智齿牙冠周边去骨的车针方向

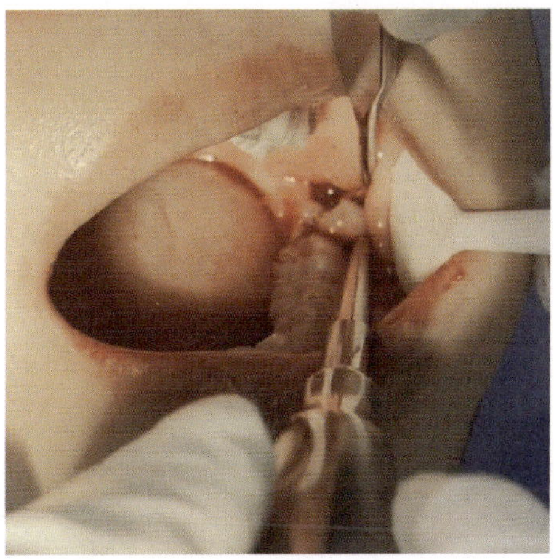

C　窄径牙挺进入制备颊侧近中间隙内，向远中、舌侧、合面顺时针旋转，即可轻松拔除

图11-1-3　下颌智齿的去骨与拔除

### 3. 分割牙体组织

暴露牙冠最大周径处后，须分割牙体组织。大多数方式认为应使用外科手机长裂钻垂直牙体组织颈部，将牙冠和牙根分开，但是分割后发现近中牙冠无法取出，则再将牙冠部分分割成颊、舌两部分，分别取出，再分别取出牙根部分，也有人称之为“T”字分牙法，亦有人称之为“冠先脱位拔牙法”（图11-1-4）。

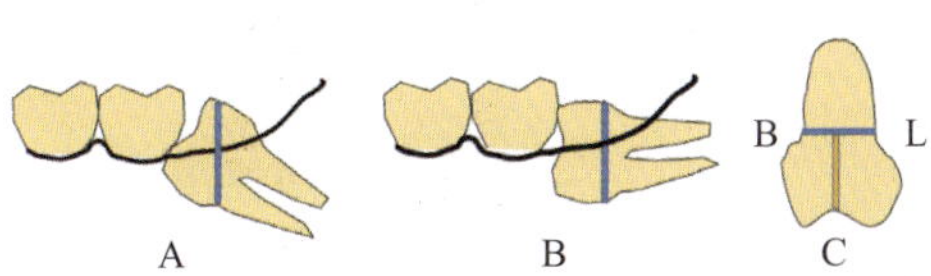


图11-1-4　冠先脱位拔牙法

A、B图中蓝色线示垂直纵向分割牙体组织，牙冠与牙根分割；C图示蓝色线冠、根分割线，棕色线示颊/舌向分割线

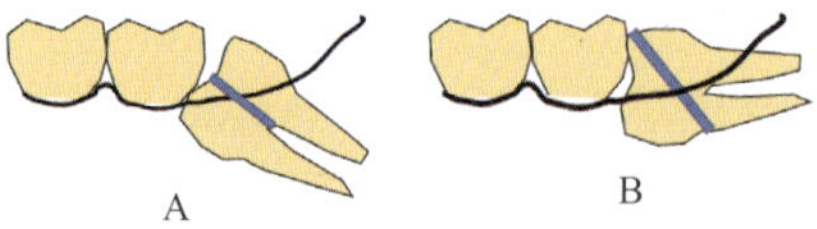


图11-1-5　根先脱位拔牙术

此种分割牙体组织的方法，笔者发现无论是近中低位阻生还是水平埋伏阻生智齿拔除时均耗费时间，且去骨较多,因而损伤较大。术后患者舒适程度较差。所以笔者改良了分割牙体组织的方法，称之为“斜向分割法”，即尽可能沿牙体长轴来进行分割牙体组织，尽可能向根方、向舌侧进行分割，后以分割的近中牙体组织为支点，使远中牙体组织先行脱位，再使近中牙体组织脱位的方法来进行拔除。因为远中牙体组织和牙根一起先行脱位，所以笔者称之为“根先脱位拔牙术”（图 11-1-5 ）。

如图 11-1-6 所示病例,右侧下颌水平埋伏智齿的手术拔除流程。

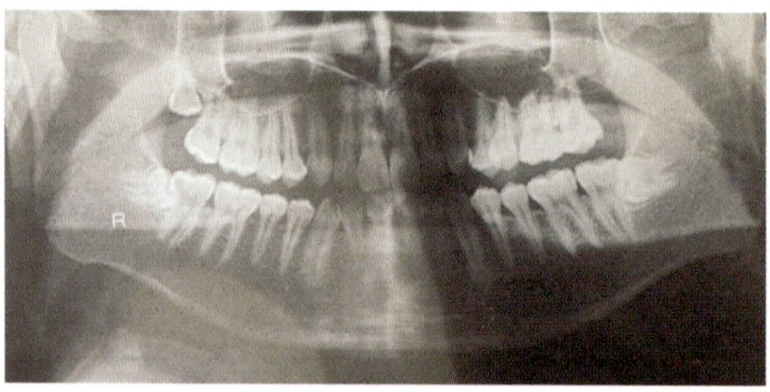


A　术前全景示右侧下颌水平埋伏阻生智齿

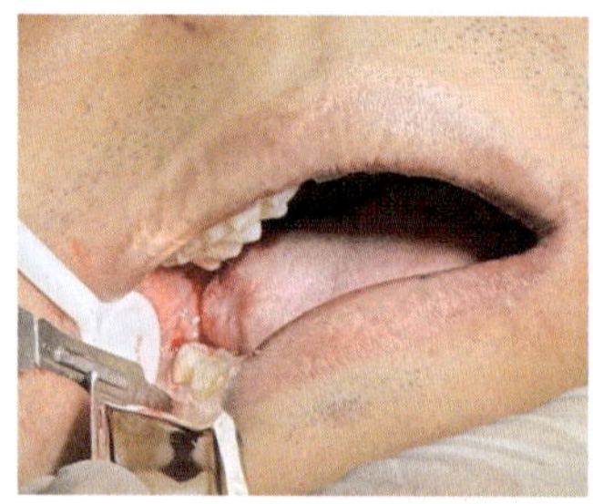

B　手术切口自下颌第二磨牙近中轴角处至下颌升支前缘颊侧

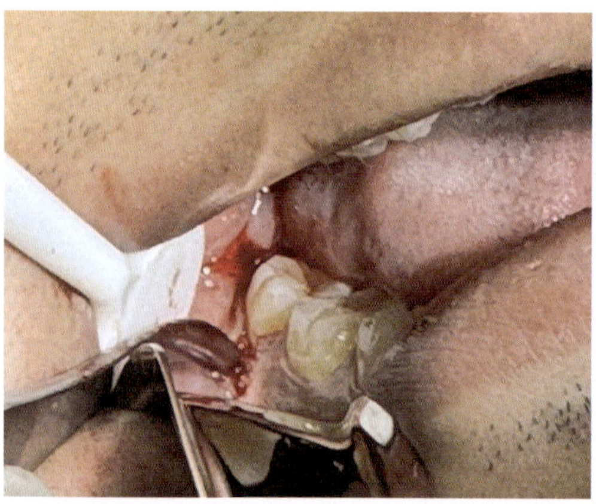

C　骨膜剥离子抵在近中黏骨膜处向远中全层翻开

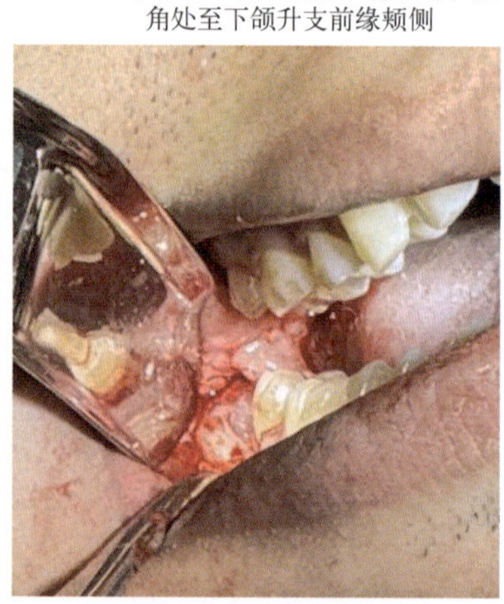

D　暴露部分牙冠及周边骨质

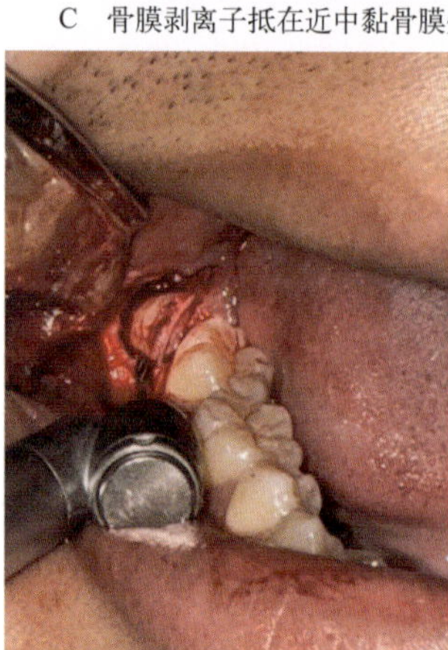

E　沿牙冠周边去骨至最大周径处

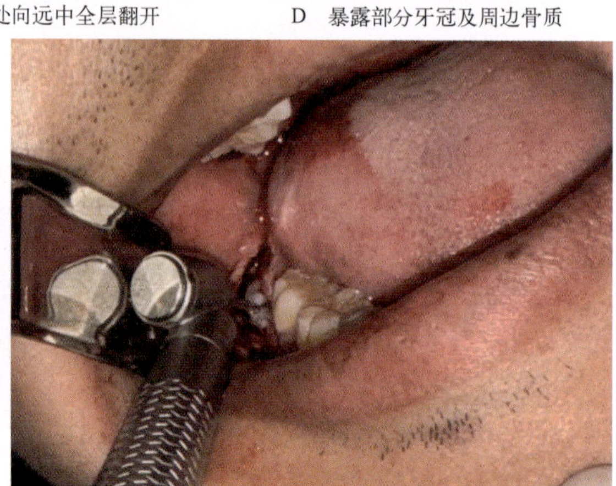

F　沿牙体长轴分割牙体组织

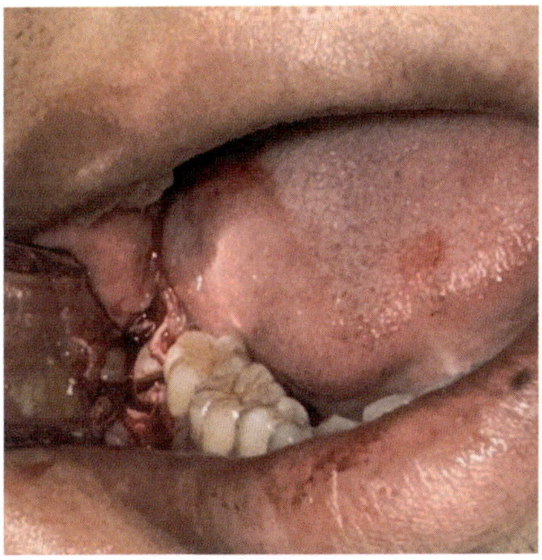

G　制备牙挺进入牙体组织的间隙

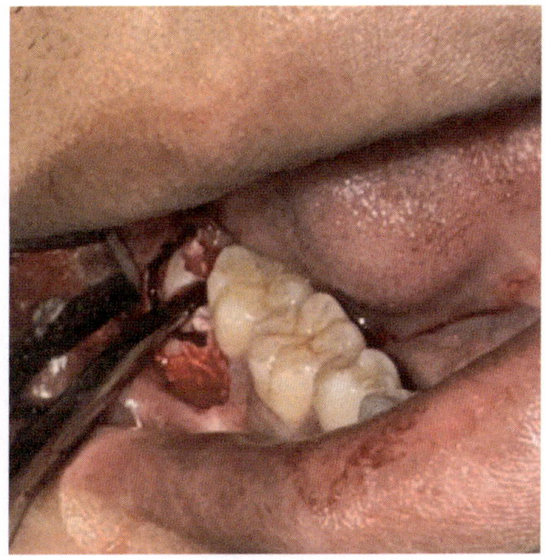

H　牙挺进入分割间隙，以近中牙体组织为支点，向远中挺出

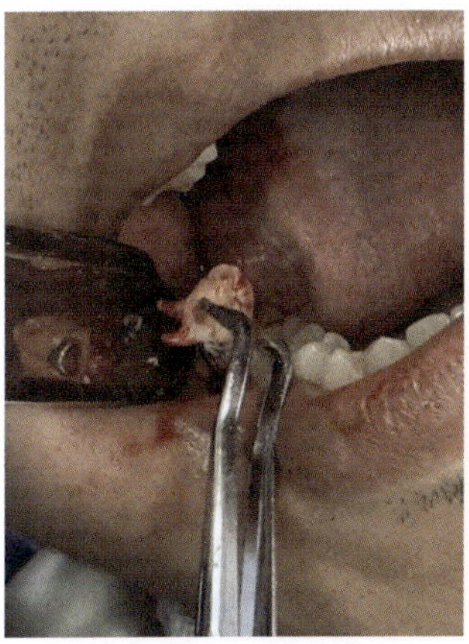

I　取出的远中牙体组织

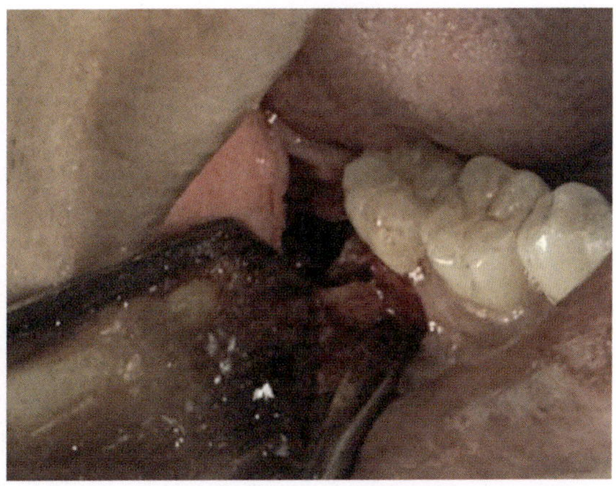

J　牙挺放置在近中牙体组织颊侧的制备的间隙内，向远中挺出近中部分

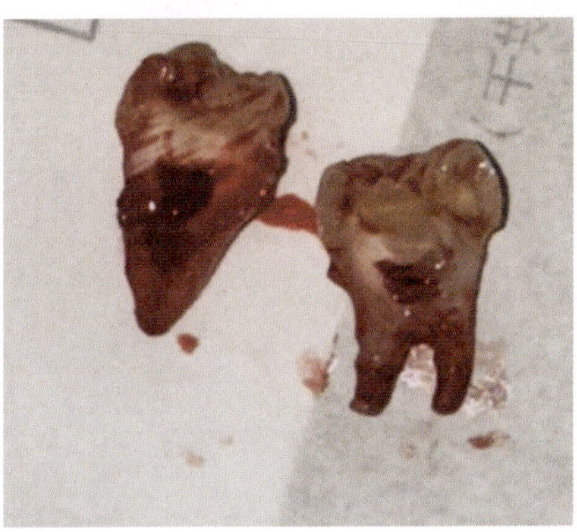

K　拔除后的智齿

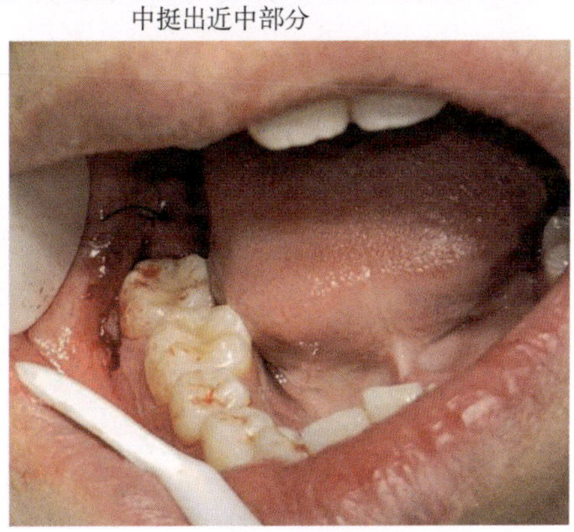

L　冲洗拔牙创后间断缝合

图11-1-6　右侧下颌水平埋伏智齿手术拔除

### 4. 刮匙刮除碎屑，生理盐水冲洗后，远中间断缝合

使用刮匙刮除牙槽窝内残留的肉芽组织、牙体碎屑、骨碎屑等，使用生理盐水冲洗创腔，避免遗漏牙体组织或骨碎屑。远中间断缝合创面。

笔者认为虽然近远中均有切口，但大多数只缝合远中切口，而近中切口敞开。如果严密封闭近远中创口，则创腔内的渗出液无法流出，患者术后面部肿胀可能较严重。

### 5. 下颌智齿极简拔除的手术步骤

（1）软组织切口设计　于下颌第二磨牙近中或远中轴角处设计梯形或角形切口，翻全厚黏骨膜瓣，如图11-1-7A。

（2）去骨　翻全厚黏骨膜瓣后暴露智齿牙冠与牙槽骨之间的骨质交界处，沿牙冠近中颊侧至远中颊侧磨出一条颊“沟”以显露达釉牙骨质界，可达牙根二分之一处或三分之二处。智齿牙冠远中近下颌升支处应尽可能去除足够的冠周骨质，因为这是主要的骨阻力。应避免向舌侧制备间隙，避免损伤舌神经。如图11-1-7B。

（3）分牙　尽可能于智齿颊面沟处沿牙体长轴方向分割牙体组织，将牙齿分成近中和远中两部分。如果牙齿有2个牙根，就在根分叉处将牙齿分成近中和远中两部分。对于单根的第三磨牙，应尽可能多地去除牙冠的远中部分以创造牙挺进入的空间。如果沿牙长轴方向分牙困难，则应将车针尽可能与牙体长轴平行切割牙体组织。如图11-1-7C。

（4）挺松拔除患牙　通常先挺松并取出远中牙体组织，无论远中牙冠是否连着远中牙根。一旦将其去除，牙挺就更容易楔入近中牙冠，使其向远中方向移动脱位拔除。如果牙槽窝内仍有残根碎片，最后需要清除这些碎片。如图11-1-7D、E。

（5）清理和缝合　检查牙根并确保已完全拔除。用生理盐水冲洗牙槽窝，以清除术中可能残留的碎片。检查牙槽窝内有无出血、牙槽骨骨折或软组织损伤，并予以处理。然后复位黏骨膜瓣，先在第二磨牙的远中对位缝合，再缝合松弛切口。

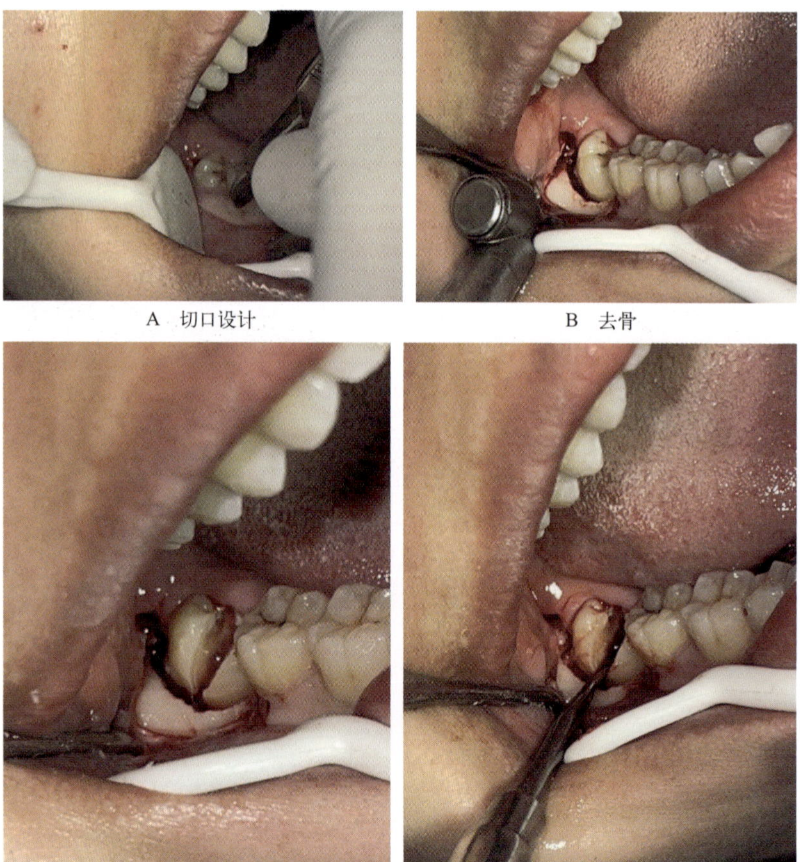

A　切口设计　　B　去骨

C　分割牙体组织　　D　牙挺先挺松远中部分

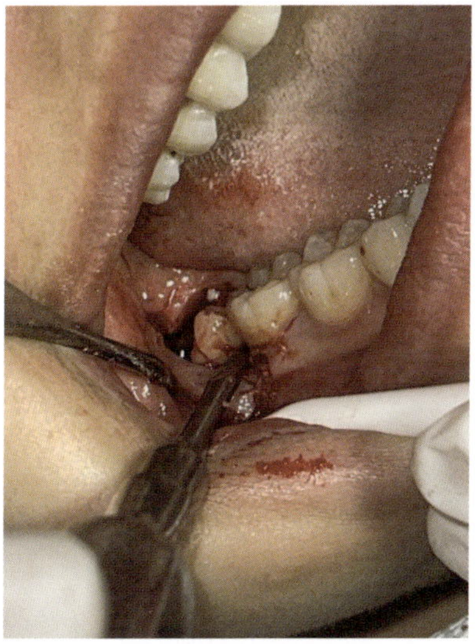

E　后挺松近中部分

图11-1-7　下颌智齿极简拔除步骤

6. 分割牙体组织中的问题解决方案

（1）车针方向问题　车针应尽可能于下颌智齿颊面沟沿牙体长轴方向切割，因此处距根分叉处最近，可均匀将牙体组织分割为近中、远中两部分，然后可用牙挺轻松拔除（图11-1-8A～C）。

另外，因为患者张口度有限，抑或邻牙阻挡或不能将车针完全倾斜时，也可斜向分割牙体组织（图11-1-8D～F）。最常见的是车针以向近中倾斜的角度分割牙体组织，此时不影响分割效果，切割牙体组织后仍是以分割开的近中牙体组织为支点，将远中牙体组织向远中挺松并取出，后取出近中牙体组织。

再者，分割牙体组织时车针倾斜时常因第二磨牙阻挡，最容易向远中倾斜，此时分割牙体组织后由于远中牙体组织根部阻力较大或分割牙体组织不均衡，也经常出现使用牙挺挺松远中牙体组织时远中牙体组织折断的情况，如图11-1-8G、H所示。

笔者在临床工作中发现，这种分牙方式可以更加迅速将智齿拔除，远中牙冠折断也不影响近中牙体组织的取出，同时在使用牙挺挺松近中牙体组织时，也可能发生近中牙体组织自颈部折断，此时牙根向近中移位即可轻松取出折断的牙根。

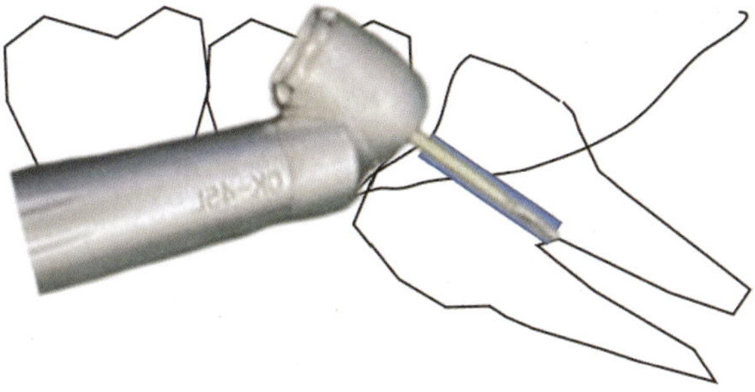

A　车针于颊面沟沿智齿长轴分割牙体组织

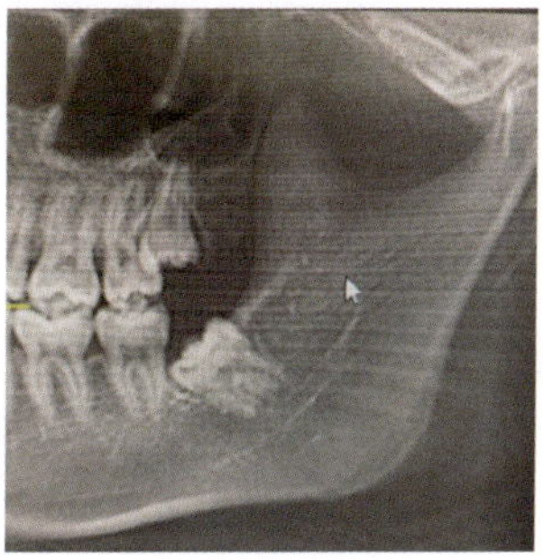

B　术前全景片(38)

图11-1-8

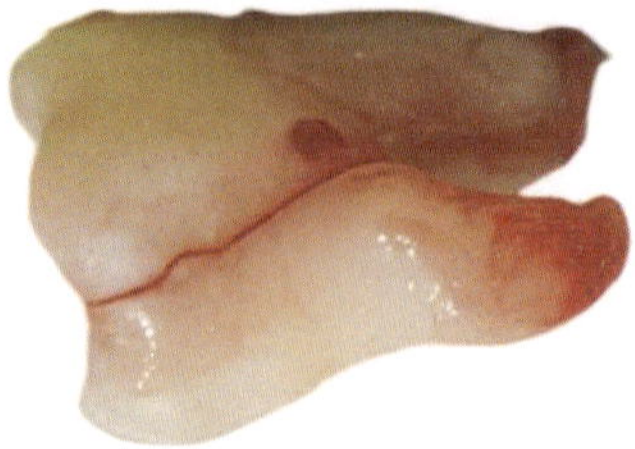

C　沿牙体长轴切割后拔除的智齿

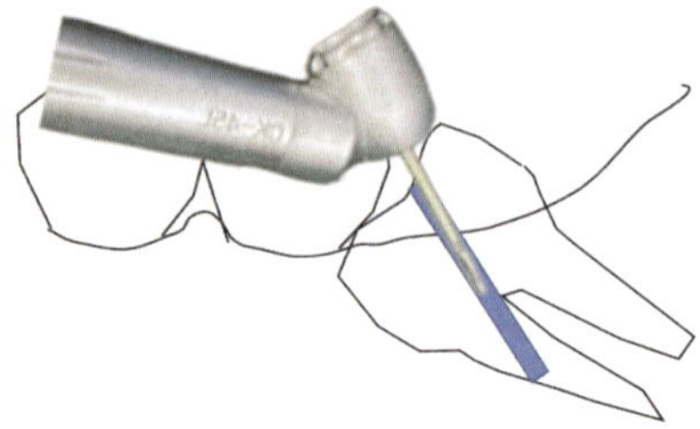

D　车针于颊面沟分割牙体组织，形成近中牙体组织较小，远中较大两部分

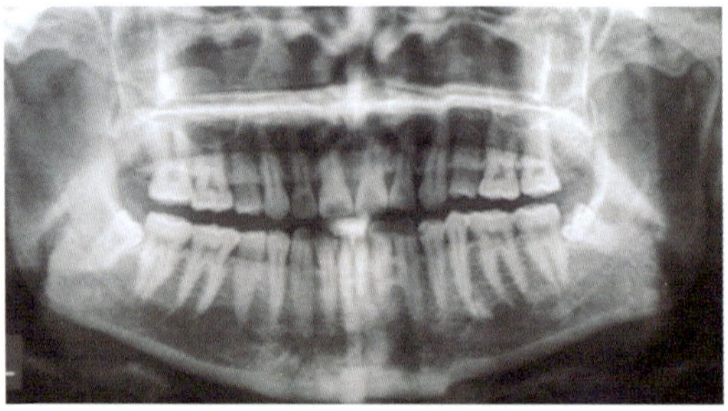

E　双侧下颌低位近中阻生智齿

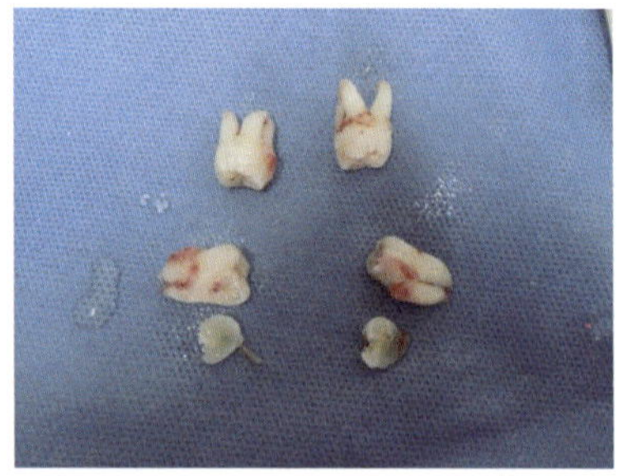

F　分割后拔除的双侧下颌智齿

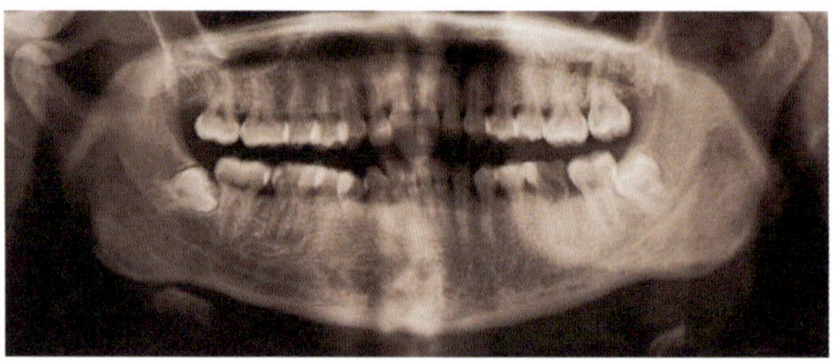

G　左侧下颌智齿(38)在使用车针分割牙体组织时出现远中牙体组织自颈部折断

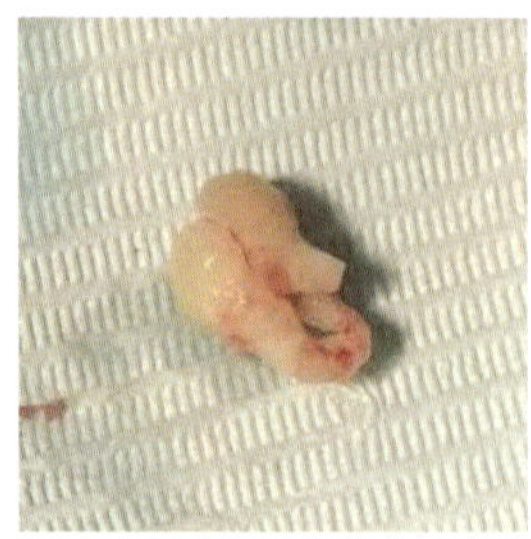

H　分别取出的左侧下颌智齿远中断根及近中牙体组织

图11-1-8　分割牙体中的问题的处理

如图11-1-9病例所示，患者左侧下颌智齿拔除，近远中分割牙体组织后，发生远中牙冠自颈部折断，使用牙挺脱位近中牙体组织时也发生颈部折断，此时将牙挺放置在牙根颊侧，使牙根向近中移位而脱位。

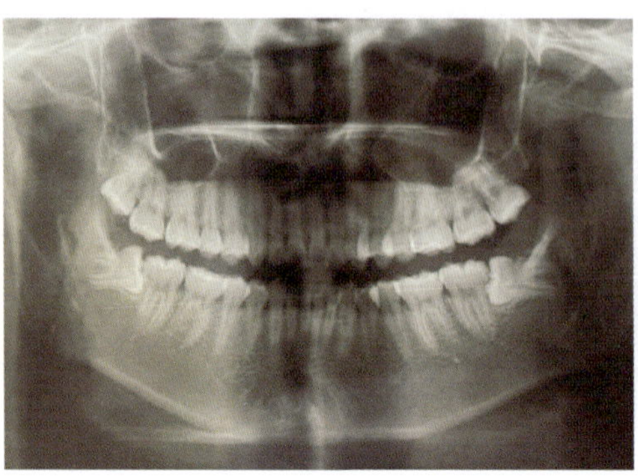

A　术前全景片

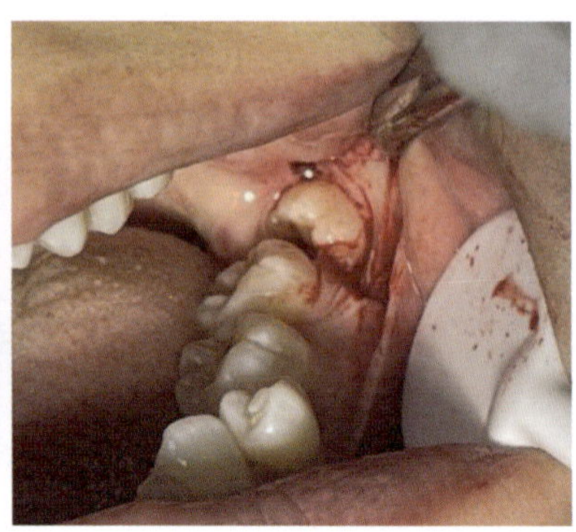

B　切开翻瓣，暴露左侧下颌智齿牙冠(38)

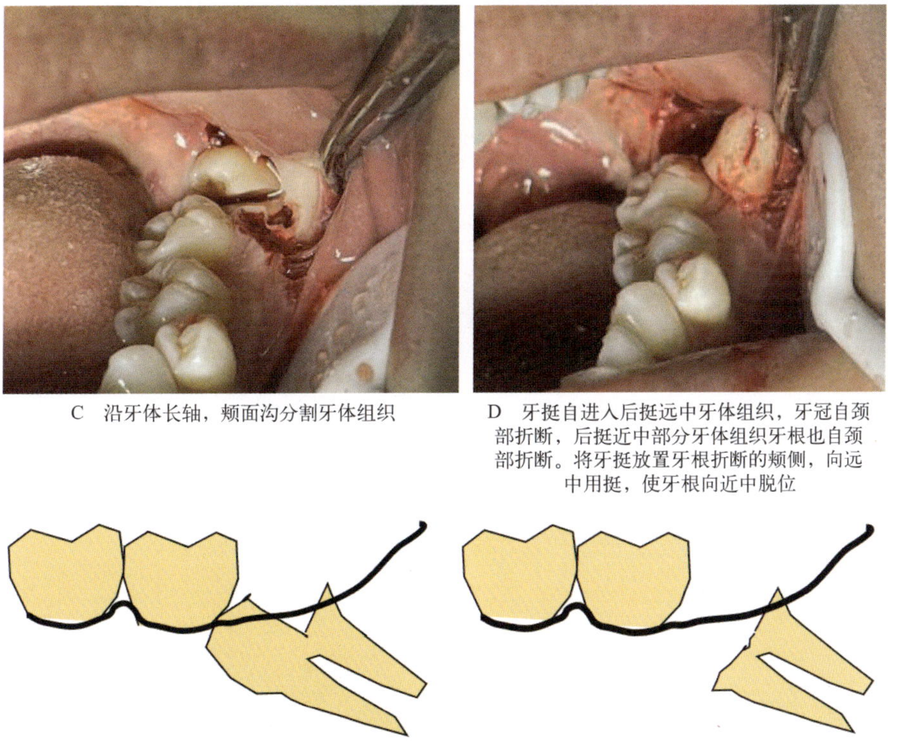

C　沿牙体长轴，颊面沟分割牙体组织

D　牙挺自进入后挺远中牙体组织，牙冠自颈部折断，后挺近中部分牙体组织牙根也自颈部折断。将牙挺放置牙根折断的颊侧，向远中用挺，使牙根向近中脱位

E　牙挺在插入分割沟后，远中牙冠自颈部折断　　F　近中牙冠自颈部折断后，牙根向近中移动进而脱位

图11-1-9　牙挺处理分割牙体组织后折断的牙冠

（2）车针运动问题　车针通过其尖端的刃部进行切割，而光滑的杆部不具备切割功能，因此主要应依赖刃端进行切割（图11-1-10）。

在使用车针切割牙体组织时，建议采用钟摆式间断切割法，以减少因车针磨削牙体组织而产生的过多热量，避免损伤牙槽骨，并防止车针断裂。此外，在切割过程中应避免施加横向的大力拉扯，因为车针越长，其尖端承受的扭力越大，从而增加了折断的风险。

车针的长度通常有28mm和32mm两种规格。笔者倾向于使用32mm的车针，因为较长的车针在拔除低位埋伏阻生牙时，能够达到更深的切割深度。当然，也有医生指出，较长的车针可能会增加损伤下牙槽神经的风险，以及容易折断。笔者承认这些潜在风险确实存在，但认为如果能够去除足够的牙体组织，清晰地看到牙釉质的边界，相对来说会更安全。反之，如果不能完全切割牙体组织，导致拔除智齿时遇到阻力，那么手术将变得更加困难。

（3）去骨位置及深度　笔者认为拔除部分或完全埋伏智齿时，应完全去除埋伏牙冠近中颊侧、正颊侧及远中颊侧的骨质，即切开翻瓣后暴露牙冠，使用车针在牙体组织与牙槽骨的交界处去骨，尽量使车针与牙体组织长轴平行，如图11-1-11所示。去骨深度至暴露牙冠的最大周径处，也有学者认为应去骨至牙釉质骨质交界处。

去骨时应保持颊侧牙槽骨的高度，避免使用球钻去骨降低颊侧牙槽骨的高度。且去骨时应紧贴牙体组织，避免损伤牙槽骨，如图11-1-11所示，在牙槽窝内可见因车针去骨时没有紧密贴合牙体组织而造成的颊侧牙槽骨切割损伤。

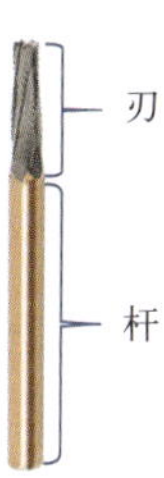


图11-1-10　外科车针

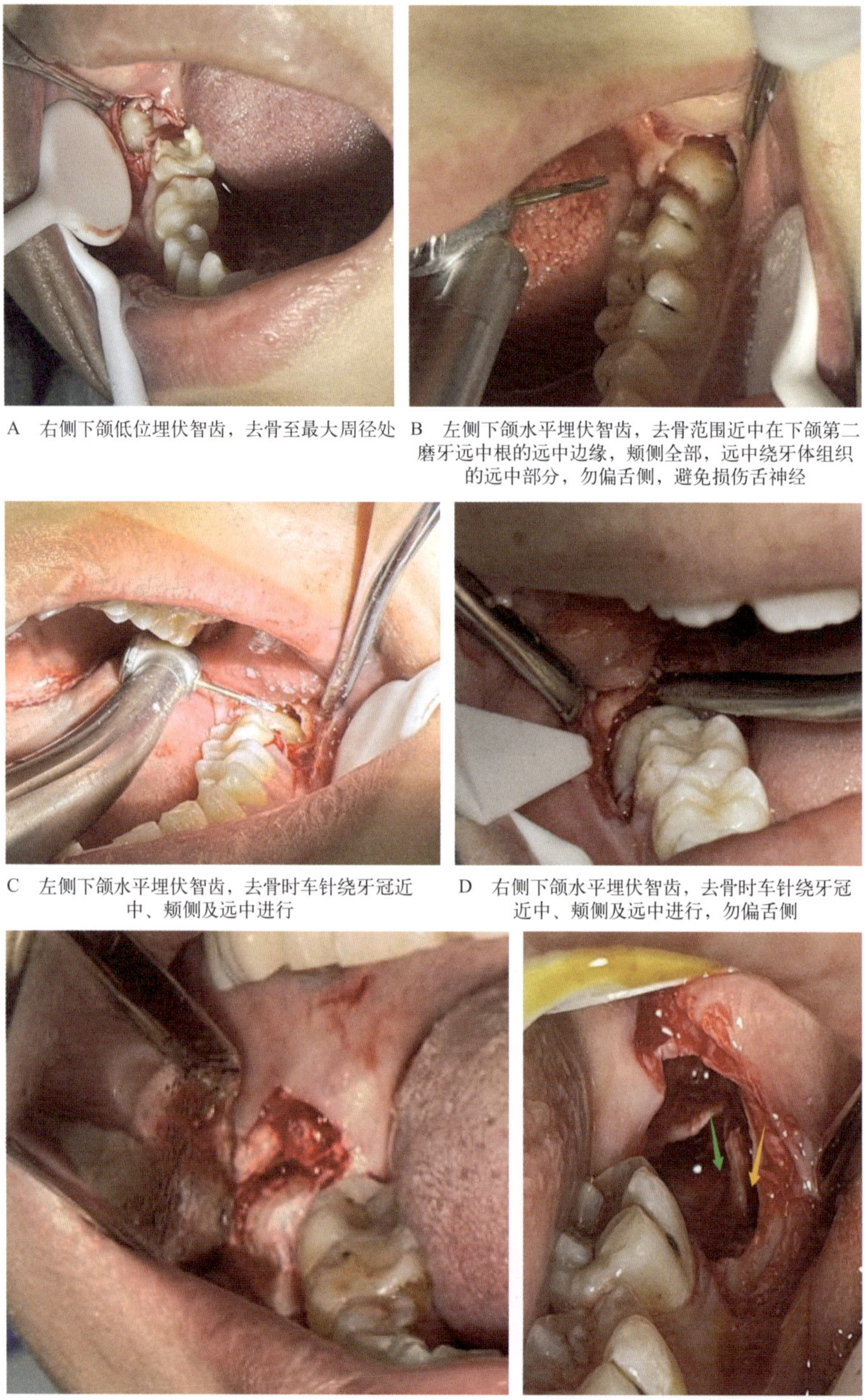

A　右侧下颌低位埋伏智齿，去骨至最大周径处

B　左侧下颌水平埋伏智齿，去骨范围近中在下颌第二磨牙远中根的远中边缘，颊侧全部，远中绕牙体组织的远中部分，勿偏舌侧，避免损伤舌神经

C　左侧下颌水平埋伏智齿，去骨时车针绕牙冠近中、颊侧及远中进行

D　右侧下颌水平埋伏智齿，去骨时车针绕牙冠近中、颊侧及远中进行，勿偏舌侧

E　右侧下颌低位水平埋伏智齿，去骨范围

F　左侧下颌埋伏智齿在去骨时，车针未紧贴牙体组织，导致颊侧牙槽骨损伤，绿色箭头表示牙槽窝，黄色箭头表示车针去骨时造成颊侧牙槽骨损伤的痕迹

图11-1-11　去骨的操作

（4）需不需要将牙体组织完全分割　下颌埋伏智齿有时与下牙槽神经管毗邻，如果完全

分割牙体组织有损伤下牙槽神经的可能，因此在切割牙体组织时应避免车针超过牙体组织而损伤下牙槽神经。

笔者切割牙体组织时有三点体会。其一，当分割部分达牙体组织直径的四分之三或五分之四，且牙体组织远中与骨边缘存在间隙时，仅用牙挺即可使残余牙体组织分开，从而避免将牙体组织完全分割开，而造成神经损伤（图11-1-12A）。其二，车针在去骨时紧贴牙体组织周边，而不必将其深部牙槽骨完全暴露，间隙足够牙挺进入即可。其三，如果边缘没有间隙，则可将牙体组织上的分割沟加宽，看清间隙磨除的牙釉质，从而避免损伤（图11-1-12B）。

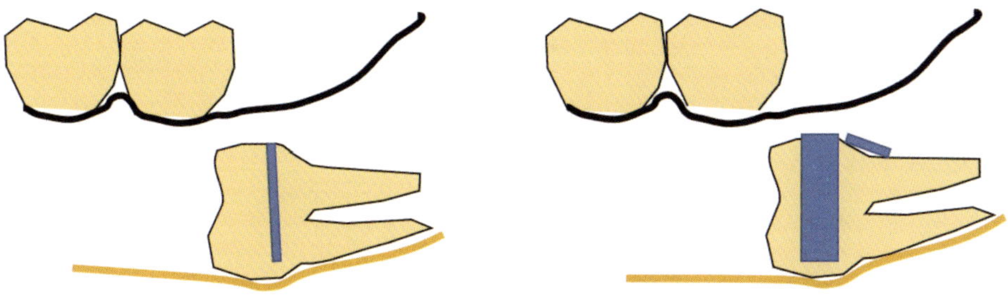

A 避免将毗邻神经管的低位埋伏智齿牙体组织完全分开 B 将牙体组织上的分割沟加宽至能够看清需磨除的牙釉质

图11-1-12 切割牙体组织

（5）远中阻生和垂直阻生时的分牙技巧 远中阻生和垂直低位阻生时拔除难度较大。切开翻瓣的方式如前文所述，应于下颌第二磨牙近中轴角处，向远中颊侧延伸。去骨时应至牙冠最大周径处，因其低位埋伏，去骨量较大，因此应着重去除牙冠颊侧、近中及远中骨，深达冠根长度的三分之二或四分之三，制备牙挺进入的通道，此时应避免向根方加力用挺，避免将牙齿推向根方而损伤神经，应从颊侧进入制备的间隙沟内，顺时针旋转牙挺，并将其向冠方脱位，如图11-1-13所示。

当其远中阻力较大，即部分牙冠位于下颌升支内时，远中去骨可能较为困难。此时可垂直分割牙冠至根分叉处并将近远中牙体组织分离，挺松远中或近中部分，然后再去除近中或远中部分。

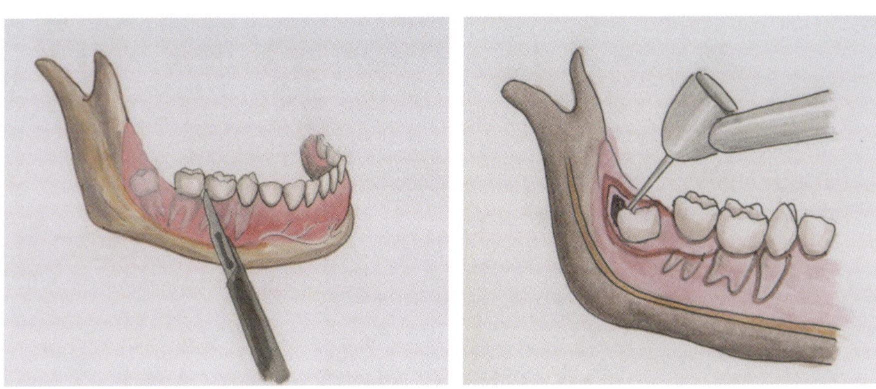

A B

图11-1-13

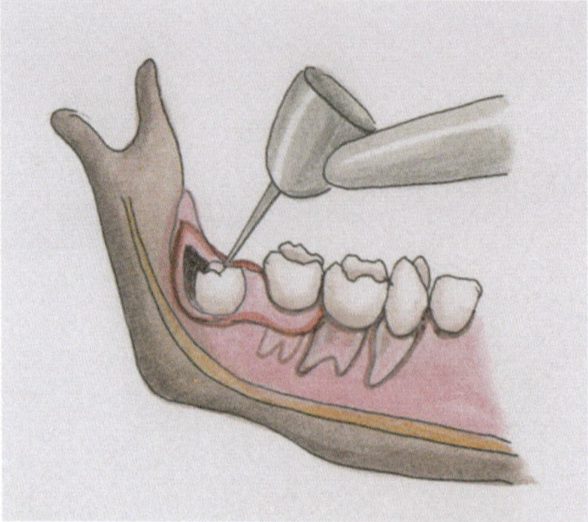

C

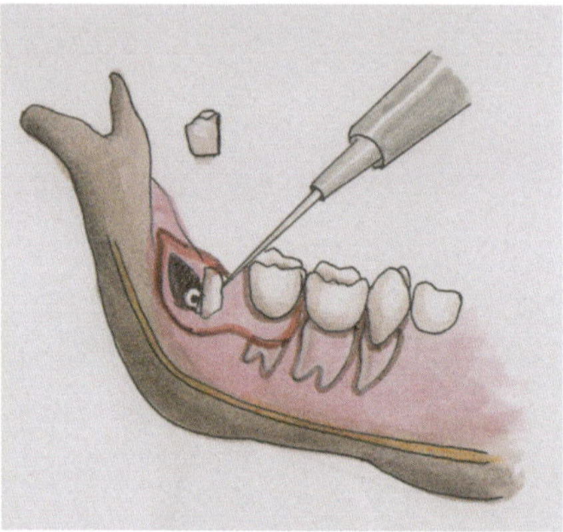

D

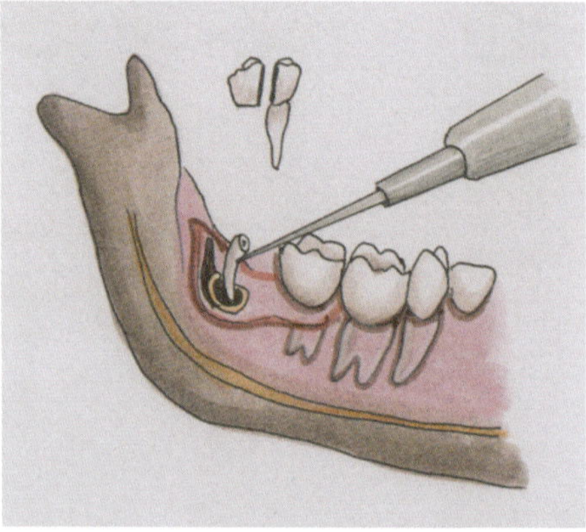

E

图11-1-13　远中阻生和垂直阻生的分牙

（6）低位水平阻生或倒置阻生智齿的拔除　低位倒置阻生牙拔除较为困难，原因在于较大的牙冠位于下方，而较小的根位于上方，且一般位置较深，所以需要大量去骨。此类埋伏智齿拔除时，应自下颌第二磨牙近中切开，彻底翻瓣，暴露术区，使用外科手机去除边缘骨质，暴露牙体组织，自牙釉质骨质交界处或牙颈部分割牙体组织，可先将牙冠多次分割后分段去除，后将牙根向冠方移位，分段去除（图11-1-14）。

如图11-1-15所示，右侧下颌低位水平埋伏智齿，为保留颊侧牙槽嵴顶骨的高度，也可从颊侧开窗，暴露牙体组织后先将冠根自牙颈部分割，去除根部牙体组织，后将冠部组织进行纵向分割，分段取出。完整拔除后，生理盐水冲洗骨腔，将颊侧骨板复位后压紧，拉拢缝合。

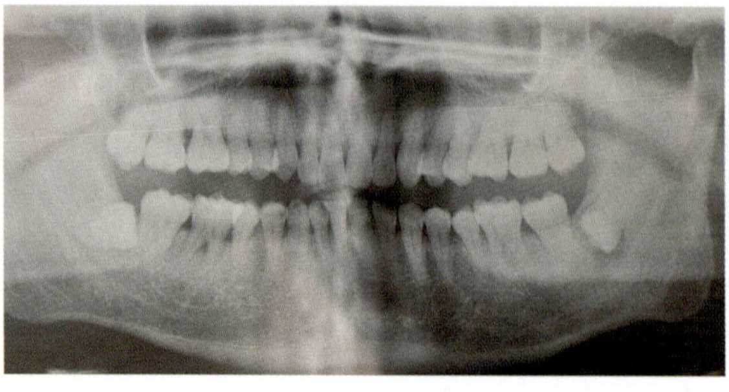

A

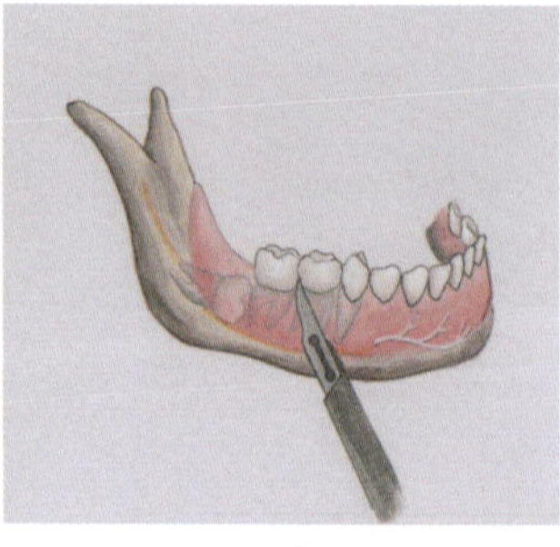

B

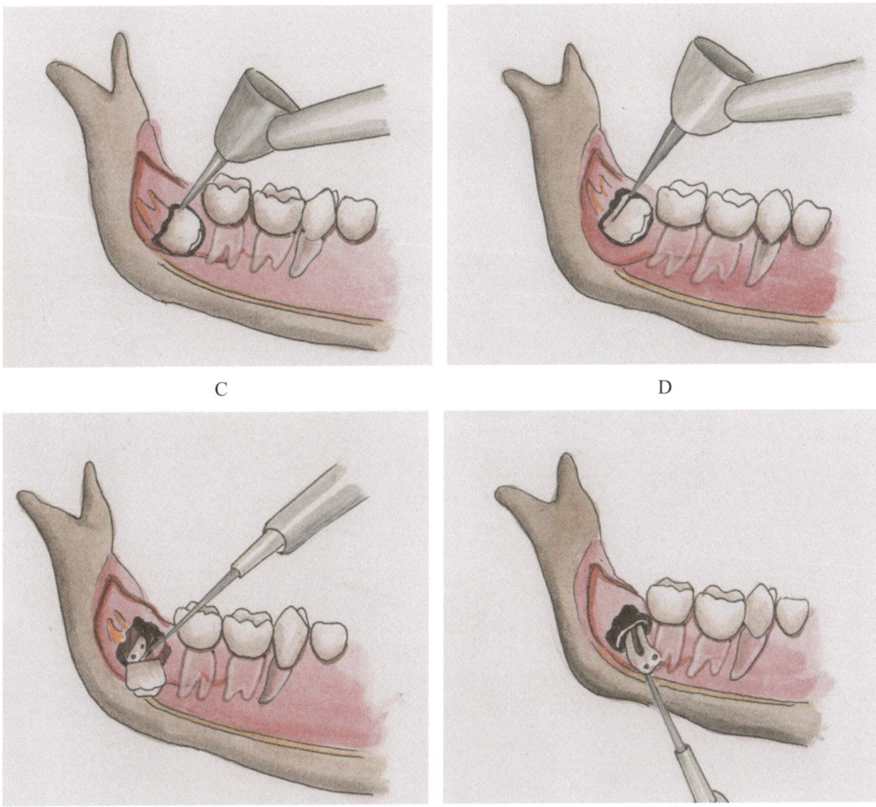

C　D　E　F

图11-1-14　低位倒置阻生智齿的拔除

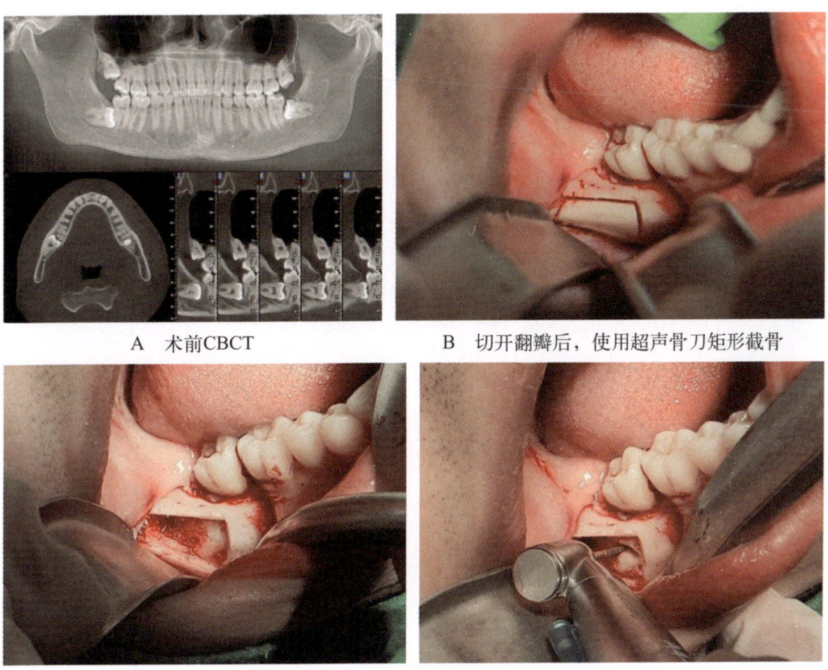

A　术前CBCT

B　切开翻瓣后，使用超声骨刀矩形截骨

C　去除骨盖后，暴露牙体组织

D　使用外科手机分割牙体组织

图11-1-15

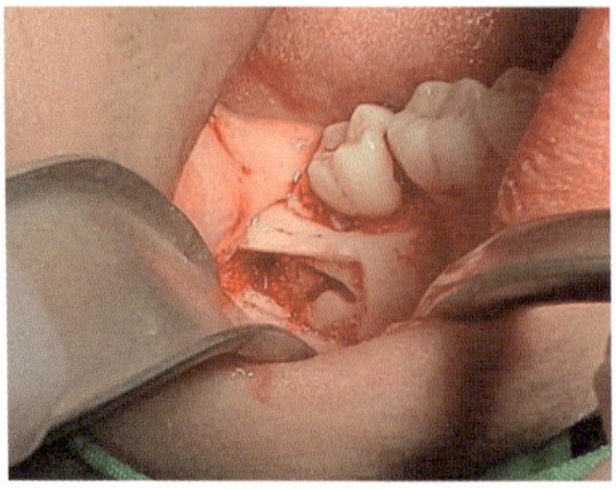

E　分割牙体组织后分别取出

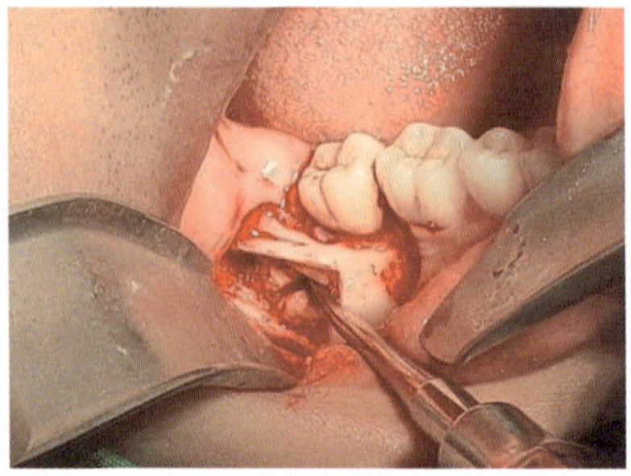

F　使用牙挺挺松分割的牙根后取出

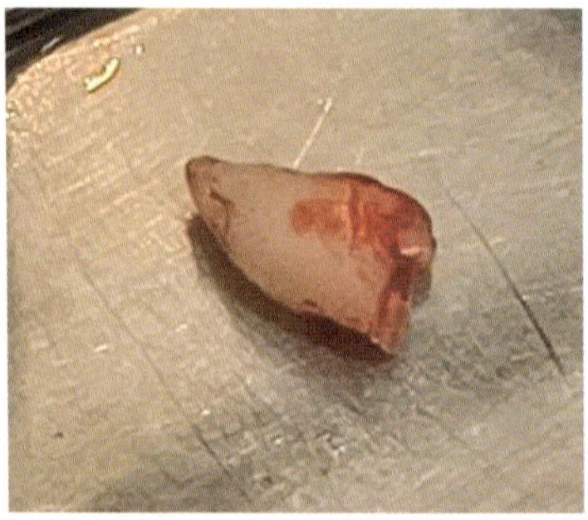

G　取出的牙根部分

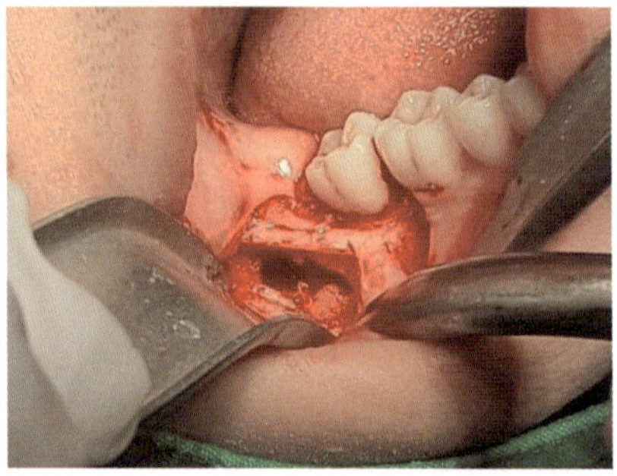

H　将近中牙冠继续分割

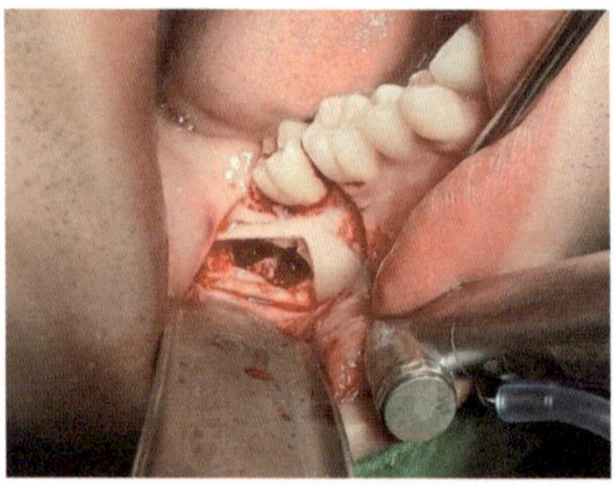

I　分割近中牙冠

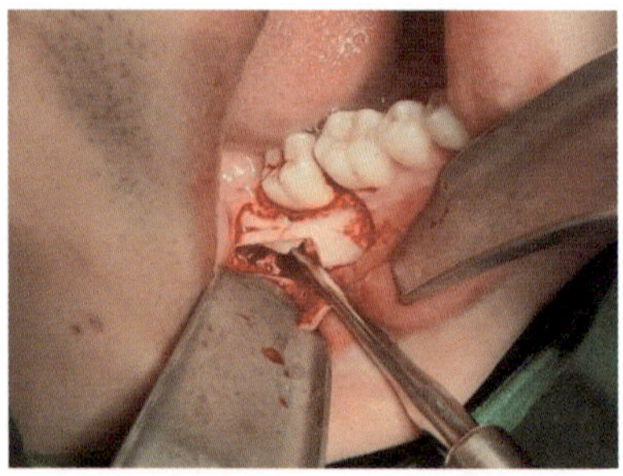

J　牙挺分开后分别取出近中分割的牙冠

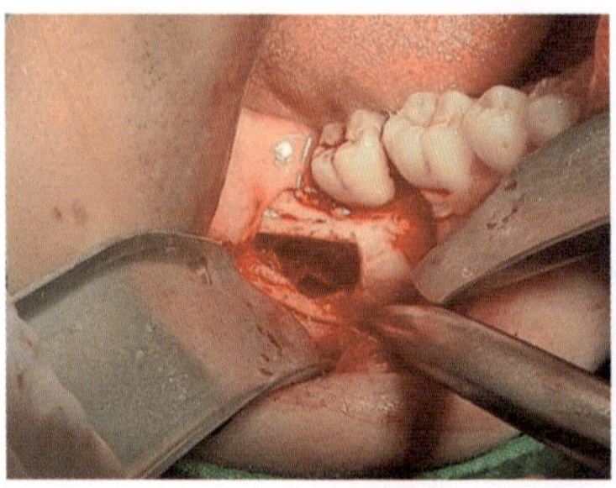

K　搔刮牙槽窝

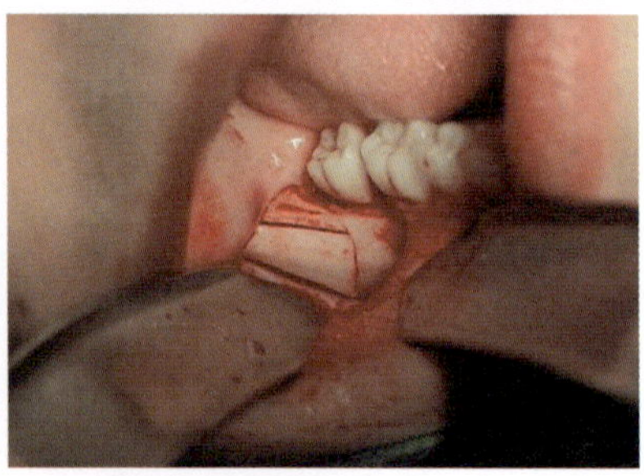

L　复位骨盖

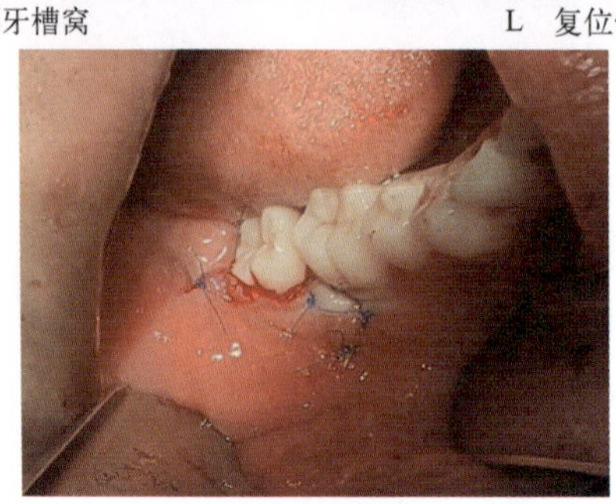

M　拉拢缝合

图11-1-15　右侧下颌低位水平埋伏智齿的拔除

## 五、下颌智齿极简拔除术的病例

### （一）右侧下颌垂直中位拔除

患者女性，22岁。以“右侧下颌后牙反复疼痛7天”就诊。专科检查见：张口度正常，开口型正常。右侧下颌智齿（48）垂直中位阻生，牙龈覆盖部分远中牙冠，龈袋内无红肿、溢脓。全景片示：右侧下颌智齿（48）中位阻生，锥形融合根，根尖似与神经管上壁毗邻，但牙周膜、骨白线、下牙槽神经管上壁较完整。治疗计划：为局麻下切开远中牙龈，翻瓣暴露牙冠与牙槽骨交界处。右侧下颌第二磨牙远中与智齿近中垂直用挺，向远中、合面旋转，即可轻松拔除（图11-1-16）。拔除后的智齿可见根尖有间隔骨存在，锥形根正如全景片所示。因垂直用挺，避免了牙挺向根方压迫的力量，也避免了损伤下牙槽神经的可能。

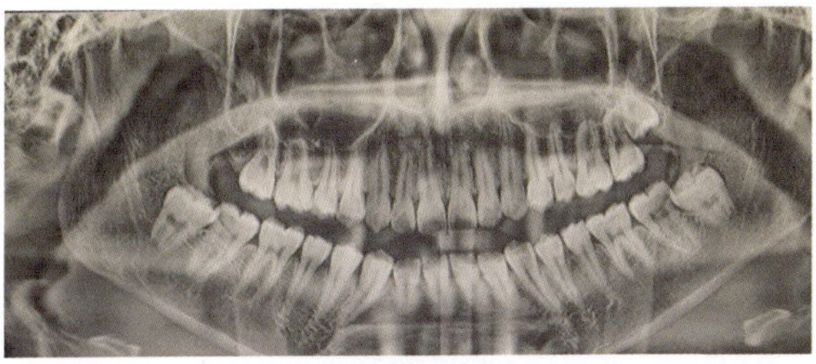
A 术前全景片

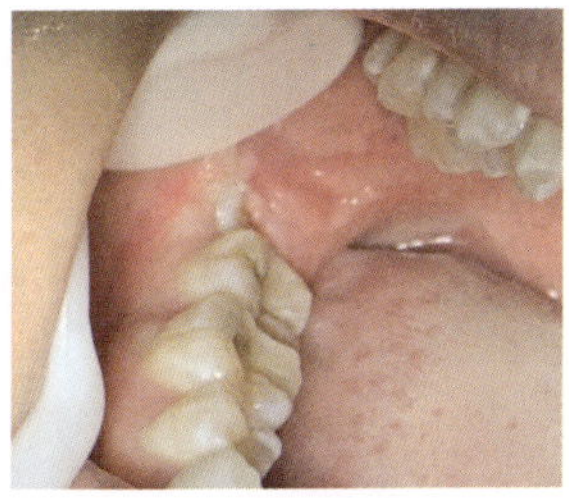
B 术前口内照片

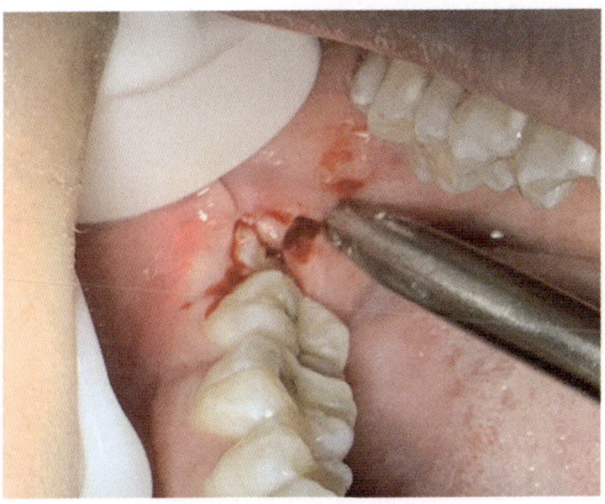
C 切开远中牙龈

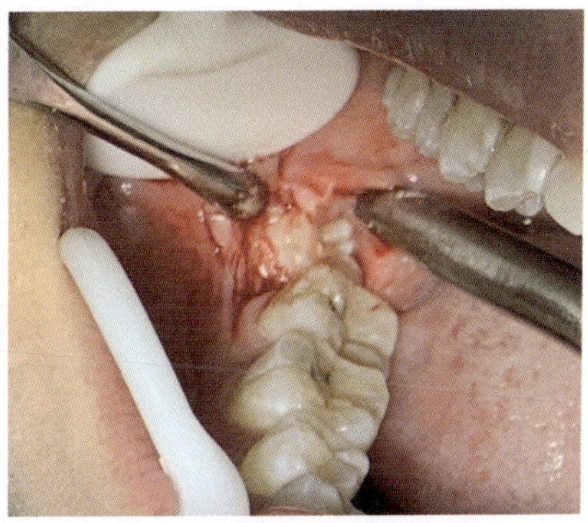
D 翻瓣暴露牙冠与牙槽骨交界处

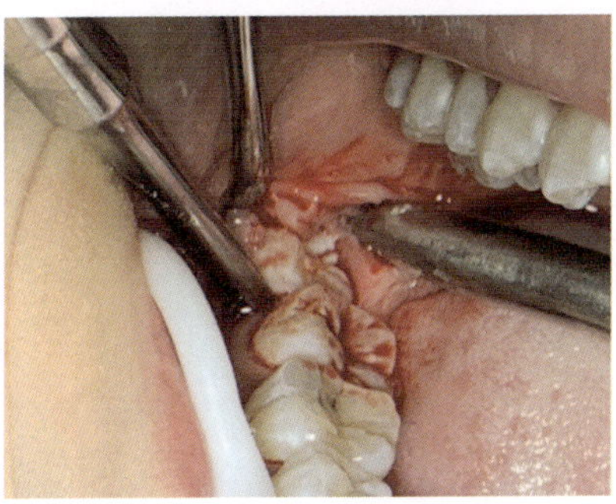
E 牙挺凹面朝向智齿，垂直牙体长轴进入右侧下颌第二磨牙远中与智齿之间的间隙

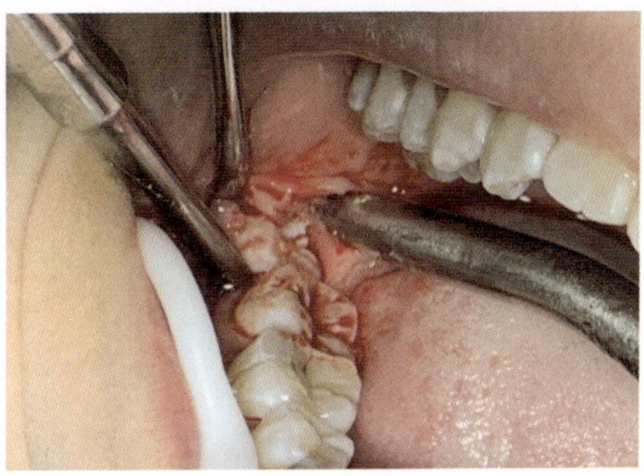
F 将牙挺逆时针和顺时针旋转，感觉旋转时的阻力大小，向较小的一侧反复多次小幅度旋转，同时边旋转边向远中合面使用杠杆的力量。同时可用左手的食指放于下颌第二磨牙及智齿合面，感受牙挺旋转时智齿的动度，同时也避免暴力滑挺而出现不必要的损伤

图11-1-16

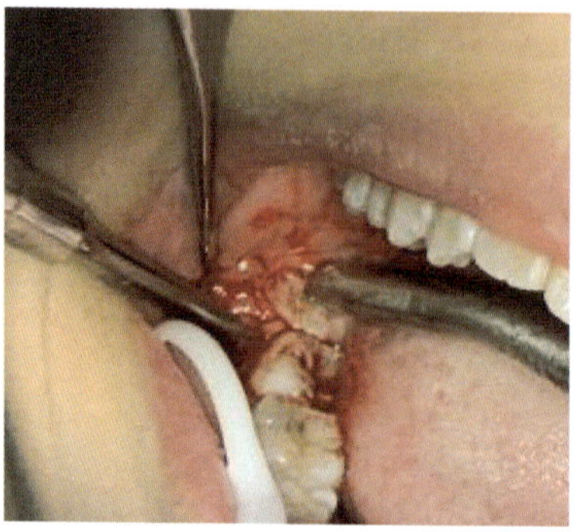

G　随着牙挺旋转的幅度增加，智齿向远中、合面松动脱位

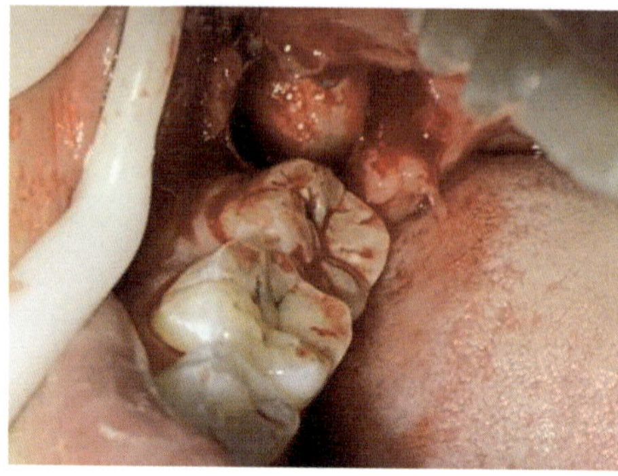

H　智齿脱位后可使用牙钳夹持拔出

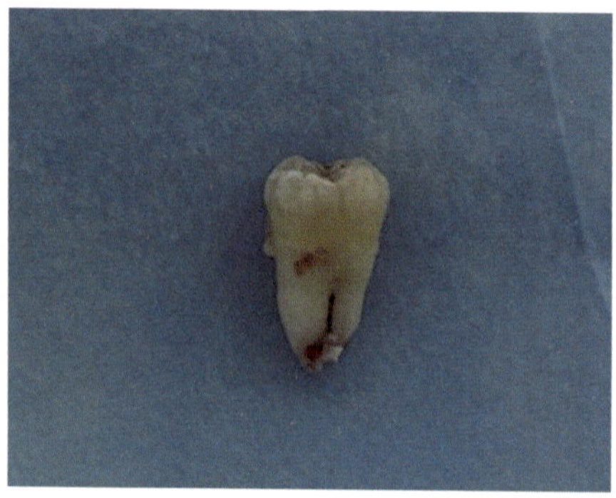

I　拔除后的智齿

图11-1-16　右侧下颌垂直中位拔除

智齿拔除难易程度风险评估见表11-1-4。

表11-1-4　右侧下颌智齿拔除难易程度主要因素评估

| 患者因素 | | | |
|---|---|---|---|
| 评估要素 | 容易（1分） | 中等（2分） | 困难（3分） |
| 全身状况 | ASI Ⅰ | | |
| 张口度 | >45mm | | |
| 患者年龄 | <25岁 | | >50岁 |
| 患者恐惧焦虑程度 | 无 | | |
| 患者面型 | 长方形 | | |
| 影像学因素 | | | |
| 评估要素 | 容易（1分） | 中等（2分） | 困难（3分） |
| 智齿根部形态 | 融合根 | | |

续表

| 影像学因素 | | | |
|---|---|---|---|
| 评估要素 | 容易（1分） | 中等（2分） | 困难（3分） |
| 第二磨牙远中至下颌升支距离 | 有容纳智齿牙冠的足够距离 | | |
| 埋伏深度 | | 中位 | |
| 倾斜方向和角度 | 近中、垂直向（高位） | | |
| 下牙槽神经管 | 根尖远离下牙槽神经管上壁 | | |
| 与第二磨牙关系 | 紧邻 | | |
| 牙周膜间隙 | 清晰可见 | | |
| 骨白线 | 清晰可见 | | |
| 智齿周边的骨质 | 疏松 | | |
| 外科因素 | | | |
| 评估要素 | 容易（1分） | 中等（2分） | 困难（3分） |
| 麻醉因素 | 无系统病史 | | |
| 阻生程度 | | 软组织阻力 | |
| 手术技巧 | 用牙钳或牙挺常规拔除 | | |
| 是否存在周边病变 | 无病变 | | |
| 医生经验 | 口腔外科经验>10年 | | |
| 难度系数 | | 中等 | |
| 评分 | | 20 ~ 40 | |
| 医师 | | | |

### （二）左侧下颌水平高位智齿拔除

患者女性，24岁，以“左侧下颌后牙疼痛3天”就诊。专科检查见张口度正常，开口型正常。左侧下颌智齿（38）水平阻生，牙龈覆盖部分远中牙冠，龈袋内无红肿、溢脓。全景片示：左侧下颌智齿（38）水平阻生，似双根，根分叉不大，根尖与神经管上壁较远。治疗过程：在局麻下切开、翻瓣暴露牙冠与牙槽骨交界处。使用外科车针在牙体组织与牙槽骨交界处沿牙体组织周边制备牙挺进入的间隙，其次于颊面沟处分割近远中牙冠及牙根组织，尽可能向舌侧与根方切割，将其分割为近中、远中两部分。先用牙挺插入分割牙体组织间隙内，以近中牙体组织为支点，向远中合面挺松，根方阻力较大，远中牙体组织自颈部折断。后用牙挺插入近中冠与牙槽骨间隙内，向远中、合面用力时，牙冠自颈部折断。用牙挺将断根自颊侧向近中移位脱出（图 11-1-17）。

然而，需注意下牙槽神经可能位于水平阻生的第三磨牙牙冠下方。因此，不必直接用钻将牙冠完全切开，这样可能会造成医源性神经损伤。使用钻切割深至牙冠总宽度 3/4 处，并使用宽径牙挺以无创方式挺出。

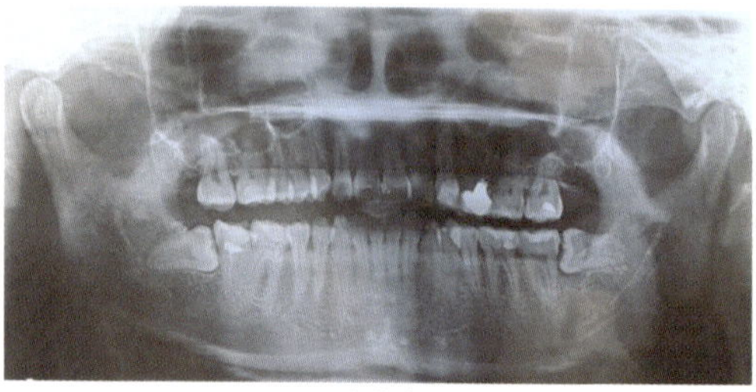

A　术前全景片

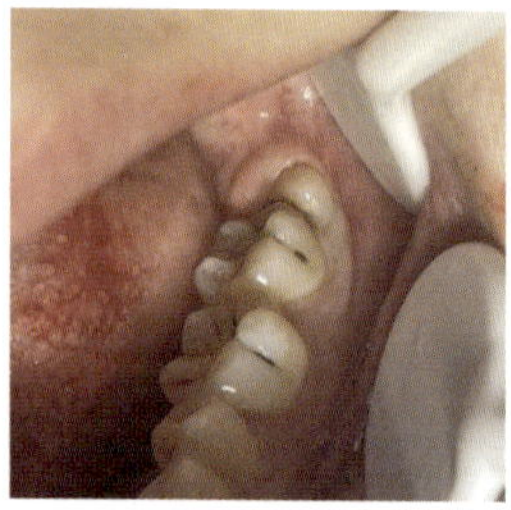

B　术前口内照

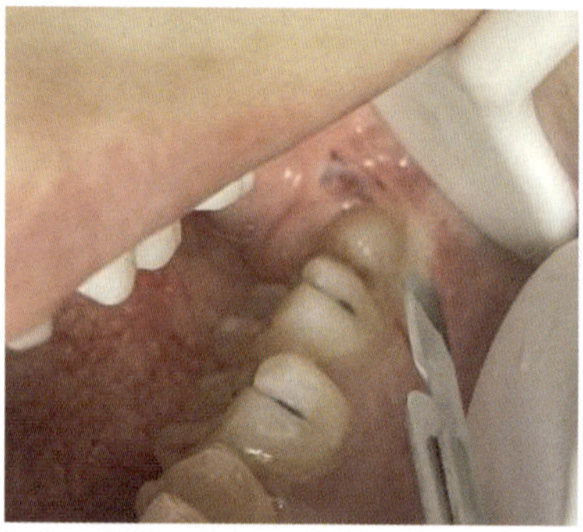

C　切口设计，自左侧下颌第二磨牙远中颊侧转折处切口，向远中延伸

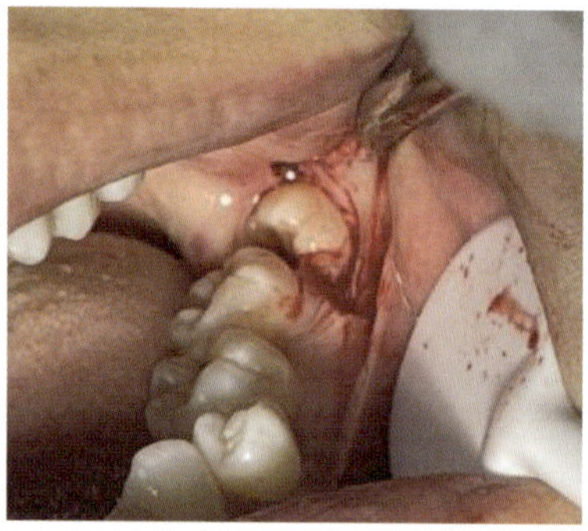

D　使用骨膜剥离子，自近中切口处向远中全层翻起黏骨膜瓣，暴露牙冠

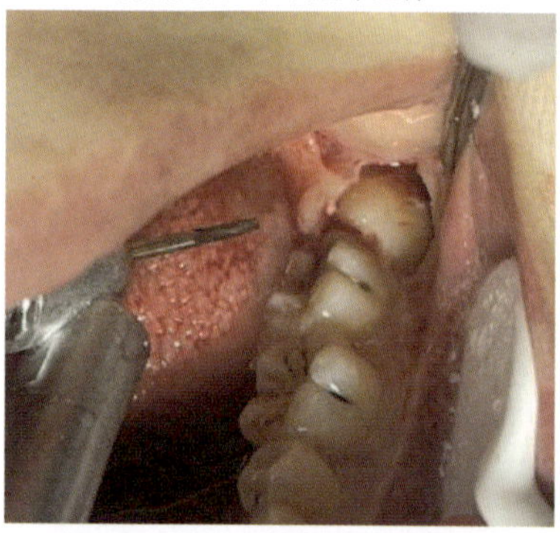

E　牙体组织周边与牙槽骨交界处制备间隙

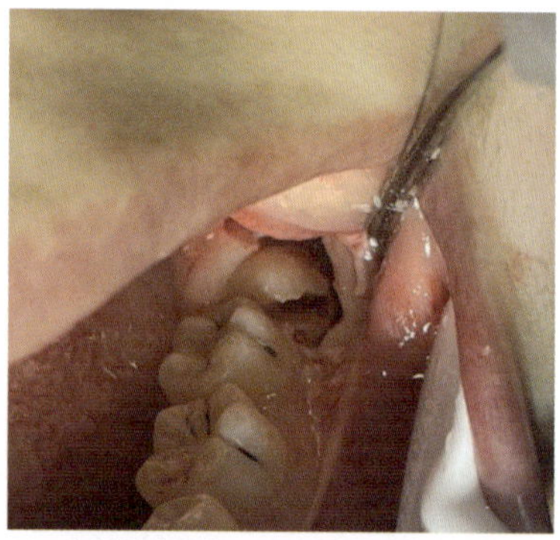

F　分割牙体组织，分割线尽量与牙体长轴平行，自颊面沟处分割

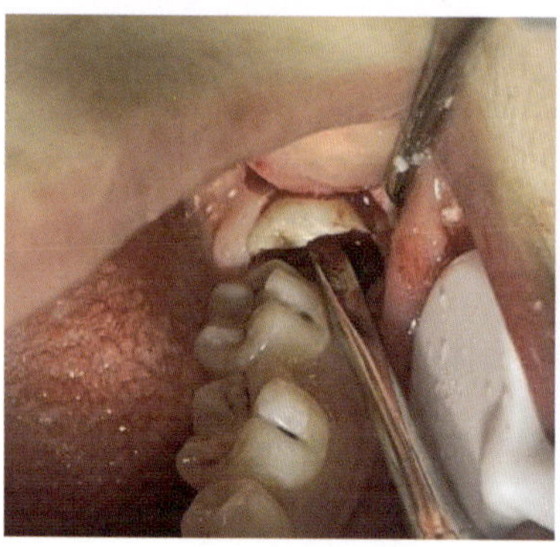

G　挺出远中牙体组织

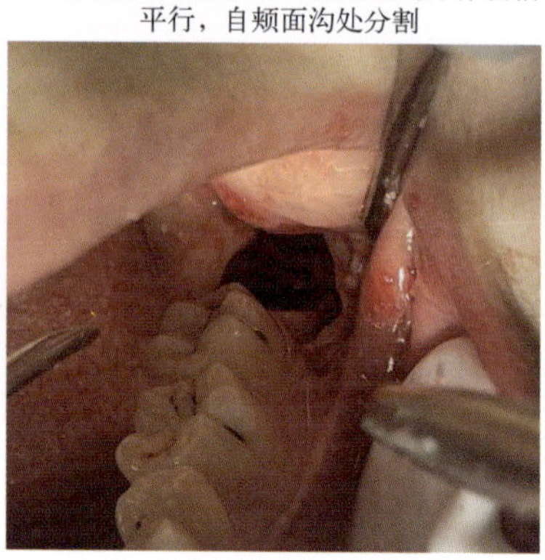

H　远中牙体组织自颈部折断

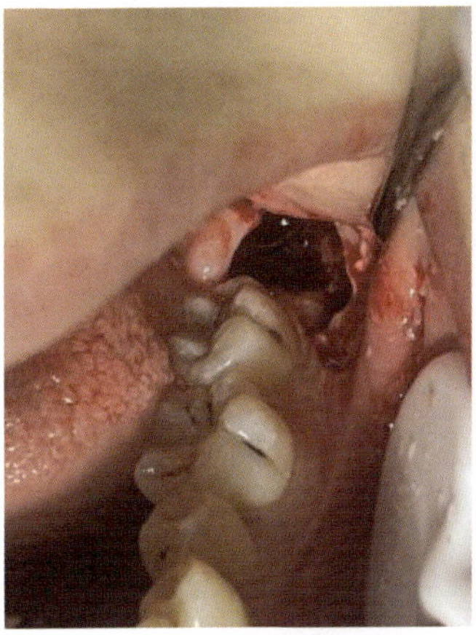

I　挺松近中牙体组织

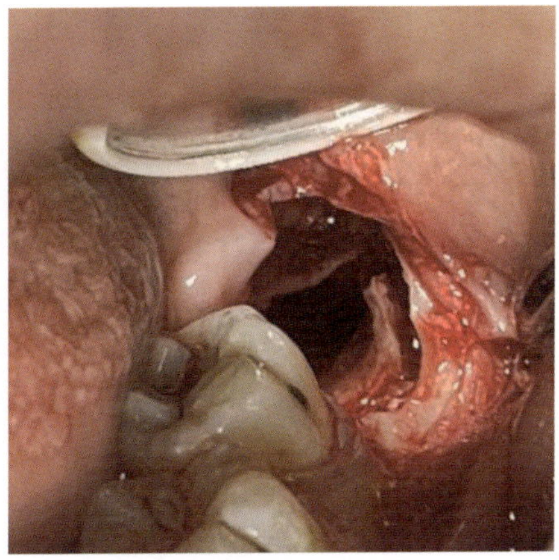

J　取出远中折断牙根

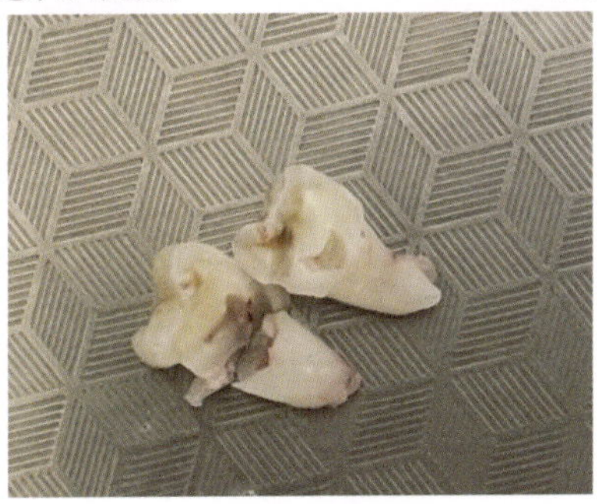

K　拔除后的智齿

图11-1-17　左侧下颌水平高位智齿拔除

智齿拔除难度评估见表11-1-5。

表11-1-5　智齿拔除难易程度评估的主要因素

| 患者因素 | | | |
|---|---|---|---|
| 评估要素 | 容易（1分） | 中等（2分） | 困难（3分） |
| 全身状况 | ASI Ⅰ | | |
| 张口度 | >45mm | | |
| 患者年龄 | <25岁 | | |
| 患者恐惧焦虑程度 | 无 | | |
| 患者面型 | | 方圆型 | |
| 影像学因素 | | | |
| 评估要素 | 容易（1分） | 中等（2分） | 困难（3分） |
| 智齿根部形态 | | 多根>2mm | |
| 第二磨牙远中至下颌升支距离 | | 容纳智齿牙冠的距离不足，部分在升支内 | |
| 埋伏深度 | | 中位 | |

续表

| 影像学因素 | | | |
|---|---|---|---|
| 评估要素 | 容易（1分） | 中等（2分） | 困难（3分） |
| 倾斜方向和角度 | | 水平 | |
| 下牙槽神经管 | 根尖远离下牙槽神经管上壁 | | |
| 与第二磨牙关系 | | 与第二磨牙牙冠相接触 | |
| 牙周膜间隙 | 清晰可见 | | |
| 骨白线 | 清晰可见 | | |
| 智齿周边的骨质 | 疏松 | | |
| 外科因素 | | | |
| 评估要素 | 容易（1分） | 中等（2分） | 困难（3分） |
| 麻醉因素 | 无系统病史 | | |
| 阻生程度 | | 软组织阻力<br>部分骨阻力 | |
| 手术技巧 | | | 需去骨和分牙 |
| 是否存在周边病变 | 无病变 | | |
| 难度系数 | | 中等 | |
| 评分 | | 28 | |

### （三）右侧下颌牙胚拔除

患者男性，20岁。因正畸治疗需要，拔除右侧下颌埋伏智齿。专科检查见张口度正常，开口型正常。右侧下颌第二磨牙合面龋坏，可见充填物。全景片示：右侧下颌智齿（48）低位埋伏阻生，两根，根尖未发育完全。治疗计划：在局麻下切开远中牙龈，翻瓣暴露牙冠与牙槽骨交界处。因牙根未发育完全，牙胚拔除的难点在于，圆形牙胚于牙槽窝内容易旋转而难以取出，因此应行分冠，将其分为近中、远中两部分或四部分分别取出。需要注意的是，该类型牙齿的牙根未发育成形，切割的深度不必像其他类型阻生牙，避免切割过深而损伤周围牙槽骨及下牙槽神经。在分割完成后，可用宽径牙挺挺断牙冠（图11-1-18）。

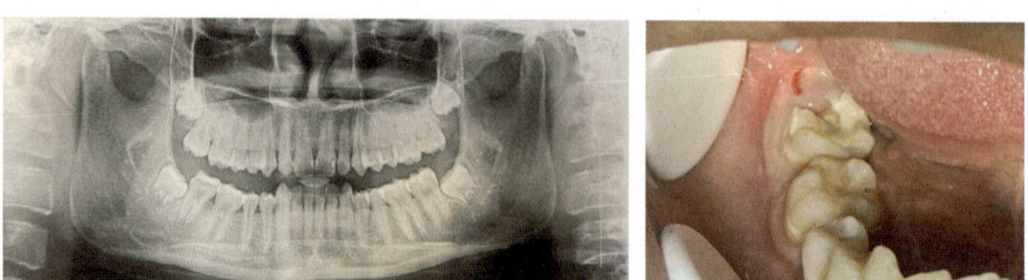

A　术前全景片　　　B　术前口内照片

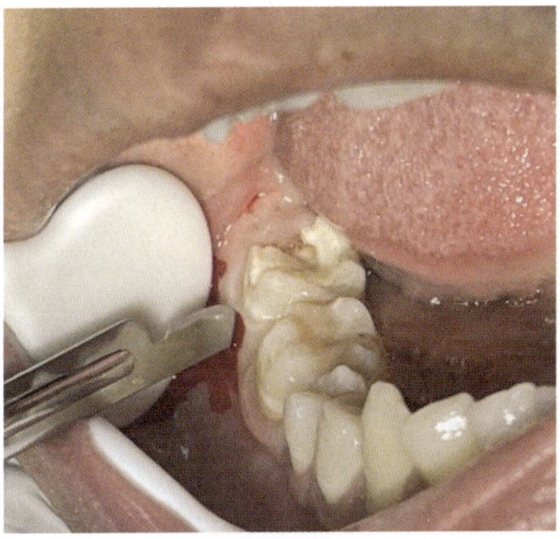

C　切开翻瓣

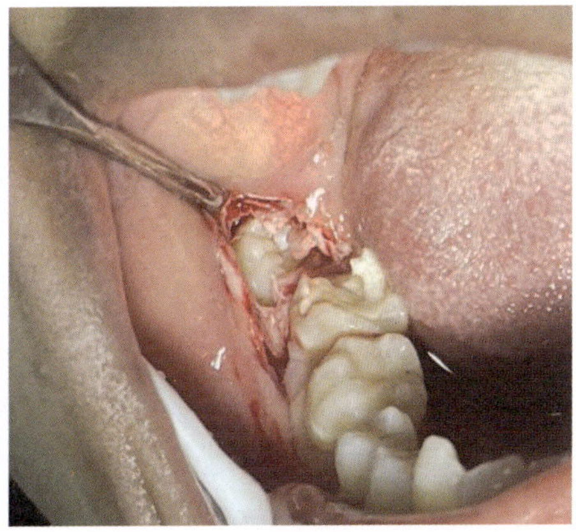

D　使用车针去除右侧下颌智齿表面骨质，暴露牙冠

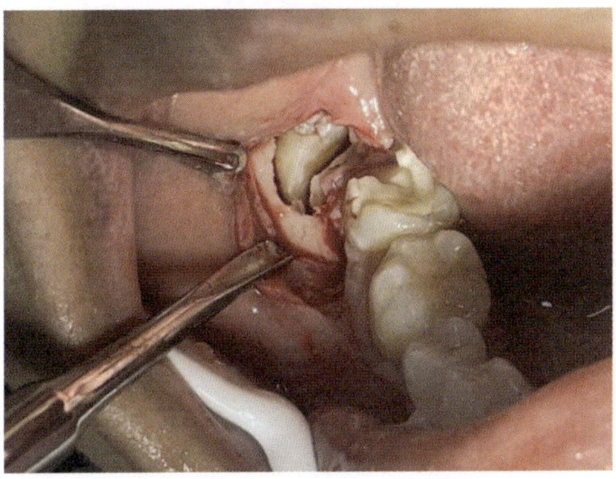

E　从合面颊面沟处分割近中、远中两部分

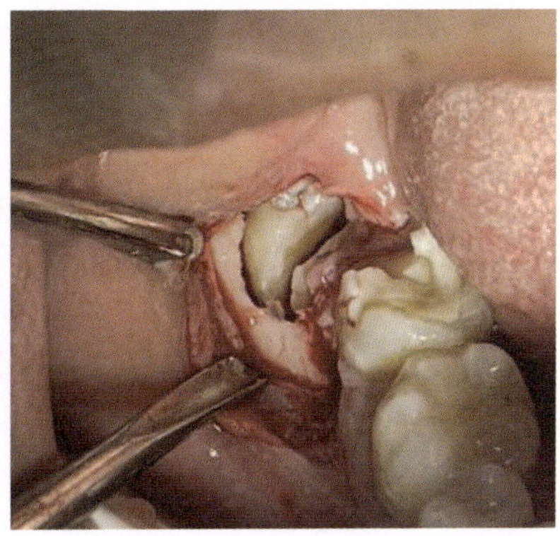

F　使用牙挺自分割处分开近中、远中部分牙体组织

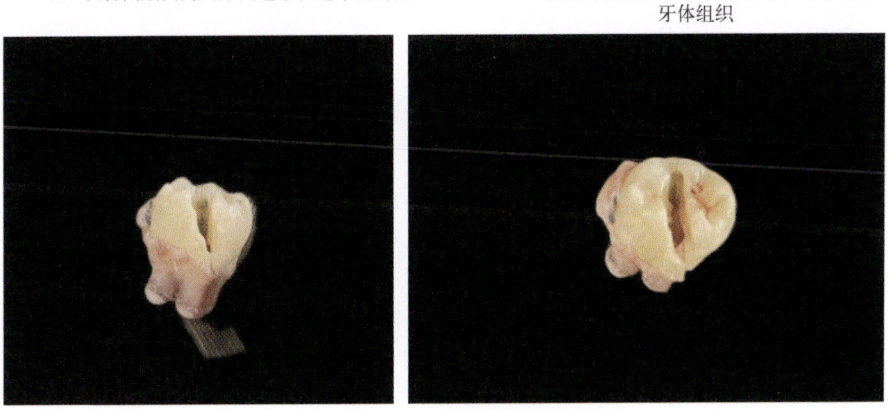

G　拔除后的右侧下颌埋伏智齿

图11-1-18　右侧下颌牙胚拔除

下颌智齿拔除难易程度的主要因素评估见表11-1-6。

表11-1-6　下颌智齿拔除难易程度的主要因素评估

| 患者因素 | | | |
| --- | --- | --- | --- |
| 评估要素 | 容易（1分） | 中等（2分） | 困难（3分） |
| 全身状况 | ASI Ⅰ | | |

续表

| 患者因素 | | | |
|---|---|---|---|
| 评估要素 | 容易（1分） | 中等（2分） | 困难（3分） |
| 张口度 | >45mm | | |
| 患者年龄 | <25岁 | | |
| 患者恐惧焦虑程度 | 无 | | |
| 患者面型 | 长方形 | | |
| 影像学因素 | | | |
| 评估要素 | 容易（1分） | 中等（2分） | 困难（3分） |
| 智齿根部形态 | | | 牙胚 |
| 埋伏深度 | 低位 | | |
| 倾斜方向和角度 | | 近中 | |
| 与第二磨牙关系 | | 与第二磨牙牙冠相接触 | |
| 牙周膜间隙 | 清晰可见 | | |
| 骨白线 | 清晰可见 | | |
| 智齿周边的骨质 | 疏松 | | |
| 外科因素 | | | |
| 评估要素 | 容易（1分） | 中等（2分） | 困难（3分） |
| 麻醉因素 | 无系统病史 | | |
| 阻生程度 | | | 完全骨埋伏 |
| 手术技巧 | | | 需去骨和分牙 |
| 是否存在周边病变 | 无病变 | | |
| 难度系数 | 容易 | 中等 | 困难 |
| 评分 | | 24 | |

### （四）右侧下颌低位颊侧阻生智齿拔除术

患者女，23岁，以“右侧下颌后牙反复疼痛7天”来诊。专科检查：右侧下颌第二磨牙合面龋坏，合面可见充填体。全景片示：右侧下颌第二磨牙根管内可见充填物，右侧下颌智齿低位颊侧埋伏阻生。治疗计划：右侧下颌第二磨牙近中切开翻瓣，去除智齿牙冠周边最大周径处骨质，近远中分开牙冠，分别挺松后拔除（图11-1-19）。

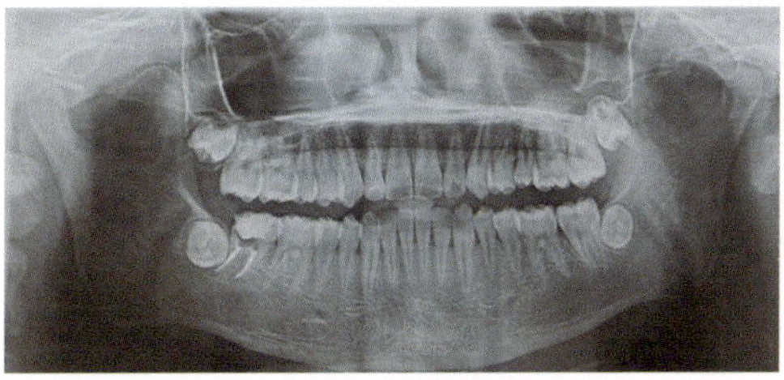

A　术前全景片

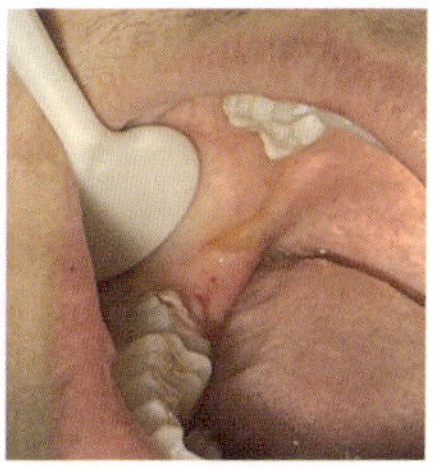

B　术前口内照片

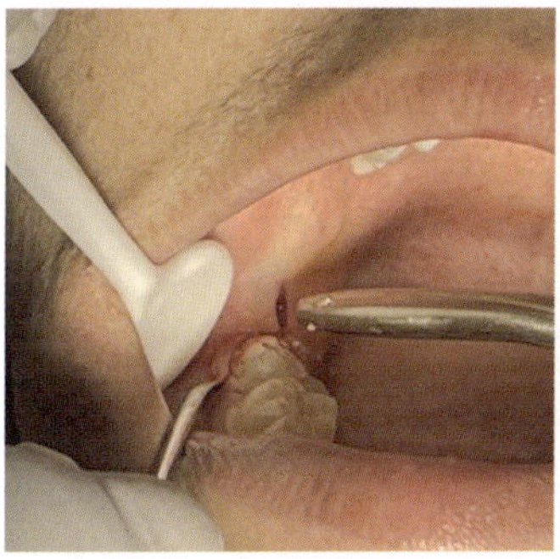

C　自右侧第二磨牙近中切开，翻瓣

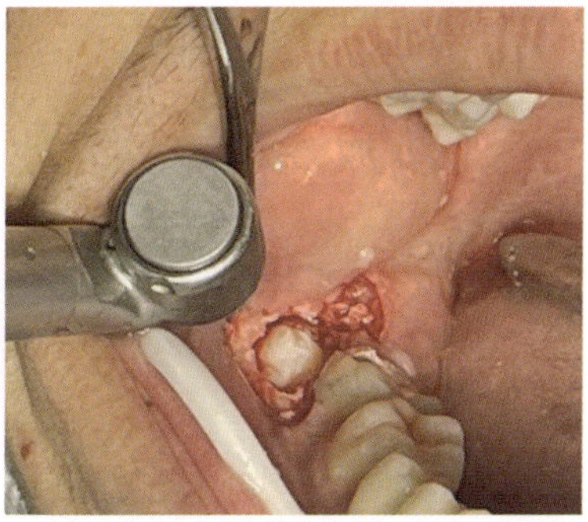

D　去除牙冠表面覆盖的骨质，并与牙冠颊侧、近中、远中制备间隙

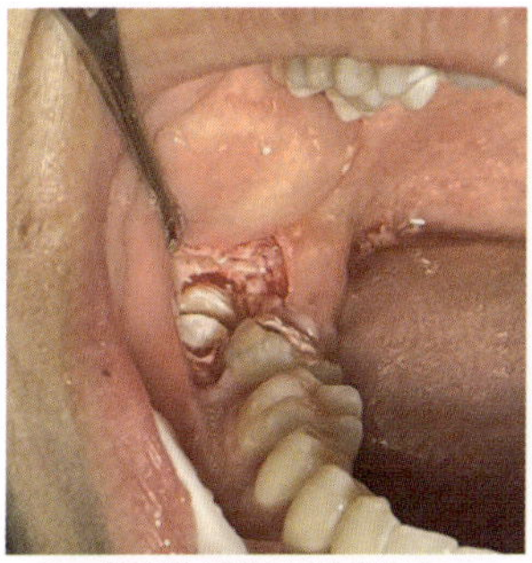

E　将牙体组织分割成近中、远中两部分

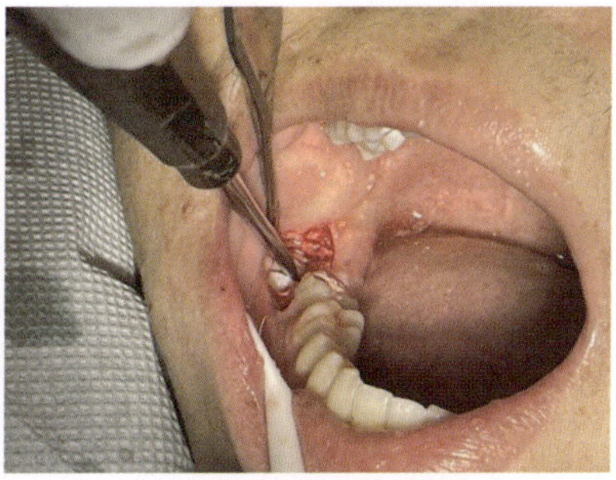

F　牙挺放置分割的牙体组织之中，向远中挺松远中牙体组织

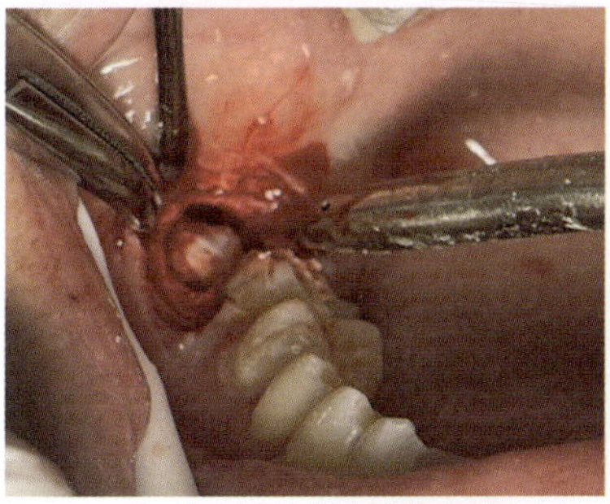

G　取出近中部分牙体组织

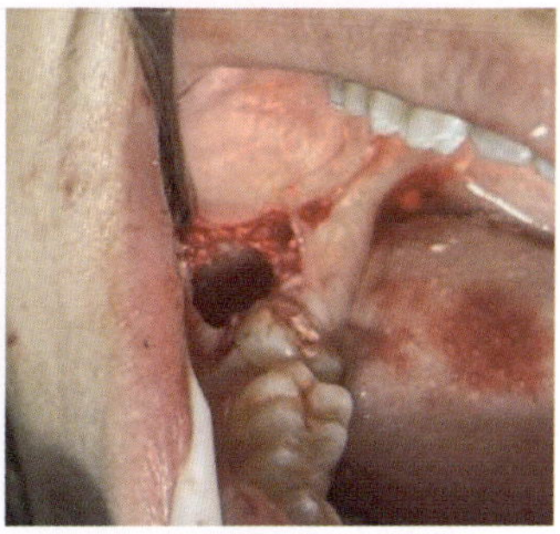

H　生理盐水冲洗牙槽窝

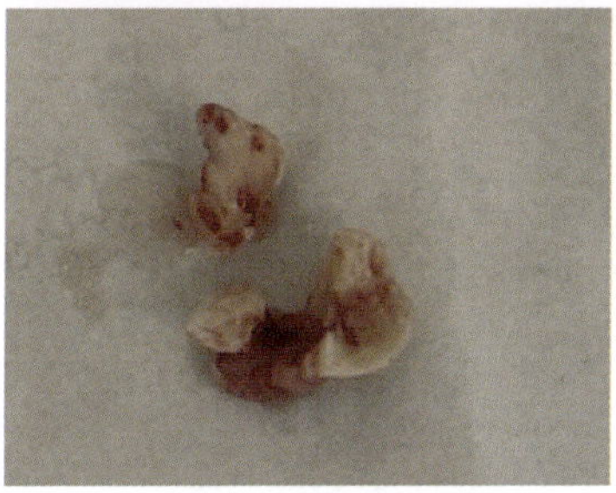

I　拔除后的右侧下颌智齿

图11-1-19　右侧下颌低位颊侧阻生智齿拔除

右侧下颌智齿拔除难易程度主要因素评估见表11-1-7。

表11-1-7　右侧下颌智齿拔除难易程度主要因素评估

| 患者因素 | | | |
|---|---|---|---|
| 评估要素 | 容易（1分） | 中等（2分） | 困难（3分） |
| 全身状况 | ASI Ⅰ | ASI Ⅱ | ASI Ⅲ |
| 张口度 | >45mm | | |
| 患者年龄 | | 25 ~ 50岁 | |
| 患者恐惧焦虑程度 | 无 | | |
| 患者面型 | 长方形 | | |
| 影像学因素 | | | |
| 评估要素 | 容易（1分） | 中等（2分） | 困难（3分） |
| 智齿根部形态 | | 多根>2mm | |
| 埋伏深度 | | | 低位 |
| 倾斜方向和角度 | 远中、颊侧、垂直向（低位） | | |
| 与第二磨牙关系 | | | 与第二磨牙牙根相接触 |
| 牙周膜间隙 | 清晰可见 | | |
| 骨白线 | 清晰可见 | | |
| 智齿周边的骨质 | 疏松 | | |
| 外科因素 | | | |
| 评估要素 | 容易（1分） | 中等（2分） | 困难（3分） |
| 麻醉因素 | 无系统病史 | | |
| 阻生程度 | | | 完全骨埋伏 |
| 手术技巧 | | | 需去骨和分牙 |
| 是否存在周边病变 | 无病变 | | |
| 医生经验 | 口腔外科<br>经验>10年 | | |
| 难度系数 | | 中等 | 困难 |
| 评分 | | 26 | |
| 医师 | | | 口腔外科专业高年资医师 |

### （五）左侧下颌低位埋伏智齿拔除术

患者男，22岁。以“左侧下颌智齿反复疼痛4天”为主诉就诊。专科检查：38口内未见，根尖片示38低位埋伏阻生（图11-1-20）。

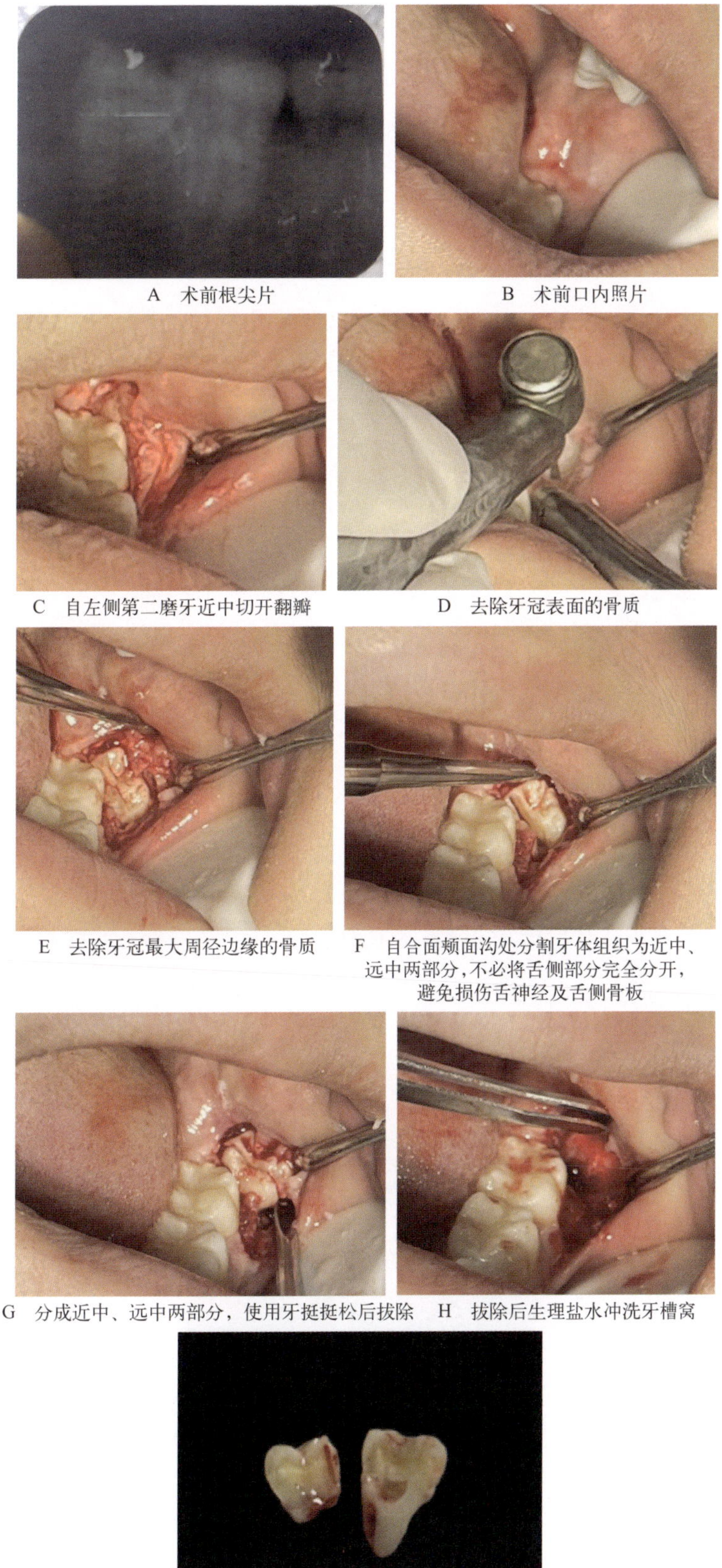

A　术前根尖片

B　术前口内照片

C　自左侧第二磨牙近中切开翻瓣

D　去除牙冠表面的骨质

E　去除牙冠最大周径边缘的骨质

F　自合面颊面沟处分割牙体组织为近中、远中两部分，不必将舌侧部分完全分开，避免损伤舌神经及舌侧骨板

G　分成近中、远中两部分，使用牙挺挺松后拔除

H　拔除后生理盐水冲洗牙槽窝

I　拔除后的智齿

图11-1-20　左侧下颌低位埋伏智齿拔除

### （六）左侧下颌低位近中埋伏阻生智齿拔除术

患者女，24岁，以“左侧下颌后牙反复疼痛5天”来诊。专科检查：左侧下颌第二磨牙远中探诊盲袋。全景片示：38水平埋伏阻生（图11-1-21）。

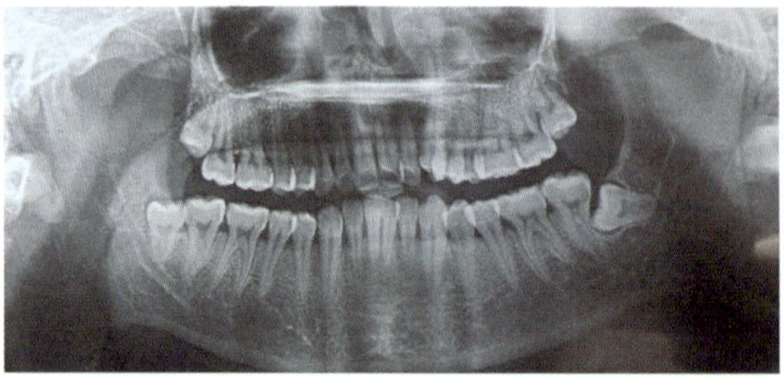

A 术前全景片

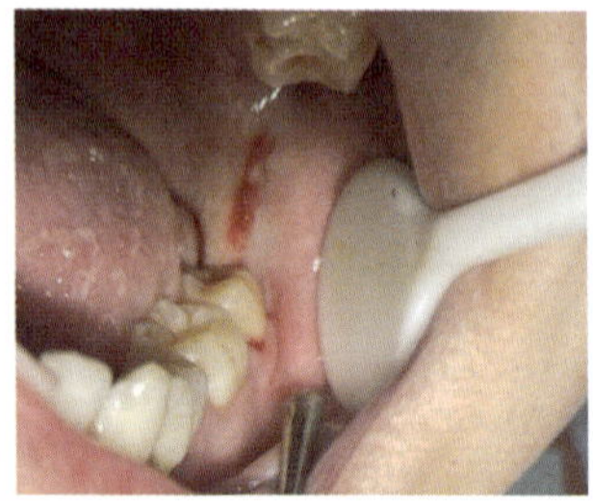

B 术前口内照片

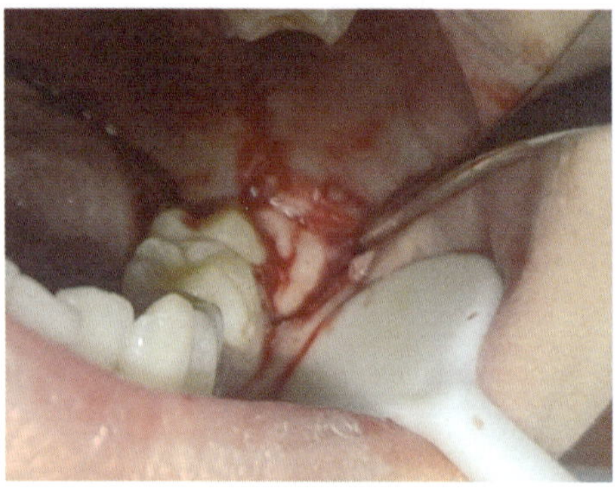

C 自左侧第二磨牙近中切开翻瓣暴露牙冠

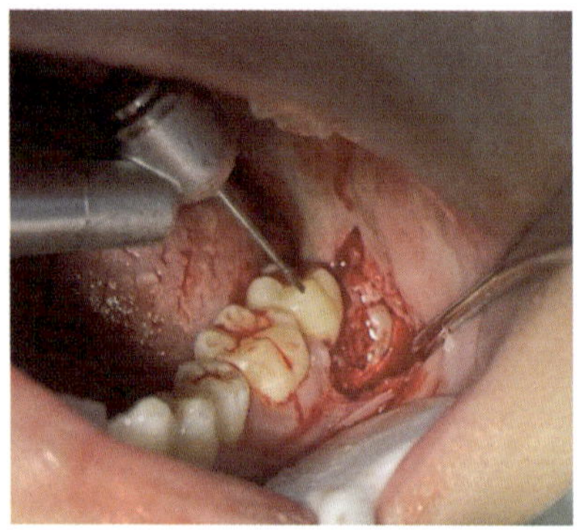

D 去骨暴露牙冠，沿牙冠与牙槽骨交界处暴露牙体组织

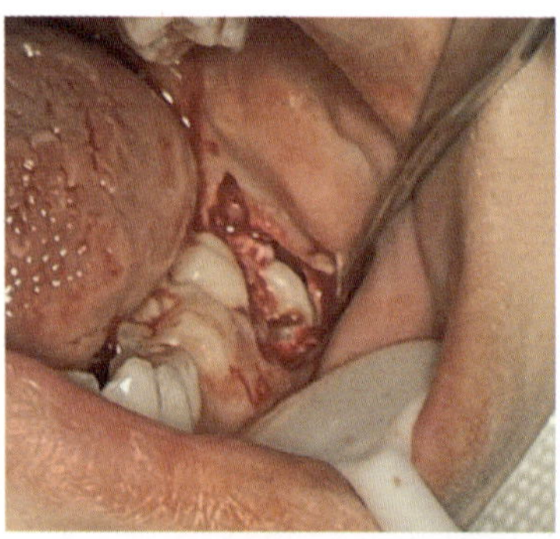

E 于合面颊面沟处分割牙体组织

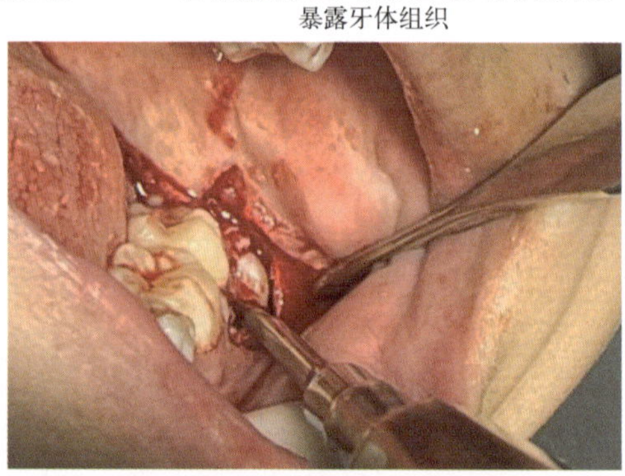

F 牙挺自分割牙体组织处挺松远中牙体组织

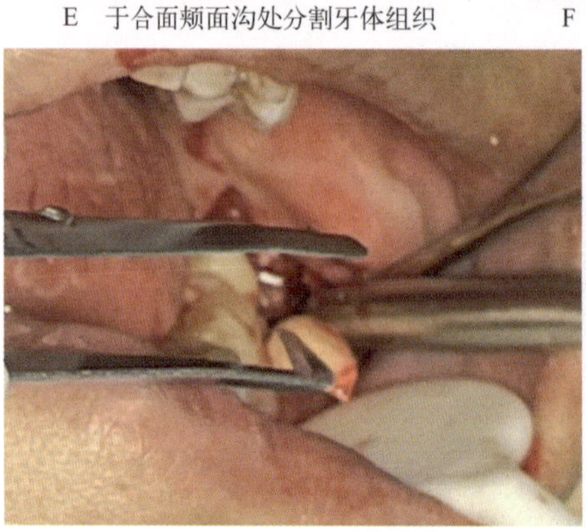

G 远中牙冠自颈部折断

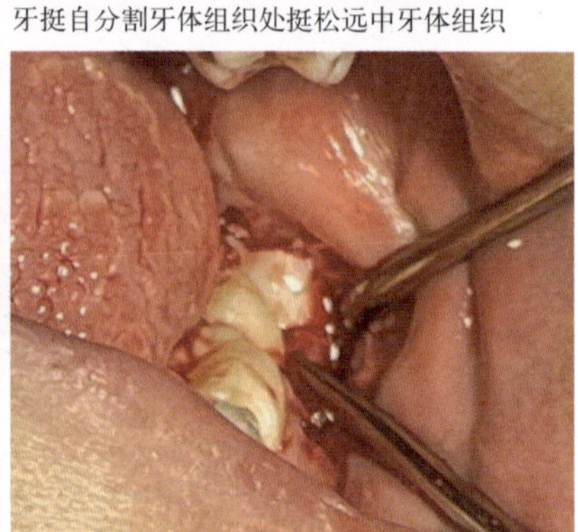

H 牙挺挺松近中牙冠组织时，牙冠自颈部折断

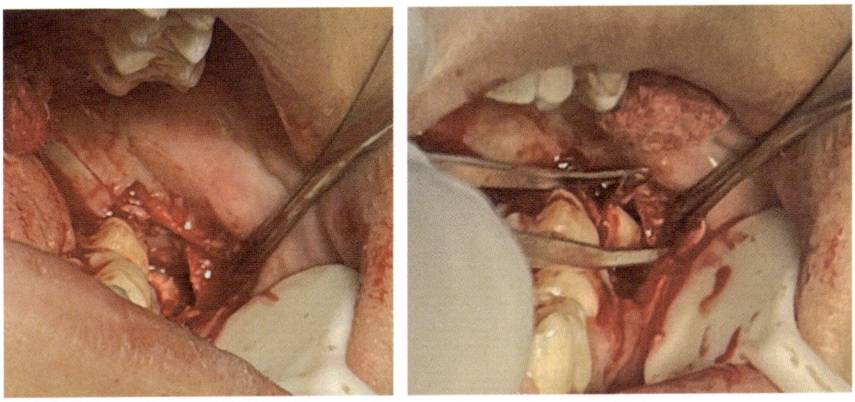

I　可看到折断的牙根位于牙槽窝内，因近远中牙冠自颈部均折断后取出，可轻松将断根取出

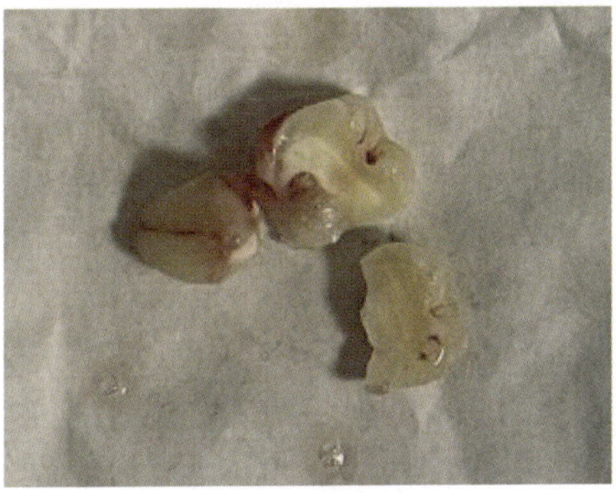

J　拔除后的智齿

图11-1-21　左侧下颌低位近中埋伏阻生智齿拔除

## （七）左侧下颌低位埋伏智齿拔除术

患者男，20岁，左侧下颌智齿要求拔除。全景片示：左侧下颌低位埋伏智齿，根尖似与下牙槽神经管相毗邻，左侧下颌智齿牙根形状、骨白线及牙周膜略有模糊，有损伤下牙槽神经之可能。因此拔除时为避免损伤下牙槽神经管，首要避免牙挺向根尖有推挤的力量；其次因智齿位置较低，分割牙体组织时避免车针损伤下牙槽神经管。详细手术流程如图11-1-22所示。

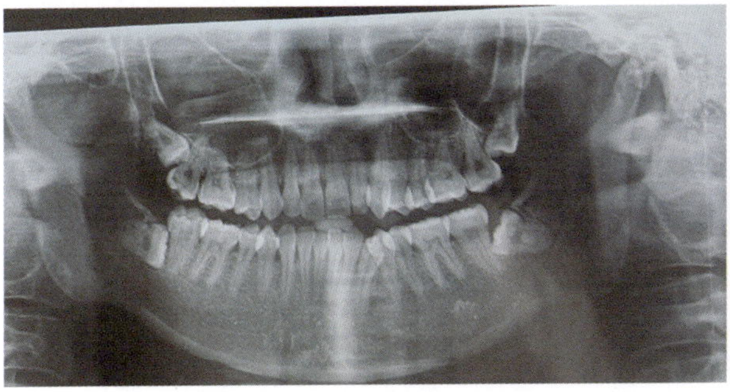

A　术前全景片

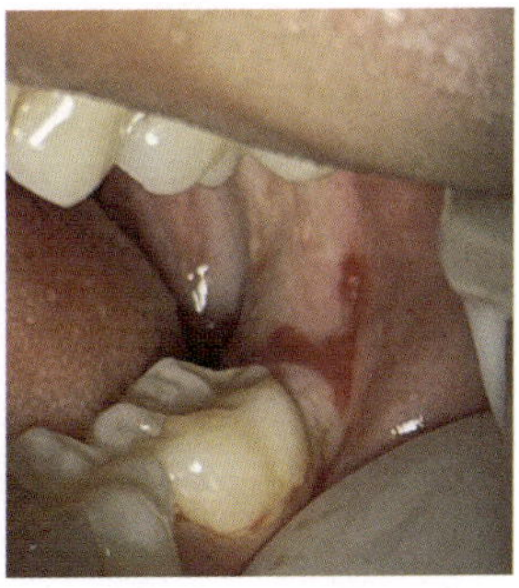

B　术前口内照片，38口内未见

图11-1-22

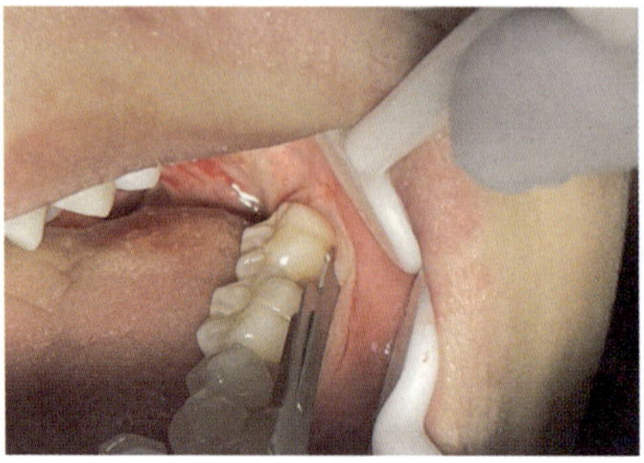

C　切口设计，自37近中牙龈乳头处向前庭沟方向45°切开，勿超过前庭沟

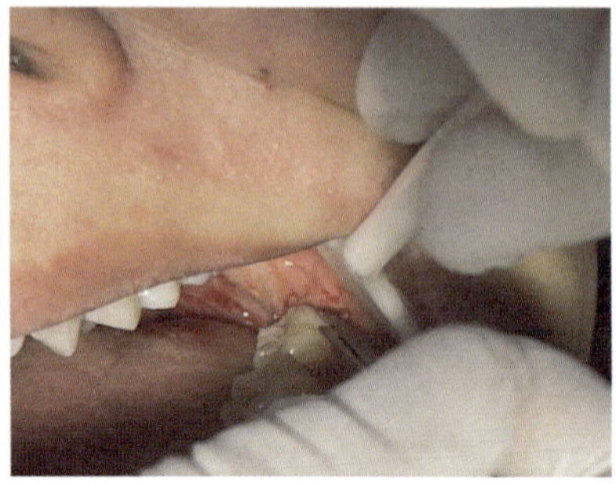

D　沿37颊侧龈沟内切口，向下颌升支颊侧延伸

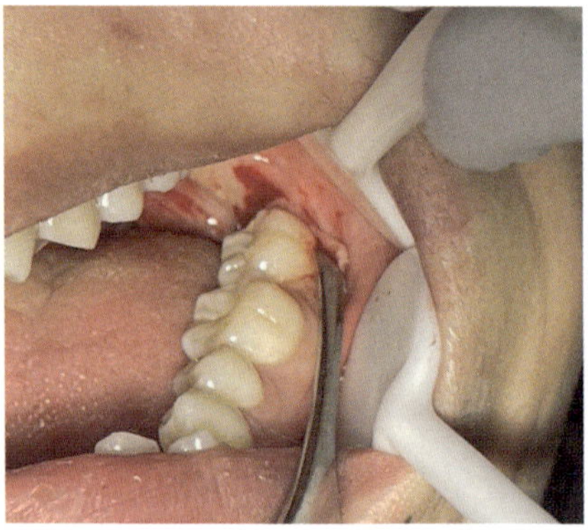

E　骨膜剥离子向远中推开全厚黏骨膜瓣，暴露牙槽骨

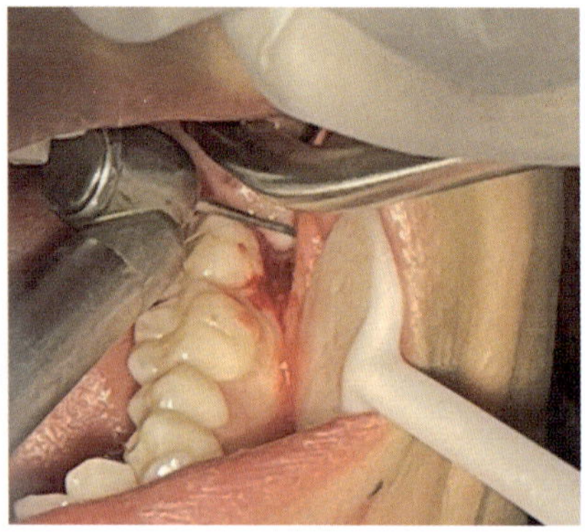

F　使用外科手机长裂钻，去除覆盖于牙冠表面的骨质，暴露牙冠

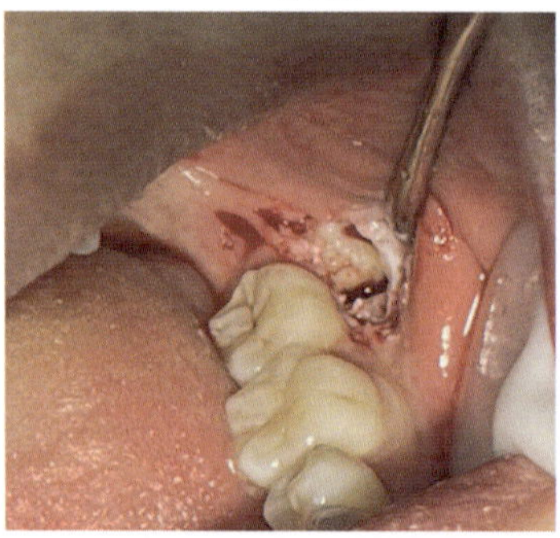

G　暴露牙冠后于牙槽骨与牙冠边缘，制备牙挺进入的间隙；然后沿牙体长轴斜向分割牙体组织，将其分为近中、远中两部分

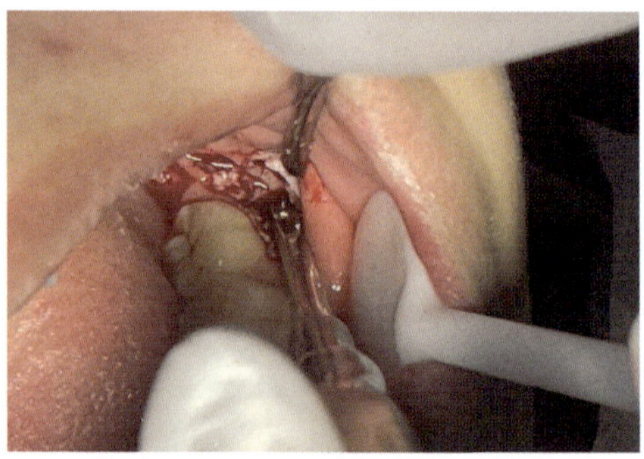

H　远中部分牙冠自颈部折断，去除远中折断的牙冠

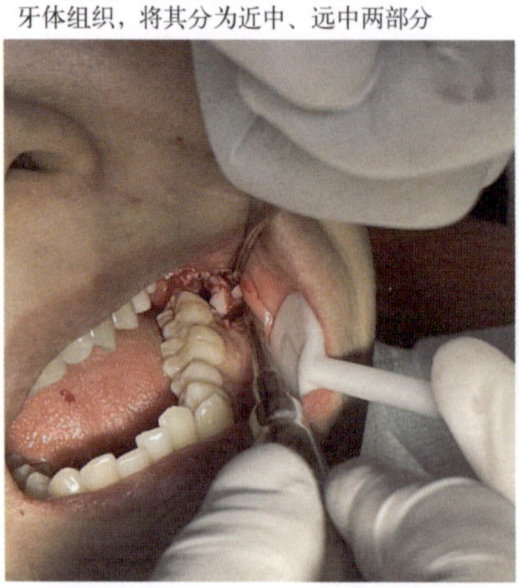

I　将近中牙冠向远中挺出，因车针较短，并未完全分割开牙根部分，近中牙冠自颈部折断

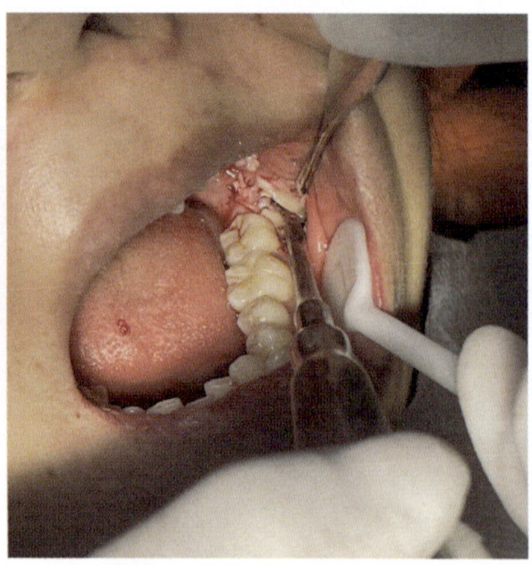

J　因近中牙冠较大，去骨范围较小，牙冠不能脱位

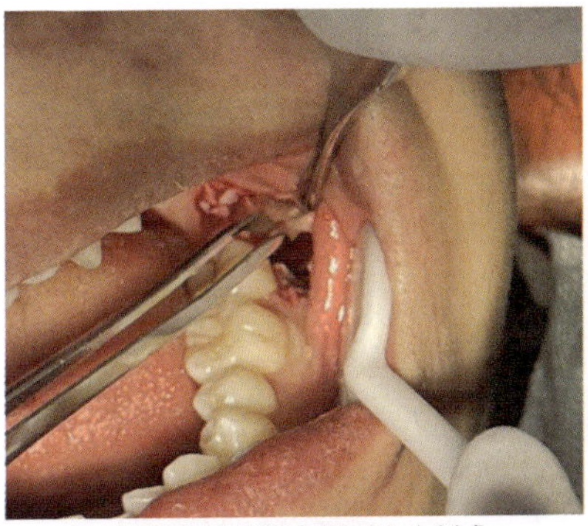

K　使用车针将近中冠再次分割成两部分，分别去除

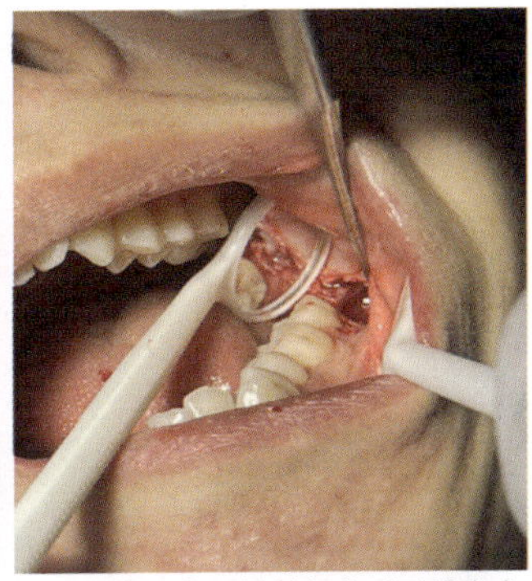

L　口镜反光可见断根位于牙槽窝内

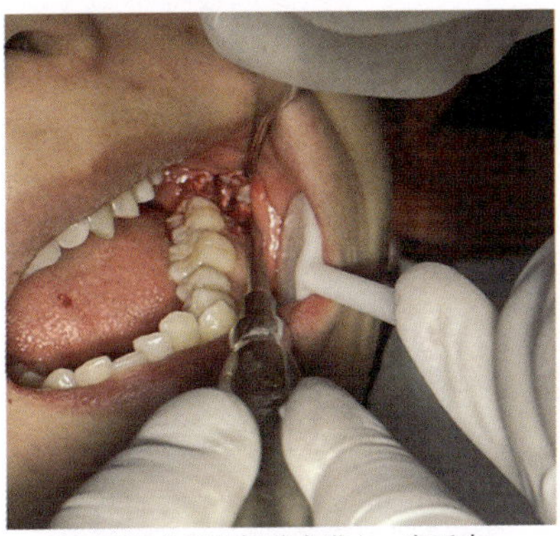

M　牙挺自颊侧间隙内进入，向近中、舌侧旋转进入，使牙根向近中、合面方向移动，避免将牙根推向根尖方向

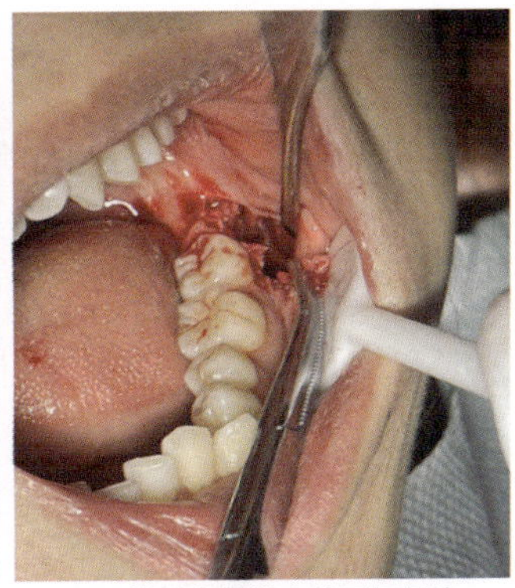

N　使用血管钳夹持牙冠周边的牙囊及肉芽组织

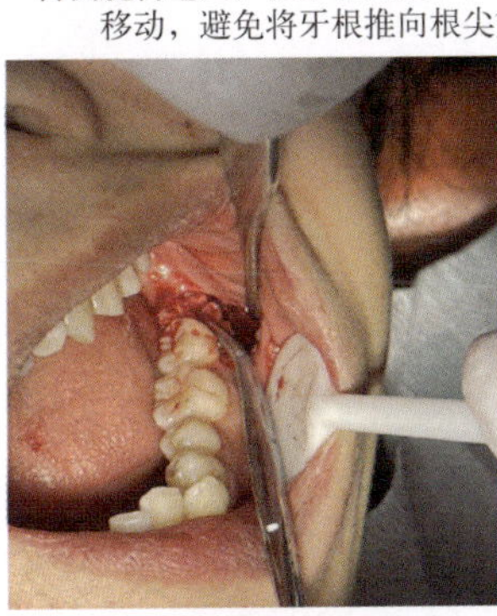

O　彻底刮除

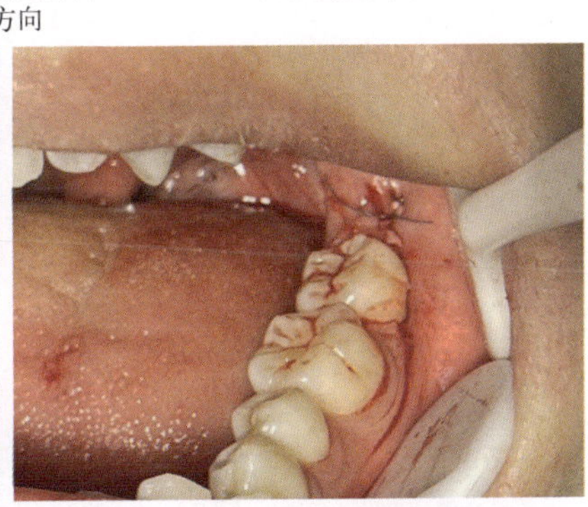

P　生理盐水冲洗后，拉拢缝合创面

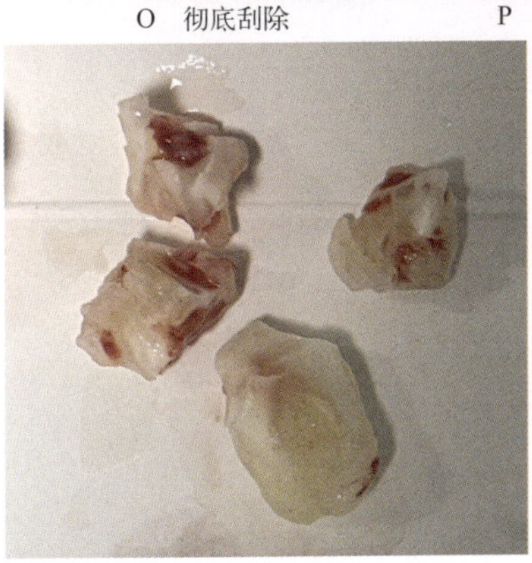

Q　拔除后的左侧下颌智齿，可见牙齿完整

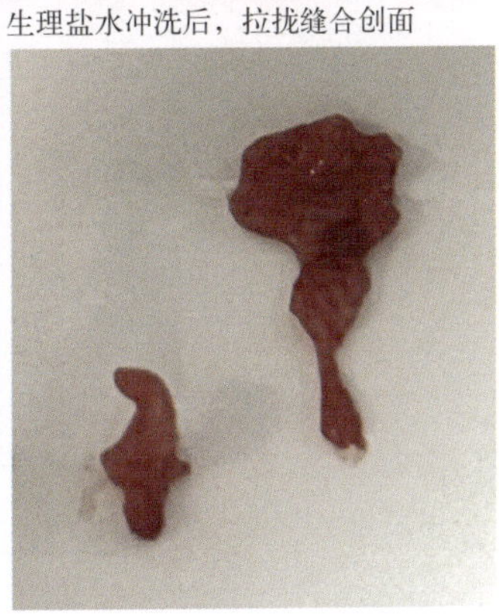

R　刮除的牙囊和肉芽组织

图11-1-22　左侧下颌低位埋伏智齿拔除

## 六、牙拔不出来的原因

### （一）视野不清

（1）该患者于外院拔牙术中，医生描述没有切开翻瓣，使用外科手机将牙冠自牙颈部分开后取出近中牙冠，牙根视野不清，遂转诊至本门诊（图11-1-23）。

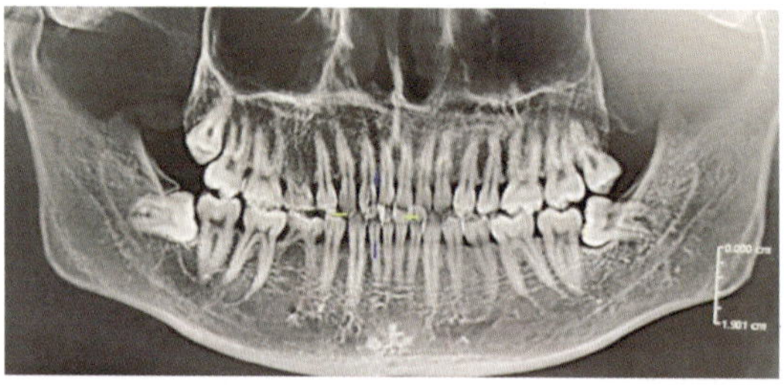

A 术前全景片

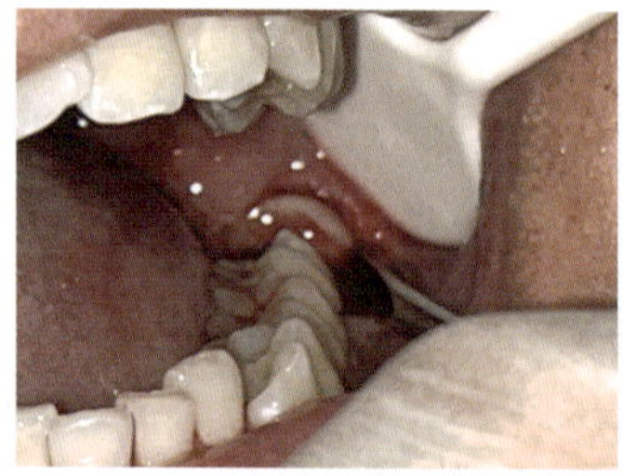

B 转诊时口内的照片

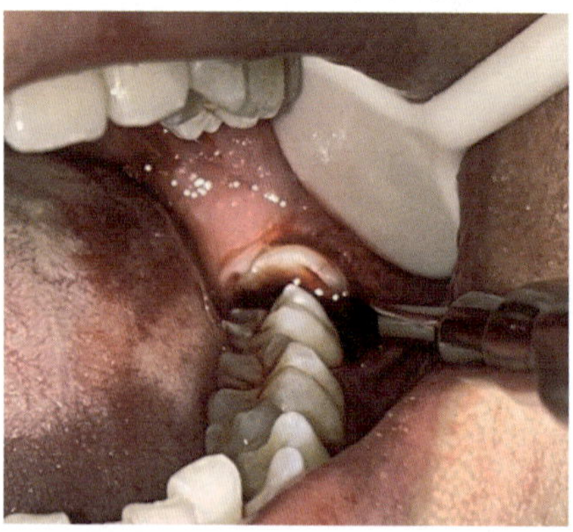

C 将牙挺放置于牙体组织与牙槽骨交界处，向近中旋转

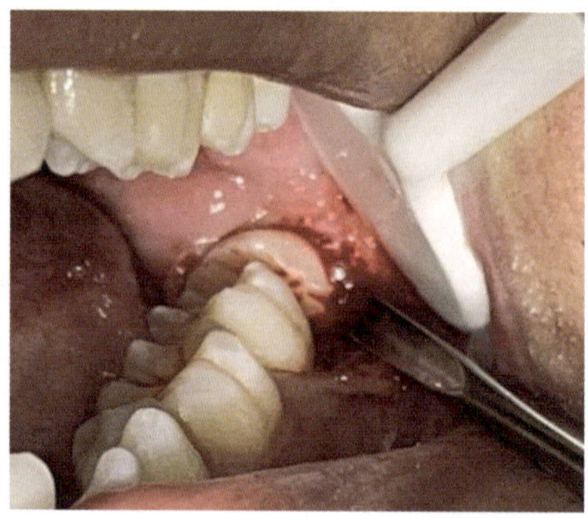

D 牙挺近中旋转后即可轻松拔除牙根

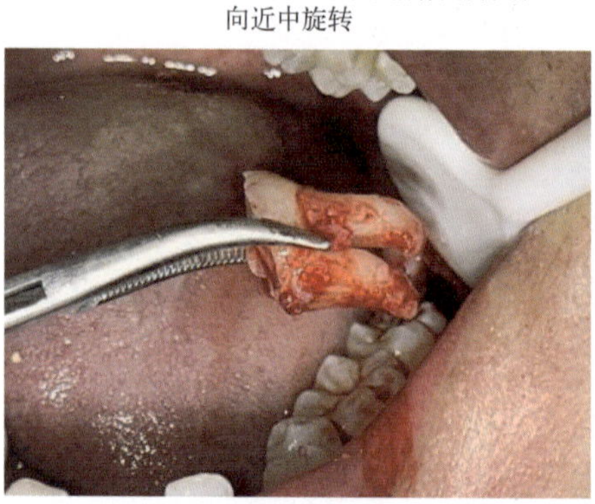

E 取出的牙根

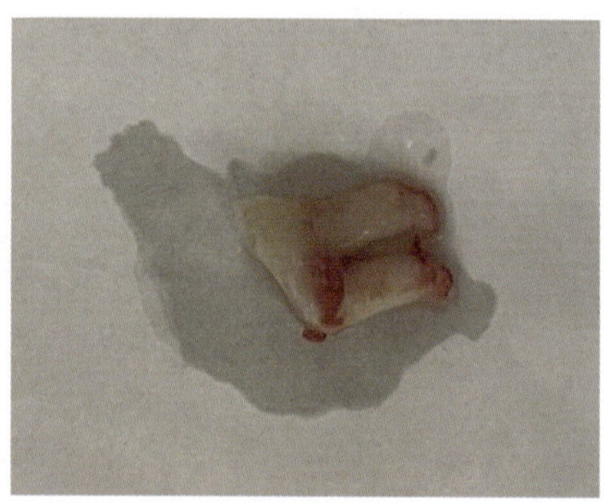

F 拔除后的牙根

图11-1-23 视野不清的牙根的拔除

（2）对于部分埋伏的智齿，大多数医师选择不切开翻瓣而直接用牙挺进行挺松患牙，此时由于视野不清，极易造成牙根折断。因为没有切开翻瓣，视野不清造成医师心理负担，导致难以取出。因此切开翻瓣、暴露足够的视野是拔除埋伏智齿的第一步。

（3）另外，要有较强的吸引器械，将唾液和血液等吸引干净，看清牙根的位置，观察牙体组织与牙槽骨的交界等。

（二）在牙体组织与牙槽骨交界处制备牙挺进入的间隙

牙挺作用于牙体组织时需要有支点，直接作用于牙体组织是拔牙的关键。因此，在牙体组织与牙槽骨之间制备牙挺进入的间隙是拔除的要务。这也是避免盲目将断根移位的重要操作。其次，也是避免断根压迫损伤下牙槽神经、进入上颌窦间隙的关键步骤。

也有时因为制备的间隙太大，造成牙挺在间隙内打转，此时可更换稍宽一点的牙挺，进行旋转挺松患牙。

（三）阻力未完全去除

也有时可见到医师已经将牙齿挺松，但就是不能脱位。此时大多数是可能牙根弯曲、粗大等导致阻力未完全去除，因此智齿的拔除其实就是去除阻力的过程。去除阻力的方式之一是去骨暴露牙体组织与牙槽骨的交界；二是分牙，医师应积极进行分牙，尽可能将牙体组织分割成多块分别取出，从而减少去骨造成的损伤，达到微创拔牙的目的。

（四）暂停手术，再次阅片

（1）再次确认X线片上牙根的状态（有无长根、粗大、弯曲、分叉大、骨融合）以及骨的状态。

（2）重新拍片，分析可能的原因。

（3）必要时切开、翻瓣、去骨、分牙，压迫止血，看清残留牙体组织状况。

（五）牙齿拔不出时的操作步骤

如图11-1-24所示。

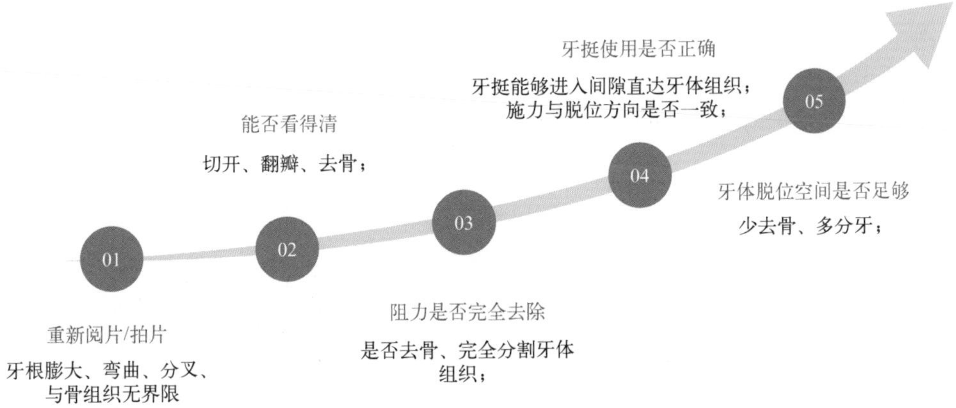


图11-1-24　牙齿拔不出时的操作步骤

Chapter 12

# 第十二章

# 其他多生牙、埋伏牙拔除术

## 一、多生牙位置

上颌前牙区埋伏多生牙比较常见。上颌埋伏多生牙位置偏唇侧时拔除较为简单，但偏腭侧时拔除较为困难。主要原因是多生牙偏唇侧时，可选择视野较为清晰的唇侧入路，而当其偏腭侧时则因视野不清，造成拔除困难。当然也与骨内埋伏的深度有关系。

上颌埋伏多生牙拔除的另外一个难点是儿童多见，所以手术配合程度较差。因此对于年幼不能配合的患儿和骨内埋伏较深的多生牙应全麻手术。

其次，随着口腔影像技术的发展，CBCT判断多生牙的位置具有高度精确性和准确性，因此术前常规拍摄CBCT，判断多生牙的位置及骨内埋伏程度已成为基本检查（图12-1-1）。

## 二、切口设计

### （一）腭侧切口

当多生牙位于腭侧时，需从腭侧切开翻瓣，而上颌中切牙腭侧存在鼻腭神经，因此翻瓣时应注意保护，避免损伤。另外，因为腭侧黏骨膜瓣硬且厚，翻瓣较为困难。

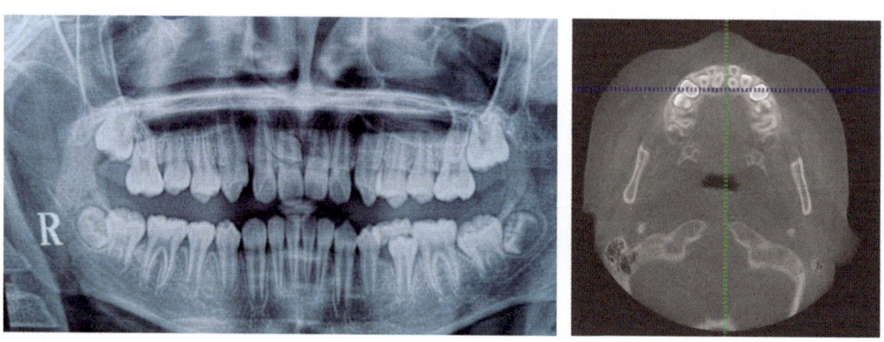


A　全景片示上颌前牙区多生牙一枚　　B　CBCT示多生牙位于11腭侧

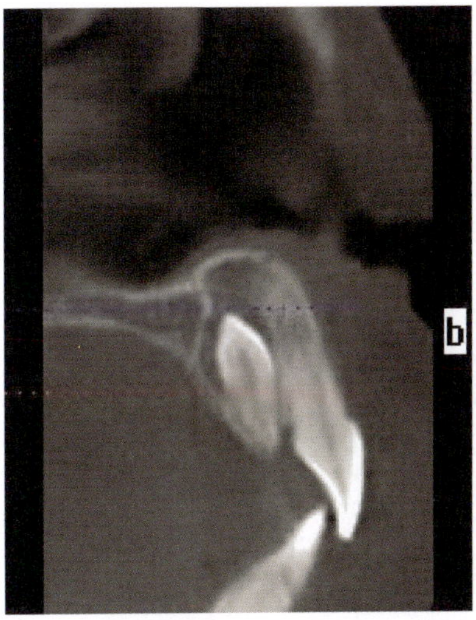

C　CBCT冠状位显示多生牙倒置位于11腭侧

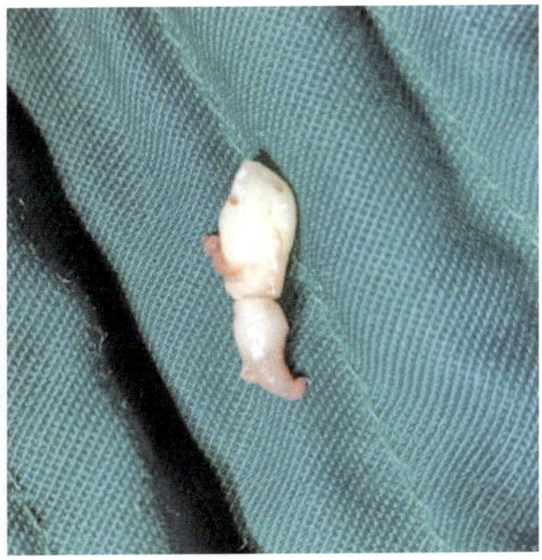

D　拔除后的多生牙，自颈部分割，分段取出

图12-1-1　术前全景片及CBCT判断多生牙的位置及拔除的多生牙

笔者经常使用的腭侧切口方式有两种，一种是腭侧龈沟内的连续切开（图12-1-2A），此种手术切开方式适用于去骨不多、埋伏较浅的埋伏多生牙；另外一种是腭侧龈沟内切开（图12-1-2B），将短的纵向切口放置在远中，此种方式暴露视野广泛，适用于广泛去骨、埋伏较深的多生牙，且可避免损伤鼻腭神经血管，避免过多出血。

笔者有时也采取下方的腭侧龈沟内连续切口，将垂直纵向切口放在近中鼻腭神经管的边缘（图12-1-2C），或者使用保留鼻腭神经血管束的U形切口（图12-1-2D）。此种切口方式保留了鼻腭神经血管束，虽有出血但一般不严重，另外鼻腭神经血管束的再生能力较强，一般不会出现腭侧麻木。

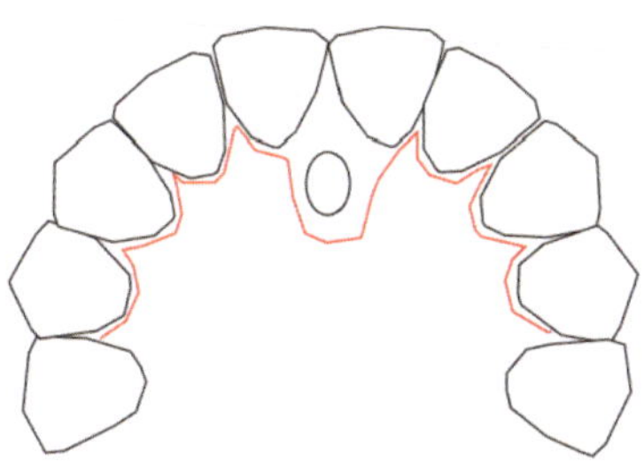

A　腭侧龈沟内的连续切开、翻瓣，视野可能暴露不全，造成拔除困难

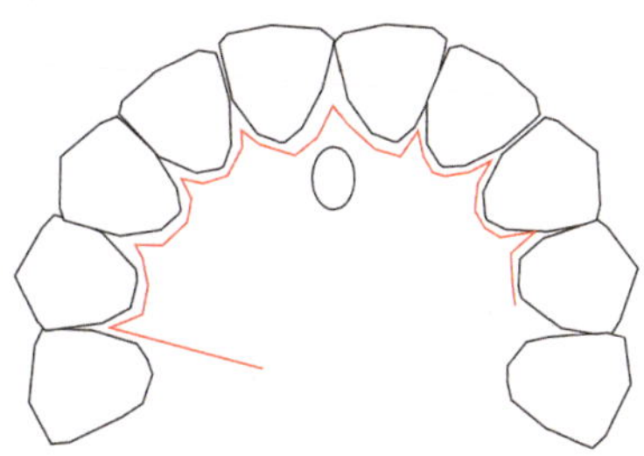

B　腭侧龈沟内的连续切口加远中短的纵行切口

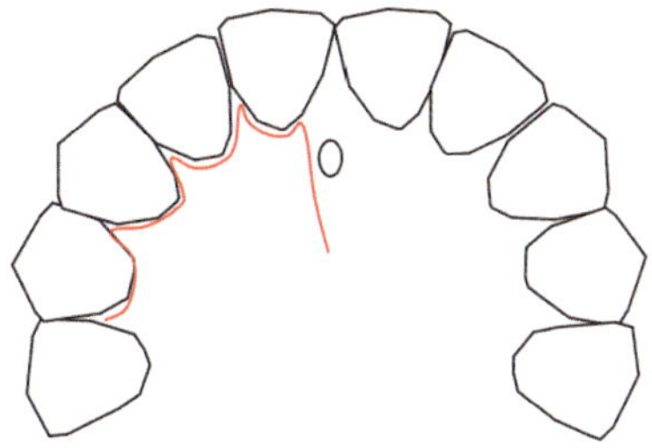

C　半侧的腭侧连续切口，纵型切口放置在近中鼻腭神经血管束附近

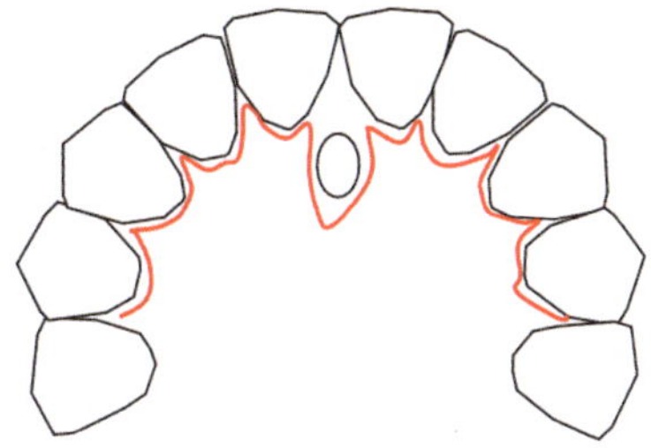

D　双侧腭侧连续切口，但在鼻腭神经血管束乳头附近时，围绕进行U形切开

图12-1-2　腭侧切口

图12-1-3示病例，患者男，13岁，以“拍片发现多生牙7天”为主诉就诊。CBCT示：上颌前牙区腭侧多生牙两枚，其一位于右侧上颌中切牙（21）腭侧，已萌出；其二位于11腭侧倒置于骨内埋伏。治疗方案：先行拔除11腭侧倒置埋伏多生牙，切口采用11～13腭侧龈沟内连续切口，11近中切牙乳头边缘纵向切口，去骨，暴露多生牙，用牙挺挺松后拔除。再拔除21腭侧已萌出的多生牙。

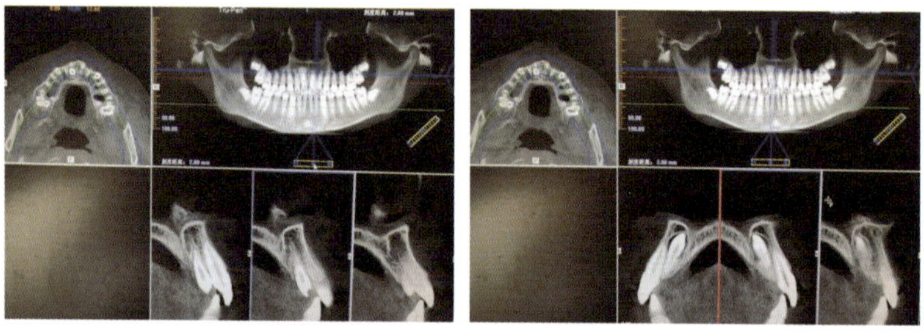

A　术前CBCT示21腭侧多生牙一枚，11腭侧倒置多生牙一枚

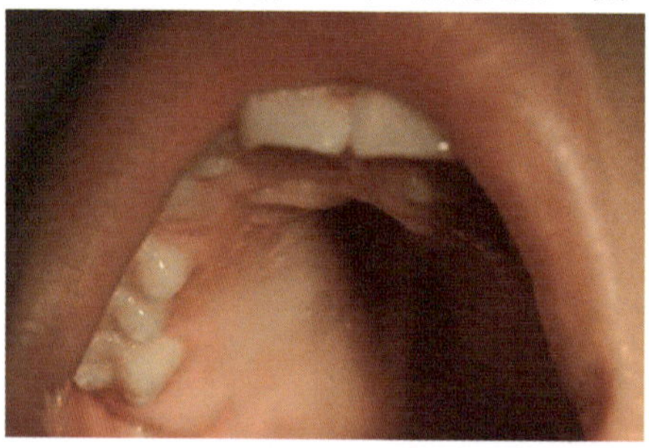

B　口内照腭侧，21腭侧多生牙已萌出

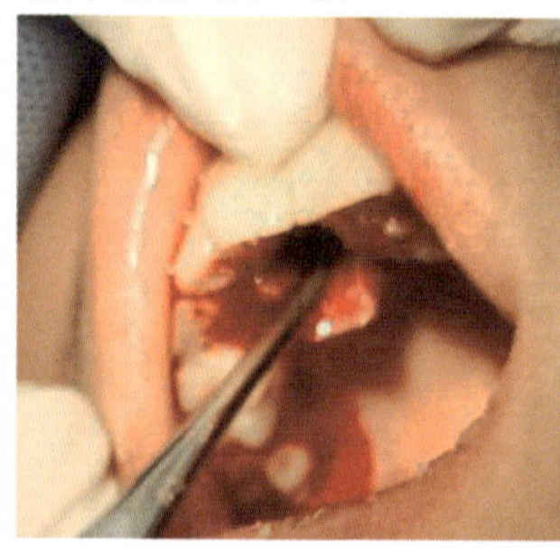

C　11~13腭侧龈沟内远中连续切口，鼻腭乳头边缘纵行切口

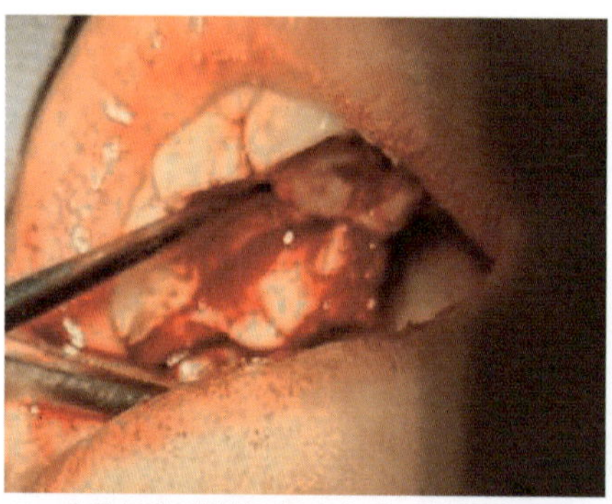

D　去骨暴露11腭侧倒置多生牙，使用牙挺挺松

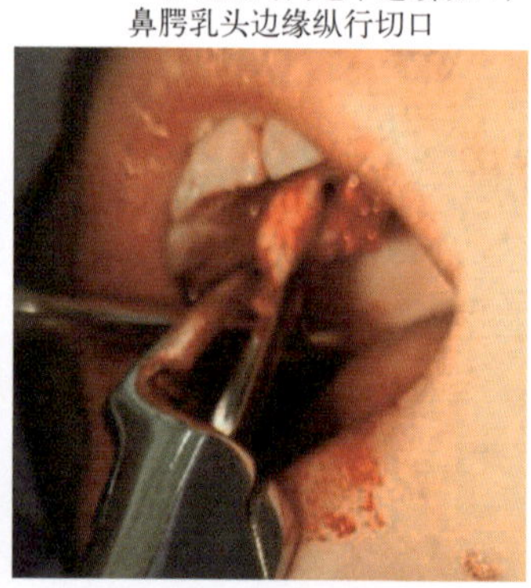

E　牙钳拔除11腭侧倒置多生牙

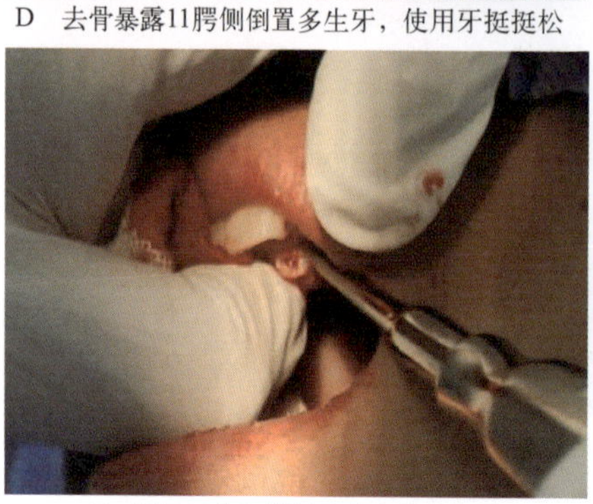

F　牙挺挺松21腭侧已萌出的多生牙

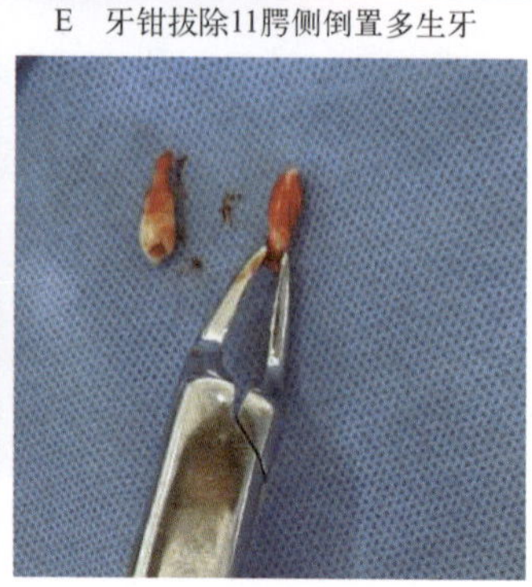

G　拔除的多生牙两枚

图12-1-3　上颌前牙区腭侧多生牙两枚的拔除

### （二）腭侧切口的缝合

腭侧切开翻瓣后需要进行缝合，一般间断缝合常常会导致腭侧黏骨膜出血严重，出现血肿等可能，因此可采用交叉外8字褥式缝合的方式进行压迫缝合，以使腭侧的黏骨膜瓣紧贴骨面。

自天然牙的颊侧近中或远中邻牙间隙进针（图12-1-4A中①），不损伤牙龈乳头，从腭侧黏骨膜瓣根方的远中或近中（图12-1-4A中②）向反方向（图12-1-4A中③）出针，然后缝合针自天然牙的远中或近中邻牙间隙向颊侧出针（图12-1-4B中④），颊侧打结即可。第二针（图12-1-4C中⑤）与第一针在腭侧黏骨膜瓣侧有部分重叠（图12-1-4C中⑥、⑦）。

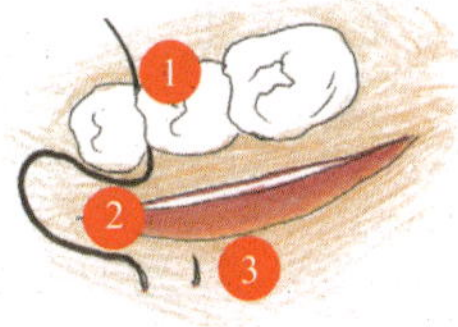


A 天然牙的颊侧近中或远中邻牙间隙进针，从腭侧黏骨膜瓣根方的远中或近中向反方向出针

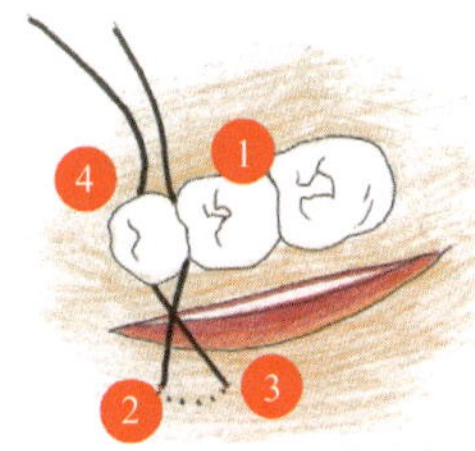


B 缝合针自天然牙的远中或近中邻牙间隙向颊侧出针，颊侧打结即可

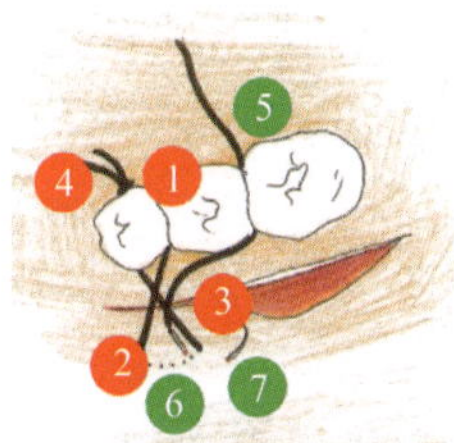


C 第二针与第一针在腭侧黏骨膜瓣侧有部分重叠

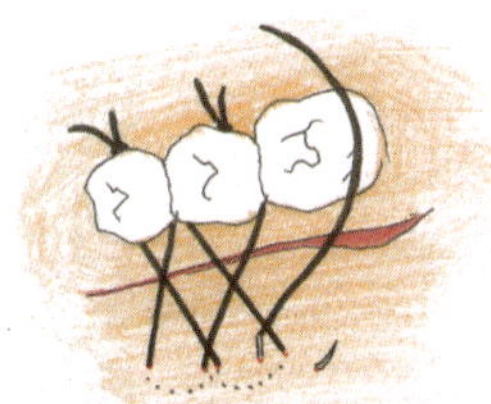

D 第二针颊侧牙龈乳头处打结

图12-1-4 腭侧切口的缝合

### （三）唇侧切口

当多生牙或阻生牙位置偏唇侧时，则采用唇侧黏骨膜瓣切口。如前文所述，采用梯形或角形切口，牙槽嵴顶正中切口或龈沟内切口，垂直切口或纵向切口放在远中。

图12-1-5示病例，患者男，8岁，以“右侧上颌前牙脱落1年”为主诉就诊。全景片及CBCT示：11、21水平阻生，经正畸医师会诊后，助萌牵引较为困难，建议拔除。治疗计划：牙槽嵴顶正中切口，去除部分骨质后见12水平阻生，拔除12后见牙根未发育完全，且牙根弯曲，暴露11牙冠，可见其呈90°唇侧倾斜，牙根弯曲，遂使用外科手机分割进行分段拔除，手术流程如图12-1-5所示。

图12-1-6示病例，患者男，14岁。以“上颌前牙脱落8年”为主诉就诊。专科检查：11缺失，口内未见异常。余牙未见异常。全景片示：11埋伏倒置阻生。CBCT示：11倒置埋伏阻生，牙根弯曲，且短。正畸医师会诊后建议拔除。治疗计划：13-12唇侧龈沟内切口，13唇侧远中纵型切口。翻瓣后暴露11牙冠，可见11位于鼻底。使用牙挺向唇侧挺松患牙后，牙钳拔除。

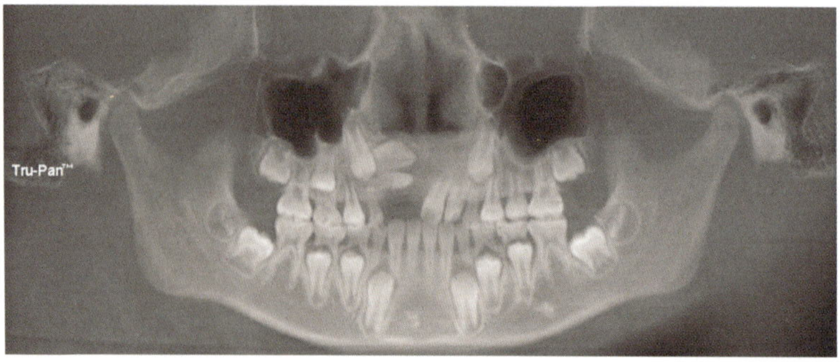


A　全景片示11、21水平阻生

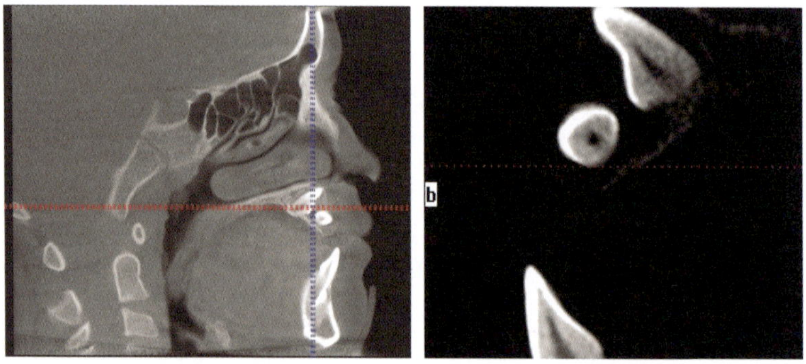


B　CBCT示11唇侧90°倾斜阻生，且牙根弯曲，较短，12水平阻生位于11冠方

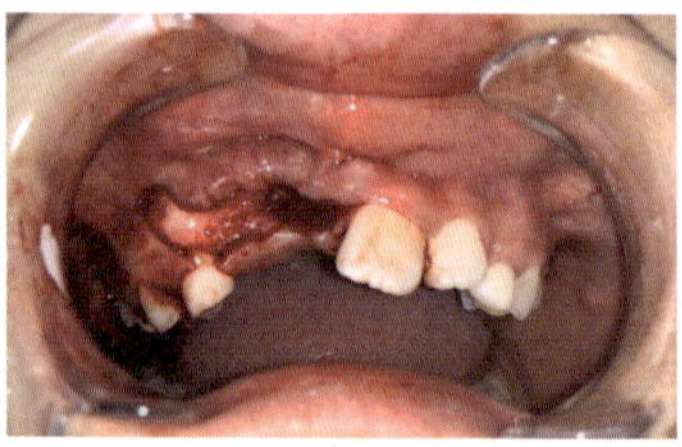

C　53-21牙槽嵴顶正中切口，
53颊侧龈沟内切口，远中纵行延长切口

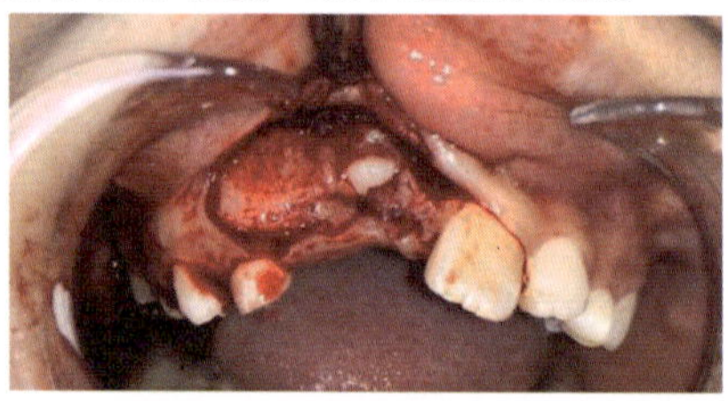

D　暴露水平阻生的12，见12位于11冠方

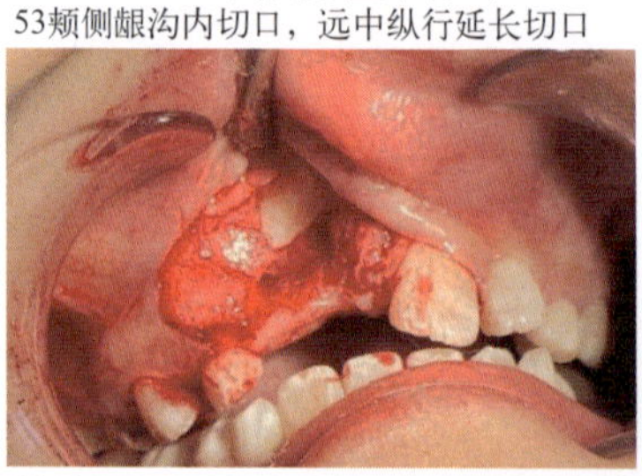

E　拔除12后，暴露11牙冠，见牙冠呈90°唇侧倾斜，用外科手机分割牙体组织，分别挺松取出

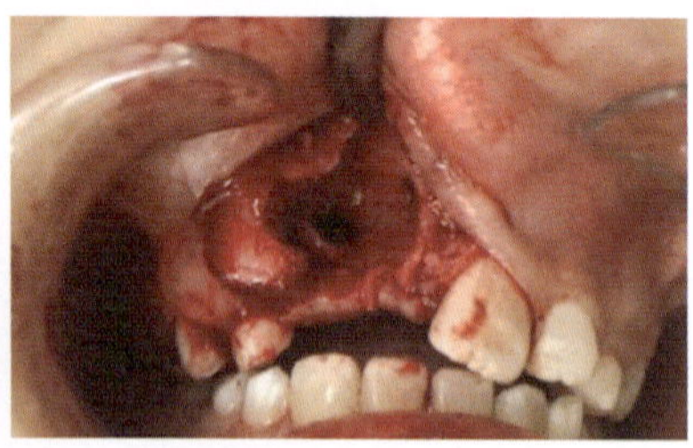

F　完整拔除11、12后的牙槽窝

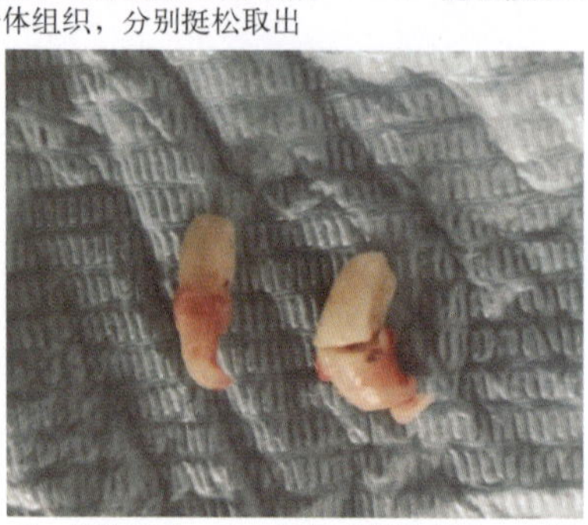

G　拔除后11、21，可见牙根均弯曲，且短

图12-1-5　11、21水平阻生通过唇侧切口拔除

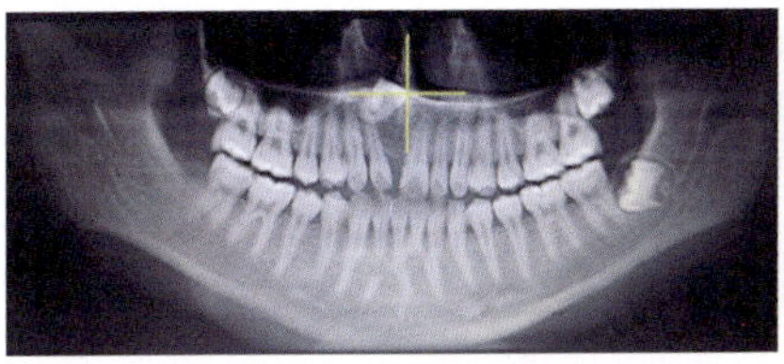

A　全景片示11倒置埋伏阻生

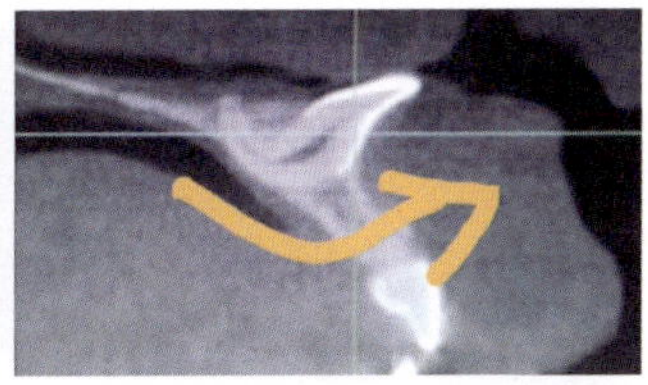

B　CBCT示11牙根弯曲与牙体长轴呈90°

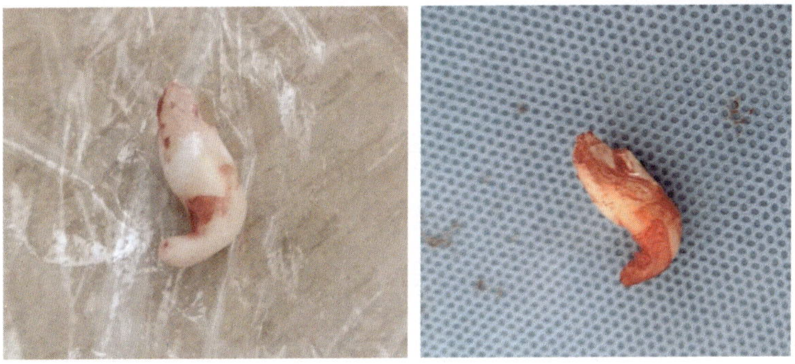

C　拔除后的11

图12-1-6　11埋伏倒置阻生通过唇侧切口拔除

## 三、上颌埋伏多生牙/阻生牙的拔除病例

### （一）上颌前牙倒置阻生

图12-1-7所示病例，患者女，8岁，以“上颌前牙脱落1年”为主诉就诊。专科检查：替牙期。11已萌，21未见。

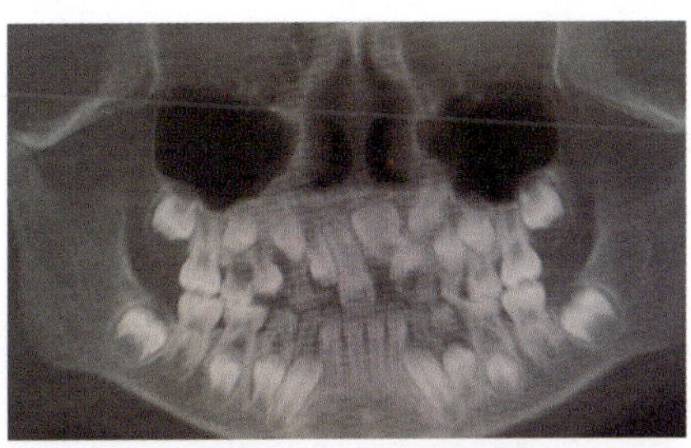

A　术前全景片示21倒置埋伏阻生

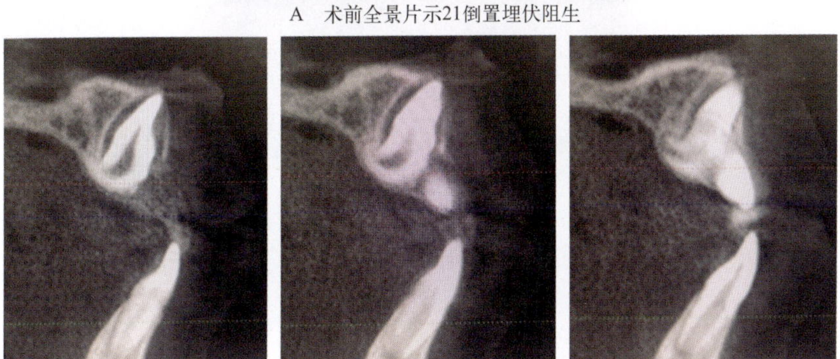

B　术前CBCT示：21倒置埋伏阻生，牙根发育短，且弯曲与牙体长轴呈90°，根尖孔呈喇叭口状

图12-1-7

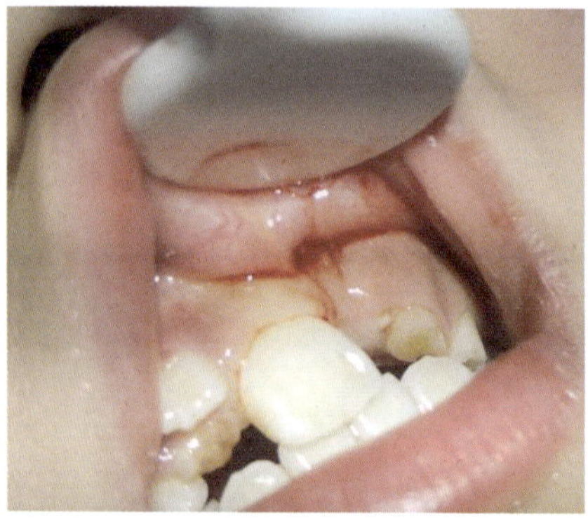

C　术前口内照片

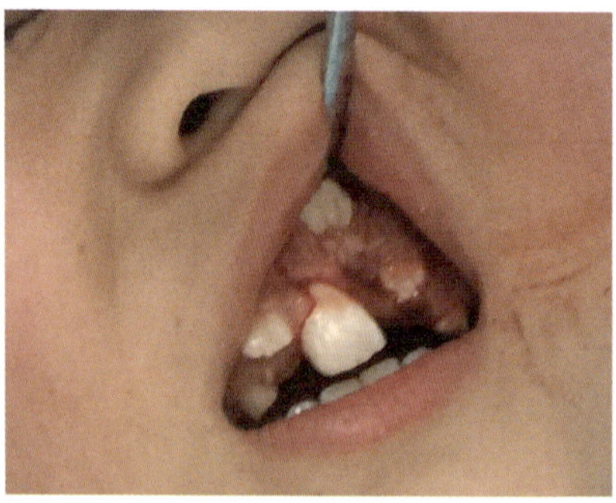

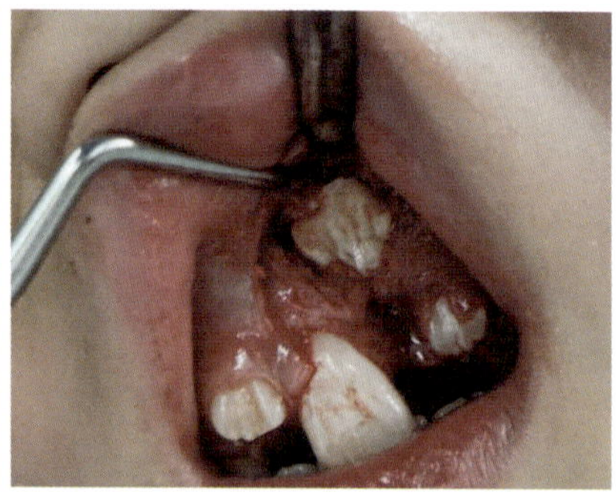

D　切开翻瓣，暴露21牙冠，分割牙体组织，分段取出

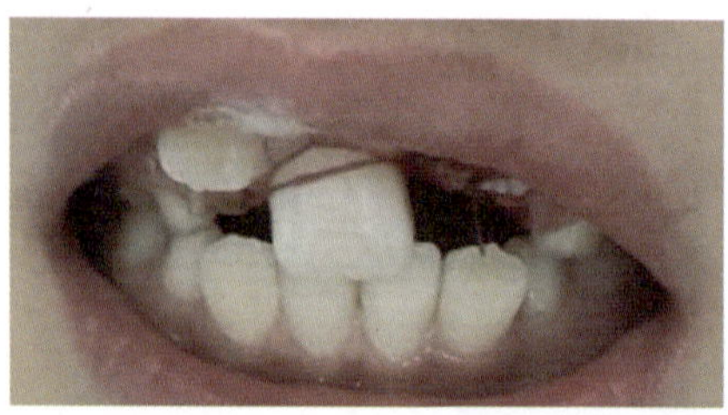

E　拔除倒置埋伏21

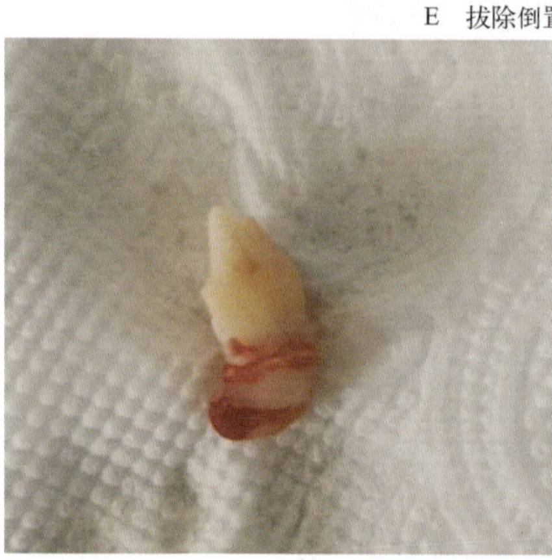

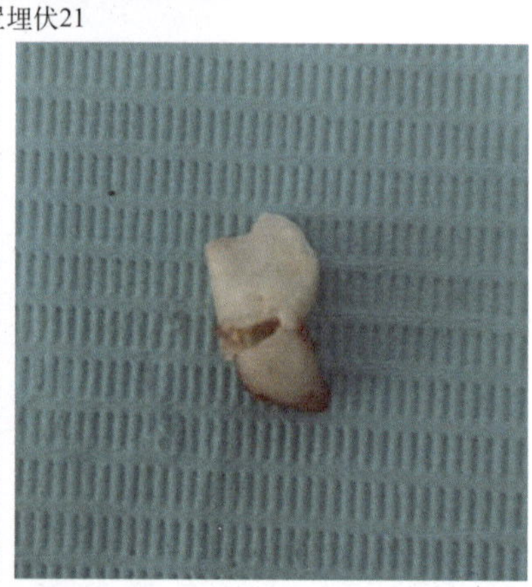

F　拔除后的倒置埋伏21

图12-1-7　21倒置埋伏阻生的拔除

### （二）上颌前牙倒置埋伏阻生拔除

患者女，11岁，以“上颌乳牙残根6年，恒牙未萌3年”为主诉就诊。专科检查：替牙

期。41残根，11未见。21已萌（图12-1-8）。

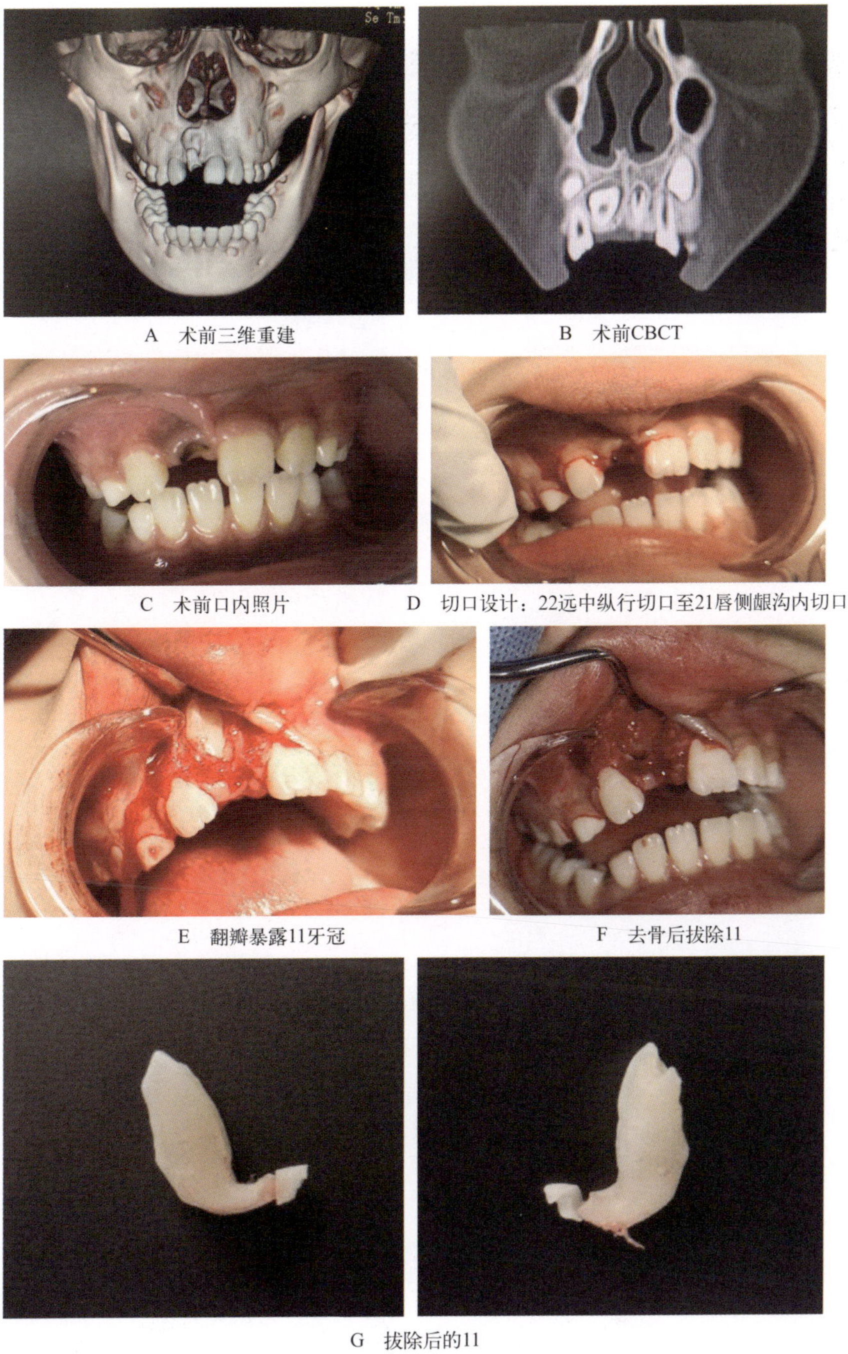

A　术前三维重建　B　术前CBCT

C　术前口内照片　D　切口设计：22远中纵行切口至21唇侧龈沟内切口

E　翻瓣暴露11牙冠　F　去骨后拔除11

G　拔除后的11

图12-1-8　上颌前牙倒置埋伏阻生拔除

（三）上颌前牙倒置埋伏阻生拔除后位点保存病例

患者女，9岁。以“上颌前牙脱落2年，恒牙未萌1年”为主诉就诊。专科检查：21未见，22近中倾斜，21倒置埋伏阻生且牙根弯曲，正畸牵引难度较大。经与患儿家属沟通后，局麻下拔除21倒置阻生牙，并使用骨代用品填塞创面，为后期正畸做好基础，手术流程如图12-1-9所示。

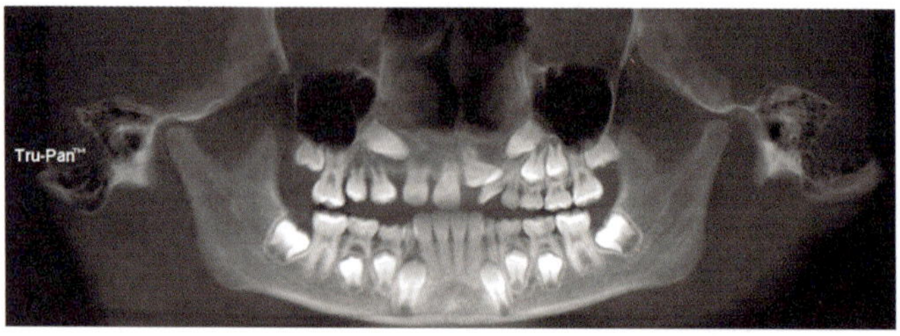


A 术前全景片示21倒置阻生

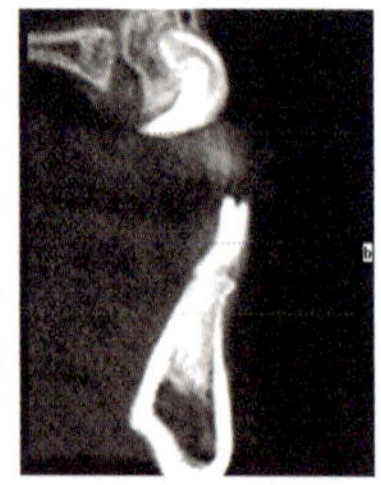

B 术前CBCT示21牙根弯曲与牙体长轴呈90°

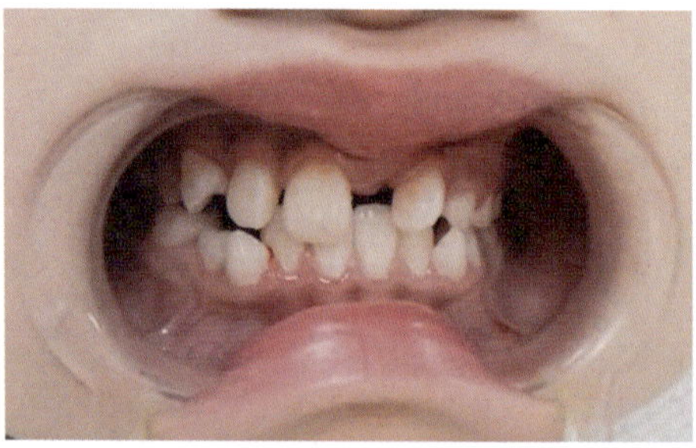

C 术前口内照片

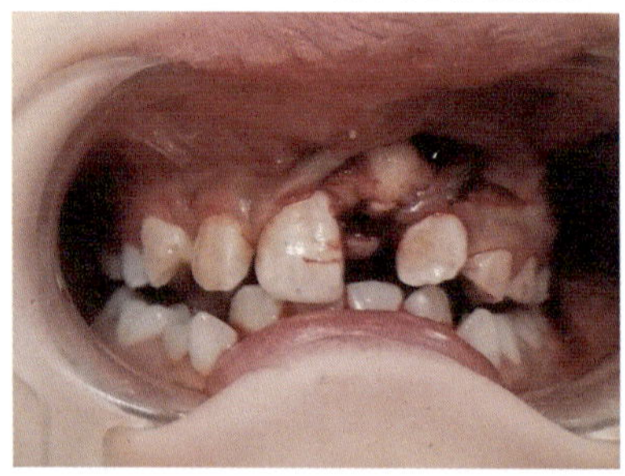

D 切开翻瓣，11近中龈沟内切口，22近中倾斜

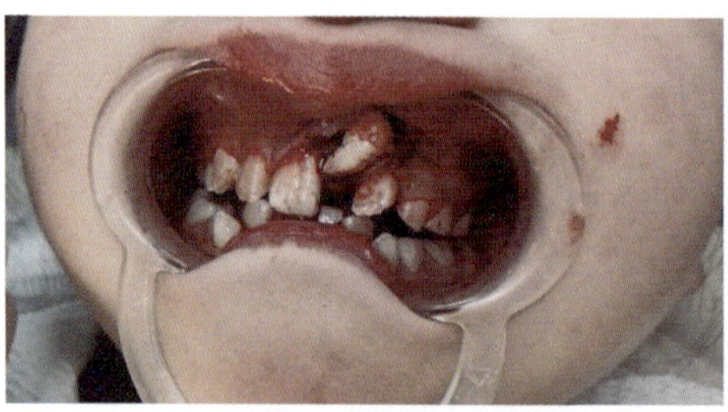

E 牙挺挺松21并拔除

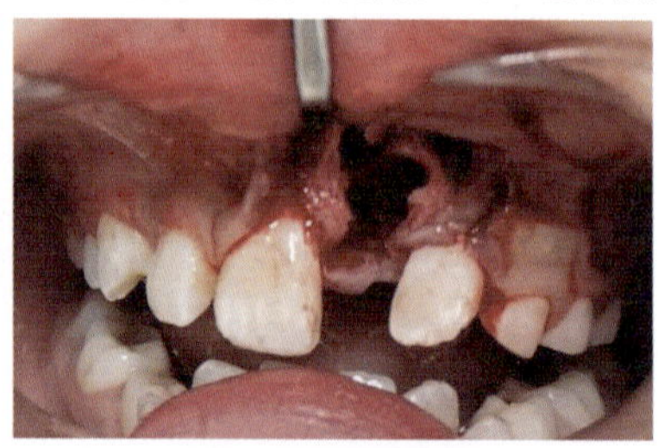

F 彻底搔刮牙槽窝

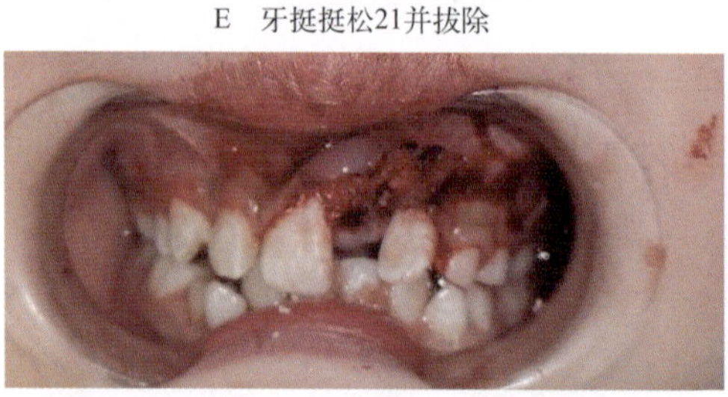

G 填入骨粉

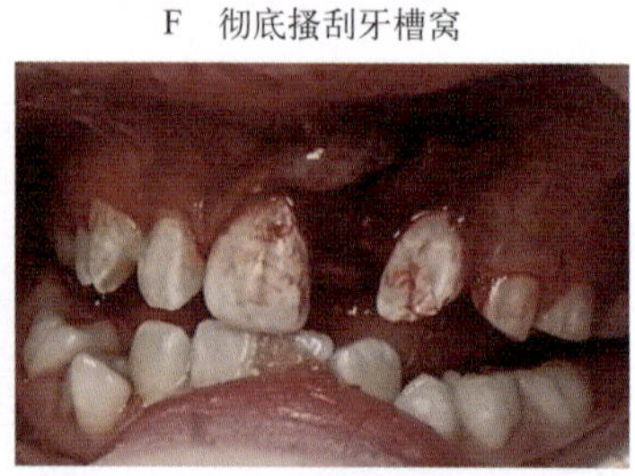

H 覆盖骨膜

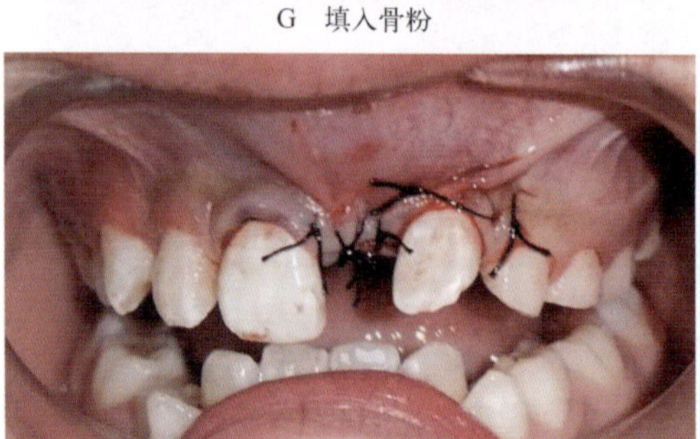

I 拉拢缝合

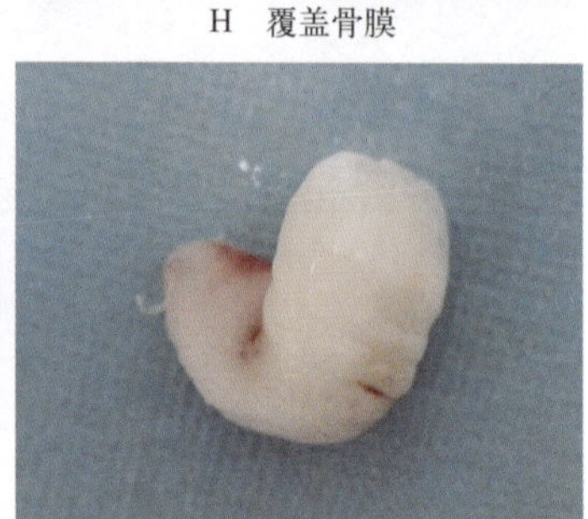

J 拔除的牙

图12-1-9 上颌前牙倒置埋伏阻生拔除后位点保存

### （四）上颌前牙区倒置阻生牙拔除术

患者男，14岁。发现上前牙倒置埋伏阻生1年。全景和CT示：11倒置埋伏阻生，12腭侧多生牙一枚。如图12-1-10，局麻下切口设计为牙槽黏膜的弧形切口，翻瓣后暴露牙冠，拔除11。同时拔除腭侧多生牙。

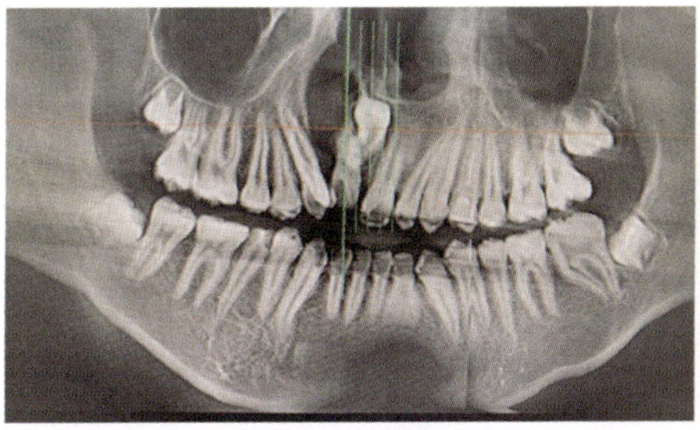

A　全景片示11倒置埋伏阻生

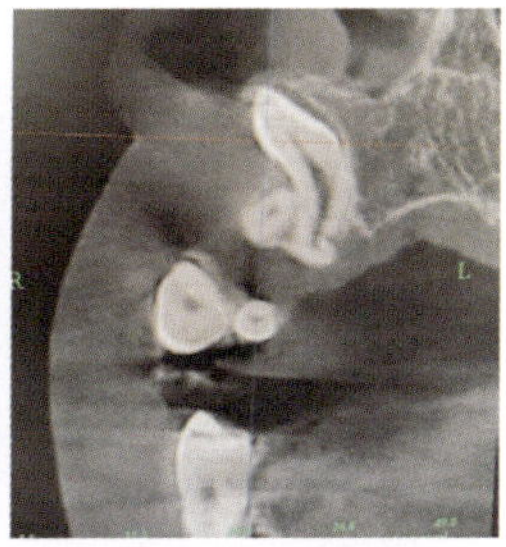

B　CBCT示11牙根弯曲，腭侧可见多生牙一枚

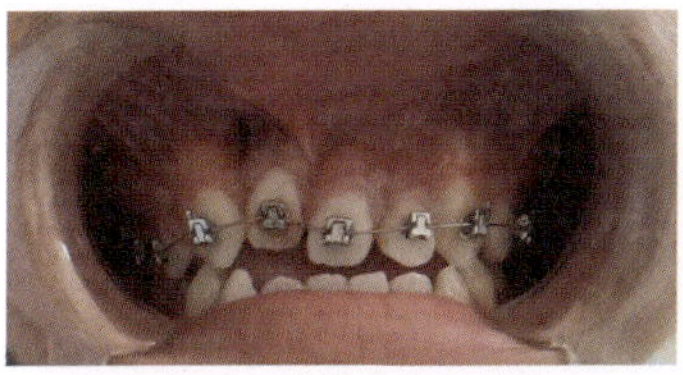

C　术前口内照片

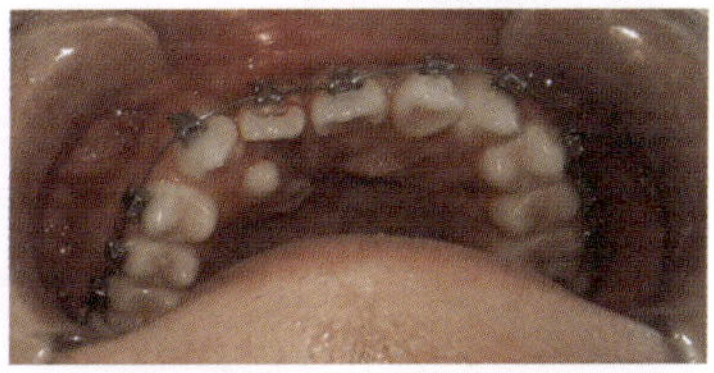

D　12~13腭侧可见已萌出多生牙一枚

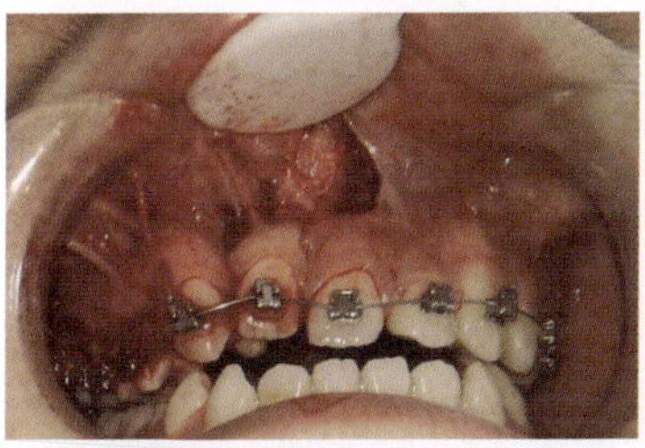

E　膜龈联合处弧形切口，翻全厚瓣

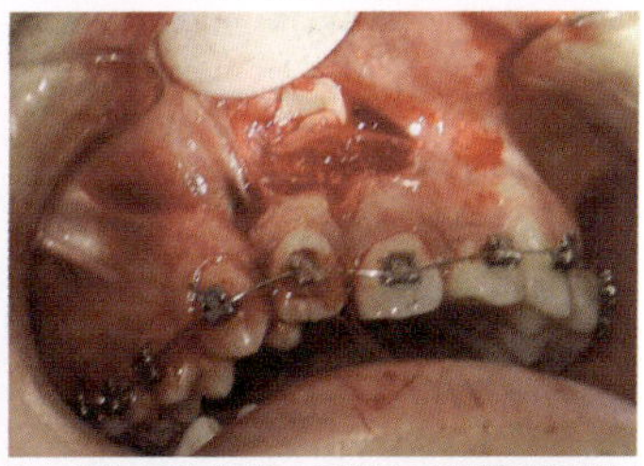

F　去除部分骨质，可见11倒置埋伏牙冠

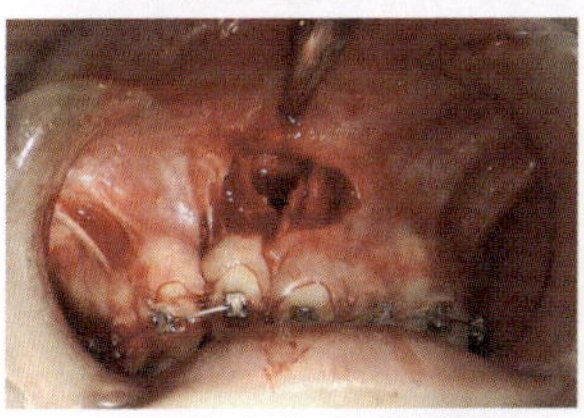

G　牙挺挺松后牙钳拔除

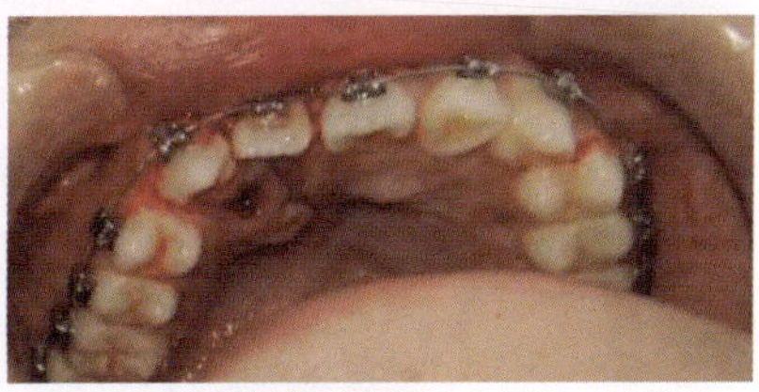

H　12~13牙挺挺松腭侧多生牙后，拔除之

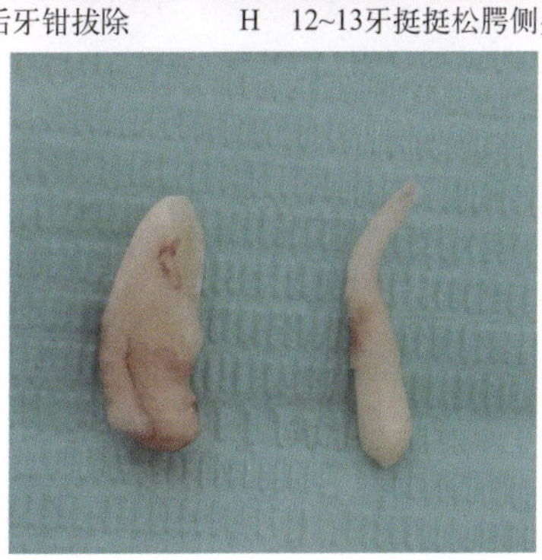

I　拔除的11倒置埋伏阻生牙一枚，12~13腭侧多生牙一枚

图12-1-10　上颌前牙区倒置阻生牙拔除

Chapter 13

# 第十三章

# 拔牙术后并发症及其处理

## 第一节 拔牙后的检查及处理

### 一、拔牙后的检查

（1）牙冠及牙根等牙体组织完整性确认

① 确认牙冠或牙根等牙体组织的完整性：在拔牙后，医生通常会密切关注伤口处理，但有时会忽略检查拔出的牙齿组织是否完整。他们可能会遗忘或忽略，由于在切割牙齿组织时先取出远端部分，近中部分的牙冠可能会遗留在牙槽窝内。

如图13-1-1所示，一位医生在拔除左侧下颌智齿后，未对牙冠、牙根等牙齿组织进行检查。在后期复查时，发现近中部分的牙冠残留在牙槽窝内。

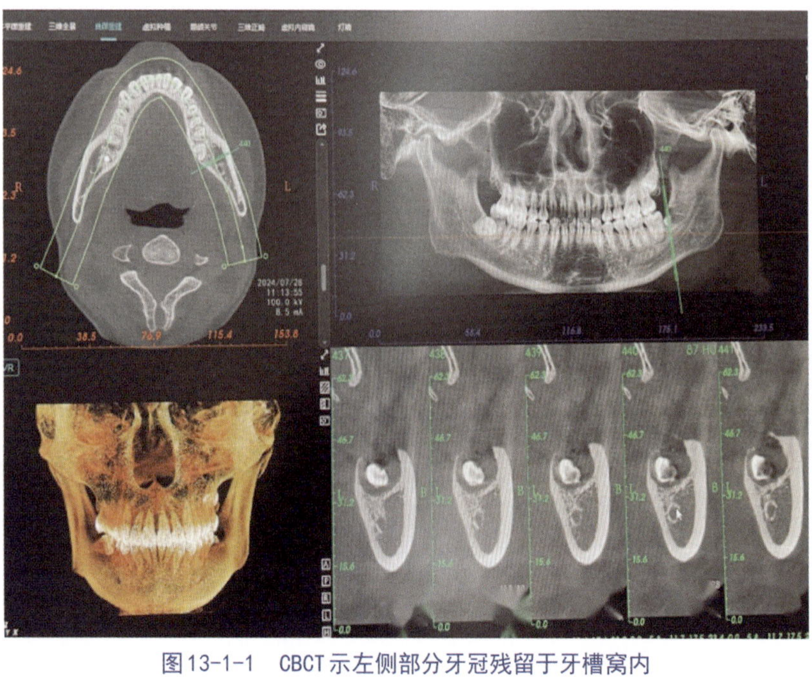

图13-1-1　CBCT示左侧部分牙冠残留于牙槽窝内

如图13-1-2所示，笔者在拔除左侧低位水平埋伏智齿时，发现牙冠不完整，遂拍摄全景片，发现近中部分牙冠组织残留，后取出。

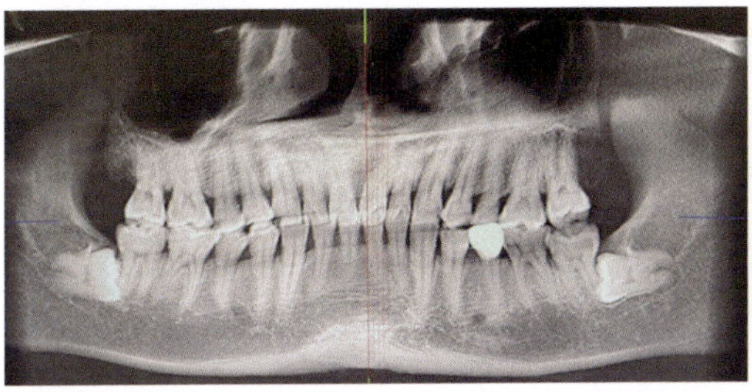

A　全景片示左侧下颌低位水平埋伏智齿

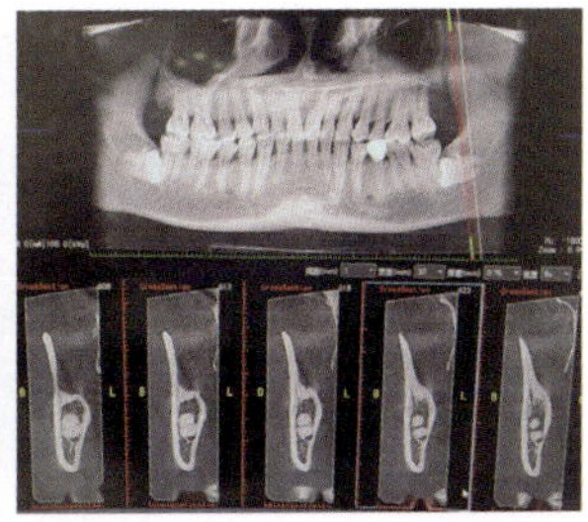

B　CBCT示左侧下颌低位水平埋伏智齿牙根毗邻下牙槽神经管

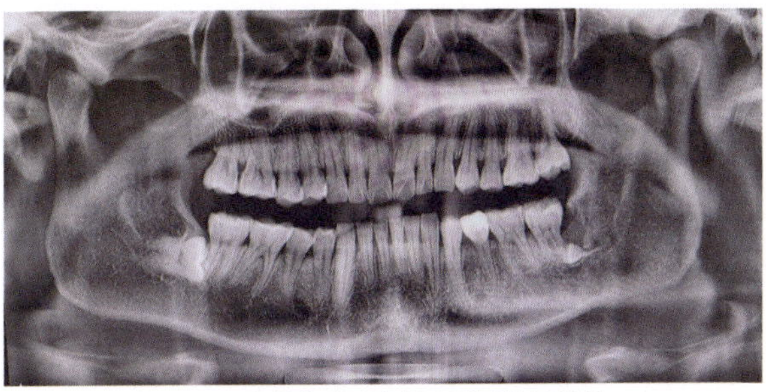

C　全景片示近中部分牙冠组织残留

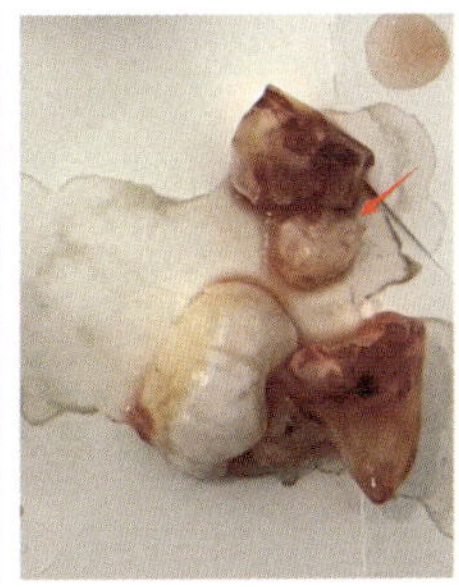

D　红色箭头标记为取出的遗留残片

图13-1-2　拔除智齿后部分牙冠残留组织的取出

② 牙根折断时也常有部分牙根残留于牙槽窝内。

③ 处理：在拔除牙齿后，必须仔细地将拔除的牙齿重新拼凑起来，以检查是否有折断或牙体组织残留在牙槽窝中；其次，如果医生怀疑有部分牙体组织残留或无法确定时，最好通过拍摄X线片来确认；此外，如果医生无法完全拔除残留的牙体组织，也可以使用外科手机将这些残留的牙体组织磨除。

（2）无法看清是否有残留的牙体组织时，可使用大量生理盐水冲洗，或使用棉球擦拭牙槽窝后，再决定具体处理措施。

（3）彻底清除牙槽窝内的肉芽组织

① 部分埋伏智齿或牙周病患牙，牙齿周边可能会存在炎性肉芽组织，对于这些肉芽组织应使用刮匙刮除干净（图13-1-3）。

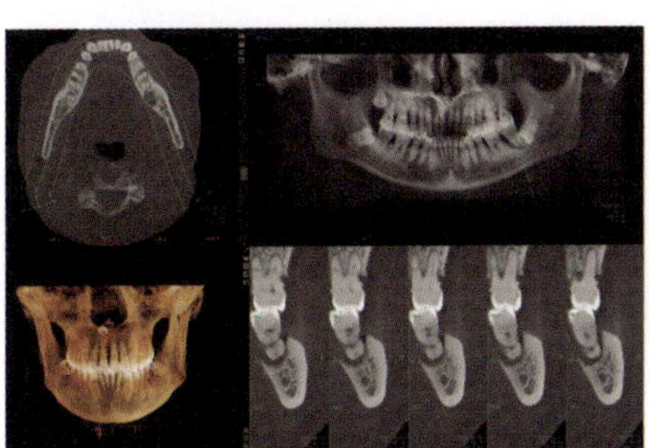

A　右侧下颌第二磨牙与智齿可见根尖阴影

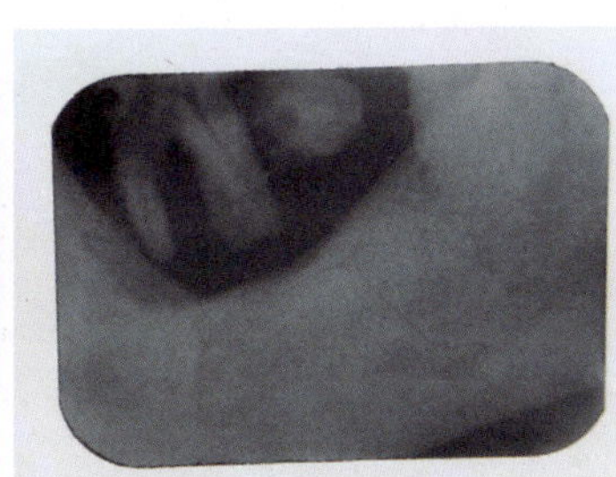

B　根尖片示智齿成漂浮状

图13-1-3

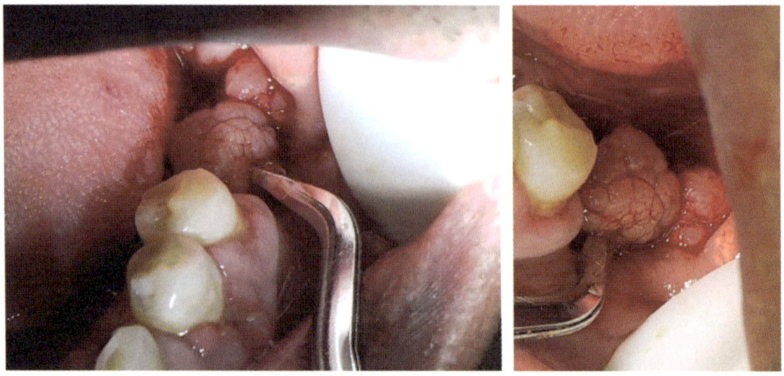

C　智齿拔除后松软的肉芽组织　　D　刮除肉芽组织

图13-1-3　炎性肉芽组织的刮除

② 当智齿位置埋伏较低或近中倾斜时，在第二磨牙远中及智齿牙冠周边可能存在部分牙囊，此时应使用小血管钳夹持牙囊，并用刮匙或小剪刀去除，保留健康的软组织边缘。

③ 有时因患牙牙周炎较严重，有大量的肉芽组织存在，而使用刮匙时常常难以触及骨壁，因此使用刮匙或骨膜剥离子进行刮除炎性肉芽组织或牙囊时，经常使用左手握持血管钳夹持肉芽组织，然后使用右手紧握刮匙或骨膜剥离子沿牙槽窝内壁边界进行刮除，此时大多数可轻松完整刮除病变组织（图13-1-4、图13-1-5）。

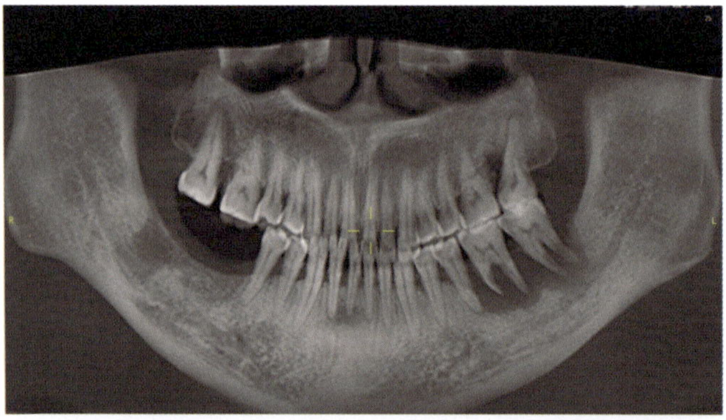

A　全景片示左侧下颌第一、二磨牙根尖可见大量阴影

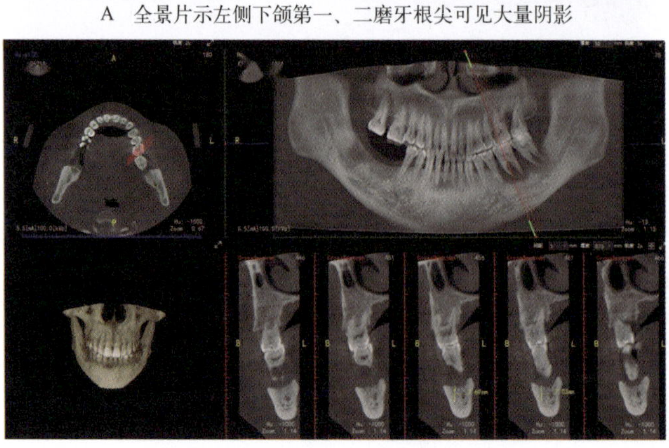

B　CBCT示左侧下颌第一、二磨牙根尖可见大量阴影

图13-1-4　大量肉芽组织的影像学

④ 对于部分残留附着于骨壁的肉芽组织或牙囊，有时容易碎裂，难以刮除，此时可使用血管钳夹持去除。

如图13-1-6所示病例，患者左侧下颌智齿牙根周边阴影，遂于局麻下拔除左侧下颌智齿，术中见大量肉芽组织增生，遂使用刮匙沿牙槽窝内壁周边完整刮除，后送病理检查示炎性肉芽组织。

（4）确认牙槽窝周边骨壁或牙槽间隔有无尖锐突起，可使用戴手套的右手触及牙槽窝周边硬组织，如有尖锐突起，应使用咬骨钳或球状车针进行修整。

（5）大量生理盐水冲洗牙槽窝　因使用外科手机涡轮机钻进行去骨和分割牙齿，有部分碎屑可能残存于牙槽窝中，因此应使用大量生理盐水冲洗牙槽窝，避免碎屑残留，影响牙槽窝愈合。

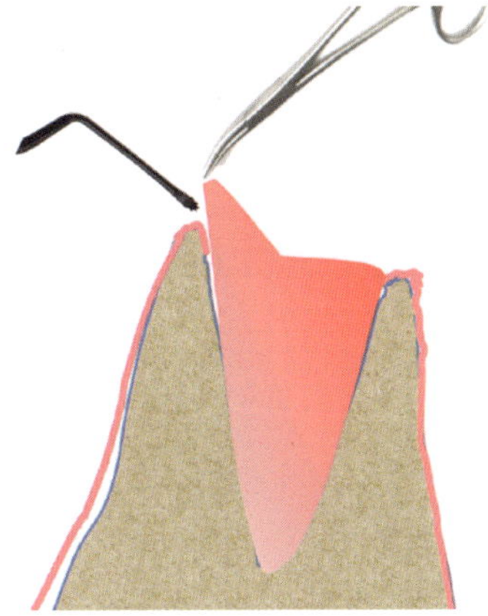

图13-1-5　医师左手持血管钳夹持肉芽组织，右手紧握刮匙沿牙槽窝内壁完整刮除肉芽组织

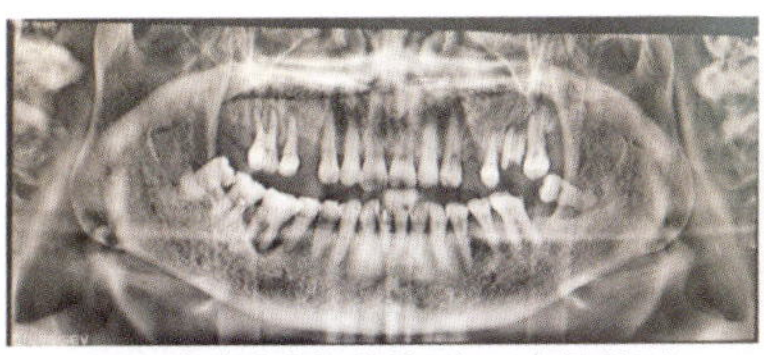

A　患者左侧下颌智齿，全景片可见根尖周边低密度影

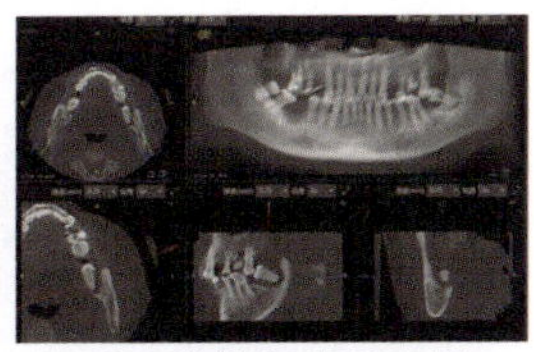

B　术前CBCT示左侧下颌智齿根周边阴影

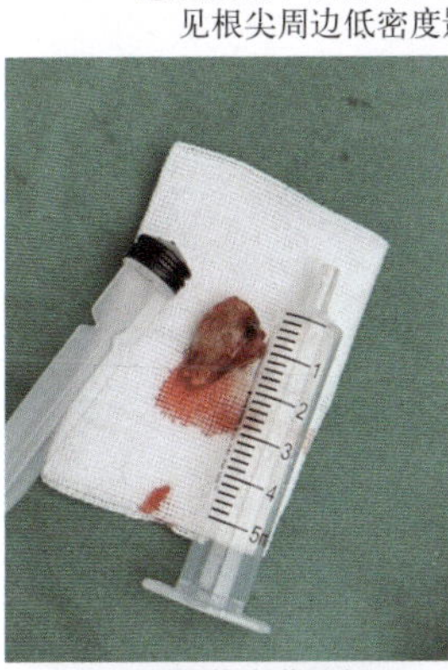

C　刮除的肉芽组织

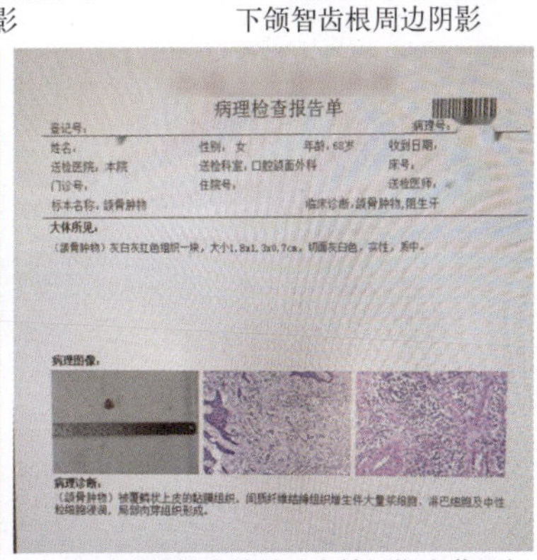

病理检查报告单

登记号：　病理号：

姓名：　性别：女　年龄：68岁　收到日期：

送检医院：本院　送检科室：口腔颌面外科　床号：

门诊号：　住院号：　送检医师：

标本名称：颌骨肿物　临床诊断：颌骨肿物，阻生牙

大体所见：

（颌骨肿物）灰白灰红色组织一块，大小1.8x1.3x0.7cm，切面灰白色，实性，质中。

病理图像：

病理诊断：

（颌骨肿物）被覆鳞状上皮的黏膜组织，间质纤维结缔组织增生伴大量浆细胞、淋巴细胞及中性粒细胞浸润，局部肉芽组织形成。

D　术后病理检查结果示炎性浸润肉芽组织

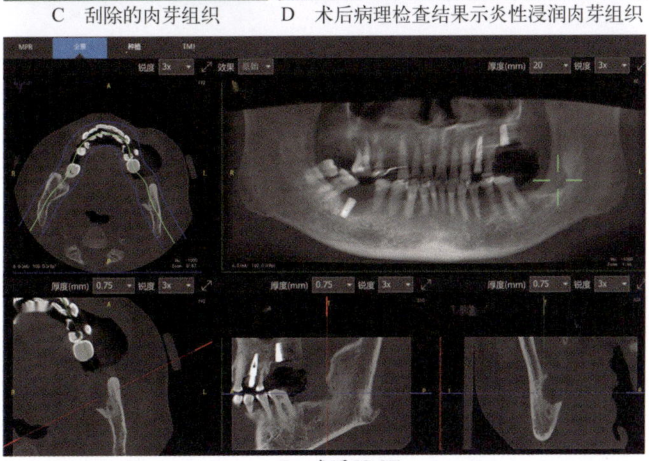

E　术后CBCT

图13-1-6　左侧下颌智齿根尖炎性肉芽组织的刮除

其次检查牙槽窝周边骨壁有无松动骨片残留，如有松动骨片应去除；再者检查周边重要解剖结构，如有无下牙槽神经暴露、上颌窦有无穿通等；有无活动性出血，如有出血应进行彻底止血，待血液充盈牙槽窝后缝合。

（6）复位切开的黏骨膜瓣，缝合创面后，可使用干棉球压迫磨牙后垫创面，检查近中溢出道是否通畅，同时置棉球于牙槽窝顶嘱患者咬紧，压迫止血。

## 二、拔牙后向患者交代的注意事项

### （一）医师应向患者交代的注意事项

#### 1. 出血

术后24～48小时，创面一般会有不同程度的渗血（图13-1-7）。应告知患者唾液中有红色血丝属于正常现象，不必过于担心。因患者对于拔牙后出血或渗血了解相对较少，医师应向患者积极解释，消除患者疑虑。如有口内都是鲜血且压迫后仍有出血的情况，应及时就诊复查。或术后给予患者纱布或棉球，必要时可延长压迫时间，尤其是患者服用抗凝药物、凝血功能异常等情况。医师应在拔牙后观察患者30～40分钟，检查创面有无明显活动性出血或渗血，如无异常再让其离开。

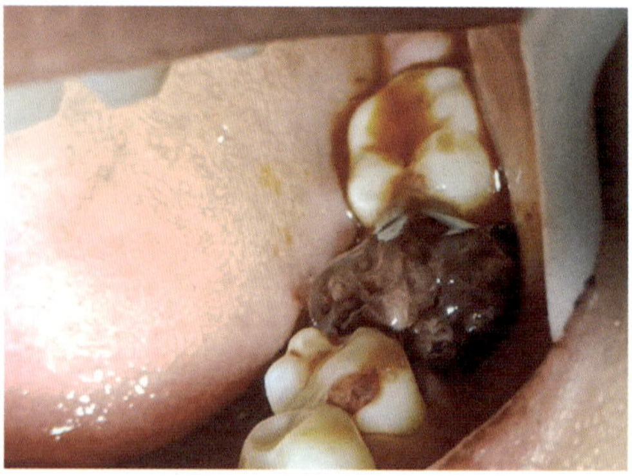

图13-1-7　拔牙后牙槽窝内松软的血凝块

#### 2. 疼痛

术后麻药作用消失后，稍有疼痛是正常现象。应告知患者术后可能有疼痛，因患者对于疼痛的感受程度不同，因此可嘱患者备有止痛药（常用布洛芬、双氯芬酸钠等）。但是术后疼痛应是逐渐减轻的，术后2～3天应有好转，甚至疼痛消失。嘱患者如有术后2～3天疼痛持续或加重，并呈放射痛、夜间痛等情况时，及时复诊，排除干槽症的可能性。医师也可根据自身的技术水平和牙齿拔除的难易程度，当可能手术时间较长时，在术前30分钟给予止痛药，避免手术时间过长，患者的感受欠佳，术后再次给予一次止痛药物。

#### 3. 消炎药

因口腔内环境存在大量细菌为污染创面，属于二类切口。因此，术后应常规给予消炎药物，以预防感染。尤其是患者有糖尿病病史、心内膜炎、年龄较大或全身状况不佳时，应术前给予抗炎药物预防感染。也有医师认为，拔牙是小手术，患者全身状况好，且无明显感染迹象，可不给予抗炎药物。一般消炎药物常用罗红霉素和甲硝唑或头孢菌素类药物和甲硝唑。如术中去骨较多、创伤较大、手术时间较长的患者，必要时可术后给予输液抗感染治疗。

#### 4. 麻木

术中使用局麻药物，患者是感觉麻木的。一般麻药代谢的时间是2小时左右，因此大多数麻木是暂时的。如果患牙毗邻下牙槽神经，有神经损伤的可能，应术前向患者说明。应告知患者术后24～48小时，如仍有下唇或舌麻木，需要及时复诊检查（图13-1-8）。

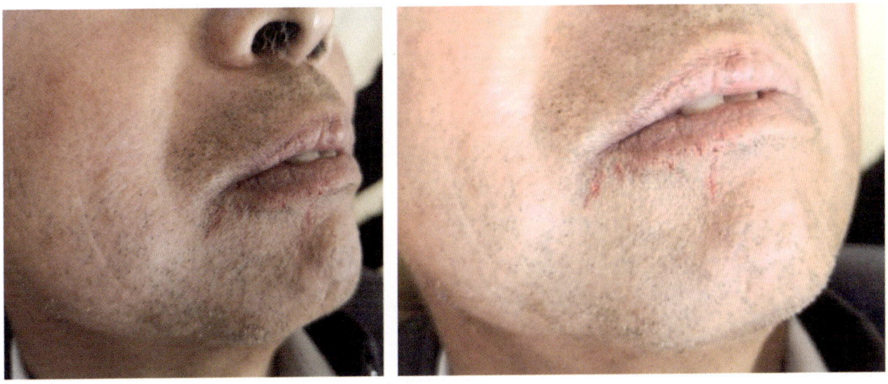

图13-1-8　患者所示的下唇麻木范围

5. 发热

拔牙后有部分患者会出现发热的情况，其一，口腔是大量细菌存在的污染环境，拔牙后的出血可能造成患者机体一过性的菌血症；其二，拔牙也属于创伤，也会因患者机体功能下降而出现细菌感染；尤其是在患者全身状况不佳，或机体抵抗力较弱时发生。但是拔牙本身所引起的发热应与拔牙术后感染引起的发热相鉴别。拔牙引起的发热一般是低热，极少超过38.5℃，术后24～48小时多见，一般通过服用抗感染药物即可，如果超过38.5℃，需口服退热药物，如布洛芬。而拔牙术后感染所致的发热，除全身状况外，同时也可伴有局部症状，如张口受限、局部肿胀、皮肤发红等（图13-1-9）。

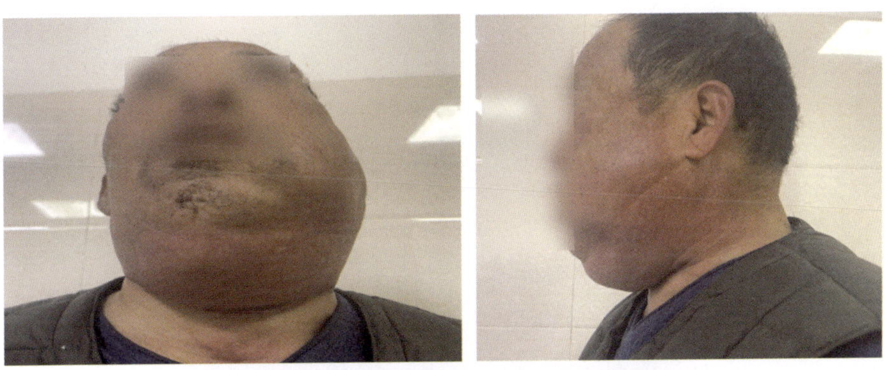

A　智齿冠周炎左侧咬肌间隙感染的患者

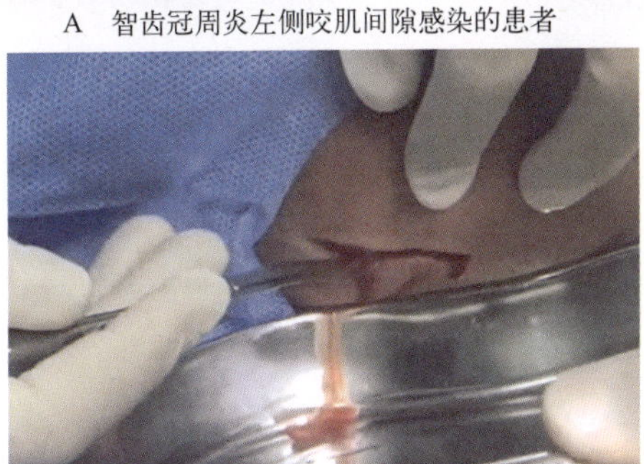

B　患者智齿冠周炎继发左侧咬肌间隙感染，切开后可见黄白色脓液

图13-1-9　智齿冠周炎继发左侧咬肌间隙感染

6. 皮下或黏膜下瘀斑

拔牙后因其创伤程度不同，可能会有部分患者出现皮下或黏膜下淤血，从而出现瘀斑的可能（图13-1-10）。在行上牙槽后神经阻滞麻醉或下牙槽神经阻滞麻醉时出现刺破静脉丛或周边组织血管所致的血肿，其原因是注射针刺破静脉出血。而拔牙常见的皮下或黏膜下瘀斑，大多数可局部静脉出血或渗出液浸润周边。大多数没有明显症状，多数有皮下或黏膜下淤血，有时呈黑青或青紫色，无须特殊处理，一般3～5天后会逐渐吸收而恢复正常。所以术后应向患者交代有术后淤血或瘀斑的可能，如果有也不必过于担心，没有则属于正常。术后48小时内冷敷可减少出血或疼痛。

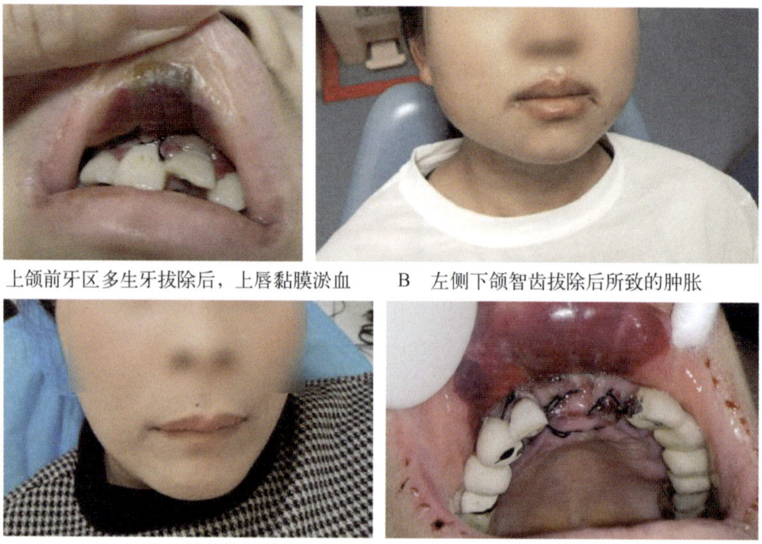

A　上颌前牙区多生牙拔除后，上唇黏膜淤血　　B　左侧下颌智齿拔除后所致的肿胀

C　上唇术后所致的肿胀　　D　上唇术后所致的黏膜淤血

图13-1-10　拔牙后出现黏膜淤血及肿胀

## （二）医师应告知患者需要注意的事项

1. 拔牙后的饮食

拔牙后的饮食应以冷温食物为主的清淡饮食，避免进食辛辣刺激食物等。辛辣刺激饮食进食后可刺激血管扩张，可能会诱发出血或感染。图13-1-11所示病例为某患者行右侧下颌第一磨牙种植手术，种植后根尖片显示位置良好。1周后患者自述进食火锅后出现右侧第一磨牙颊侧出现发红疼痛等症状，复查发现植体周边有阴影，不排除术后感染的可能。因此拔除种植体刮除肉芽组织，待3个月后再行种植手术，最后戴入最终修复体。

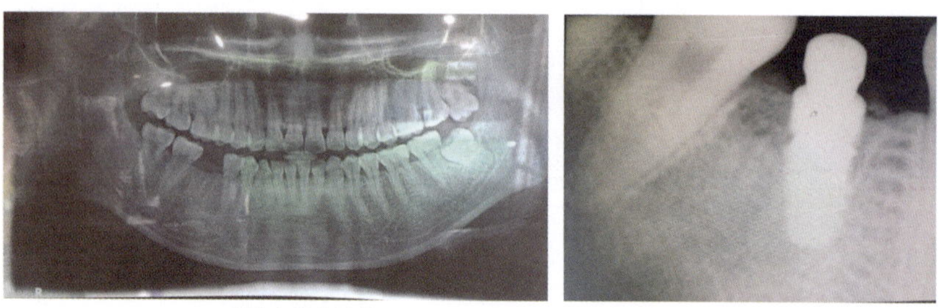

A　种植之前全景片　　B　种植之后即刻根尖片

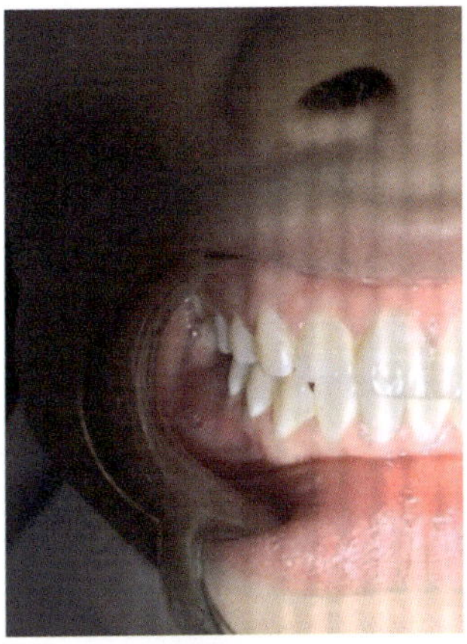

C　种植手术术后1周

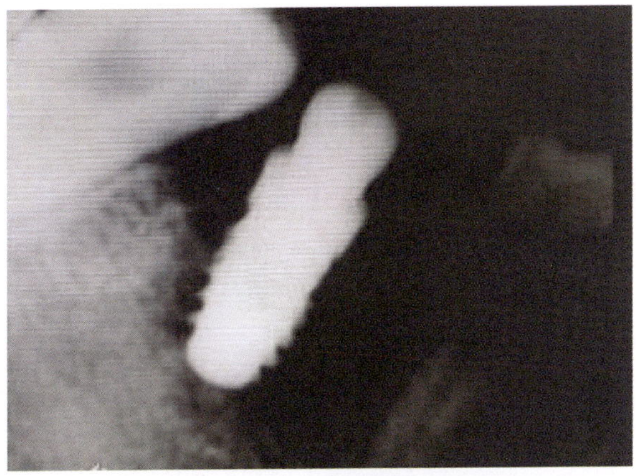

D　种植术后1周拍摄根尖片

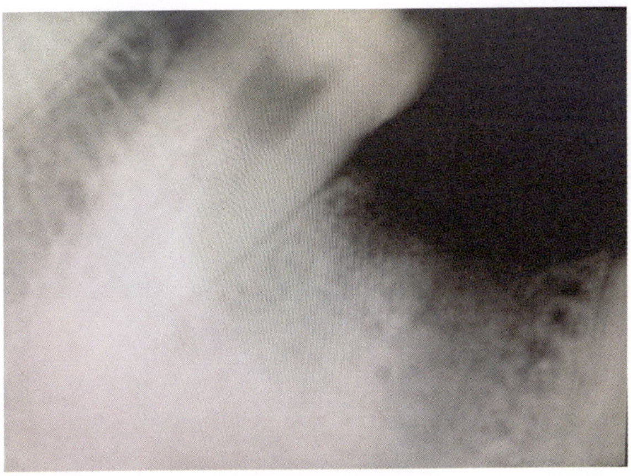

E　种植体取出后3个月

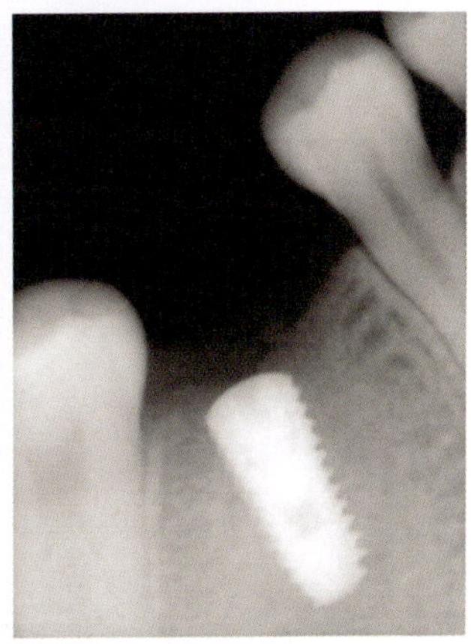

F　再次种植术后4个月

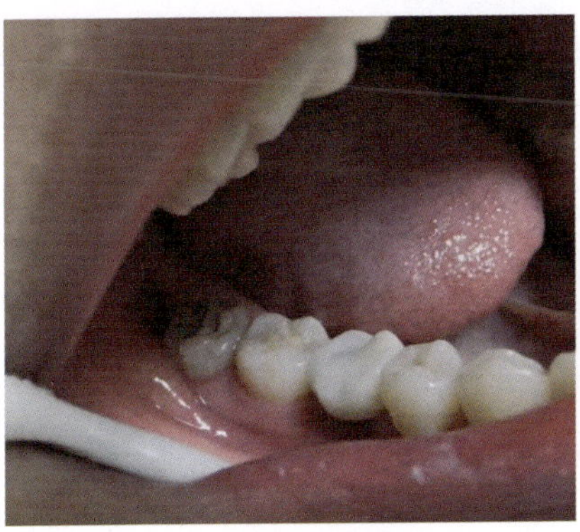

G　牙冠最终戴入

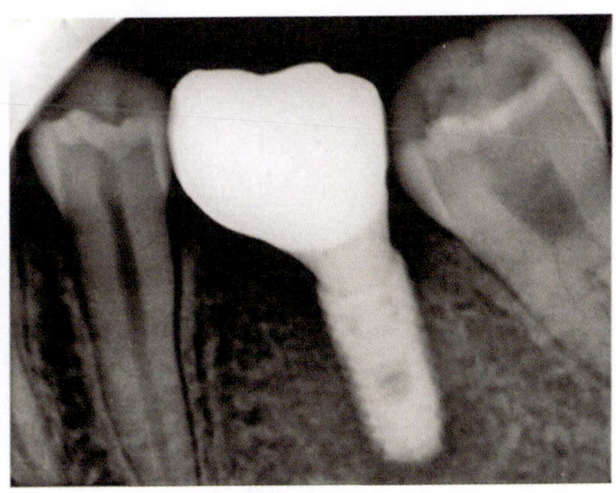

H　最终戴牙后的根尖片

图13-1-11　拔牙后饮食不当的病例

2. 洗澡

拔牙术后不影响正常洗澡，但不能泡热水澡。长时间泡热水澡易造成体温升高，使血液循环加速，容易出血。因此也应避免剧烈运动，如篮球、足球、长跑等，较温和的运动方式如散步、游泳、慢跑等适当进行是可以的。

3. 暂时性吞咽疼痛、张口困难

拔牙后如果创伤不大或患者机体抵抗力较强，可能没有其他不适症状。创伤较大时，可能因术区炎症扩散至周边组织所致出现吞咽疼痛及张口困难。一般2～3天后逐渐减轻至正常，若超过3天，应及时复诊。

**4. 刷牙**

拔牙术后24小时内不建议刷牙、漱口，因刷牙或漱口可能造成血凝块脱落而致出血。24～48小时后可轻轻刷牙，但应避免刷术区，可轻轻含漱。一般3天后可正常刷牙和漱口。

## 第二节
## 出血

出血可能发生在拔牙过程中，也可发生在拔牙后，无论何时出血医师均应仔细应对。出血根据其性质可分为静脉出血、动脉出血和组织渗血，也可根据其部位分为软组织出血、硬组织出血。

### （一）出血原因

出血的原因是多方面的。整体来说可分为全身因素和局部因素。

**1. 全身因素**

患者服用抗凝药物（如阿司匹林、华法林等）、肝功能异常、凝血功能障碍、血液疾病、高血压等病史。

此类患者大多数在拔牙之前详细询问病史即可预防。如果患者有上述病史，且需拔牙，应进行必要的血常规、凝血时间、肝功能等化验室检查，必要时请相关科室会诊。且在拔牙前应考虑到可能的出血及有效的止血方法。

笔者常用的止血方法是药物止血，如让患者口服云南白药或将凝血酶撒在出血创面，并使用纱布或棉球继续压迫止血。

**2. 局部因素**

拔牙所致的局部出血大多数都是血管异常走行或肉芽组织残留所致。异常的肉芽组织应彻底刮除，找到软硬组织的出血点进行彻底止血。

### （二）出血性质

**1. 动脉出血**

拔牙手术中的大动脉出血较少见，大多数为小动脉分支。动脉出血较急，可见明显的活动性出血。另外，医师见到出血后，一定不能慌张，应冷静应对，可先看清出血点，并用纱布或手指先行压迫，再进一步处理。

（1）软组织出血　如果在切开翻瓣过程中发现黏骨膜瓣有明显的出血点，此时可以使用血管钳钳夹出血点，然后缝线结扎固定止血（图13-2-1）。

（2）硬组织出血　临床上比较常见的出血是在使用外科手机进行去骨或分牙时有血液从牙槽骨溢出，大多数在将牙齿分割拔除后出血可减少甚至不出血。在术前阅读片子的时候，应看一看有没有磨牙后管存在和营养血管存在，做到心中有数。

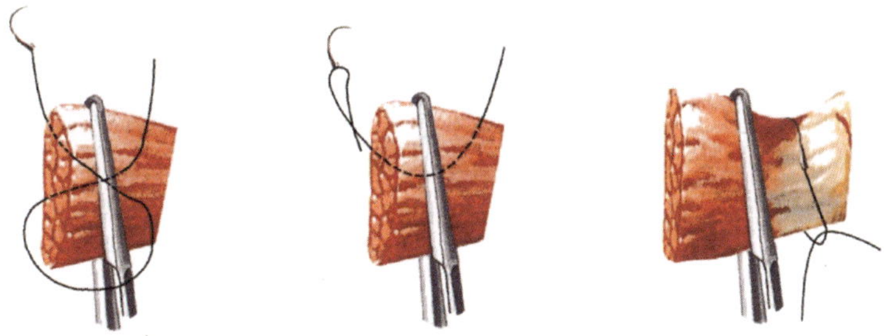

图13-2-1　各种钳夹缝合止血的方法

如图13-2-2病例所示，左侧下颌第二前磨牙和第一磨牙需要拔除后即刻种植，但拔牙后发现有牙槽嵴出血。此时虽使用了压迫止血，但因出血点周边有坚硬组织存在，止血较为困难，此时最好的止血方式是用骨蜡。但是大多数诊所并不备有骨蜡，此时烧灼骨腔可达到良好的止血效果。需注意的是此时应将吸引器头放置于出血点附近，将出血点附近的血抽吸干净，然后烧灼，避免出血导致烧灼的温度不够。

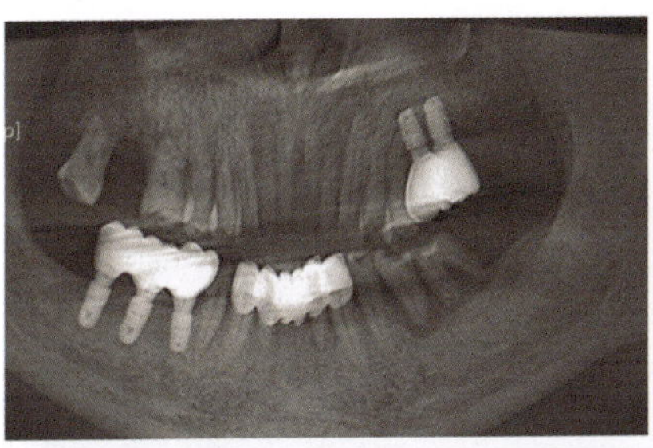

A　全景片左侧下颌第一前磨牙和第一磨牙根尖阴影

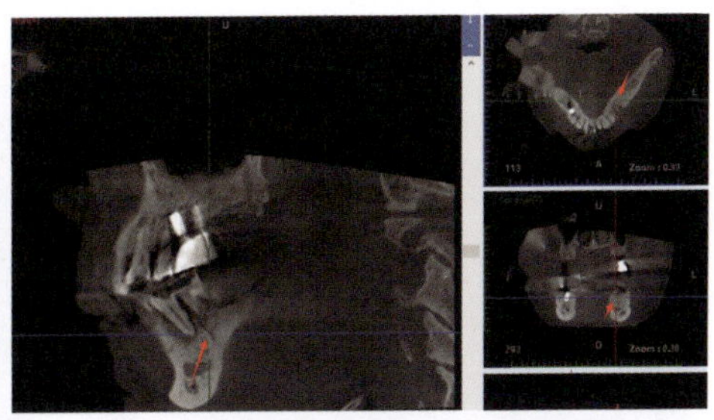

B　CBCT红色箭头示营养血管

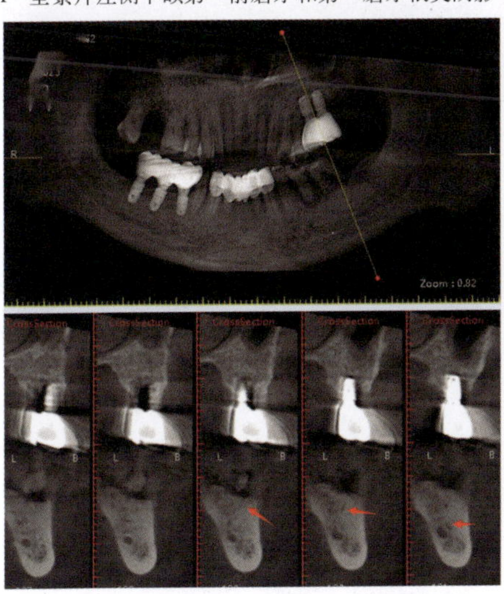

C　CBCT红色箭头示营养血管

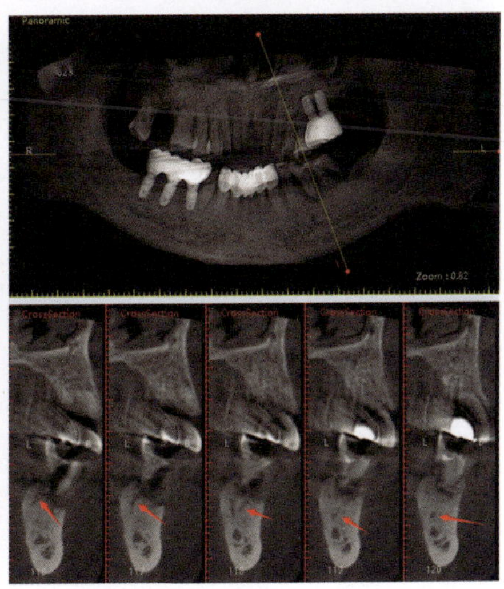

D　红色箭头示营养血管

图13-2-2　拔牙后硬组织出血

2. 静脉出血

软组织中的静脉出血以弥漫性出血为主，表现为广泛的渗出性出血，此时可先用纱布或棉球压迫止血，静待15～20分钟。如果继续有渗出性血液，则可以使用围栏式结扎或荷包

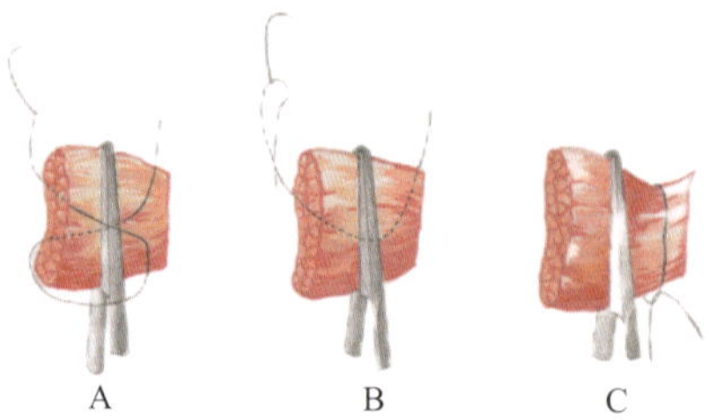


图13-2-3　软组织出血的钳夹止血方法

式缝合。紧急状态下以压迫止血为主，后续以缝线结扎为主（图13-2-3）。

对于牙槽窝内出血或骨壁出血，医师可能更为担心，此时应使用较强的吸引装置，深入牙槽窝内吸净出血点附近的血液，以能看到明显的出血点为准。检查顺序是，先检查牙槽窝周边的软组织，其次检查牙槽窝顶端的骨组织，后检查牙槽窝内侧骨壁，最后检查牙槽窝底部。结合钳夹缝扎、骨蜡或探针烧灼进行止血，但仅限于远离下牙槽神经区域。

如果是多处组织出血，简单的方式是压迫止血，可使用可吸收材料进行牙槽窝充填，然后再严密缝合。创面可使用1：100000的肾上腺素棉球或纱布继续压迫止血。对于牙槽窝底部或周壁的渗血可使用纱布或碘仿纱条填塞进行止血。使用纱布或碘仿纱条填塞止血时，应使用血管钳夹持散开的纱布或碘仿纱条的一端，填塞至牙槽窝底部，逐层压实。应避免使用镊子，因为镊子的夹持力度不够，常常不能达到良好的止血效果。笔者认为碘仿纱条较纱布更为方便，因为碘仿纱条较窄且含有碘仿，不仅可以填塞牙槽窝以达到止血的目的，而且也可以消炎、止腐、刺激肉芽组织生成。可以留置牙槽窝内1～2周，后期可先行去除1/3，后分次取出。

如图13-2-4所示，某医生于右侧下颌后牙种植手术，术中见右侧下颌第二磨牙牙槽窝内可见活动性出血，使用吸引器抽吸血液，用血管钳夹持纱布一角，一层一层叠加于牙槽窝底部和边缘，并用血管钳压紧。压迫5～10分钟后，可见出血停止。

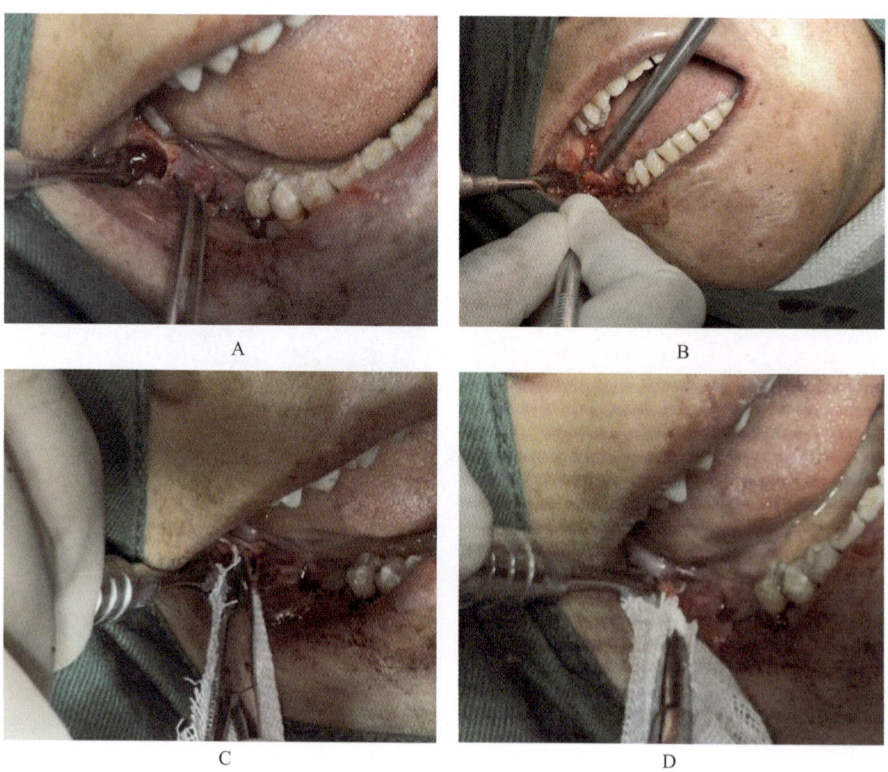

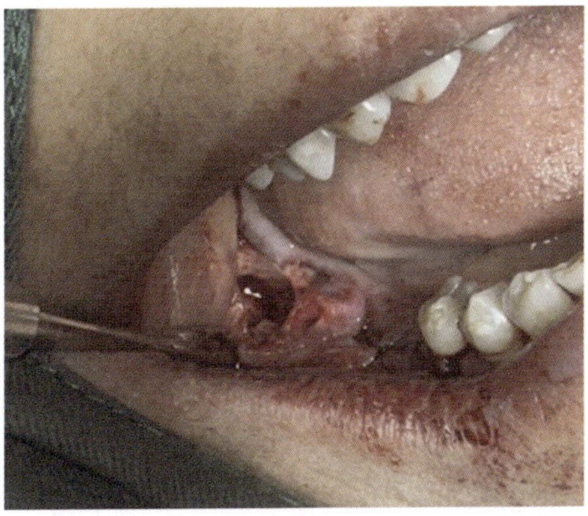

E

图13-2-4　牙种植术后活动性出血

下颌前牙区正中时有舌动脉或静脉血管分支进入下颌骨内，在此区域进行种植时需警惕分支血管的存在，尤其是中线区域。如图13-2-5所示，术前CBCT示下颌前牙中线处颏棘上方有血管分支存在，笔者手术时见分支血管受损，有血液溢出，遂舌侧翻瓣，直视该血管，用血管钳夹持后缝扎。

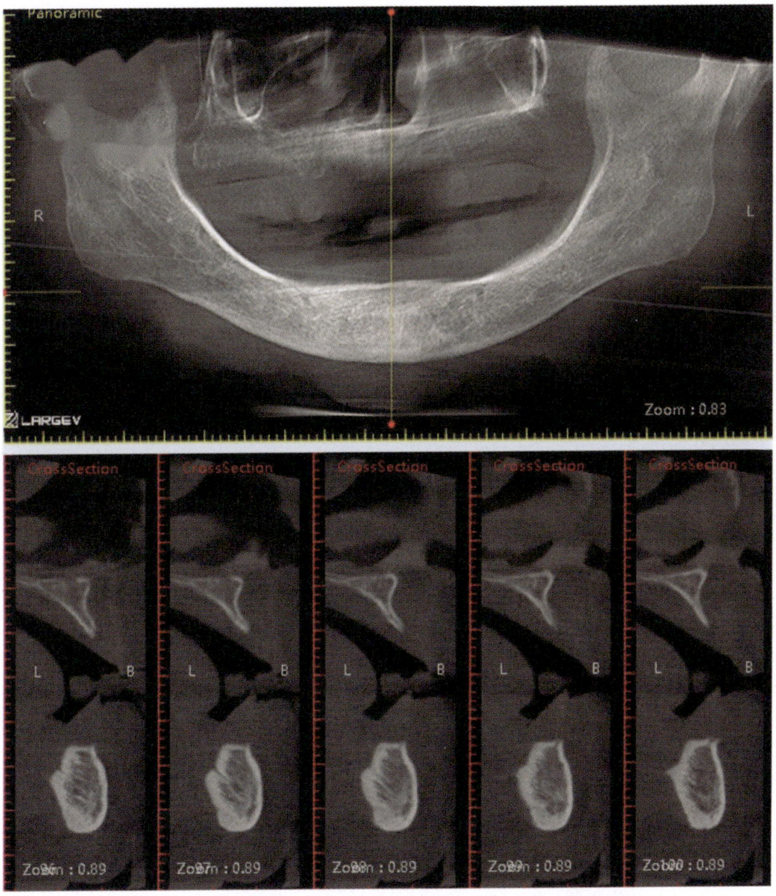


A　术前CBCT示颏棘上方有血管分支进入下颌骨前牙区

图13-2-5

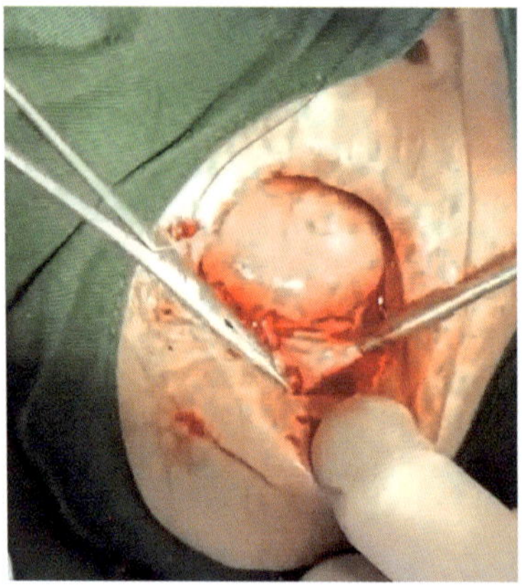

B 血管钳夹持血管

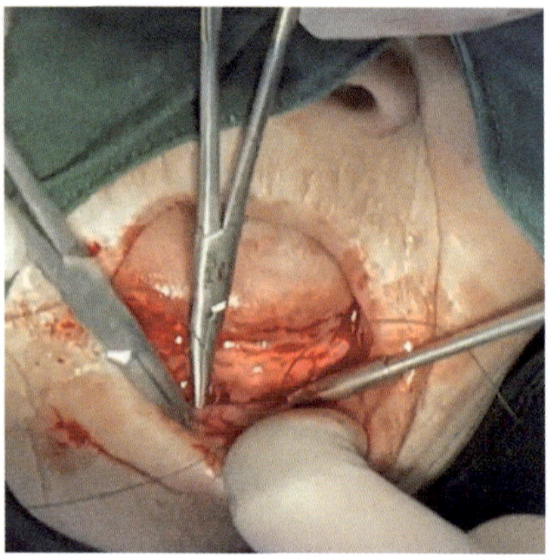

C 缝线结扎

图13-2-5 分支血管受损出血的处理

最后，也有部分患者因颌骨中央型动静脉畸形所致的出血，对于患者来说是致命的。大多数术前拍摄全景片可显示牙槽骨内低密度影像或肥皂泡样阴影时，需高度警惕。因此，拔牙必拍片并不是空穴来风。

### （三）出血的预防

**1. 术前详细询问病史，了解患者全身状况**

术前应详细了解患者全身状况，如糖尿病、冠心病、高血压、白血病等疾病患者，术前应常规检查血常规、凝血功能、肝功能，必要时进行凝血因子等实验室检查；其次对于术中或术后出血的可能，应准备止血材料或采取必要的措施，防患于未然。

**2. 了解解剖和影像学检查，拔牙前必须拍片**

解剖是医师的地形图，了解重要的血管走行及与患牙的关系是必要的。尤其是对于颌骨内病变（如囊肿、肿瘤、血管畸形、牙齿变异、下牙槽神经等），可于术前充分告知患者，并让其了解拔牙的风险。医师应做到心中有数，做好手术预案及可能的紧急处理措施。

**3. 轻柔操作**

避免暴力操作，减少软硬组织损伤，剥离黏骨膜时应全层剥离，避免肌肉撕裂造成软组织出血。另外去骨时应紧贴牙齿组织周边，避免过度进入牙槽骨内，造成不必要的损伤。

**4. 直视操作**

直视直达是拔牙的首要操作，而止血也是一样的。应用强吸力的吸引器，看清出血点，采取“快”“准”“狠”“稳”的止血手段，应避免没有看清出血点与周边重要的解剖结构（如下牙槽神经），而“胡子眉毛一把抓”，虽然达到了止血效果，但也损伤了周边重要的解剖结构。尤其是血管钳钳夹止血时，钳夹的组织应尽量少，保护周边正常组织。电凝、烧灼止血时更应使用剥离器械保护周边健康组织及重要的解剖结构。

**5. 告知患者需要操作的措施，避免患者紧张**

医师看到出血时，一定要冷静对待。首先使用纱布或棉球压迫出血点，告知患者可能出现的问题，避免患者紧张，造成应激性血压升高，可能出血更严重。其次嘱护士或助手准备相应的止血器械或材料，如无相应器械或材料或经验不足，则需将纱布压紧出血点，嘱患者咬紧纱布，进行压迫止血，15～20分钟后再打开，探查出血点，或转诊至有经验的医师或医院。

图13-2-6为拔牙出血预防的五大措施。

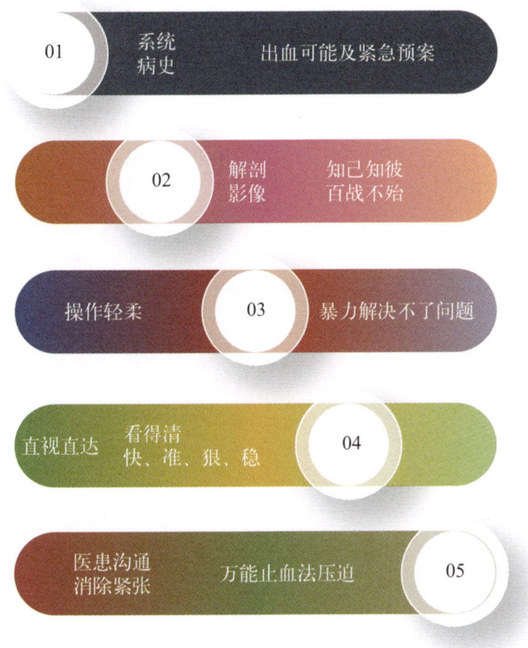


图13-2-6　拔牙出血预防的五大措施

### （四）拔牙出血的处理措施

图13-2-7为拔牙出血的全身因素及局部因素处理流程图。

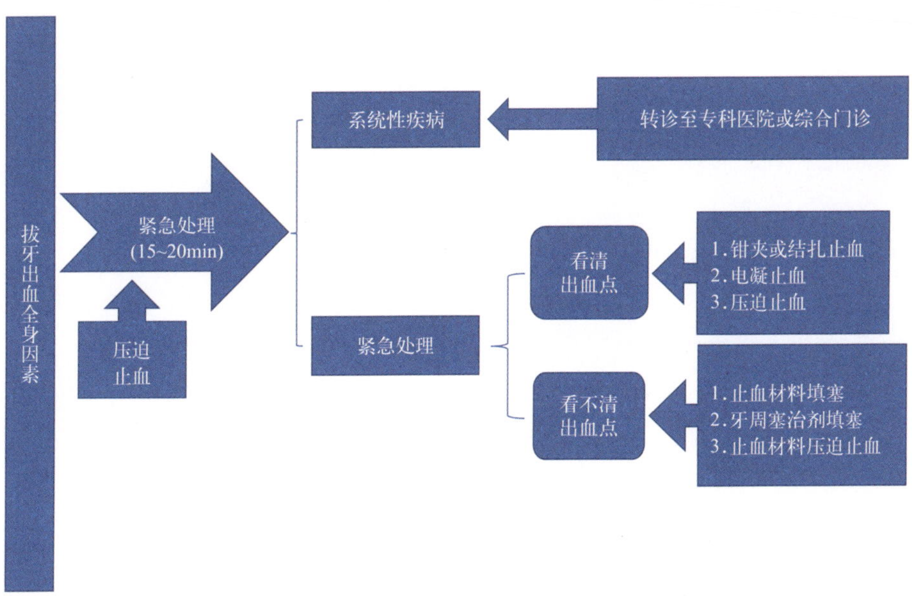


A　拔牙出血的全身因素处理流程

图13-2-7

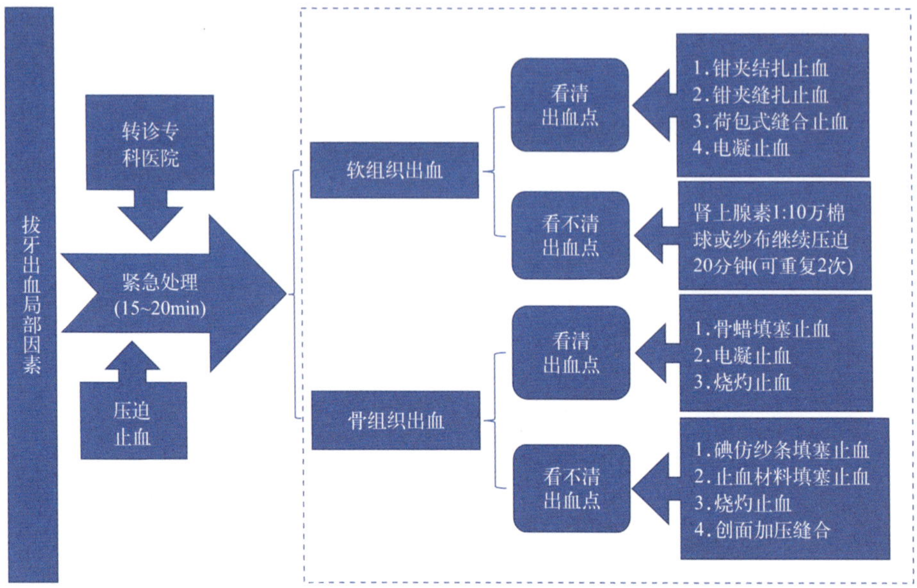


B　拔牙出血的局部因素处理流程

图13-2-7　拔牙出血的全身因素及局部因素处理流程

# 第三节 神经损伤

## 一、神经损伤的时机及原因

拔牙术中容易损伤的神经有下牙槽神经、颏神经、舌神经、鼻腭神经、腭大神经等。出现神经损伤有四个时机：①局部神经阻滞麻醉时，容易损伤下牙槽神经和鼻腭神经；②切口设计时，拔除埋伏下颌智齿时切口设计过于偏向舌侧，容易损伤舌神经；下颌第一、二前磨牙和下颌第一磨牙颊侧切开越过下颌前庭沟膜龈联合，容易损伤颏神经；上颌前牙区多生牙切口偏腭侧时容易损伤鼻腭神经；③拔牙去骨或分牙时，埋伏较低的下颌智齿，车针分牙或去骨时容易损伤下牙槽神经，下颌第一、二前磨牙和下颌第一磨牙拔除时，因骨粘连需去骨或分牙时，也有损伤神经的可能，另外车针分牙、去骨时过于偏向舌侧，也可能损伤舌神经；④暴力使用牙挺时，将牙挺向根方推入，可能造成牙根压迫下牙槽神经管而损伤下牙槽神经；暴力将牙根向舌侧挺出，易致舌侧骨板折裂，进而出现舌神经损伤（图13-3-1）。

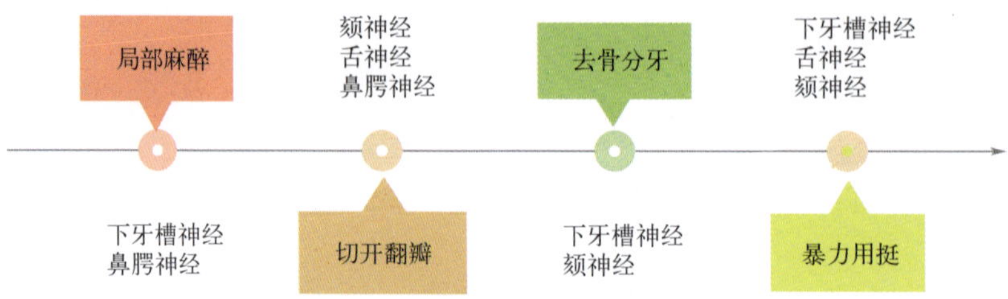


图13-3-1　神经损伤时机及原因流程

拔牙手术出现神经损伤主要的影响因素是下颌智齿牙根与下牙槽神经管的关系密切相关，也和拔牙难易程度、拔牙技巧和拔牙经验有关，图13-3-2为神经损伤的主要影响因素。

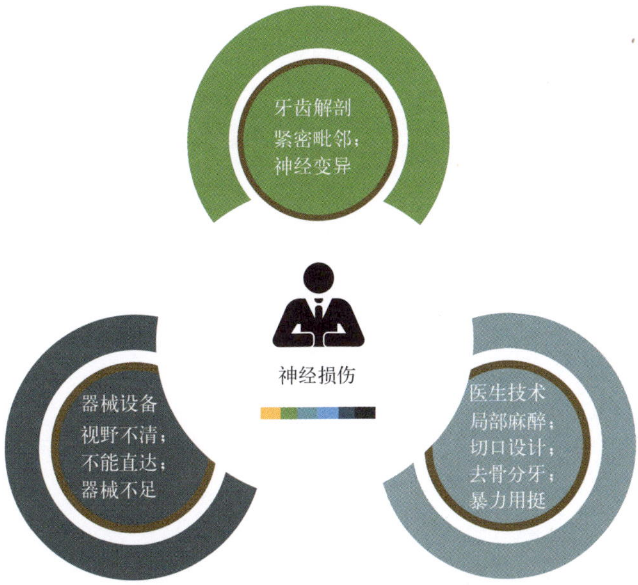


图13-3-2 神经损伤的主要影响因素

（一）局部麻醉

注射麻药前应检查注射器械，避免使用带钩或倒刺的注射器，以免损伤所需麻醉的神经，尤其是下牙槽神经。

（二）切开翻瓣

1. 鼻腭神经损伤

上颌前牙区偏腭侧切口设计时，避免切断鼻腭神经；或唇侧切口，腭侧翻瓣时应使用剥离器械钝性剥离，避免锐性分离损伤该神经。

2. 舌神经损伤

下颌埋伏智齿需要远中切开翻瓣时，应避免切口位于磨牙后垫中线或偏舌侧，如图13-3-3所示。

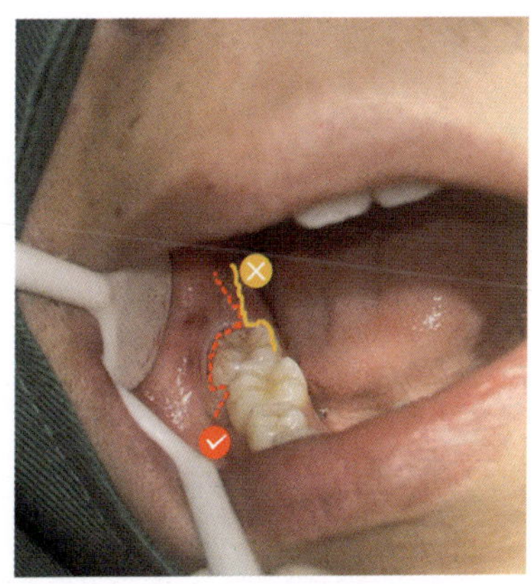

图13-3-3 下颌埋伏智齿切口设计
红色表示正常切口设计，黄色表示切口偏舌侧可能致舌神经损伤

3. 颏神经损伤

下颌前磨牙和磨牙颊侧切开时，应避免超过下颌前庭沟的膜龈联合，否则容易损伤颏神经前袢。

（三）去骨分牙

1. 下牙槽神经损伤

去骨分牙时，最容易损伤下牙槽神经和舌神经。术前应仔细阅片，仔细测量分割处的牙冠直径和车针的长度，避免车针穿过牙体组织直接截断下牙槽神经。其次，应在接近下牙槽神经区域的牙体组织扩大分割间隙，始终保持可以看到牙体组织即可，而不必将其完全分割开。如图13-3-4所示。

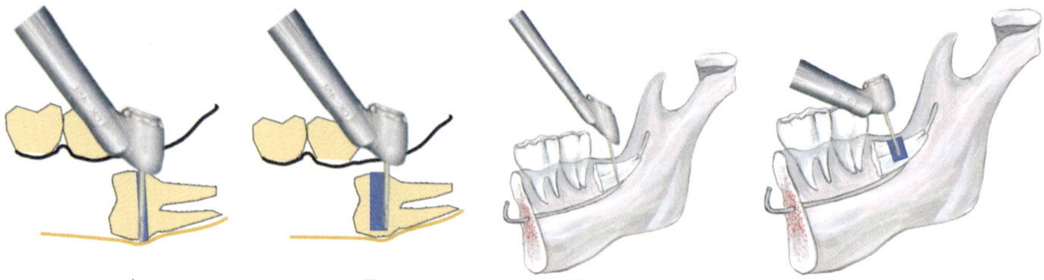


图13-3-4　车针深入过多，损伤下牙槽神经

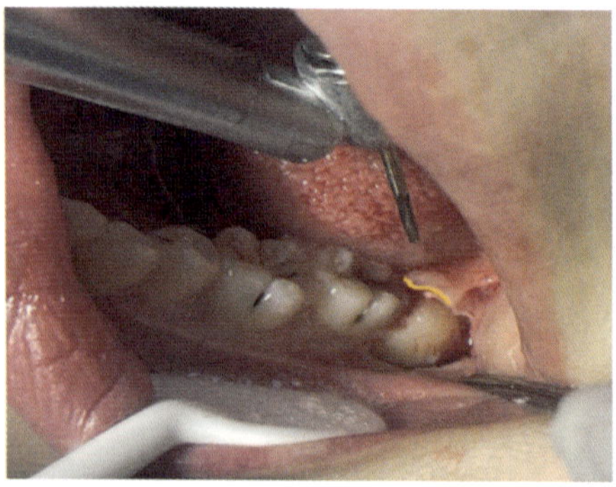

图13-3-5　外科车针偏斜舌侧去骨或分割牙齿

2. 舌神经

容易出现舌神经损伤的情况在于使用外科手机进行牙冠周边最大周径处去骨时，车针毗邻智齿舌侧骨板边缘时，极易损伤舌神经。如图13-3-5所示，外科车针应避免接近黄色线区域，以免损伤舌神经。

另外，与损伤下牙槽神经相似，使用外科手机车针分牙时，因需沿牙体长轴斜向分割，当分割接近舌侧骨板或牙体组织毗邻下牙槽神经管时，术者应可以看到未完全分离的牙齿组织，这是避免损伤神经的关键，如图13-3-6所示。

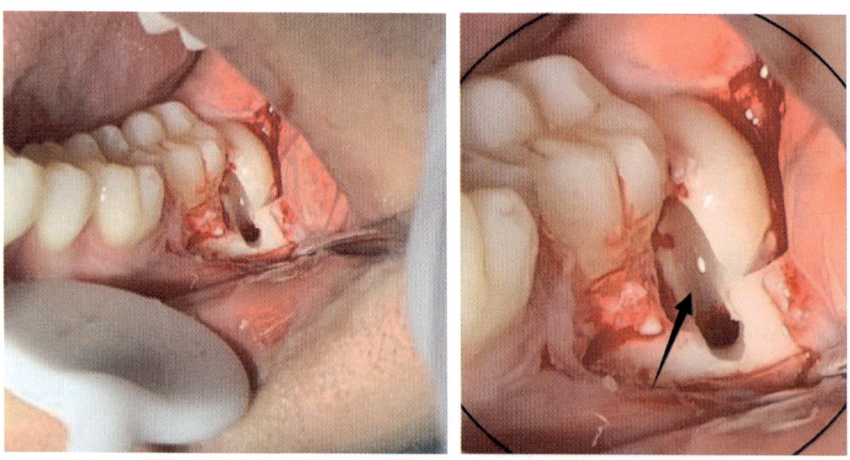

A　术者应可以看到到未完全分离的牙齿组织　　B　黑色箭头所示牙齿组织

图13-3-6　分割时术者应可以看到未完全分离的牙齿组织

## （四）暴力用挺

1. 下牙槽神经损伤

暴力用挺直接导致下牙槽神经损伤，最大的可能性就是在牙根毗邻神经管时，在牙根周

边运用暴力直接将牙挺直接插入至神经管附近，此种原因较少见，多见于使用锤击增隙断根时，如图13-3-7A所示。其次，临床比较常见的是牙挺在进行增隙时，将牙挺置于牙根之上而直接将牙根向深面推入，压迫造成神经损伤（图13-3-7B）。

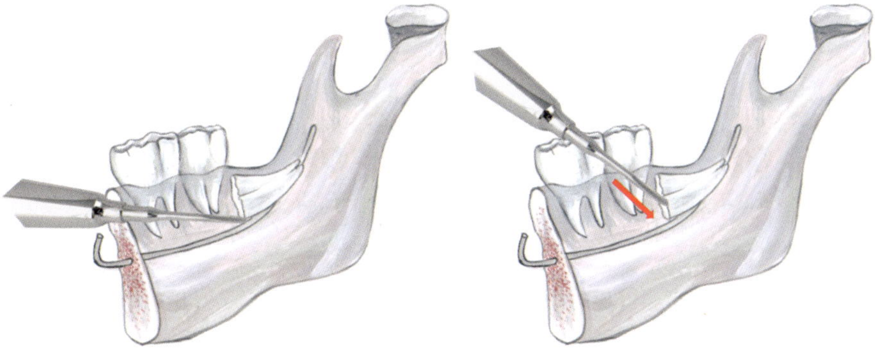

A　牙挺进行毗邻神经管的断根周边增隙时，直接损伤神经　　B　牙挺在牙齿组织附近增隙时，将牙齿组织或断根有向根尖运动的趋势，造成神经损伤

图13-3-7　下牙槽神经损伤

另外，还有一种是使用牙挺垂直增隙时，牙挺作用于牙根的力，除了可以增加间隙的水平力，还有推牙根深入的垂直向力，此时，如果牙根毗邻神经管，有损伤神经的风险（图13-3-8）。

2. 舌神经损伤

暴力使用牙挺将舌侧骨板折断或发生滑挺等。

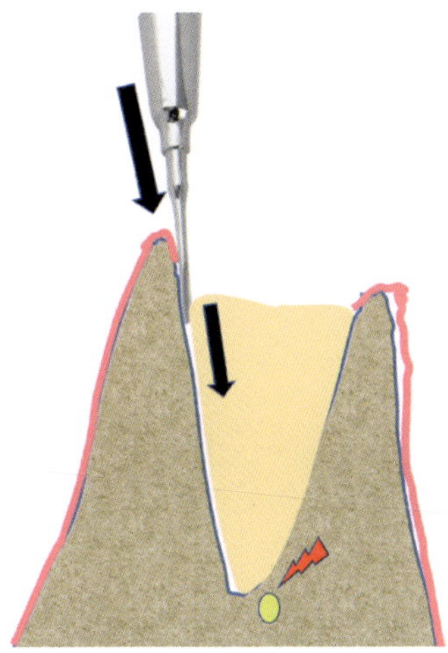

图13-3-8　使用牙挺垂直增隙时可能损伤神经

## 二、神经损伤的临床表现

感觉异常是神经损伤的主要临床症状。其中下牙槽神经损伤所致的下唇麻木是较常见的，一般是在同侧下唇口角至正中的下唇皮肤出现不完全性麻木，或可能出现的蚁行、烧灼、刺痛等感觉异常。

而舌神经损伤发病率较低，患者一般主诉为舌前三分之二感觉障碍，并伴有麻木、感觉迟钝、味觉障碍等。

## 三、神经损伤程度的检查及判断

神经损伤的判断程度、精准检查及预后，一直是医学的难题之一，虽然有研究人员提出了一些不同的判断方法和预后判断标准，但是指导临床医师精准判断神经损伤程度和预后恢复程度仍无公认的指南。

总的来说，神经损伤可分为暂时性损伤和永久性损伤。暂时性损伤大多数都是感觉异常，通常几周或6个月逐渐恢复。而永久性损伤则多见于神经完全断裂，如车针将其完全分割断裂，则出现永久性感觉障碍。因为神经损伤程度难以判断，所以神经损伤恢复的时间也难以估量，所以一旦神经损伤，不能准确告知患者恢复的时间。也有医师认为，患者麻木的改善就是患者有感觉，如蚁行、瘙痒或疼痛等。

## 四、神经损伤的预防及治疗

### （一）神经损伤的预防措施

防患于未然，仍是避免神经损伤的首要措施（图13-3-9）。

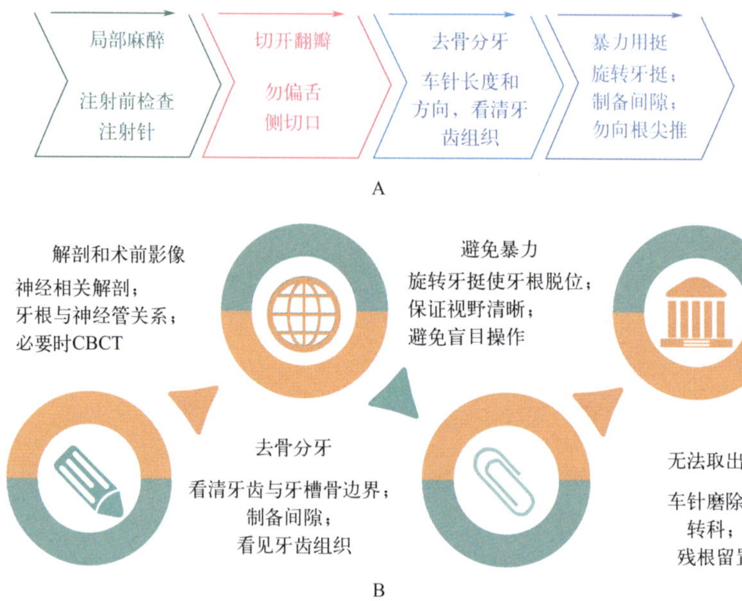


图13-3-9　神经损伤的预防

### （二）神经损伤的治疗

（1）减轻水肿和减压类药物　如地塞米松、地巴唑等。

（2）口服药物治疗　给予营养神经类药物，如维生素$B_1$、维生素$B_6$、维生素$B_{12}$、甲钴胺等。

（3）也可酌情给予理疗，但具体疗效不甚明了。

（4）中医针灸治疗。

# 第四节
# 干槽症

## 一、干槽症的定义

干槽症又称牙槽骨炎、局部骨髓炎，是拔牙最常见的并发症之一，发生率为1%～5%。在30%的病例中，通常与下颌第三磨牙的拔牙有关，也可见于下颌第一磨牙、第二磨牙拔除后。干槽症的定义是拔牙部位及其周围存在术后疼痛，在拔牙后2～3天内疼痛加剧。伴有牙槽窝内部分或全部溶解的血凝块，伴或不伴明显的口臭。

## 二、干槽症的诊断

公认的诊断有：①拔牙后的2～3天的剧烈的持续性疼痛，并呈放射性，服用一般止痛药效果不佳。②拔牙的牙槽窝内空虚、有臭味。③也有存在腐败变性血凝块；牙槽窝内骨壁有灰白色假膜覆盖，可用棉球擦拭去除，触痛明显。④牙槽窝周边牙龈发红，局部淋巴结肿大、疼痛，也有部分患者发热、疲乏、张口受限等（图13-4-1）。

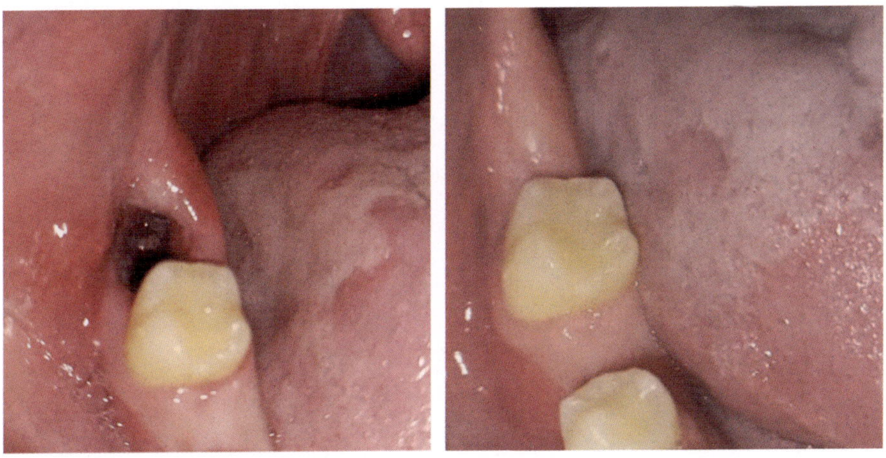

A　智齿拔除后出现干槽症　　B　愈合后

图13-4-1　干槽症

## 三、干槽症的风险因素

病因、危险因素、预防和治疗方法的不一致是一个严重的临床问题。干槽症被认为具有多因素的病因，一般因素如年龄和性别、全身性疾病引起的机体抵抗力下降、营养缺乏，以及局部因素如解剖位置、外伤性手术、吸烟、血凝块纤维性溶解、局部循环障碍、局部麻醉和血管收缩剂。几项研究发现了避孕药和干槽症之间的关系，因避孕药中含有雌激素，部分学者认为雌激素会影响凝血系统。

长期以来，人们一直怀疑细菌在口腔卫生不佳和已有感染的人的干槽症形成中起着重要作用。在一项综合研究中，Nitzan指出厌氧微生物在干槽的病因学中起作用。许多研究表明，密螺旋体是一种典型的与牙龈疾病相关的生物体，具有显著的细胞外纤溶蛋白样活性。Razanis等表示黏性放线菌与变形链球菌和这种情况在动物模型中通过展示生物注射后延迟的牙槽窝修复。

笔者认为，下颌磨牙区干槽症的发生可能是多因素影响的结果，主要是创伤、感染和解剖因素。其中解剖因素笔者认为，下颌磨牙区颊侧有外斜线为皮质骨，而舌侧有内斜线也是皮质骨，且皮质骨中血供较差，如图13-4-2 A所示；其次下颌骨为单一血供支持，最主要的是下牙槽动脉；再次下颌磨牙的牙槽窝直径较大，而血凝块的机化，是从牙槽窝周壁向中心进行的，牙槽窝越大中央的血供就越差，血凝块机化时更容易脱落，如图13-4-2B、C所示；再者牙槽窝内壁为束状骨板，也是血供较差的皮质骨，如图13-4-2B、C所示。因此，临床上见到部分牙拔除后的牙槽窝内无血液充盈时，发生干槽症的可能性较大。笔者认为，对于拔牙后牙槽窝内有丰富的血液充盈的牙槽窝是预防干槽症的可靠方法。换句话说，拔牙后牙槽窝内出血，医师可能担心如何止血，但更应注意到的是，如果拔牙后牙槽窝内无血液充盈，医师更应该担心术后干槽症的可能性。

笔者认为拔牙后干槽症的出现和种植牙的骨结合是类似的。种植体之所以成功，原因在于种植体是与牙槽骨中具有血供的松质骨相结合，如果血供较差或种植窝洞预备后无血液充盈，种植失败的可能性很大（如皮质骨较厚，松质骨较少的一类骨），而如果窝洞预备后血供较好，再加上良好的种植体初期稳定性和充足的骨与种植体接触面积，则成功就是必然的。

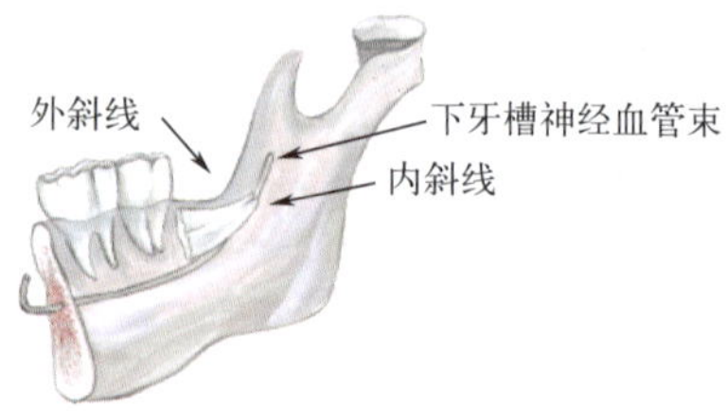


A　智齿周边被皮质骨所包绕

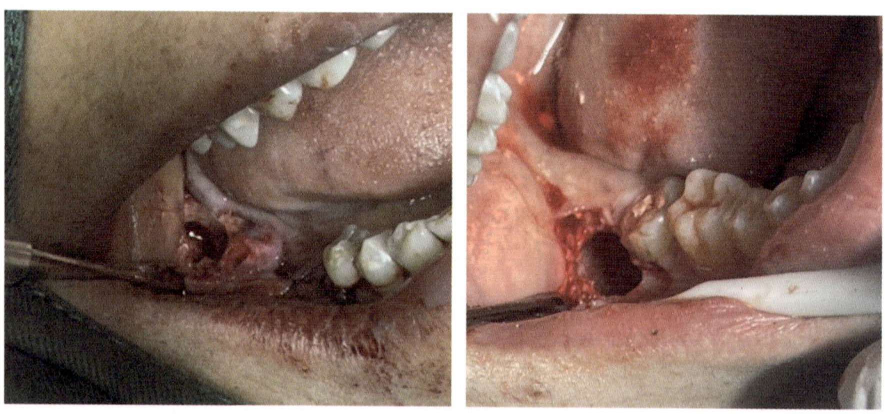

B　拔除磨牙后较大的牙槽窝　　C　拔除智齿后较大的牙槽窝

图13-4-2　干槽症的可能因素

## 四、干槽症的治疗

干槽症治疗通常以安抚患者和提供即时疼痛缓解为中心，直到自然愈合。可吸收性明胶海绵含有止血成分，可用于难以止血的外科手术。使用可吸收性明胶海绵可减少术后疼痛严重程度、止痛药用量、术后出血和伤口再上皮化。除了止血特性外，可吸收性明胶海绵还可以用作药物储存库，以延长药物释放。已经描述了几种治疗干预措施来治疗AO。在20世纪60年代，AO的第一份报告描述了氧化锌的放置。在过去的几十年里，新的治疗方法得到了发展。其中，富血小板纤维蛋白（PRF）目前广泛用于AO病例。然而，目前还没有标准化的治疗方案。

许多研究人员试图找到一种合适的技术来防止干槽，这是拔牙后最常见的问题。有建议使用全身抗生素、局部抗生素、氯己定、对羟基苯甲酸、氨甲环酸、聚乳酸、类固醇、含丁香酚敷料、冲洗、9-氨基吖啶等来减少或避免干槽症。然而，仍然存在分歧，因为没有一种技术获得了广泛的认可。

干槽症的治疗方法与其病因和预防一样有争议。任何“治疗”建议都可能具有片面性，因为在确定病因之前，这种疾病无法得到治疗。根据Fazakerlev和Field的说法，干槽症治疗的主要目标是减轻疼痛，直到开始正常愈合。在大多数情况下，局部治疗就足够了。在某些情况下，可能需要全身止痛药或抗生素。文献中经常建议在牙槽窝内植入可吸收材料，但也有人认为植入的可吸收材料会抑制牙槽窝的愈合。尽管市面上有几种治疗方法和载体系统，但几乎没有科学证据来指导它们的使用。

目前，关于干槽症的研究不仅集中在预防和减少疾病的发生上，还涉及多种治疗方法，如药物治疗、生物治疗、牙周治疗和手术治疗等。尽管治疗方案多样，但选择最佳治疗方案对临床医生来说仍然是一个挑战。

因此，作者在比较治疗方法时发现了一些问题。疼痛被认为是AO最重要的症状，其频率和强度各不相同，导致治疗的方式也多种多样。因此，减轻疼痛是分析这些文章时考虑的临床参数之一。理想的干槽症治疗应该能更快地缓解疼痛并缩短其持续时间。

在对干槽症治疗研究中分析中，最佳的治疗方法是在其他治疗程序之前使用牙槽窝内冲洗（用无菌生理盐水或聚维酮碘）。牙槽窝内冲洗具有许多优点，如减少微生物负荷和清除坏死组织或血栓碎片。

几乎所有的研究均采用了牙槽窝内冲洗作为初步治疗手段，并结合了其他各种复杂程度不一的辅助疗法。值得注意的是，在没有其他辅助治疗手段的情况下，单独使用牙槽窝内冲洗和搔刮清创对于疼痛控制的成效并不理想。这些研究结果可能表明，虽然牙槽窝内冲洗是必要的，但其单独使用并不足以达到令人满意的疼痛缓解效果。

在减轻疼痛的治疗中，除使用低水平激光或磁疗外，最常见的治疗方法是在牙槽窝内放置治疗药物。其中之一，Alveogyl®是一种治疗性膏剂，含有碘仿（防腐剂）、丁苯（麻醉剂）和丁香酚（止痛药）。丁香酚通过抑制谷氨酸能神经传递、激活肿瘤坏死因子α（TNF-α）和内源性阿片系统来减轻疼痛。Neocones®是一种牙科片剂，由多黏菌素B硫酸盐（对革兰氏阴性菌杀菌）、酪氨酸（对革兰氏阴性菌和螺旋体杀菌）和硫酸新霉素（广谱抗生素）组成。然而，疼痛减轻主要与盐酸丁卡因局部麻醉化合物有关。SaliCept Patch®，是一种冻干产品，含有无定形葡甘露聚糖水凝胶（芦荟植物滤液）。葡甘露聚糖凝胶参与巨噬细胞活化，刺激成纤维细胞因子分泌和牙槽窝内血管生成。TNF α 和1型白介素是与抗炎作用及伤口愈合特性密切相关的细胞因子。上述产品（Alveogyl®、Neocones®和Salicept Patch®）是专门为治疗干槽症而开发的。

尽管如此，PRF已成功开发并用于其他治疗应用，之后用于干槽症治疗。PRF是从治疗干槽症时抽取的患者血液样本中获得的。它不需要抗凝血剂或血小板激活剂。PRF可能通过与白细胞功能和各种活性生长因子［转化生长因子（TGF）、白介素-1、成纤维细胞生长因子（FGF）、血小板衍生生长因子（PDGF）和TNF-α］分泌相关的生物学机制来控制疼痛。这些生长因子能够增加并促进成纤维细胞的增殖和血管生成的活性。此外，抗伤害效应可以通过其他物质的释放来解释，如白介素、阿片肽（β-内啡肽、脑啡肽、啡肽）和胰岛素样生长因子1（IGF-1），它们在细胞生长中起着重要作用。

低水平激光治疗（LLLT）是一种高效的治疗方法，它通过光的生物调节作用促进组织愈合、抗炎和镇痛，且无需放置在牙槽窝内。这些用于牙科的激光器的波长范围从635～950纳米。LLLT介导的疼痛缓解机制尚不完全清楚。有几种可能的机制被认为可以解释LLLT的作用，例如，通过加速细胞氧化还原反应增加内源性阿片样神经递质的产生和改善局部血液循环。热痛阈值升高/三磷酸腺苷和抗炎细胞因子的产生增加。

干槽症的治疗可分为基本治疗（牙槽窝内冲洗）和特殊治疗。基本治疗应作为常规手段频繁使用，而特殊治疗则能有效实现疼痛控制。对于干槽症的治疗，有创或无创性的特定程序，复杂性有低有高。每种方法的可用性及其优缺点可能影响治疗方案的选择。

笔者认为，干槽症的发生主要和解剖因素相关，因此拔牙后应搔刮牙槽窝，待血液充盈后再让患者咬紧棉球压迫止血有助于预防。

# 第五节 其他并发症

## 一、皮下气肿

### （一）皮下气肿的原因

在使用高速外科手机拔牙时，可迅速将气体推入软组织间隙内，如颊间隙、颞下间隙、颌下间隙等，引起皮下气肿。

### （二）皮下气肿的症状

由于气体的迅速游走，临床上表现为局部迅速的非炎性肿胀，无触痛，触诊时有捻发音。偶尔肿胀可向下蔓延到纵隔，引起纵隔气肿。极少数患者因并发感染而出现炎症症状。

笔者临床上遇到一例拔除下颌牙齿过程中出现皮下气肿。患者拔除左侧下颌智齿，切口较小，直接使用外科涡轮手机进行切割牙齿，拔牙后患者左侧面颊部迅速肿胀，颊部肿胀处触及柔软，皮下捻发音。如图13-5-1所示，患者近中阻生齿，医师拔除时没有切开翻瓣，直接使用外科涡轮手机分割牙齿，气体迅速进入软组织间隙，形成颊部肿胀，表面皮肤软，颜色呈青色，无痛，可移动游走。术后嘱患者口服抗生素，预防感染，避免剧烈活动，睡觉时呈头低位，避免气体移行至头部。3天后，肿胀慢慢消散，7天后患者完全恢复正常。

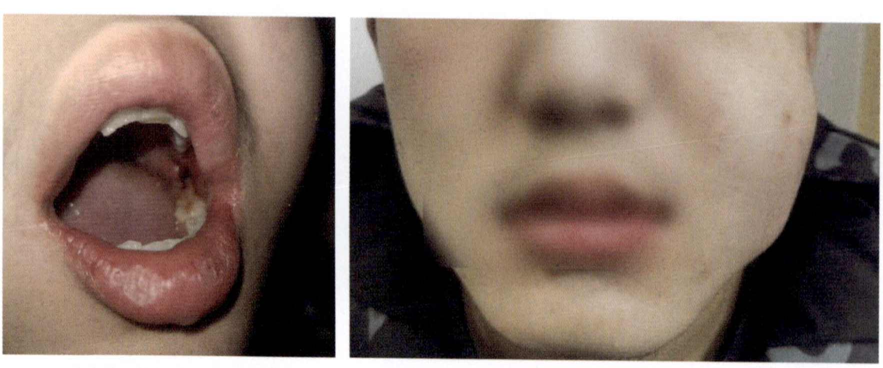

A　左侧智齿拔除，无切开翻瓣　　B　左侧颊部皮下气肿，有捻发音

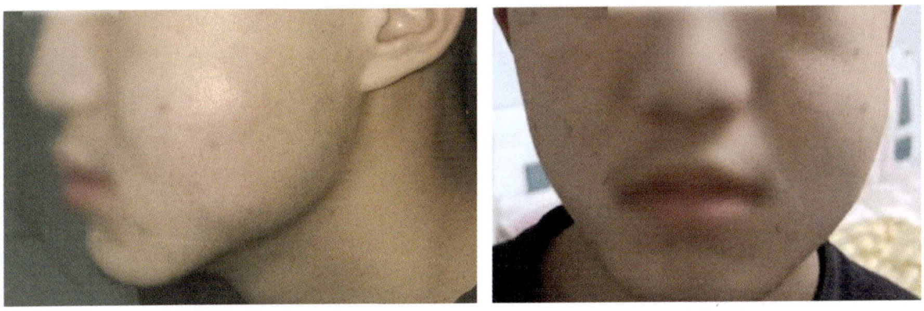

C　左侧颊部皮下气肿正面观　　D　三天后左侧颊部气肿减轻

图13-5-1　皮下气肿

### （三）皮下气肿的预防

最好的预防方法是在手术，特别是翻瓣手术时，避免使用涡轮钻和气枪。另外，切开翻瓣时应避免达下颌前庭沟处，其次切开翻瓣时应充分暴露手术视野，避免切口过小，气体进入组织间隙后无法溢出。

### （四）皮下气肿的治疗

无特殊处理，应严密观察，避免剧烈活动，软组织中的气体一般在7～10天可自然吸收。局部热敷、红外线照射可加速气体吸收。为预防感染，可应用抗生素。

### （五）皮下气肿的原因及处理流程图

见图13-5-2。

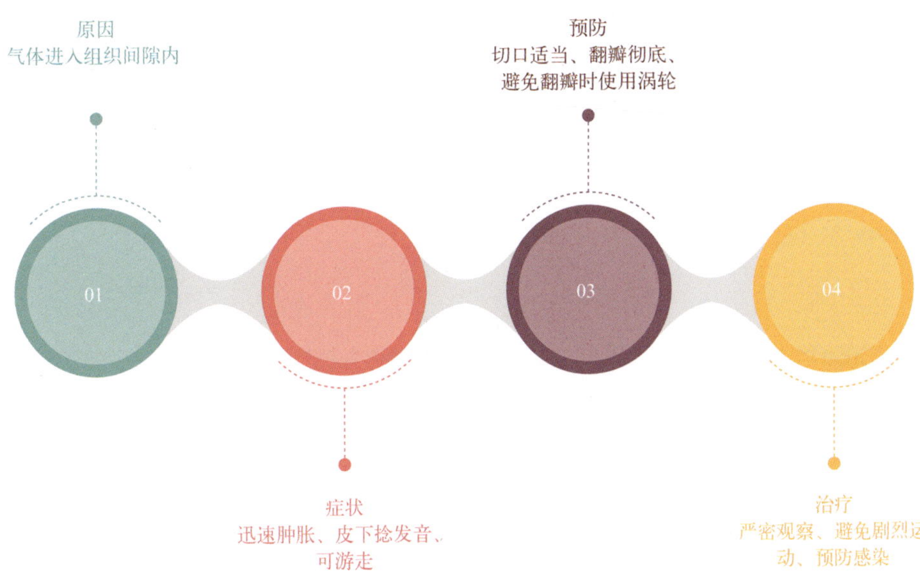


图13-5-2　皮下气肿的原因及处理流程

## 二、断根移位

断根常移位到不利于取出的间隙中，如上颌磨牙的牙根毗邻上颌窦底，盲目用挺时可将牙根推入上颌窦内；或上颌埋伏智齿，因切口较小或软组织阻力存在时也有进入翼下颌间隙的可能；下颌智齿因舌侧骨板较薄，盲目使用牙挺时，断根也有进入舌侧间隙的可能。因此，断根移位是拔牙术中较常见的并发症之一。

### （一）断根进入上颌窦

断根进入上颌窦的原因在于上颌磨牙牙根毗邻上颌窦底，甚至部分牙根完全位于上颌窦内；其次医师拔牙时因视野不清，盲目操作将牙挺置于断根上，而将其推入上颌窦内，甚至部分患者可能因此而形成上颌窦瘘。

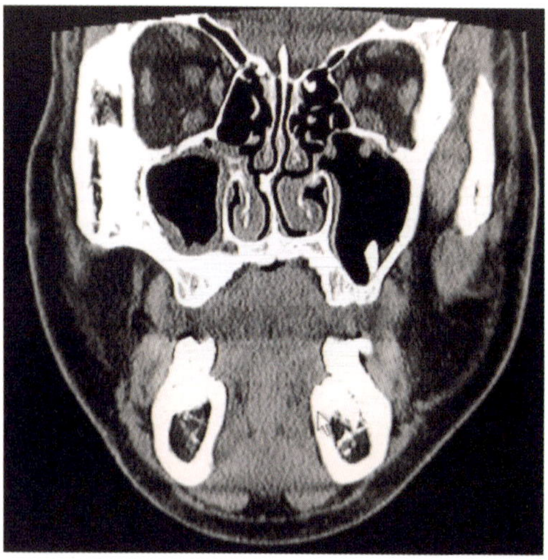

图 13-5-3　上颌磨牙断根进入上颌窦内，无不适症状

牙根移位入上颌窦为异物，原则上应尽量取出，但应综合分析患者具体情况，如断根较小（2～5mm），且根尖无炎症、上颌窦内无炎症等情况时，也可考虑留置牙根。如图 13-5-3 所示，拔除上颌磨牙时，牙根进入上颌窦内，患者也无不适症状。

当断根进入上颌窦内，医师应暂停手术。拍摄CBCT，观察断根移位的位置与大小。通过调整灯光或体位，如果可以看到断根，可先行尝试稍微扩大牙槽窝，用大量生理盐水冲洗，通过强吸将其取出。有时断根移位至上颌窦后内侧壁时，由于视野不清，可能难以取出。因此可让患者直立，猛低头，让断根通过重力作用移位至前外侧壁或牙槽窝附近，再行取出。如果通过牙槽窝处无法取出，应通过上颌窦外侧壁开窗术式进行取出。

上颌窦外侧壁开窗取出断根的术式，类似于上颌窦外提升术。从颊侧牙龈处切口，翻梯形瓣或角形瓣，显露上颌窦颊侧壁，使用球钻或超声骨刀或环钻开窗，寻找断根，并取出。撕裂的上颌窦黏膜不需特殊处理，颊侧减张拉拢缝合即可。如图 13-5-4，上颌窦外侧壁开窗行上颌窦外提升术类似。

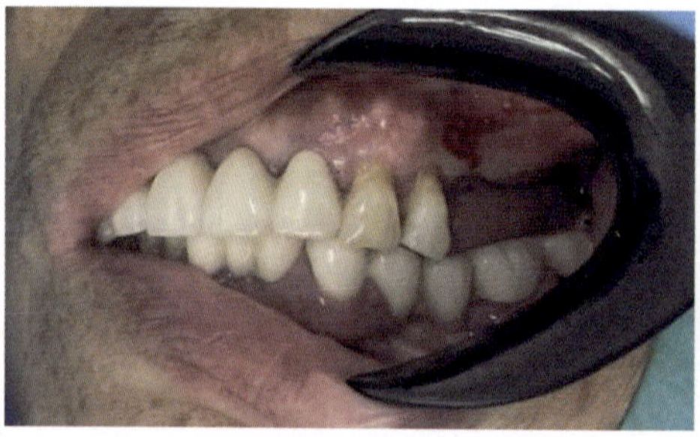

A　左侧上颌磨牙区需上颌窦外提升

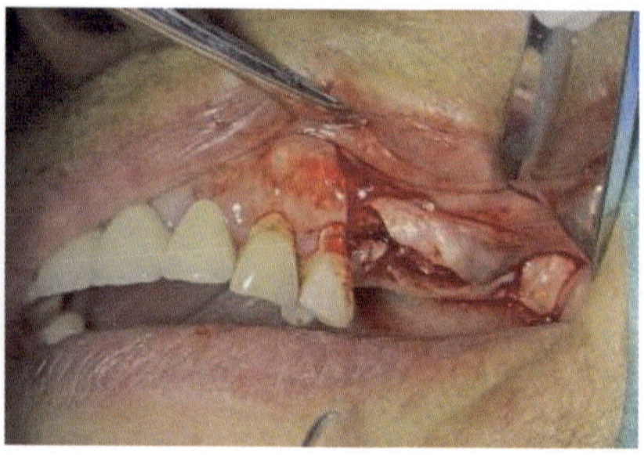

B　左侧第一前磨牙近中纵型切口，沿牙槽嵴顶向远中延伸

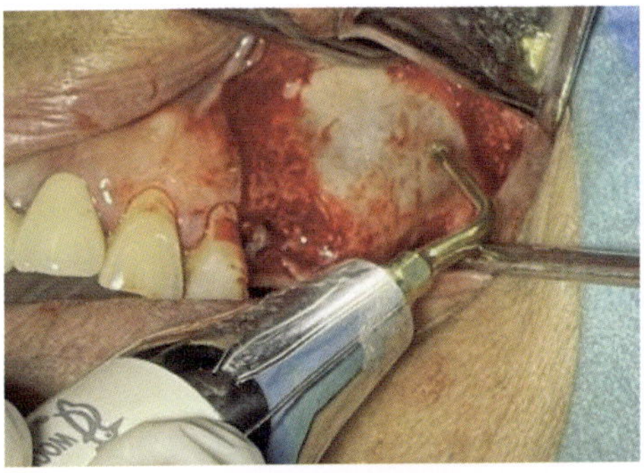

C 超声骨岛去除颊侧骨壁

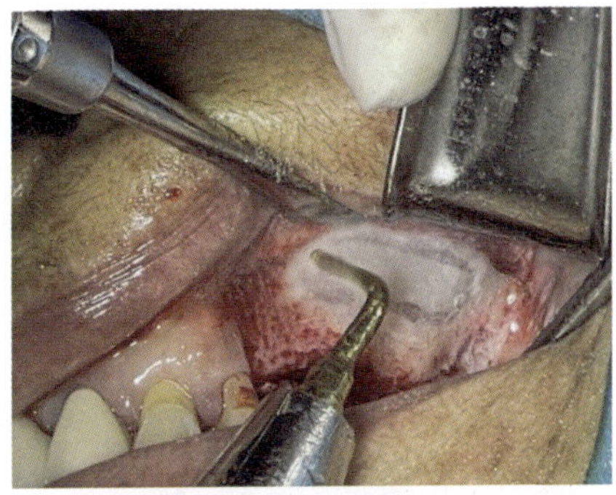

D 可透过薄薄的皮质骨，见淡蓝色的上颌窦膜

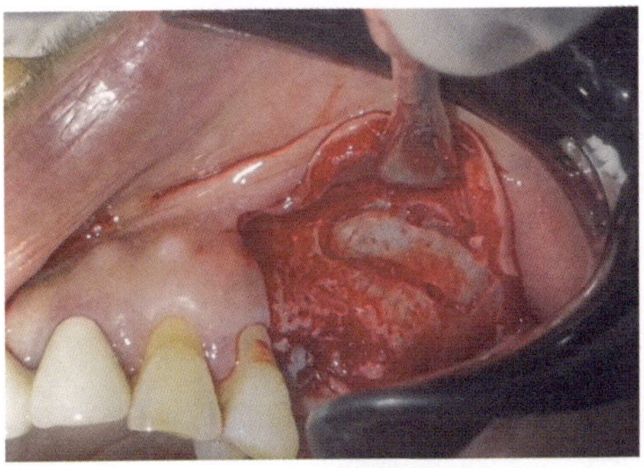

E 剥离上颌窦膜

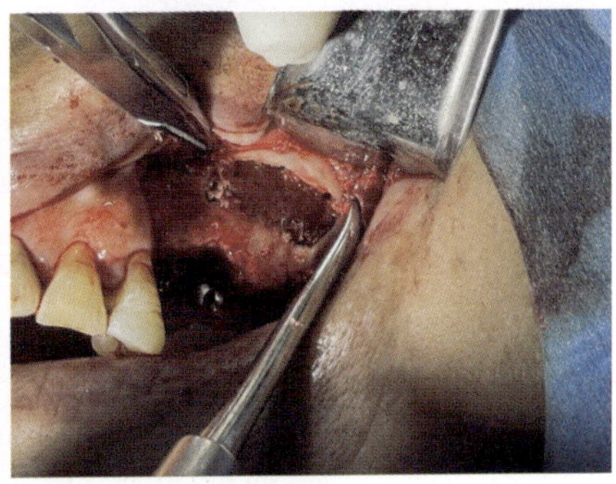

F 填充植骨材料

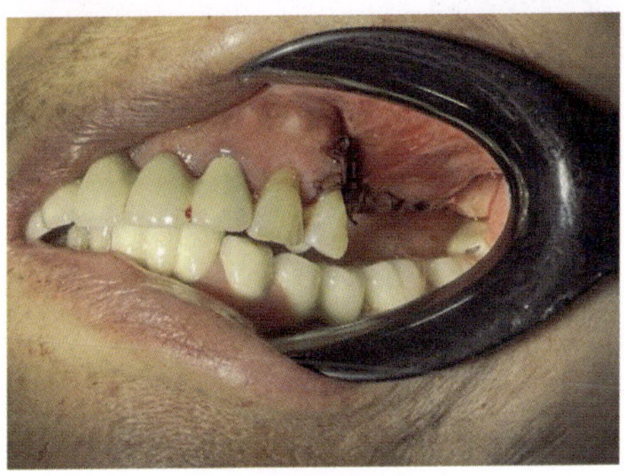

G 减张拉拢缝合

图13-5-4 上颌窦外侧壁开窗取出断根

### （二）断根进入舌侧间隙

下颌磨牙根部的舌侧骨皮质较薄，且下颌磨牙区舌侧内下线下方有下颌下腺窝的存在，牙位越靠后越明显。如下颌第三磨牙牙根常常紧邻舌侧骨壁（图13-5-5）。下颌磨牙牙根折断，拔除时如使用朝着根尖方向的推力，可能会使牙根穿过较薄的舌侧皮质板移位到舌下间隙或下颌下间隙。即使是很小的根尖向压力，也会导致断根移位。主要是通过在拔除下颌根时避免根尖向压力，以预防断根移位进入下颌下间隙。其次，断根进入舌侧间隙的另外一个可能原因是医师在拔除远中龈瓣覆盖的垂直阻生牙时，远中软组织龈瓣没有进行彻底切开，使用牙挺向合面与远中暴力挺出牙齿时，牙齿脱位空间小，从而进入舌侧组织间隙内，此种情况较少见。

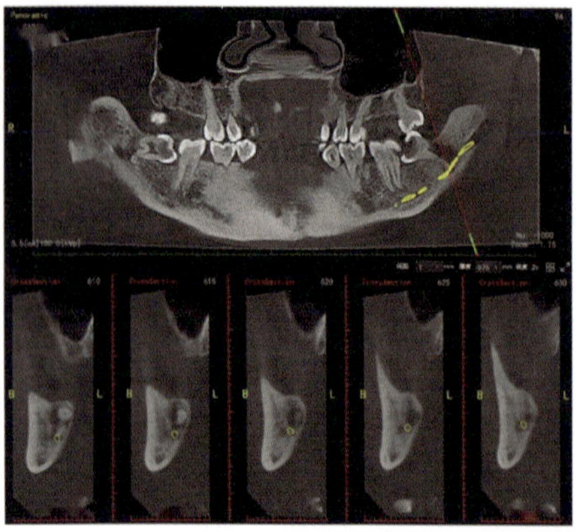

图13-5-5 下颌第三磨牙牙根常常紧邻舌侧骨壁

如果牙根在拔牙过程中突然消失不见，停止手术，先拍摄全景片或CBCT，判断断根移位位置，断根移位后医师应该尽力寻找并拔除。如发现断根进入下颌骨舌侧骨膜下或舌下肌肉时，医师应使用左手食指置于下颌骨舌侧移位断根的下方，对下颌骨的舌侧面施加压力，向冠方挤压，迫使牙根回到牙槽窝中，然后可以用根尖挺或刮匙将断根从牙槽骨里拔除。或者左手食指置于下颌骨舌侧移位断根的下方，使用弯血管钳分离软组织后将其取出，图13-5-6为智齿拔除后断根移位至舌侧间隙，使用血管钳夹持取出。

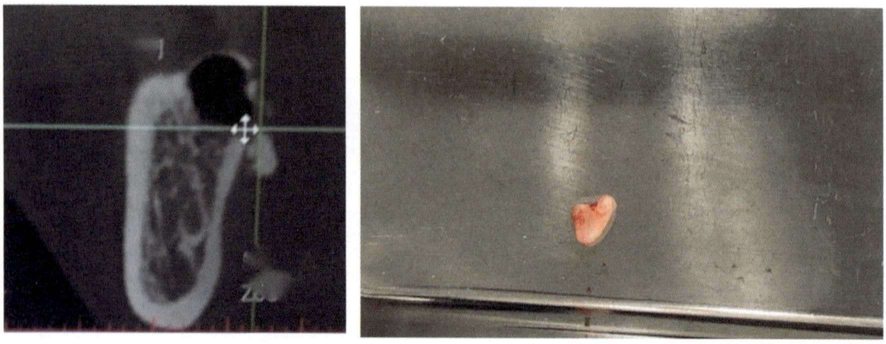

A 下颌智齿断根移位，进入舌侧间隙　　B 移位的断根取出

图13-5-6 智齿拔除后移位至舌侧间隙的断根的取出

如果断根仍无法取出，则可使用骨膜剥离子将舌侧黏骨膜瓣翻起，直到找到断根为止。如断根与移位到上颌窦内的牙一样，如果断根很小且无感染，医师也可将断根留在原位，因为这个拔除牙根的手术可能创伤较大，或者可能会对舌神经造成严重损伤。

也有医师认为可以将舌侧骨板去除，然后寻找断根。作者在临床上也尝试使用，但效果欠佳，且有舌神经损伤的风险。最好的方式是使用左手食指将其固定，避免其向下继续移位，然后推挤将其复位于牙槽窝内，如果推挤复位不能奏效，则使用弯血管钳钝性分离软组织至断根处将其夹出。其断根移位入舌侧间隙取出的难点有两个，其一如不使用左手食指固定断根，断根可能继续向下移位，进入舌侧软组织间隙；其二在于视野不清（骨组织、软组织阻挡等），可能会影响将其取出。

当断根移位至组织间隙较深时，无法触及时，应紧急拍摄口腔CBCT，了解断根移位的位置和周边组织的关系后，延长切开翻瓣的范围，保证视野清晰的前提下，去除部分舌侧骨板后，将移位的断根取出。如断根移位很深无法取出时，也可暂时留置，关闭伤口，给予抗生素预防感染，待6周后，断根可被纤维组织包绕而相对稳定或向黏膜下或皮下因重力作用而移位，此时再行手术相对较容易。必要时也可转诊至上级医院，全麻下行下颌骨下缘下2cm，横行切口进行取出。

## 三、上颌窦瘘修补术

### （一）上颌窦瘘的原因

1. 解剖因素

上颌磨牙区牙根毗邻上颌窦底，甚至完全进入上颌窦腔内，拔牙后牙槽窝愈合不良或感染可能会引起上颌窦瘘；上颌窦本身存在炎症。

2. 医源性因素

医师操作不当，或视野不清，牙根拔除时，将牙挺置于牙齿之上，误将其推入上颌窦内，造成口腔与上颌窦腔穿通；拔牙后牙槽窝处理不好，造成牙槽窝内血凝块愈合不良，形成瘘管；还有牙根拔除后牙槽窝过大，软组织无法形成良好的封闭，造成瘘管。

3. 患者因素

患者本身上颌窦气化严重，窦腔较大；牙周炎症较重，造成上颌窦底牙槽骨质丧失，拔牙后穿通；其次患者术后用力漱口，造成血凝块脱落；也有患者用力揞鼻子、打喷嚏等，造成上颌窦内压力增大，促使血凝块脱落，导致牙槽窝愈合不良。

### （二）上颌窦瘘的诊断

当医师判断可能发生上颌窦与口腔穿通时，其一可以使用捏鼻鼓气试验，如果穿通，牙槽窝内应有气体或混合血液溢出，如只是观察到单纯的血液溢出，可能并未穿通；其二医师也可使用钝的器械，如刮匙轻轻探及牙槽窝底部，如果是软的，则可能窦底穿通；其三也可向牙槽窝内轻轻推入少量生理盐水，让患者头偏向对侧，观察是否有血水自患侧鼻孔溢出，如有则可能窦底穿通。

大多数术中发生上颌窦瘘时，拍摄根尖片或全景片，甚至CBCT，并不能准确判断，除非较大的穿通，因此应仔细鉴别。

### （三）处理

1. 上颌窦瘘穿孔不大在 2mm 左右

当上颌窦瘘穿孔较小在2mm左右时，可搔刮牙槽窝，使血液充盈，必要时可放置可吸收性明胶海绵，常规处理即可，嘱患者避免过度憋气、擤鼻、打喷嚏、使用吸管等可能造成血凝块脱落的动作。

2. 上颌窦瘘穿孔大于 2mm 且小于 7mm

当上颌窦瘘孔大于2mm且小于7mm时，在取出断根后可使用刮匙将牙槽窝周壁搔刮出血，并使用明胶海绵填塞牙槽窝，使用八字缝合，固定可吸收性明胶海绵，嘱患者避免过度憋气、擤鼻、打喷嚏、使用吸管等可能造成血凝块脱落的动作。

3. 上颌窦瘘穿孔大于 7mm

当上颌窦瘘孔大于7mm时，在搔刮牙槽窝血凝块充盈后，填塞可吸收性明胶海绵，并使用颊侧基底骨膜减张，拉拢缝合创面。嘱患者避免过度憋气、揞鼻子、打喷嚏、使用吸管等可能造成血凝块脱落的动作，避免脱落。

4. 永久性上颌窦瘘的修补术

当上颌窦长期存在时，可使用双层瓣覆盖技术。其一，可使用腭侧结缔组织瓣作为关闭瘘口的第一层，其二，可使用颊侧黏骨膜瓣减张后覆盖为第二层。

# 参考文献


[1]（日）堀之内康文 . 拔牙技巧 . 吴松涛，吴斌，译 . 沈阳：辽宁科学技术出版社，2020.

[2] 张志愿 . 口腔颌面外科学 . 8 版 . 北京：人民卫生出版社，2020.

[3]（澳）塞思·德尔帕奇特拉（Seth Delpachitra），（澳）安东·斯克拉沃斯（Anton Sklavos），（澳）瑞奇·库马尔（RickyKumar）. 拔牙技术精要 . 杨孝勤，主译 . 沈阳：辽宁科学技术出版社，2023.

[4]（美）詹姆斯·赫普（James R.Hupp），（美）爱德华·埃利斯（Edward Ellis Ⅱ），（美）迈伦·塔克（Myron R.Tucker）. 口腔颌面外科学 . 郑家伟，张东升，主译 . 上海：上海科学技术出版社，2022.